乡村全科执业助理医师资格考试通关题库 3000 题

（全解析）

田磊 主编

中国中医药出版社
·北京·

图书在版编目（CIP）数据

乡村全科执业助理医师资格考试通关题库3000题：全解析 / 田磊主编．—北京：中国中医药出版社，2021.2

（乡村全科执业助理医师资格考试系列图书）

ISBN 978－7－5132－6594－2

Ⅰ.①乡⋯　Ⅱ.①田⋯　Ⅲ.①医师—资格考试—题解　Ⅳ.①R192.3-44

中国版本图书馆CIP数据核字（2020）第256890号

中国中医药出版社出版
北京经济技术开发区科创十三街31号院二区8号楼
邮政编码　100176
传真　010-64405721
山东临沂新华印刷物流集团有限责任公司印刷
各地新华书店经销

开本 787×1092　1/16　印张 24.5　字数 621千字
2019年12月第1版　2021年2月第2次印刷
书号　ISBN 978－7－5132－6594－2
定价　98.00元
网址　www.cptcm.com

社　长　热　线　010-64405720
购　书　热　线　010-89535836
维　权　打　假　010-64405753

微信服务号　　zgzyycbs
微商城网址　　https://kdt.im/LIdUGr
官　方　微　博　http://e.weibo.com/cptcm
天猫旗舰店网址　https://zgzyycbs.tmall.com

如有印装质量问题请与本社出版部联系（010-64405510）
版权专有　侵权必究

《乡村全科执业助理医师资格考试
通关题库3000题（全解析）》

编委会

主　编　田　磊

副主编　张　峦　郭琛英　曹粟满　刘　婷

编　委　胡丽鸽　张　超　田泾市　艾丹丹
　　　　　姚　梦　杨睿萱　朱啊荣　居传水

前　言

为建立乡村全科执业助理医师制度，做好乡村医生队伍建设和全科医生队伍建设的衔接，国家在2016年增设乡村全科执业助理医师资格考试。

乡村全科执业助理医师考试紧密结合乡镇卫生院和村卫生室的工作实际，与国家医师资格考试统一组织，单独命题，单独划定合格线，取得乡村全科执业助理医师资格的人员可以按规定参加医师资格考试。

国家医学考试中心在调研的基础上，会同相关部门，组织专家拟定了《乡村全科执业助理医师基本标准（试行）》和《乡村全科执业助理医师资格考试大纲（试行）》，作为乡村全科执业助理医师资格考试命题和备考的依据，同时也编写并出版了乡村全科执业助理医师资格考试指导用书，更为全面地规定了考试的具体内容。

做题是应试复习中重要的步骤，在复习过程中，题目的练习是对所学知识的巩固与检验，可加深已经掌握的知识点的印象与理解，并筛选出尚未掌握的知识点，同时，也有助于考生体会考试的命题规律，在潜移默化中培养考试的思维模式。

为此，我们编写了本书。本书参照大纲与历年考试真题，广泛覆盖考点，兼顾重点难点，精编精选三千余道精华习题，并对每题附注答案与详尽的解析，使广大考生能在做题的过程中举一反三，牢牢掌握住相关知识点，不断提高。

相信有了这本习题集的帮助，加之不懈努力的汗水，广大考生一定能够顺利通过乡村全科执业助理医师考试，进而成为一名名副其实的医生！

编委会
2019年11月

目　录

第一部分　医学人文 ·· 1

　第一章　医学心理 ·· 2
　第二章　医学伦理 ·· 4
　第三章　卫生法规 ·· 8

第二部分　公共卫生 ·· 17

　第一章　卫生管理与政策 ······································ 18
　第二章　卫生统计学和流行病学基础知识 ···················· 23
　第三章　健康教育与健康促进 ································· 28
　第四章　传染病及突发公共卫生事件 ·························· 30
　第五章　居民健康管理 ··· 33
　第六章　卫生监督协管 ··· 39
　第七章　公共卫生基本技能 ···································· 40

第三部分　全科医疗 ·· 41

　第一章　全科医学基础知识 ···································· 42
　第二章　常见症状 ·· 44
　第三章　常见病与多发病 ······································ 72
　　第一单元　呼吸系统 ··· 72
　　第二单元　心血管系统 ······································ 81
　　第三单元　消化系统 ··· 86
　　第四单元　泌尿与生殖系统 ·································· 97
　　第五单元　血液、代谢、内分泌系统 ························ 105
　　第六单元　精神、神经系统 ·································· 115

第七单元　运动系统 …………………………………………………… 119
　　第八单元　小儿疾病 …………………………………………………… 125
　　第九单元　传染病与性病、寄生虫病 ………………………………… 135
　　第十单元　五官、皮肤及其他 ………………………………………… 142
　　第十一单元　常见肿瘤 ………………………………………………… 149
　第四章　合理用药 ………………………………………………………… 155
　第五章　急诊与急救 ……………………………………………………… 158
　　第一单元　急、危、重症 ……………………………………………… 158
　　第二单元　常见损伤与骨折 …………………………………………… 165
　　第三单元　意外 ………………………………………………………… 168
　第六章　中医辨证施治和适宜技术应用 ………………………………… 176
　　第一单元　中医学基本概念 …………………………………………… 176
　　第二单元　诊法 ………………………………………………………… 177
　　第三单元　八纲辨证 …………………………………………………… 190
　　第四单元　脏腑辨证 …………………………………………………… 192
　　第五单元　经络腧穴总论 ……………………………………………… 193
　　第六单元　常见病、多发病 …………………………………………… 195
　　第七单元　中医的基本技能 …………………………………………… 214
　　第八单元　中成药应用 ………………………………………………… 215

答案与解析 ………………………………………………………………… 225

　第一部分　医学人文 ……………………………………………………… 226
　　第一章　医学心理 ……………………………………………………… 226
　　第二章　医学伦理 ……………………………………………………… 227
　　第三章　卫生法规 ……………………………………………………… 229
　第二部分　公共卫生 ……………………………………………………… 237
　　第一章　卫生管理与政策 ……………………………………………… 237
　　第二章　卫生统计学和流行病学基础知识 …………………………… 240
　　第三章　健康教育与健康促进 ………………………………………… 244
　　第四章　传染病及突发公共卫生事件 ………………………………… 245
　　第五章　居民健康管理 ………………………………………………… 247

| 第六章 | 卫生监督协管 | 252 |
| 第七章 | 公共卫生基本技能 | 253 |

第三部分 全科医疗 254

第一章	全科医学基础知识	254
第二章	常见症状	255
第三章	常见病与多发病	274
第四章	合理用药	334
第五章	急诊与急救	337
第六章	中医辨证施治和适宜技术应用	350

第一部分 医学人文

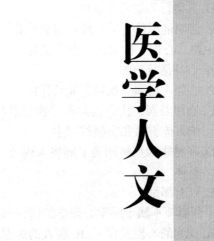

第一章 医学心理

一、A1 型题

1. 医学心理学研究的主要对象是
   A. 心理活动的规律的学科
   B. 疾病的预防和治疗的原则
   C. 疾病的发生发展的规律
   D. 人类行为的科学发展
   E. 影响健康的有关心理问题和行为
2. 生物－心理－社会医学模式认为
   A. 心身是统一的
   B. 心理对健康和疾病有能动作用
   C. 心理因素、社会因素和生物因素都影响人体健康和疾病的发生
   D. 在健康和疾病问题上应将人视为一个整体
   E. 以上都是
3. 下列哪项不属于医学心理学的研究对象
   A. 动物的心理发育　B. 病人的焦虑
   C. 人际关系紧张　　D. 人的不良行为
   E. 人群心理健康水平
4. 给恋物癖者电击的方法属于
   A. 家庭脱敏　　　　B. 冲击疗法
   C. 厌恶疗法　　　　D. 松弛疗法
   E. 自由联想
5. 导致患者依从性差的主要原因是
   A. 医疗措施对患者带来较大痛苦
   B. 医嘱过于复杂
   C. 医务人员冷漠、粗暴态度使患者不信任
   D. 医嘱要求不易执行
   E. 医嘱的经济费用过高
6. 心理治疗关系的建立原则不包括
   A. 单向性　　　　　B. 保密性
   C. 系统性　　　　　D. 正式性
   E. 时限性
7. 不属于行为疗法范畴的是
   A. 系统脱敏法　　　B. 冲击法
   C. 厌恶法　　　　　D. 自由联想
   E. 放松训练
8. 不应列为心理应激对健康的消极影响的是
   A. 使已有的疾病加重
   B. 适应性调整，恢复内稳态
   C. 使原有的疾病复发
   D. 损害适应能力，引发心身症状
   E. 与其他因素共同影响引发新的疾病
9. 下列疾病中，不属于心身疾病的是
   A. 十二指肠溃疡　　B. 抑郁症
   C. 癌症　　　　　　D. 糖尿病
   E. 支气管哮喘

二、A2 型题

1. 有一位患者，在心理治疗期间询问医生自己是否要与朋友合作开展某个项目，此心理医生并未对此进行回答，此医生遵循的是
   A. 保密原则　　　　B. 真诚原则
   C. "中立"原则　　　D. 回避原则
   E. 单项性原则
2. "心理障碍大多为幼年压抑的潜意识冲突而引起"。持这种观点的学派是
   A. 心理生理学派　　B. 人本主义学派
   C. 认知行为学派　　D. 行为主义学派
   E. 精神分析学派

3. 一位心理医生在公园散步时遇到了自己的朋友和朋友的同事，而且朋友的同事曾是他的病人，但是，此心理医生却装作不认识，任由他的朋友介绍，此医生遵循的是

A. "中立"原则　　B. 真诚原则
C. 保密原则　　　D. 回避原则
E. 单向性原则

第二章 医学伦理

一、A1 型题

1. 体现医患之间契约关系的有下列做法，但应除外
   A. 患者挂号看病
   B. 医生向患者做出应有承诺
   C. 先收费用然后给予检查处置
   D. 先签写手术协议书然后实施手术
   E. 患者被迫送红包时保证不给医生宣扬

2. 医患之间的契约关系取决于
   A. 双方是陌生人
   B. 双方是熟人
   C. 双方地位有差别
   D. 双方都有独立人格
   E. 双方构成供求关系

3. 对于长期慢性病人，宜采取的医患关系模式是
   A. 主动 – 被动型
   B. 被动 – 主动型
   C. 指导 – 合作型
   D. 共同参与型
   E. 合作 – 指导型

4. 《医疗机构从业人员行为规范》适用于哪些人员
   A. 医疗机构的医生、护士、药剂、医技人员
   B. 医疗机构的医护及后勤人员
   C. 医疗机构的管理、医护、药学、后勤等人员
   D. 医疗机构内的管理人员、护士、药学技术人员、医师
   E. 医疗机构的管理人员、医师、护士、药学技术人员、医技人员、其他人员

5. 以下属于医疗机构从业人员基本行为规范的是
   A. 爱岗敬业，团结合作
   B. 尊重生命，关爱生命
   C. 优质服务，医患和谐
   D. 严谨求实，精益求精
   E. 以上都是

6. 关于医务人员的共同义务和天职描述正确的是
   A. 彼此平等，相互尊重
   B. 彼此信任，相互协作和监督
   C. 彼此独立，相互支持和帮助
   D. 共同维护患者的利益和社会公益
   E. 相互学习，共同提高和发挥优势

7. 现代的医生义务强调的是
   A. 对患者负责任
   B. 对集体负责任
   C. 对集体和社会负责任
   D. 对患者和社会负责任
   E. 对社会负责任

8. 关于医患双方权利和义务的下述口号和做法中，不可取的是
   A. 医者不是上帝
   B. 患者是上帝
   C. 把维护患者正当权利放在第一位
   D. 医者的正当权益也必须得到保证
   E. 患者的权利往往意味着医者的义务

9. 对医学伦理学不伤害原则的准确理解是对病人
   A. 避免责任伤害
   B. 避免技术伤害
   C. 避免躯体伤害
   D. 避免心理伤害
   E. 以上都是

10. 对病人不一定有助益，可能违背医学伦理学有利原则的做法是
    A. 根据病情做相应检查

B. 根据病情做相应治疗
C. 根据病情给予止痛手段
D. 病人受益而不给他人太大伤害
E. 病人患癌症而到了晚期时告知他本人

11. 不包含在医学伦理学有利原则之内的是
    A. 努力使病人受益（有助益）
    B. 努力预防和减少难以避免的伤害
    C. 对利害得失全面权衡
    D. 造成有意伤害时主动积极赔偿
    E. 关心病人的客观利益和主观利益

12. 关于尊重原则，正确的是
    A. 尊重原则是指尊重那些值得尊重的人和他们的决定
    B. 尊重原则是指尊重所有的人和他们的决定
    C. 尊重原则不包括尊重那些没到法定年龄的人和他们的决定
    D. 尊重原则也包括尊重那些没到法定年龄的人，有时甚至还包括他们的有些决定
    E. 尊重原则与有利原则冲突时，绝对要以尊重原则为主

13. 关于不伤害原则，正确的是
    A. 此原则是绝对的，最基本的
    B. 临床中存在的很多对病人造成伤害的情况，有些是可以避免的
    C. 对病人的不伤害，只是指生理上的不伤害
    D. 对病人的不伤害，是指对病人心理的不伤害
    E. 如果不伤害原则与其他原则冲突，应该以满足不伤害原则为最终选择

14. 医学伦理学的学科性质是指它属于
    A. 医德学   B. 元伦理学
    C. 应用伦理学   D. 道德哲学
    E. 生命伦理学

15. 下列有关于医学伦理学的研究任务不正确的是
    A. 确定符合时代要求的医德原则与规范
    B. 反映社会对医学职业道德的需要
    C. 为医学的发展导向
    D. 为符合道德的医学行为辩护
    E. 直接提高医务人员的医疗技术水平

16. 医生在询问病史时应遵循的道德要求是
    A. 举止热情，态度亲如兄弟
    B. 全神贯注，语言得当
    C. 医生在询问病史过程中，发出惊叹、惋惜等语言
    D. 主导谈话，引导病人说出自己想听的内容
    E. 反复提问，尽量使用专业性术语

17. 医生在体格检查时遵循的道德要求是
    A. 全面系统，频换体位
    B. 动作要敏捷，手法要轻柔，我行我素
    C. 偶遇不合作或拒绝检查的患者时要说服患者进行检查或者易诊检查
    D. 方法简单方便
    E. 尊重患者，心正无私

18. 在药物治疗中，临床医生应遵循的道德要求，不包括
    A. 对症下药，剂量适宜
    B. 要为患者选择贵重有效的药物
    C. 合理配伍，细致观察
    D. 节约费用，公正分配
    E. 合理配伍，对症下药

19. 健康教育和健康促进的伦理要求不包括
    A. 履行义务，参加充分利用一切机会和场合积极主动地开展健康教育
    B. 积极参加有利于健康促进的公共政策的制定、支持性环境的创建和卫生保健体系的建立
    C. 深入农村、社区，将健康教育与健康促进工作渗透在初级卫生保健工作中
    D. 不断完善自我，以科学态度和群众喜闻乐见的形式开展健康教育和健康促进工作
    E. 依法开展卫生监督和管理，从源头控制职业性损害，对劳动者的安全

和健康负责

20. 对于公共卫生从业人员来说，在慢性非传染病防控中应遵循的伦理要求
   A. 积极开展健康教育，促进人们健康行为、生活方式的转变
   B. 尊重科学，具有奉献精神
   C. 认真做好传染病的监测和报告，履行其道德和法律责任
   D. 尊重传染病患者的人格和权利
   E. 积极开展传染病的防控，对广大群众的健康负责

二、A2型题

1. 一足部患有严重溃疡的糖尿病病人，经治疗病情未减轻，且有发生败血症的危险。此时为保证病人的生命而需要对病人截肢。这里包含的冲突是
   A. 有利原则与公正原则的冲突
   B. 有利原则与尊重原则的冲突
   C. 不伤害原则与有利原则的冲突
   D. 不伤害原则与公正原则的冲突
   E. 不伤害原则与尊重原则的冲突

2. 一因车祸受重伤的男子被送去医院急救，因没带押金，医生拒绝为病人办理住院手续，当病人家属拿来钱时，已错过了抢救最佳时机，病人死亡。本案例违背了病人权利的哪一点
   A. 享有自主权
   B. 享有知情同意权
   C. 享有保密和隐私权
   D. 享有基本的医疗权
   E. 享有参与治疗权

3. 某病人，因医生开药少而且便宜，所以对医生有意见，诊治医生在对病人做解释时，以下哪一点是不符合道德要求的是
   A. 对症下药
   B. 合理配伍
   C. 节约费用
   D. 医生权力有限
   E. 遵守医疗报销制度

4. 一位50多岁男患者，患慢支肺气肿多年，某日上午因用力咳嗽，突感胸痛气促，立即被送到医院急诊科。体检发现：血压100/70mmHg，心率120次/分，烦躁，唇、指发绀，气管明显偏左，右侧胸廓饱满，叩诊鼓音，呼吸音明显减弱。拟诊右侧气胸，未做相应处理，即送放射科做胸透。透视完后病人出现潮式呼吸，未及抢救就死亡了。为防止类似现象，应该
   A. 充分检查，明确诊断，不伤害病人
   B. 依据症状，请相关医生会诊做决策，不伤害病人
   C. 当机立断，审慎地做出诊断并给以处置性穿刺，有利病人
   D. 迅速判断并确定恰当目标，做出恰当的医疗决策，有利病人
   E. 先行观察，再做处理，有利病人

5. 某肝癌患者病情已到晚期，处于极度痛苦之中，自认为是肝硬化，寄希望于治疗。病情进展和疼痛发作时，多次要求医生给以明确说法和治疗措施。此时，医生最佳的伦理选择应该是
   A. 正确对待保密与讲真话的关系，经家属同意后告知实情，重点减轻病痛
   B. 恪守保密原则，继续隐瞒病情，直至患者病死
   C. 遵循病人自主原则，全面满足病人要求
   D. 依据知情同意原则，应该告知病人所有信息
   E. 依据有利原则，劝导病人试用一些民间土方

三、B型题

（1~3题共用备选答案）
   A. 医生为患者选用疗效相当但价格低廉的药物
   B. 医生为患者提供完全、真实的信息，供其选择表态
   C. 医生使用艾滋病患者病情资料时，应做隐去姓名等处理
   D. 医生诊断时综合考虑病人的各方面因素
   E. 医生治疗时应努力使病人受益

1. 最能体现不伤害原则的是
2. 最能体现保护病人隐私准则的是
3. 最能体现知情同意准则的是

（4～6题共用备选答案）
    A. 妊娠危及母亲的生命时，医生给予引产
    B. 医生的行为使某个患者受益，但却给别的患者带来了损害
    C. 医生对患者的呼叫或提问给予应答
    D. 医生给患者实施粗暴性的检查
    E. 医生尊重患者是指满足患者的一切要求
4. 属于医生违背不伤害原则的是
5. 属于医生违背有利原则的是
6. 属于医生违背尊重原则的是

（7～9题共用备选答案）
    A. 关爱儿童，树立对儿童终身负责的精神
    B. 关心和帮助患者家属
    C. 尊重孕产妇，注意保护隐私
    D. 充分认识老年人的健康权利，积极开展老年人的健康管理工作
    E. 转变观念，提高认识，重视孕产妇保健工作
7. 特殊人群中儿童公共卫生服务的伦理要求包括
8. 特殊人群中老年人健康管理服务中的伦理要求包括
9. 特殊人群中严重精神障碍患者健康管理服务中的伦理要求包括

第三章 卫生法规

一、A1型题

1. 对于违反中医医疗机构设置标准者，县级以上中医药管理部门的处罚措施中，哪项不正确
   A. 责令限期改正
   B. 停业整顿
   C. 吊销医疗机构执业许可证
   D. 取消城镇职工基本医疗保险定点医疗机构资格
   E. 对负有责任的主管人员给予刑事处罚

2. 为促进中医药事业的发展，对其保障措施中，以下哪项描述不正确
   A. 医保支持
   B. 经费支持
   C. 文献保护
   D. 西药保护
   E. 中药材保护

3. 《中医药法》施行日期是
   A. 2016.12.25
   B. 2017.5.1
   C. 2017.7.1
   D. 2017.8.1
   E. 2017.12.1

4. 下列对于诊所超范围开展医疗活动的处理说法错误的是
   A. 由所在地县级人民政府中医药主管部门责令改正
   B. 没收违法所得
   C. 处一万元以上三万元以下罚款
   D. 处三万元以上罚款
   E. 情节严重的，责令停止执业活动，中医诊所被责令停止执业活动的，直接负责主管人员自处罚决定作出之日起五年内不得在医疗机构内从事管理工作

5. 张、王、李、赵、刘五人的行为如下所述，其中哪位的行为违反了《执业医师法》的规定
   A. 王医生有个患者经诊断为肺癌，王某没有告知患者本人其真实诊断结果
   B. 李医生接诊一名因车祸大出血的患者，其所在医院无条件诊治需立即转诊，但他坚持给患者进行了一定止血处理后才将患者转走
   C. 刘医生在被派往南亚某受灾国家进行医疗援助时下落不明，法院宣告其失踪，四年后他平安返回，则他可立即继续原来的执业活动
   D. 小张以师承方式学习传统医学5年多了，他通过了卫生行政部门指定的机构的考核，现在的他可以参加执业医师资格考试
   E. 赵医生从北京调动工作到了沈阳，他需要到卫生行政部门更改其执业医师注册

6. 医师在执业活动中享有的权利包括
   A. 履行医师职责
   B. 遵守职业道德
   C. 从事医学研究
   D. 遵守技术规范
   E. 保护患者隐私

7. 医师中止执业活动二年以上，当其中止的情形消失后，需要恢复执业活动的，应当经所在地的县级以上卫生行政部门委托的机构或者组织考核合格，并依法申请办理下列哪种手续
   A. 准予注册手续
   B. 变更注册手续
   C. 注销注册手续
   D. 中止注册手续
   E. 重新注册手续

8. 根据执业医师法，医师在执业活动中应履行的义务描述正确的是

A. 在注册的执业范围内，选择合理的医疗、预防、保健方案
B. 从事医学研究、学术交流，参加专业学术团体活动
C. 获得工资报酬和津贴，享受国家规定的福利待遇
D. 努力钻研业务，更新知识，提高专业水平
E. 参加专业培训，接受继续医学教育

9. 属于医师执业活动中享有的权利的是
   A. 尊重患者知情权
   B. 宣传普及卫生保健知识
   C. 参加专业学术团体
   D. 适当接受患者礼品
   E. 及时汇报传染病疫情

10. 医师在执业活动中，有下列行为之一的，予以警告或责令暂停六个月以上一年以下执业活动，情节严重的，吊销其执业证书，构成犯罪的，追究其刑事责任，除了
    A. 发生医疗纠纷的
    B. 未经患者或者其家属同意，对患者进行试验性临床医疗的
    C. 泄露患者隐私，造成严重后果的
    D. 利用职务之便，索取、非法收受患者财物或者牟取其他不正当利益的
    E. 发生自然灾害、突发重大伤亡事故等紧急情况时，不服从卫生行政部门调遣的

11. 医师在执业活动中发生医疗事故不按规定报告的，应承担的法律责任是
    A. 行政罚款处罚
    B. 暂停一至六个月的执业活动
    C. 暂停六至十二个月的执业活动
    D. 注销执业证书
    E. 以上都不是

12. 下述情况，可在医疗机构试用期满一年后，参加执业医师考试的是
    A. 高等学校医学专业本科以上学历
    B. 高等学校医学专业专科学历
    C. 中等专业学校医学专业学历
    D. 取得助理执业医师执业证书后，具有高等学校医学专科学历
    E. 取得助理执业医师执业证书后，具有中等专业学校医学专业学历

13. 以下情形中，可以参加执业医师资格考试的是
    A. 有医学专科学历，在医疗机构中工作满一年
    B. 有医学专科学历，在医疗机构中试用期满二年
    C. 有医学专科学历，在医疗机构中工作满二年
    D. 取得执业助理医师执业证书后，具有医学专科学历，在医疗机构中工作满二年
    E. 取得执业助理医师执业证书后，具有医学专科学历，在医疗机构中工作满一年

14. 可以参加执业医师资格考试的条件中，不包括
    A. 高等学校医学专业本科以上学历，在医疗机构试用期满一年
    B. 在执业医师指导下，在医疗机构试用期满一年
    C. 在执业医师指导下，在预防机构试用期满一年
    D. 在执业医师指导下，在保健机构试用期满一年
    E. 在执业医师指导下，在卫生行政管理机构试用期满一年

15. 经国家执业医师资格考试，取得执业医师资格的，可以申请注册，受理机构是
    A. 县级以上人民政府卫生行政部门
    B. 县级以上人民政府
    C. 省（自治区）级以上人民政府卫生行政部门
    D. 国务院卫生行政部门
    E. 县级以上卫生防疫机构

16. 受理执业医师注册申请的卫生行政部门，对应当准予注册的，准予注册期限是自收到申请之日起
    A. 7日内   B. 10日内
    C. 15日内   D. 30日内

E. 60日内

17. 医师经注册后，应当按照以下注册的内容执业
    A. 执业范围
    B. 执业地点
    C. 执业范围，执业类别
    D. 执业范围，执业类别，医疗机构
    E. 执业范围，执业类别，执业地点

18. 未经医师注册取得执业证书的
    A. 不得从事医师执业活动
    B. 可在预防机构从事医师执业活动
    C. 可在保健机构从事医师执业活动
    D. 可在执业医师指导下，在预防、保健机构，从事医师执业活动
    E. 可在执业医师指导下从事医师执业活动

19. 以下情形中不予医师执业注册的是
    A. 受过刑事处罚的
    B. 受刑事处罚，自刑罚执行完毕之日起至申请注册之日止满两年，但不满三年的
    C. 不具有完全民事行为能力的
    D. 受过吊销医师执业证书行政处罚的
    E. 受吊销医师执业证书行政处罚，自处罚之日起至申请注册之日止满二年的

20. 有下列情形之一的，不予医师执业注册。除了
    A. 受吊销医师执业证书行政处罚，自处罚决定之日起至申请注册之日止不满一年的
    B. 受吊销医师执业证书行政处罚，自处罚决定之日起不满二年的
    C. 受吊销医师执业证书行政处罚，自处罚决定之日起满二年不满三年的
    D. 受刑事处罚，自刑罚执行完毕之日起至申请注册之日止不满一年的
    E. 受刑事处罚，自刑罚执行完毕之日起至申请注册之日止不满二年的

21. 卫生行政部门决定不予医师执业注册的，申请人有异议时
    A. 只能申请复议

    B. 只能向人民法院起诉
    C. 可随时申请复议或向人民法院起诉
    D. 可自收到通知之日起10日内申请复议或向人民法院起诉
    E. 可自收到不予注册通知之日起15日内，申请复议或向人民法院起诉

22. 受理医师执业注册申请的卫生行政部门对不符合条件不予注册的，书面通知申请人并说明理由的期限是应当自收到申请之日起
    A. 10日内　　　B. 15日内
    C. 30日内　　　D. 60日内
    E. 90日内

23. 医师注册后应当由卫生行政部门注销注册的情形之一是
    A. 受罚款行政处罚
    B. 受警告行政处罚
    C. 受责令暂停六个月执业活动的行政处罚
    D. 中止医师执业活动满一年的
    E. 受吊销执业证书行政处罚的

24. 医师注册后有下列情形之一的应当注销注册。除了
    A. 死亡的
    B. 被宣告失踪的
    C. 受民事处罚的
    D. 受吊销医师执业证书行政处罚的
    E. 中止医师执业活动满二年的

25. 申请个体行医的，须经执业医师注册后在医疗、预防、保健机构中执业满
    A. 一年　　　B. 二年
    C. 三年　　　D. 四年
    E. 五年

26. 目前国家免疫规划的疫苗不包括
    A. 卡介苗
    B. 乙型肝炎疫苗
    C. 麻疹疫苗
    D. 脊髓灰质炎疫苗
    E. 甲肝疫苗

27. 属于疫苗接种异常反应的是
    A. 疫苗本身特性引起的接种后一般反应

B. 疫苗质量不合格
C. 接种单位违反预防接种工作规范
D. 合格疫苗在实施规范接种过程中造成机体器官功能损害
E. 受种者在接种时正处于某种疾病的潜伏期或前驱期，接种后偶合发病

28. 儿童出生后，其监护人应当到儿童居住地承担预防接种工作的接种单位为其办理预防接种证，办理时限为
    A. 1周内   B. 2周内
    C. 3周内   D. 1个月内
    E. 2个月内

29. 有关医院感染的概念，错误的是
    A. 是指在医院内获得的感染
    B. 出院之后的感染有可能是医院感染
    C. 与上次住院有关的感染是医院感染
    D. 入院时处于潜伏期的感染不一定是医院感染
    E. 婴幼儿经胎盘获得的感染属医院感染

30. 不属于医院感染情况的是
    A. 住院期间发生的感染
    B. 入院前已开始而在医院继续发生的感染
    C. 在医院内获得而出院后发生的感染
    D. 护士在医院内操作失误获得的感染
    E. 医生在医院手术时获得的感染

31. 有关医疗器械、器具的消毒工作技术规范错误的是
    A. 进入人体组织的医疗器械、器具和物品必须达到消毒水平
    B. 进入人体无菌器官的医疗器械、器具和物品必须达到灭菌水平
    C. 接触皮肤、黏膜的医疗器械、器具和物品必须达到消毒水平
    D. 各种用于注射、穿刺、采血等有创操作的医疗器具必须一用一灭菌
    E. 一次性使用的医疗器械、器具不得重复使用

32. 不属于医疗事故的情形描述不确切的是
    A. 在紧急情况下为抢救垂危患者生命而采取紧急医学措施造成不良后果的
    B. 输血感染造成不良后果的
    C. 在医疗活动中由于患者病情异常或者患者体质特殊而发生医疗意外的
    D. 在现有医学科学技术条件下，发生无法预料或者不能防范的不良后果的
    E. 因患方原因延误诊疗导致不良后果的

33. 尸检应当经谁同意并签字
    A. 主管医师
    B. 科室主任
    C. 患者企业单位领导
    D. 院方领导
    E. 死者近亲属

34. 患者死亡，医患双方当事人不能确定死因或者对死因有异议的，应当在患者死亡后多长时间内进行尸检
    A. 12小时   B. 24小时
    C. 48小时   D. 72小时
    E. 1周

35. 下列病历资料患者无权复印的是
    A. 门诊病历   B. 住院志
    C. 体温单   D. 医嘱单
    E. 死亡病例讨论记录

36. 因抢救急危患者，未能及时书写病历的，有关医务人员应当在抢救结束后几小时内据实补记，并加以注明
    A. 2小时   B. 3小时
    C. 5小时   D. 6小时
    E. 12小时

37. 必须由病人及其家属或者关系人签字同意的诊疗行为包括
    A. 手术、特殊检查、特殊治疗
    B. 除门诊手术以外的手术、特殊检查、特殊治疗
    C. 除表皮手术以外的手术、特殊检查、特殊治疗
    D. 手术、非常规性的检查、特殊治疗
    E. 手术、创伤性检查、实验性治疗

38. 未经医师（士）亲自诊查或亲自接产，医疗机构不得出具以下证明文件。除了

A. 疾病诊断书　　B. 健康证明书
C. 死产报告书　　D. 死亡证明书
E. 医疗纠纷分析证言

39. 医疗机构工作人员上岗工作，必须佩带
A. 载有本人姓名、性别和年龄的标牌
B. 载有本人姓名、性别和专业的标牌
C. 载有本人姓名、专业和职务的标牌
D. 载有本人姓名、职务或者职称的标牌
E. 载有本人姓名、职称及科室的标牌

40. 以下关于转诊的理解不正确的是
A. 医疗机构可根据病人的病情决定是否需要转诊，病人可自主决定是否需要转诊
B. 如患者坚持转诊，而医疗机构认为不宜，患者应签署转诊申请书
C. 如医疗条件不足，医疗机构必须积极履行转诊义务
D. 如医疗机构对危重患者缺乏治疗条件，不必做任何处理而应立即转诊
E. 患者要求转诊，不需要医疗机构负责人批准

41. 《医疗机构管理条例》要求医疗机构必须将以下项目悬挂于明显处所，除了
A. 医疗机构执业许可证
B. 诊疗科目
C. 诊疗医生
D. 收费标准
E. 诊疗时间

42. 个人西医门诊在开展诊疗活动前，必须依法取得
A. 《设置医疗机构批准书》
B. 《设置医疗机构备案回执》
C. 《医疗机构执业许可证》
D. 《医疗机构校验申请书》
E. 《医疗机构申请变更登记注册书》

43. 医疗机构对限于设备或者技术条件不能诊治的患者，应当依法采取的措施描述正确的是
A. 立即进行抢救
B. 及时转诊至上级医院
C. 继续观察治疗
D. 提请上级医院派人会诊治疗
E. 请示当地卫生行政部门依法处理

44. 盛装的医疗废物达到包装物或者容器的（　）时，应当使用有效的封口方式，使包装物或者容器的封口紧实、严密
A. 2/4　　B. 3/4
C. 2/3　　D. 3/5
E. 5/6

45. 关于医疗卫生机构对医疗废物的管理不正确的是
A. 及时收集本单位的医疗废物
B. 建立医疗废物暂时贮存设施
C. 使用专用运送工具
D. 及时交由医疗废物集中处置单位处置
E. 医疗废物不可焚烧和掩埋

46. 医疗废物暂时贮存的时间不得超过
A. 24小时　　B. 2天
C. 3天　　D. 5天
E. 1周

47. 发现严重不良反应的药品，国家及省级药监局可采取停止生产、销售、使用的紧急控制措施，并应当在几日内组织鉴定
A. 1日　　B. 2日
C. 3日　　D. 4日
E. 5日

48. 以下属于假药的是
A. 以非药品冒充药物
B. 未标明有效期
C. 更改有效期
D. 更改生产批号
E. 擅自添加着色剂

49. 关于乡村医生执业要求不正确的说法是
A. 乡村医生应当协助有关部门做好初级卫生保健服务工作
B. 不得重复使用一次性医疗器械和卫生材料
C. 患者情况紧急的，应当及时向有抢救条件的医疗卫生机构求助
D. 乡村医生不得出具与执业范围无关或者与执业范围不相符的医学证明

E. 乡村医生应当在乡村医生基本用药目录规定的范围内用药

50. 下列哪项不属于乡村医生在执业活动中履行的义务
    A. 进行一般医学处置，出具相应的医学证明
    B. 遵守法律、法规、规章
    C. 关心、爱护、尊重患者，保护患者的隐私
    D. 努力钻研业务，更新知识
    E. 向村民宣传卫生保健知识，对患者进行健康教育

51. 下列哪项不属于乡村医生在执业活动中享有的权利
    A. 出具相应的医学证明
    B. 参加专业学术团体
    C. 参加业务培训和教育
    D. 获取报酬
    E. 树立敬业精神

52. 不属于医疗卫生机构对突发事件发生时的应急措施的是
    A. 提供医疗救治
    B. 防止交叉感染和污染
    C. 采取医疗观察措施
    D. 及时隔离
    E. 依法报告

53. 《突发公共卫生事件应急条例》规定，突发事件监测机构、医疗卫生机构和有关单位发现突发公共卫生事件，应当在多长时间内向所在地县级人民政府卫生行政主管部门报告
    A. 30 分钟　　　B. 1 小时
    C. 2 小时　　　D. 6 小时
    E. 12 小时

54. 下列哪项不属于突发公共卫生事件
    A. 重大传染病疫情
    B. 群体性不明原因疾病
    C. 重大食物中毒
    D. 严重车祸
    E. 重大职业中毒

55. 国家机关工作人员在计划生育工作中不属于违法行为的是
    A. 侵犯公民人身权、财产权和其他合法权益的
    B. 滥用职权、玩忽职守、徇私舞弊的
    C. 虚报、瞒报、伪造、篡改或者拒报人口与计划生育统计数据的
    D. 利用超声技术手段进行非医学需要的胎儿性别鉴定的
    E. 索取、收受贿赂的

56. 《人口与计划生育法》规定，计划生育技术服务机构和从事计划生育技术服务的医疗、保健机构应当开展如下工作，除了
    A. 人口与计划生育基础知识宣传教育
    B. 对已婚妇女开展孕情检查
    C. 计划生育
    D. 生殖保健的咨询
    E. 非医学需要的胎儿性别鉴定

57. 实行计划生育的夫妻（　）使用国家发放的避孕药具
    A. 免费　　　　B. 1/3 全价
    C. 1/2 全价　　D. 2/3 全价
    E. 全价

58. 医疗机构可以不给患者及其家属提供的资料是
    A. 住院志
    B. 医嘱单
    C. 疑难病例讨论记录
    D. 特殊检查知情同意书
    E. 护理记录

59. 医疗侵权赔偿责任中，医疗过错的认定标准是
    A. 未尽到分级诊疗义务
    B. 未尽到先行垫付义务
    C. 未尽到健康教育义务
    D. 未尽到主动协商义务
    E. 未尽到与当时的医疗水平相应的诊疗义务

60. 《母婴保健法》规定，从事规定的婚前医学检查、施行结扎手术和终止妊娠手术的人员以及从事家庭接生的人员，必须经过哪个部门考核，并取得相应的合格证书
    A. 国家卫生行政部门
    B. 省级卫生行政部门

C. 市级以上卫生行政部门
D. 县级以上卫生行政部门
E. 乡镇卫生院

61.《母婴保健法》规定，医疗保健机构依照规定开展各个项目，必须符合国务院卫生行政部门规定的条件和技术标准，并经哪个部门许可
   A. 乡镇卫生院
   B. 县级以上地方人民政府卫生行政部门
   C. 市级以上地方人民政府卫生行政部门
   D. 省级人民政府卫生行政部门
   E. 国家卫生行政部门

62. 根据《母婴保健法》的规定，下述不属于孕产期保健服务的是
   A. 胎儿保健
   B. 孕妇、产妇保健
   C. 母婴保健指导
   D. 胎儿性别鉴定
   E. 新生儿保健

63. 负责对辖区内村卫生室抗菌药物使用量、使用率等情况进行排名并予以公示的机构是
   A. 省级卫生行政部门
   B. 市级卫生行政部门
   C. 县级卫生行政部门
   D. 县医院
   E. 乡镇卫生院

64. 下列哪种情形不属于特殊使用级抗菌药物
   A. 不具有不良反应
   B. 需要严格控制使用，避免细菌过快产生耐药
   C. 有关其疗效的临床资料较少
   D. 价格昂贵
   E. 安全性方面的临床资料较少

65. 下列哪项属于抗菌药物
   A. 抗立克次体药物
   B. 抗结核药物
   C. 抗寄生虫药物
   D. 抗病毒药物
   E. 具有抗菌作用的中药制剂

66. 精神障碍的住院治疗实施原则是
   A. 自愿原则   B. 有利原则
   C. 强制原则   D. 平等原则
   E. 互利原则

67. 关于精神障碍患者的治疗措施描述错误的是
   A. 患者自愿住院
   B. 医疗机构不能同意患者要求的随时出院
   C. 自愿住院治疗的精神障碍患者可以要求随时出院
   D. 医生应尊重患者的权利
   E. 有伤害自身危险情形的精神障碍患者，监护人可以随时要求出院，医疗机构应当同意

68. 十一届全国人大常委会第（）次会议表决通过《中华人民共和国精神卫生法》
   A. 二十六   B. 二十七
   C. 二十八   D. 二十九
   E. 三十

69. 精神卫生法实施日期
   A. 2013.3.20   B. 2013.4.3
   C. 2013.5.1   D. 2013.5.30
   E. 2013.6.2

70. 我国《传染病防治法》规定的甲类传染病包括
   A. 鼠疫、艾滋病
   B. 鼠疫、霍乱
   C. 鼠疫、霍乱、艾滋病
   D. 鼠疫、霍乱、伤寒和副伤寒
   E. 鼠疫、霍乱、艾滋病、伤寒和副伤寒

71. 下列属于乙类传染病，但是采取甲类传染病的预防、控制措施的是
   A. 艾滋病
   B. 人感染高致病性禽流感
   C. 流行性出血热
   D. 登革热
   E. 血吸虫病

72.《传染病防治法》规定，传染病暴发、流行时，当地政府应当

A. 立即组织力量进行防治，切断传染病的传播途径
B. 限制或停止集市、集会
C. 停业、停工、停课
D. 临时征用房屋、交通工具
E. 宣布疫区

73. 依据《传染病防治法》的规定，各级各类医疗保健机构在传染病防治方面的职责是
A. 对传染病防治工作实施统一监督管理
B. 按照专业分工承担责任范围内的传染病监测管理工作
C. 承担责任范围内的传染病防治工作
D. 领导所辖区域传染病防治工作
E. 设立专人负责各施工区域的卫生防疫工作

74. 属于《传染病防治法》规定的丙类传染病的是
A. 鼠疫
B. 流行性感冒
C. 人感染高致病性禽流感
D. 艾滋病
E. 霍乱

75. 属于乙类传染病的是
A. 鼠疫   B. 霍乱
C. 艾滋病   D. 麻风病
E. 流行性感冒

76. 处方一般不得超过几日用量
A. 3 日   B. 5 日
C. 7 天   D. 10 天
E. 1 月

77. 处方开具当日有效，特殊情况下可以延长有效期，但有效期最长不得超过
A. 2 天   B. 3 天
C. 5 天   D. 7 天
E. 10 天

78. 医师应当按照药品说明书中的下列要求开具处方，但不包括
A. 操作规程   B. 药品适应证
C. 药理作用   D. 不良反应
E. 注意事项

79. 以下情形中，可以参加执业医师资格考试的是
A. 有医学专业本科以上学历，在医疗机构中工作满一年
B. 有医学专业本科以上学历，在医疗机构中试用期满一年
C. 有医学专业本科以上学历，在医疗机构中试用期满半年
D. 有医学专业专科学历，在医疗机构中试用期满一年
E. 有医学专业专科学历，在医疗机构中工作满一年

二、A2 型题

1. 医师甲某，定期考核不合格，可暂停其执业活动的时间是
A. 3 个月至 5 个月
B. 3 个月至 6 个月
C. 3 个月至 7 个月
D. 3 个月至 8 个月
E. 3 个月至 9 个月

2. 某医师参加医师考核，成绩不合格，其卫生行政部门给予的处理是
A. 停薪留岗一个月后重新考核
B. 责令其暂停执业活动三个月至六个月，并接受培训和继续教育
C. 降低薪酬待遇
D. 吊销其执业医师证书
E. 给予行政或纪律处分

3. 医生刘某看药品经营能挣钱，便与院领导拉关系，请假离岗搞药品销售，时间近三年，对刘某离岗二年以上的行为，医院应当报告准予注册的卫生行政部门的期限是
A. 离岗满二年的 10 日内
B. 离岗满二年的 15 日内
C. 离岗满二年的 30 日内
D. 离岗满二年后三个月内
E. 离岗近三年的当时

4. 某医院年终对全院职工的基本情况作调查了解，其中有以下情况：医生甲因病休息一年多，医生乙因医院效益不好也在家

闲了不满2年。医生丙出去参与经营未从事医疗二年多。医生丁承包医院的第二门诊近三年,其余大多数仍在医院坚持工作,依据执业医师法,下列人员中,属于应当依法重新注册医师执业证书的是

A. 医生甲　　　　B. 医生乙
C. 医生丙　　　　D. 医生丁
E. 以上都不是

5. 黄某,2003年11月因医疗事故受到吊销医师执业证书的行政处罚。2004年11月向当地卫生行政部门申请重新注册,卫生行政部门经过审查,决定对黄某不予注册。理由是黄某的行政处罚自处罚决定之日起至申请注册之日止不满

A. 1年　　　　B. 2年
C. 3年　　　　D. 4年
E. 5年

6. 主治医师张某被注销执业注册满1年,现欲重新执业,遂向卫生行政部门递交了相关申请,但未批准。其原因是

A. 未经过医师规范化培训
B. 吊销医师执业证书行政处罚不满2年
C. 变更执业地点不满2年
D. 未到基层医疗机构锻炼
E. 在医疗机构的试用期不满1年

7. 张某于1999年7月从某医学院专科毕业,张某可以

A. 在医疗、预防、保健机构中试用期满一年,参加执业医师资格考试
B. 在医疗、预防、保健机构中试用期满一年,参加执业助理医师资格考试
C. 在医疗、预防、保健机构中试用期满二年,参加执业助理医师资格
D. 取得执业助理医师执业证书后,在医疗、预防、保健工作满一年,参加执业医师资格考试
E. 取得执业助理医师执业证书后,在医疗、预防等机构工作满半年,参加执业医师资格考试

8. 某县医院妇产科医师欲开展结扎手术业务,按照规定参加了相关培训。培训结束后,有关单位负责对其进行了考核并颁发相应的合格证书。该相关单位是指

A. 所在医疗保健机构
B. 地方卫生行政部门
C. 卫生部
D. 地方医学会
E. 地方医师协会

9. 助理医师张某,中专学历,在取得助理医师资格证并注册后,还需在医疗机构中工作满几年才能参加执业医师考试

A. 6年　　　　B. 5年
C. 4年　　　　D. 3年
E. 2年

10. 某市一拾荒人员病危,入院后发现属三无患者(无钱,无身份证明,无陪伴),医疗机构应

A. 先采取必要措施维持生命,待交费后进行转诊治疗
B. 先采取必要措施维持生命,报告当地公安、民政部门决定解决办法
C. 立即开展募捐
D. 立即抢救,条件许可时及时转诊
E. 接诊医务人员在报请院领导批准后转诊

11. 某药品零售企业擅自将过期药品出售,患者在使用该过期药品后造成轻度残疾。该药品零售企业销售的过期药品为

A. 假药　　　　B. 劣药
C. 按假药论处　　D. 按劣药论处
E. 不合格药物

12. 李某因患炭疽死亡,依据《传染病防治法》的规定,对其尸体应

A. 立即进行卫生处理,就近火化
B. 必要时可将尸体卫生处理后火化
C. 立即进行消毒处理后火化
D. 必要时可将尸体消毒处理后火化
E. 在指定场所卫生处理后火化

第二部分

公共卫生

第一章 卫生管理与政策

一、A1 型题

1. 中医预防与养生保健的主要内容不包括
   A. 针对当地气候条件、地理环境、风俗习惯，结合人群体质状况、生活方式等制定方案
   B. 针对精神病患者进行康复指导
   C. 针对季节性易感疾病和传染性疾病的易感人群，开展中医药健康教育
   D. 针对孕妇进行起居、食疗指导和心理辅导等
   E. 在社区开展中医药养生保健科普活动

2. 下列哪项不属于中医预防与养生保健的基本原则
   A. 定期体检，见微知著
   B. 重视先兆，截断逆转
   C. 冬病夏治，夏病冬治
   D. 安其未病，防其所传
   E. 掌握规律，先时而治

3. 重大公共卫生服务项目不包括
   A. 卵巢癌检查
   B. 结核病
   C. 艾滋病
   D. 国家免疫规划
   E. 贫困白内障患者复明

4. 重大公共卫生服务针对的重点人群不包括
   A. 慢性病患者
   B. 职业病人群
   C. 传染病人群
   D. 急性病人群
   E. 地方病人群

5. 属疾病防治中的一级预防的是
   A. 流感流行期间主动接受预防注射
   B. 发现霍乱疫情及时报告
   C. 高血压病人坚持正规治疗
   D. 发现乳腺肿块及时就医
   E. 给晚期病人以临终关怀

6. 关于社区诊断手段，以下说法正确的是
   A. 病人病史的收集
   B. 病人的体格检查
   C. 实验室检查
   D. 运用社会经济学的研究方法
   E. 运用社会学、人类学和流行病学的研究方法

7. 社区诊断可达到的目标不包括
   A. 明确目标人群的有关特征
   B. 明确社区主要卫生问题的范围与程度
   C. 明确应优先解决的卫生问题
   D. 确定全面建设社区卫生资源的详细计划
   E. 获取有关组织机构的支持

8. 社区卫生服务计划的内容不包括
   A. 时间安排和经费预算
   B. 服务对象的人数
   C. 活动地点和指标
   D. 本活动的长期健康效益
   E. 质量控制措施

9. 社区卫生服务是指以（　）为主体的卫生组织或机构所从事的一种社区定向的卫生服务
   A. 专科医生
   B. 基层卫生机构
   C. 护理人员
   D. 药剂师
   E. 康复医生

10. 社区全科医生通过会诊、转诊和咨询等措施调动整个医疗保健体系和社会其他力量，共同解决人们的健康问题，这体现了社区卫生服务的哪一特征
    A. 第一线服务
    B. 综合性服务
    C. 持续性服务
    D. 可及性服务

E. 协调性服务
11. 对吸烟人群进行肺癌筛查属于
    A. 一级预防
    B. 二级预防
    C. 三级预防
    D. 一级、二级预防均可
    E. 二级、三级预防均可
12. 下列不属于社区保健中诊断内容的是
    A. 社区健康水平及存在问题
    B. 社区卫生状况
    C. 社区经济状况
    D. 社区卫生资源
    E. 社区保健意识
13. 属疾病防治中的三级预防是
    A. 流感流行期间主动接受预防注射
    B. 发现霍乱疫情及时报告
    C. 高血压病人坚持正规治疗
    D. 发现乳腺肿块及时就医
    E. 给晚期病人以临终关怀
14. 关于筛检的说法正确的是
    A. 筛检试验是诊断性的
    B. 筛检的目的在于早期发现某些可疑疾病
    C. 筛检属于三级预防
    D. 筛检的对象是就诊病人
    E. 筛检往往需要使用复杂的检验手段
15. 以下属于中心卫生院功能的是
    A. 提供预防、康复、保健、健康教育、基本医疗、中医、计划生育技术指导等综合服务
    B. 承担辖区内公共卫生管理和突发公共卫生事件的报告任务
    C. 负责对村级卫生组织的技术指导和村医的培训
    D. 是一定区域范围内的医疗服务和技术指导中心
    E. 以上均正确
16. 关于三级预防，下列说法正确的是
    A. 第二级预防又称病因预防
    B. 第一级预防指做好"三早"预防工作
    C. 第三级预防包括非特异性和特异性措施两大类
    D. 第三级预防也称临床前期预防
    E. 计划免疫属第一级预防
17. 下列哪项不属于第一级预防
    A. 预防生活方式疾病
    B. 医生同病人共同检测疾病
    C. 预防接种和计划免疫
    D. 保持良好的社会心理状态
    E. 以上都不属于
18. 下面哪项不属于临床预防医学的特征
    A. 是在临床场所执行的
    B. 包括对终末期患者执行临床关怀
    C. 主要针对慢性病
    D. 对象是健康人和"无症状"患者
    E. 是一级和二级预防的结合
19. 当前，影响人类健康的最主要因素是
    A. 行为生活方式   B. 环境因素
    C. 医疗保健服务   D. 生物学因素
    E. 心理因素
20. 新世纪人们医学模式和健康观念的改变是由于
    A. 传染病病死率太高
    B. 发明了治疗传染病的抗菌药物
    C. 环境严重污染
    D. 城市人口增多
    E. 慢性非传染性疾病的发病率和死亡率增加
21. 社区诊断与临床诊断的最主要区别是
    A. 针对健康和针对疾病
    B. 全人群参加和只有病人参加
    C. 在社区和在医院里
    D. 事前诊断和事后诊断
    E. 通过调查和不需要调查
22. 癌症治疗原则中"早发现"对后续治疗起到关键性的作用，故在针对早期诊断性试验时应需要加强
    A. 提高灵敏度
    B. 提高阳性预测值
    C. 降低假阳性率
    D. 提高特异度
    E. 提高阴性预测值
23. 根据可预防的疾病负担和费用效果分

析，下列临床预防服务项目中最优先推荐的措施是
 A. 流感的免疫接种
 B. 血脂异常的筛检
 C. 糖尿病的筛检
 D. 骨质疏松的筛检
 E. 阿司匹林预防心脑血管疾病

24. 健康危险度评价结果不可用于
 A. 制定环境卫生标准
 B. 进行环境卫生监督
 C. 预测病死率
 D. 采取防治对策和措施
 E. 制定防治对策和措施

25. 社区卫生诊断的首要流程是
 A. 设计准备 B. 资料收集
 C. 统计分析 D. 撰写报告
 E. 开发领导

26. 预防并发症和伤残工作属于
 A. 第一级预防 B. 第二级预防
 C. 第三级预防 D. 第四级预防
 E. 综合预防

27. 以下各项中不适合采取第一级预防的是
 A. 职业病
 B. 心血管疾病
 C. 病因不明，难以觉察预料的病
 D. 脑卒中
 E. 糖尿病

28. 理想的医疗保健体系意味着
 A. 所有患者都可以选择医院和医生
 B. 大医院的规模与科室设置能够满足全体民众的卫生需求
 C. 基层医疗提供首诊服务，基层医疗与大医院各司其职
 D. 医院向任何医者开放，所有的患者都能在水平高的大医院就诊
 E. 政府负责向公众提供高福利的医疗保健服务

29. 面对一系列社区健康问题，以下哪项不是确定优先解决问题的原则
 A. 问题的普遍性
 B. 问题的严重性

 C. 符合成本效益
 D. 解决的可行性
 E. 问题的综合性

30. 社区诊断的目的是
 A. 确定社区的主要公共卫生问题
 B. 寻找造成这些公共卫生问题的可能原因和影响因素
 C. 确定本社区卫生服务要解决的健康优先问题与干预重点人群及因素
 D. 为社区卫生服务效果的评价提供基线数据
 E. 以上都包括

31. "定期体检，见微知著"这句话的含义是
 A. 定期体检便于早期发现疾病
 B. 定期体检便于逆转疾病
 C. 定期体检便于治疗疾病
 D. 定期体检便于第三级预防
 E. 定期体检便于防止传染

32. 下述哪项不属于国家基本公共卫生服务的内容
 A. 城乡居民健康档案管理
 B. 儿童健康管理
 C. 孕产妇健康管理
 D. 重性精神病患者管理
 E. 两癌筛查

33. 人人享有卫生保健的含义并不是指
 A. 医护人员将为世界上每一个人治愈全部疾病
 B. 人们能运用比现在更好的办法去预防疾病，减少不可避免的疾病和伤残导致的痛苦
 C. 公平地分配一切卫生资源
 D. 卫生保健进入家庭、学校、工厂和社区
 E. 使所有的个人和家庭能在可接受和提供的范围内通过充分参与，享受到基本的卫生保健服务

34. 家庭医生团队为签约居民提供的服务不包括
 A. 建立电子健康档案
 B. 健康评估和康复指导

C. 意外保险理赔
D. 优先预约就诊
E. 预防接种

35. 人人享有卫生保健的价值准则，错误的是
    A. 承认享有最高可能的健康水平是一项基本人权
    B. 公平
    C. 伦理观
    D. 性别观
    E. 社区参与

36. 社区卫生服务的目的是
    A. 诊治疑难疾病
    B. 提高社区社会经济发展水平
    C. 开辟医护人员合作场所
    D. 满足基本医疗卫生服务需求
    E. 扩大医院知名度、增加医院效益

37. 社区卫生服务以下列哪种医学模式为基础
    A. 生物医学模式
    B. 机械论医学模式
    C. 神灵主义医学模式
    D. 生物－心理－社会医学模式
    E. 自然哲学医学模式

38. 在卫生费用评价指标体系中，卫生部门在费用分配时应首先注意的指标是
    A. 卫生费用占国民生产总值百分比
    B. 人均卫生费用
    C. 卫生各部门的投资比例
    D. 门诊和住院费用构成
    E. 医疗、卫生防疫和妇幼卫生费用的比例

39. 社区全科医生对患者的任何医疗需求都要做出应答，并亲自解决其中大部分的问题，这体现了社区卫生服务的哪一特征
    A. 第一线服务   B. 综合性服务
    C. 持续性服务   D. 可及性服务
    E. 协调性服务

40. 与"卫生保健系统不健全"相对应的自我保健方式是
    A. 自我意识
    B. 自我诊断、自我治疗

C. 自我调节、自我控制
D. 个人参与、自助
E. 个人影响、自我防护

二、A2 型题

1. 某中学生两年来，抑郁，心事重重，成绩由前 10 名一路下降到 35 名以后，对同学的言语十分敏感，班主任建议她去做心理咨询。这种心理咨询为
   A. 一级预防措施
   B. 二级预防措施
   C. 三级预防措施
   D. 一、二级预防措施
   E. 二、三级预防措施

2. 患者，女，23 岁。从事电脑操作工作 6 年。由于经常长时间在显示屏前工作，引起视力疲劳及颈－肩－腕综合征。导致这种情况最可能的原因是
   A. 不良心理因素
   B. 物理性有害因素
   C. 不良生活方式
   D. 职业性紧张因素
   E. 不良作业方式

三、A3/A4 型题

（1～3 题共用题干）
患者，男，53 岁。公司经理，吸烟 15 年，每天 2 包，体重 75kg，身高 164cm。

1. 建议该就诊者采取的预防措施是
   A. 冬令进补
   B. 强制减肥
   C. 冷水沐浴锻炼
   D. 肺炎链球菌疫苗接种
   E. 戒烟，适当运动，合理饮食

2. 从临床预防心血管疾病的角度讲，应该检查
   A. 血脂   B. 血常规
   C. 心超   D. 心电图
   E. 冠状动脉造影

3. 患者的 BMI（体重指数）是
   A. 21.4   B. 23.5
   C. 25.8   D. 27.9

E. 31.5

（4~5题共用题干）

某社区开展高血压病防治工作，采取的措施包括：广泛宣传高血压防治知识，提高社区人群自我保健意识，鼓励社区人群改变不良行为和生活方式；对辖区内35岁及以上常住居民，每年在其第一次就诊时为其测量血压；对原发性高血压患者，每年进行1次较全面的健康检查；对原发性高血压患者，每年要提供定期面对面的随访；固定责任医生建立高血压门诊、实行档案制，进行跟踪服务；根据患者血压控制情况进行分类干预及定期随访；积极开展高血压治疗，针对危重病人采取会诊和转诊，确诊伴有高血压危象及并发症的病人及时联络转送上级医院。

4. 在该社区高血压防治过程中，鼓励人群改变不良行为和生活方式属于
　A. 一级预防　　　　B. 二级预防
　C. 三级预防　　　　D. 三早预防
　E. 以上均不正确

5. 防治过程中，采取的措施中不属于二级预防的是
　A. 对辖区内35岁及以上常住居民，每年在其第一次就诊时为其测量血压
　B. 对原发性高血压患者，每年进行1次较全面的健康检查
　C. 对原发性高血压患者，每年要提供定期面对面的随访
　D. 根据患者血压控制情况进行分类干预及定期随访
　E. 积极开展高血压治疗，针对危重病人采取会诊和转诊，确诊伴有高血压危象及并发症病人及时联络转送上级医院

（6~8题共用题干）

某基层医疗机构要转型为社区卫生服务中心。

6. 首先进行职工培训，要求全体卫生技术人员明确社区卫生服务的对象是
　A. 健康人群　　　　B. 亚健康人群
　C. 高危人群　　　　D. 重点保健人群
　E. 全人群

7. 该社区卫生服务中心要实施WHO西太区提出的"健康新地平线"的预防策略，针对的人生三个不同阶段是
　A. 青春期、生育期和更年期的生活质量
　B. 妇女、儿童和老年的生活质量
　C. 病人、残疾人和老年的生活质量
　D. 生命的准备、生命的保护和晚年的生活质量
　E. 生命的早期、中期和晚期的生活质量

8. 为防治冠心病，该社区卫生服务中心所采取的下列措施中，属于第一级预防的措施是
　A. 进行社区居民冠心病筛查
　B. 宣传减少饮食中饱和脂肪酸的摄入
　C. 加强病例报告制度
　D. 及早发现心电图改变
　E. 降低冠心病病死率

四、B型题

（1~2题共用备选答案）
　A. 群体预防　　　　B. 预防期预防
　C. 第三级预防　　　D. 第二级预防
　E. 第一级预防

1. 对糖尿病患者进行早期治疗，属于
2. 对社区全人群进行吸烟有害健康的教育，根据预防原则属于

（3~4题共用备选答案）
　A. 儿童系统保健覆盖率
　B. 卫生人力结构和分布
　C. 每医生日门诊量
　D. 社区人群慢性病现患率
　E. 卫生服务公平性

3. 上述哪项是评价卫生资源利用效率的指标
4. 上述哪项是评价卫生服务利用的指标

第二章 卫生统计学和流行病学基础知识

一、A1 型题

1. 下列说法正确的是
   A. 测定 60 名正常成年女性血小板数所得资料只能是计量资料
   B. 统计工作步骤中最重要的是分析资料
   C. 概率是描述某随机事件发生的可能性大小的指标
   D. 样本一定具有随机性
   E. 样本的指标称为参数
2. 在统计学中，定量指标是指
   A. 等级资料   B. 计数资料
   C. 定性指标   D. 数值变量
   E. 定性因素
3. 以下哪项不属于定量资料
   A. 身体质量指数（体重/身高^2）
   B. 白蛋白与球蛋白比值
   C. 细胞突变率（%）
   D. 血压值
   E. 中学生中吸烟人数
4. 统计学工作基本步骤
   A. 设计   B. 搜集资料
   C. 整理资料   D. 分析资料
   E. 以上均是
5. 不是样本的指标的是
   A. p   B. s
   C. t   D. F
   E. μ
6. 搞好统计工作，达到预期目标，最重要的是
   A. 原始资料要多
   B. 原始资料要正确
   C. 整理资料要详细
   D. 分析资料要先进
   E. 统计计算精度要高
7. 调查 1998 年某地正常成年男子的红细胞数，总体是 1998 年该地
   A. 每个正常成年男子
   B. 全部正常成年男子
   C. 能调查到且愿意接受调查的全部正常成年男子红细胞数的集合
   D. 全部正常成年男子的红细胞数的集合
   E. 正常成年男子的红细胞数
8. 样本是总体的
   A. 有价值的部分   B. 有意义的部分
   C. 有代表性的部分 D. 任意一部分
   E. 典型部分
9. 一般来说，一个基本的统计表其标题、标目和线条的数量为
   A. 1、2、3   B. 1、3、2
   C. 2、1、3   D. 3、1、2
   E. 3、2、1
10. 关于统计表的列表原则，下列哪项叙述是错误的
    A. 备注可在表内用"*"标出，写在表的底线下
    B. 横标目是研究对象，列在表的上行
    C. 表内的数据一律用阿拉伯数字表示
    D. 统计表中线条不宜过多
    E. 标题在表的上方中央，简要说明表的内容
11. 一般不放在统计表中的项目为
    A. 线条   B. 横标目
    C. 纵标目 D. 数字
    E. 备注

12. 统计表的主语通常放在统计表
    A. 下面   B. 上面
    C. 左侧   D. 右侧
    E. 中间
13. 下列关于统计表制作的叙述，正确的是
    A. 纵标目间用竖线分隔
    B. 横、纵标目用斜线分隔
    C. 要求各种指标小数位数一致
    D. 一张表应包含尽量多的内容
    E. 统计表通常包括标题、标目、线条、数字和备注5部分
14. 若X值的均数等于7，标准差等于2，则X+3的均数
    A. 也等于7
    B. 等于9
    C. 等于10
    D. 界于7-3与7+3之间
    E. 界于7-1.96×2与7+1.96×2之间
15. 原始数据都乘以一个不等于0的常数k
    A. 均数不变   B. 均数大小不定
    C. 均数变为k倍   D. 均数增加k倍
    E. 均数减少k倍
16. 某项计量指标仅以过高为异常，且资料呈偏态分布，则其95%参考值范围为
    A. < P95   B. < P97.5
    C. > P5   D. P2.5～P97.5
    E. P5～P95
17. 下列关于医学参考值范围的叙述，不正确的是
    A. 无疾病者的解剖、生理、生化等数据的波动范围
    B. 习惯以包含95%或99%的观察值为界值
    C. 根据专业知识确定单侧范围或双侧范围
    D. 资料为正态分布时，可用正态分布法计算
    E. 资料为偏态分布时，可用百分位数法计算
18. 表示儿童体重资料的平均水平最常用的指标是
    A. 算术平均数   B. 中位数
    C. 几何均数   D. 变异系数
    E. 百分位数
19. 频数分布集中位置偏向数值较小的一侧称为
    A. 偏态分布   B. 不对称型分布
    C. 对称分布   D. 正偏态分布
    E. 负偏态分布
20. 下列关于频数表说法错误的是
    A. 便于观察离群值
    B. 便于观察异常值
    C. 便于观察平均值
    D. 可以看出频数分布的集中趋势
    E. 可以看出频数分布的离散趋势
21. 关于流行病学的定义最准确的是
    A. 研究传染病在人群中的分布和影响分布的因素及制定预防对策的科学
    B. 研究疾病在人群中分布的科学
    C. 研究健康状态的分布及影响因素以便采取有效保健措施的科学
    D. 研究非传染性疾病在人群中的分布和影响分布的因素以及预防对策的科学
    E. 研究人群中疾病与相关健康状况的分布及其影响因素，并研究如何防治疾病及促进健康的策略和措施的学科
22. 流行病学研究对象的三个层次是指
    A. 人群分布、时间分布和地区分布
    B. 疾病、伤害和健康
    C. 传染性疾病、非传染病疾病和意外伤害
    D. 疾病分布、危险因素和预防控制措施
    E. 传染病、寄生虫病和地方病
23. 流行病学中的群体是指
    A. 有典型症状的病人
    B. 无症状的健康人
    C. 在一定范围内的人群，可以小到一个家庭，大到全人类
    D. 传染病患者
    E. 病原携带者

24. 流行病学与临床医学的区别在于
    A. 在群体水平上研究疾病现象
    B. 研究疾病的病因学
    C. 提供诊断依据
    D. 不涉及药物治疗
    E. 不研究疾病的预后
25. 流行病学主要研究的是
    A. 疾病的个体现象
    B. 疾病的群体现象
    C. 疾病的治疗
    D. 传染病的流行过程
    E. 疾病的预后
26. 流行病学研究范围为
    A. 传染病
    B. 非传染病
    C. 健康问题
    D. 原因不明的疾病
    E. 一切疾病和健康
27. 流行病学研究的基础是
    A. 描述性研究　　B. 分析性研究
    C. 实验性研究　　D. 理论性研究
    E. 流行病学方法研究
28. 流行病学研究工作由浅入深依次推进的三个工作范畴是
    A. 找出原因、揭示现象、提供并确证措施
    B. 揭示现象、找出原因、提供措施
    C. 提供措施、确证措施有效性、用于人群
    D. 揭示分布、找出规律、总结分析
    E. 找出规律、总结分析、验证原因
29. 下列哪项不是疾病时间分布的变化形式
    A. 短期波动　　B. 流行
    C. 季节性　　　D. 周期性
    E. 长期变异
30. 某地区在一周内进行了高血压普查,可计算当地高血压的
    A. 罹患率　　　B. 发病率
    C. 患病率　　　D. 病死率
    E. 续发率
31. 三间分布的概念包含
    A. 人群、时间、地区
    B. 疾病、暴发、地区
    C. 病原、人群、地点
    D. 医生、护士、病人
    E. 预防、管理、统筹
32. 进行疾病三间分布综合描述的典型是
    A. 传染病流行病学
    B. 血清流行病学
    C. 移民流行病学
    D. 分子流行病学
    E. 遗传流行病学
33. 某地区欲找出对病人的生命威胁最大的疾病,以便制定防治对策,需要计算和评价的统计指标是
    A. 病死率　　　B. 患病率
    C. 死亡率　　　D. 患病构成比
    E. 发病率
34. 疾病流行强度有
    A. 散发、暴发、流行
    B. 现患、曾患、连续患
    C. 急性、慢性、缓解
    D. 频率、概率、比率
    E. 短期波动、长期变异、同期性
35. 我国目前监测的主要疾病是
    A. 地方病　　　B. 肿瘤
    C. 传染病　　　D. 非传染病
    E. 性病
36. 疾病监测采用的方法属于
    A. 描述性研究　　B. 分析性研究
    C. 实验性研究　　D. 理论性研究
    E. 包括以上四种
37. 传染病监测的主要内容,以下哪项不正确
    A. 收集人口学资料、传染病的发病和死亡及其分布情况
    B. 研究流行因素和流行规律,包括人群的免疫水平、病原体的型别、毒力和耐药性等
    C. 媒介昆虫的种类、分布及病原携带状况
    D. 评价防疫措施的效果和预测疫情
    E. 早期发现患者、进行早期诊断和

治疗

38. 下述不属于公共卫生监测的种类与内容的是
　　A. 传染病监测
　　B. 慢性非传染病监测
　　C. 死因监测
　　D. 环境监测
　　E. 病原微生物监测

39. 与粗出生率计算公式分母相同的指标是
　　A. 婴儿死亡率　　B. 新生儿死亡率
　　C. 粗死亡率　　　D. 总生育率
　　E. 生存率

40. 有关粗出生率的表述中不正确的是
　　A. 指某年活产总数与同年年平均人数之比
　　B. 常用千分率表示
　　C. 其优点是资料易获得，计算简便
　　D. 其缺点是易受人口年龄构成影响
　　E. 可以精确地反映某时某地某人群的生育水平

41. 对2007年某地人口指标进行统计，发现与2006年相比，2007年少年儿童人口比例增加，则该地未来可能出现的是
　　A. 死亡率增加　　B. 死亡率下降
　　C. 出生率增加　　D. 出生率下降
　　E. 人口自然增长率下降

42. 人口自然增长率计算公式正确的是
　　A. 自然增长率＝粗再生育率－粗死亡率
　　B. 自然增长率＝粗出生率－粗死亡率
　　C. 自然增长率＝净再生育率－粗死亡率
　　D. 自然增长率＝总和生育率－粗死亡率
　　E. 自然增长率＝总生育率－粗死亡率

43. 下列哪种研究方法不属于描述性研究
　　A. 病例报告　　　B. 横断面研究
　　C. 病例对照研究　D. 生态学研究
　　E. 纵向研究

二、A2型题

1. 某市统计了该市2004年以及前三年的流感发病率的相关情况，2004年流感发病率为12%，前三年的流感发病率为11%，基本无差别，此种流行强度被称为
　　A. 散发　　　　　B. 流行
　　C. 大流行　　　　D. 暴发
　　E. 一般

2. 某地进行甲型病毒性肝炎的调查中，共发现病人231例。其中男性158例占68.40%，女性73例占31.60%，提示
　　A. 男性因在外就餐机会多发病机会就高
　　B. 男性病人比例高于女性病人
　　C. 男性发病率高
　　D. 男性患病率高
　　E. 不能说明任何问题

3. 今年夏天，某沿海地区的甲肝患病人数，明显超过历年的散发发病率水平，则认为该病
　　A. 大流行　　　　B. 散发
　　C. 有季节性　　　D. 暴发
　　E. 流行

4. 2000年在某镇新诊断200例高血压患者，该镇年初人口数为9500人，年末人口数为10500人，在年初该镇有800名高血压患者，在这一年中有40人死于高血压，2000年该镇高血压
　　A. 年初患病率是800÷（9500-800）
　　B. 期间患病率是（200+800）÷10000
　　C. 发病率是200÷10500
　　D. 病死率是40÷10000
　　E. 死亡率是40÷（200+800）

5. 1988年1月19日，某市急性病毒性肝炎疫情骤然上升，数日内发病人数成倍增长，至3月18日，共发生急性病毒性肝炎292301例，平均罹患率82%，为常年发病率的12倍。死亡11例，病死率为76/10万。该现象属于
　　A. 散发　　　　　B. 暴发
　　C. 流行　　　　　D. 长期趋势
　　E. 周期性

6. 1986年以来，我国已有百余所医院定期上报、反馈医院内感染与病原菌耐药的信息，这属于流行病学研究中的
    A. 生态学研究　　B. 疾病监测
    C. 描述性研究　　D. 病例对照研究
    E. 实验流行病学
7. 某市共有200000人，2005年因各种原因死亡2000人。其中心脏病患者712人，死亡104人。则该市的粗死亡率为
    A. 104/200000　　B. 712/200000
    C. 2000/200000　　D. 104/712
    E. 104/2000
8. 为研究人群高血压患病率及其分布特点，在W市采用分层随机抽样方法抽取5个社区，对15岁以上的居民进行体检并填写健康调查问卷。该种研究属于
    A. 分析性研究　　B. 现况研究
    C. 社区试验　　D. 生态学研究
    E. 队列研究
9. 为了评价实施改换水源降低水氟工程后的效果，在全国饮水型地方性氟中毒流行严重的10省市，采用整群抽样调查的方法，共调查1758个改换水源的工程，约占全部改水工程的97%，选择1980年实施改换水源降氟工程后，在当地出生并饮用该水8年及以上的8～12岁儿童，调查其氟斑牙患病情况，该研究属于
    A. 队列研究　　B. 病例对照研究
    C. 临床试验　　D. 社区干预试验
    E. 生态学研究
10. 为研究饮用水中微囊藻毒素与大肠癌发病的关系，有人对某地8个镇居民饮用水中微囊藻毒素浓度进行检测，以此作为环境暴露水平，同时收集近年来当地大肠癌发病率数据，以此作为疾病指标，然后对两种指标进行等级相关分析，这种研究方法属于
    A. 出生队列分析

    B. 生态学研究
    C. 理论流行病学研究
    D. 病例对照研究
    E. 队列研究

三、B型题

（1～3题共用备选答案）
    A. 及时收集完整、准确的资料
    B. 综合资料
    C. 计算分析资料，剔除不合格资料
    D. 设计、收集资料，整理资料，分析资料
    E. 完整、准确、及时，要有适当的数量、代表性和对比条件
1. 对原始统计资料的要求是
2. 统计工作的前提和基础是
3. 统计工作的基本步骤是

（4～7题共用备选答案）
    A. 病例-对照研究
    B. 队列研究
    C. 流行病学实验研究
    D. 生态学研究
    E. 现况调查
4. 以是否患病为分组原则的是
5. 研究对象是随机分组的是
6. 用于描述疾病或健康状况的三间分布情况的是
7. 以是否暴露于某因素为分组的是

（8～9题共用备选答案）
    A. 病例队列研究　　B. 科研设计
    C. 资料整理　　D. 资料分析
    E. 结果的表达
8. 为了保证研究结果能够回答研究目的中提出的问题，首要工作是
9. 通过第一步的研究，结果发现了明确的致病因素，下一步最好采取

第三章 健康教育与健康促进

一、A1 型题

1. 下列哪项不是缓解高血压的有效措施
   A. 合理膳食
   B. 戒烟限酒
   C. 保持心理平衡
   D. 适量有规律的无氧运动
   E. 控制饮食

2. 为预防胎儿发生神经管畸形，孕期应补充叶酸，开始补充的时间应在
   A. 孕前 3 个月　　B. 孕后 1 个月
   C. 孕后 2 个月　　D. 孕后 3 个月
   E. 分娩前 1 个月

3. 艾滋病健康教育的目标人群包括
   A. 艾滋病病毒感染者、艾滋病病人
   B. 吸毒、同性恋者
   C. 艾滋病病人的亲属
   D. 流动人口、服务行业人员
   E. 以上各项都正确

4. 艾滋病传播途径的预防教育内容不包括
   A. 性传播预防教育
   B. 消化道传播预防教育
   C. 血液传播预防教育
   D. 母婴传播预防教育
   E. 吸毒与感染艾滋病病毒的关系及其危险性教育

5. 下面哪一项不是吸烟产生的主要有害物质
   A. 潜在致癌性物质　　B. 一氧化碳
   C. 尼古丁　　　　　　D. 氮氧化物
   E. 焦油

6. 健康教育在帮助个人和群体掌握卫生保健知识、树立健康观念、自愿采纳有利于健康行为与生活方式的教育活动中，运用的两大手段是
   A. 信息传播与网络咨询
   B. 行为干预与健康监督
   C. 信息传播与行为干预
   D. 卫生监督与追踪观察
   E. 专业指导与行为干预

7. 下列哪项不是影响健康的四大因素之一
   A. 行为和生活方式因素
   B. 资源因素
   C. 生物因素
   D. 环境因素
   E. 卫生服务因素

8. 关于健康相关行为改变的理论——知信行（KABP）错误的是
   A. 知识是行为改变的基础和先决条件
   B. 信念通常来自父母及周围尊敬的人
   C. 态度指个人对人或事所采取的一种相对稳定的情感倾向
   D. 价值观是人们认为的最重要的信念和标准
   E. 价值观是最终的目标

9. 健康教育的对象是
   A. 全体人群　　　　B. 健康人群
   C. 亚健康人群　　　D. 患者
   E. 隐性感染者

10. 下列哪种不属于健康教育的常用方式
    A. 标语
    B. 同伴教育
    C. 门诊个体健康教育
    D. 电话和网络咨询
    E. 讲座

11. 健康教育处方一般不用于
    A. 住院教育　　　　B. 门诊教育

C. 入院教育 D. 出院教育
E. 随访教育

二、A2 型题

1. 某人多次体检正常，却总怀疑自己患有心脏病，这属于
   A. 不良生活方式与习惯
   B. 致病行为模式
   C. 不良疾病行为
   D. 预警行为
   E. 病人角色行为

2. 某山区为碘缺乏病的流行地区，如果已经引起了群众的重视，但群众不了解病因，应重点采取哪项措施
   A. 利用媒体宣传，引起注意
   B. 积极强化正确的行为
   C. 提供碘盐的使用方法
   D. 进行知识的普及教育
   E. 以上都不能达到目的

第四章 传染病及突发公共卫生事件

一、A1型题

1. 以下哪项不是疫苗接种的注意事项
   A. 患有皮炎、化脓性皮肤病、严重湿疹的小儿不宜接种
   B. 体温超过37℃，有腋下淋巴结肿大的小儿不宜接种
   C. 患有较严重心、肝、肾疾病和活动性结核病的小儿不宜接种
   D. 有哮喘、荨麻疹等过敏体质的小儿不宜接种
   E. 有严重腹泻的患儿不宜接种

2. 扩大国家免疫规划是从哪年开始实施
   A. 1978年　　　B. 1982年
   C. 2007年　　　D. 2008年
   E. 2012年

3. 以下不属于减毒活疫苗的是
   A. 卡介苗　　　B. 脊髓灰质炎
   C. 风疹　　　　D. 甲型肝炎
   E. 百白破

4. 皮下注射给药，下述步骤哪项是错误的
   A. 药液不足1mL可选择1mL注射器
   B. 注射部位可选择三角肌下缘
   C. 针头与皮肤呈10°～20°角进针
   D. 抽吸无回血后推注药液
   E. 注射毕用无菌干棉签轻压进针处，快速拔针

5. 肌内注射时，护士为患者采取可以使臀部肌肉放松的姿势是
   A. 侧卧位，下腿稍弯，上腿稍伸直
   B. 平卧位，膝部弯曲
   C. 俯卧位，足尖分开，足跟相对
   D. 坐位，身体前倾
   E. 侧卧位，上腿稍弯，下腿稍伸直

6. 关于卡介苗接种，下述哪项是正确的
   A. 菌苗为无毒人型活结核菌
   B. 儿童每隔5年复种一次
   C. 卡介苗效果是绝对肯定的
   D. 接种前均需做结核菌素试验
   E. 使人产生免疫力同时也产生变态反应

7. 在传染病的预防工作中，国家实行的制度是
   A. 有计划的卫生防疫
   B. 爱国卫生运动
   C. 预防保健
   D. 有计划的预防接种
   E. 以上都不是

8. 百白破疫苗包括
   A. 百日咳灭活菌苗、白喉类毒素和破伤风类毒素
   B. 百日咳类毒素、白喉类毒素、破伤风类毒素
   C. 百日咳活菌苗、白喉活菌苗、破伤风类毒素
   D. 百日咳灭活菌、白喉类毒素、破伤风活菌苗
   E. 百日咳灭活菌、白喉活菌苗、破伤风活菌苗

9. 以下哪种不是紫外线消毒灯的功率
   A. 40W　　　　B. 30W
   C. 20W　　　　D. 15W
   E. 10W

10. 林丹的防治对象为
    A. 室内灭蚊、蝇、臭虫、滋生地灭蛆
    B. 室内灭蚊、蝇、臭虫、蟑螂、滋生地灭蛆

C. 蚊、蝇、蟑螂、虱子、螨虫
D. 蚊、蝇、跳蚤、臭虫、滋生地灭蛆
E. 蚊、蝇、跳蚤、臭虫、蝉、蟑螂

11. 以下消毒剂的使用方法错误的是
    A. 碘剂的常用消毒方法有浸泡、擦拭、冲洗等方法
    B. 用无菌棉拭或无菌纱布蘸取碘酊，在消毒部位皮肤进行擦拭2遍以上，再用乙醇脱碘
    C. 乙醇主要用于手和皮肤消毒
    D. 将乙醇消毒剂均匀喷雾于物体表面，使其保持湿润或擦拭物体表面3遍，作用5分钟
    E. 含氯制剂适用于餐具、环境、水、疫源地等消毒

12. 下列哪项不属于有机磷杀虫剂
    A. 敌敌畏   B. 二溴磷
    C. 滴滴涕   D. 毒死蜱
    E. 双硫磷

13. 对疫点随时消毒，错误的内容是
    A. 消毒分泌物   B. 消毒生活用具
    C. 消毒双手   D. 消毒全身
    E. 消毒衣物被单

14. 餐具消毒首选的方法是
    A. 煮沸消毒15～30分钟
    B. 高压蒸汽消毒15～20分钟
    C. 消毒剂溶液浸泡30分钟
    D. 干热灭菌1～2小时
    E. 流动蒸汽消毒30分钟

15. 影响和制约疾病流行的两因素指的是
    A. 自然因素、气候因素
    B. 气候因素、地理因素
    C. 地理因素、社会因素
    D. 社会因素、气候因素
    E. 自然因素、社会因素

16. 潜伏性感染的意义是
    A. 病原体侵入人体后，只引起轻微症状
    B. 病原体与人体相互作用，保持暂时性平衡，当人体防御功能减弱时，可引起疾病
    C. 病原体与人体保持永久平衡，不引起症状
    D. 病原体侵入人体发生免疫反应，不出现症状
    E. 病原体侵入人体，引起免疫反应及病理改变

17. 传染病流行过程的基本条件
    A. 病原体、人体和它们所处的环境
    B. 病原体，感菌动物，易感人群
    C. 传染源，传播途径，易感人群
    D. 传染源，传播途径
    E. 社会环节，自然环节

18. 构成"传染过程"必须具备的因素是
    A. 病原体、易感机体
    B. 寄生虫、中间宿主及终末宿主
    C. 病人、污染物、易感者
    D. 传染源、传播途径、易感人群
    E. 微生物、媒介及宿主

19. 关于传染的概念，下列哪项是错误的
    A. 传染也称感染
    B. 感染病原体后是否发病，主要取决于病原体的特性
    C. 感染病原体后是否发病，主要取决于人体的抗病能力
    D. 传染病是传染或感染过程中的表现形式之一，感染病原体后不一定都发病
    E. 构成传染过程必须具备病原体、人体及环境三个因素

20. 下面哪个因素会使人群易感性降低
    A. 计划免疫
    B. 新生儿增加
    C. 易感人口迁入
    D. 免疫人口免疫力自然消退
    E. 免疫人口死亡

21. 疫源地消灭的条件是
    A. 外环境中的病原体已经被彻底清除
    B. 传染源被移走
    C. 全部易感者经该病的最长潜伏期观察均未发病或感染
    D. A+B+C
    E. 上述均错

22. 以下哪种疾病不属于乙类传染病
    A. 麻疹   B. 流行性感冒

C. 伤寒和副伤寒　　D. 乙型脑炎
E. 狂犬病

23. 早期正确诊断传染病最重要的意义在于
   A. 避免延误病情
   B. 解决合理治疗
   C. 有助于判断预后
   D. 有助于流行病学调查
   E. 有助于防止传播

24. 我国法定传染病分类共多少种
   A.37 种　　B.38 种
   C.39 种　　D.40 种
   E.36 种

25. 我国传染病的预防主要包括
   A. 加强健康教育　　B. 人群免疫
   C. 身体锻炼　　D. 改善卫生条件
   E. 以上都是

26. 根据传染病防治法，甲类传染病是指
   A. 鼠疫、狂犬病　　B. 黑热病、炭疽
   C. 鼠疫、炭疽　　D. 鼠疫、霍乱
   E. 炭疽、霍乱

27. 卫生行政部门在接到突发公共卫生事件报告后，应在几小时内向同级人民政府报告
   A.6 小时　　B.4 小时
   C.1 小时　　D.2 小时
   E.2 天

28. 突发公共卫生事件中流行性腮腺炎是指 1 周内，同一学校、幼儿园等集体单位中发生多少例及以上流行性腮腺炎病例
   A.5　　B.10
   C.15　　D.20
   E.30

29. 突发公共卫生事件分为几级
   A. 二级　　B. 三级
   C. 四级　　D. 五级
   E. 不分级

30. 以下不是突发公共卫生事件报告内容的是
   A. 事件名称、类别
   B. 发病、死亡人数
   C. 主要症状、体征
   D. 已经采取的措施
   E. 患者姓名

第五章 居民健康管理

一、A1型题

1. 对结核病人家庭访视的内容不包括
   A. 健康教育
   B. 核实服药情况
   C. 抽查尿液
   D. 核查剩余药量
   E. 督促患者按期复诊与取药
2. 下列哪个不属于肺结核的可疑症状
   A. 脓痰
   B. 咯血、血痰
   C. 不明原因消瘦
   D. 慢性咳嗽、咳痰≥2周
   E. 盗汗
3. 关于结核病健康管理，以下说法不正确的是
   A. 管理期间如发现患者从本辖区居住地迁出，要及时向上级专业机构报告
   B. 肺结核健康管理服务对象是辖区内确诊的肺结核患者
   C. 督导人员优先为医务人员，也可为患者家属
   D. 出现药物不良反应、并发症或合并症的患者，要立即转诊，1周内随访
   E. 接到上级专业机构管理肺结核患者的通知单后，要在72小时内第一次入户访视患者
4. 对于严重精神障碍患者病情不稳定的指标不包括
   A. 危险性为1~2级
   B. 存在明显的精神病症状
   C. 自知力缺乏
   D. 有急性药物不良反应
   E. 社会功能状况差
5. 持续性的打砸行为，不分场合，针对财物或人，不能劝说而停止。经危险性评估为
   A. 0级
   B. 2级
   C. 3级
   D. 4级
   E. 5级
6. 严重精神障碍患者的服务对象包括
   A. 本辖区内流动居民
   B. 在精神专科医院内住院的患者
   C. 在辖区内有固定居所，但常年出差的患者
   D. 在辖区内有固定居所，且居住半年以上的患者
   E. 在辖区内综合医院精神卫生科住院的患者
7. 严重精神障碍患者的服务对象不包括
   A. 双相障碍
   B. 精神发育迟滞不伴有精神障碍
   C. 精神分裂症
   D. 偏执性精神病
   E. 癫痫所致的精神障碍
8. 随着孕产妇健康管理的开展，孕早期保健至少保健几次
   A. 2次
   B. 3次
   C. 4次
   D. 5次
   E. 1次
9. 目前我国采用的围生（产）期是
   A. 妊娠满20周到产后4周
   B. 妊娠满28周到产后1周
   C. 妊娠满20周到产后1周
   D. 妊娠满28周到产后4周
   E. 胚胎形成到产后1周
10. 下述哪项作为推算预产期的根据最不准确

A. 早期妇查　　B. 末次月经
C. 妊娠反应　　D. 初觉胎动
E. 体重

11. 正常产后第 3 天，乳房胀满而痛，无红肿，乳汁少，伴低热。解决方法首选
A. 芒硝敷乳房
B. 生麦芽煎汤喝
C. 用吸奶器吸乳
D. 让新生儿多吸吮双乳
E. 少喝汤水

12. 关于产褥期保健的说法错误的是
A. 目的是防止产后出血
B. 适当活动
C. 可促进产后生理功能恢复
D. 计划生育指导
E. 产后 8 周去医院做产后健康检查

13. 关于使用孕产妇系统保健手册的说法不正确的是
A. 保健手册从确诊早孕时开始建立
B. 保健手册系统管理直至产后 6 周
C. 在医院住院分娩时必须交出保健手册
D. 目的是降低孕产妇死亡率和病残儿出生率
E. 产后共访视 3 次

14. 晚期产后出血常见的原因是
A. 胎盘、胎膜残留
B. 胎盘附着面感染
C. 产后滋养细胞肿瘤
D. 剖宫产术后子宫伤口裂开
E. 子宫复旧不全

15. 妊娠期生殖系统变化最明显的是
A. 外阴　　B. 阴道
C. 子宫　　D. 输卵管
E. 卵巢

16. 心脏病产妇胎儿娩出后应立即
A. 腹部放置沙袋
B. 静注麦角新碱
C. 鼓励下床活动
D. 抗感染
E. 行绝育手术

17. 病毒性肝炎产妇在产褥期注意事项不包括
A. 使用损害肝脏小的抗生素预防感染
B. 密切观察病情及肝功能变化，以防转变为慢性肝炎
C. 产妇不宜哺乳
D. 新生儿应在出生后隔离 2 周，避免接触感染
E. 新生儿应接种乙型肝炎疫苗

18. 以下关于妊娠中期职业危害对胎儿影响的叙述，错误的是
A. 随妊娠期的增加，胎儿对致畸的敏感性逐渐下降
B. 此期胎儿器官的分化尚未完成，有害的因素不会再影响胎儿
C. 此期内胎儿生殖器官的分化尚未完成
D. 此期内中枢神经系统继续分化，少数器官仍可出现形态学上的异常
E. 此期内有害因素可导致胎儿生理功能的缺陷及发育迟缓

19. 产褥期保健的要点不包括
A. 预防产后出血
B. 预防产后心理障碍
C. 给予母乳喂养指导
D. 新生儿早接触、早吮吸
E. 给予计划生育指导

20. 孕中期保健的重点之一是
A. 防致畸　　B. 防胎位不正
C. 防早产　　D. 加强营养指导
E. 预防产前出血

21. 下列哪项不是婴儿期的保健重点
A. 保温　　B. 定期体检
C. 早期教育　　D. 预防接种
E. 加强户外活动和体格锻炼

22. 学龄前期的保健要点不包括
A. 防治弱视
B. 预防学习疲劳
C. 定期体格检查
D. 培养良好的生活习惯
E. 发展身心健康

23. 下列哪项不是幼儿期的保健重点
A. 防止意外创伤　　B. 定期健康检查

C. 防止风湿热　　D. 防止营养缺乏
E. 语言训练

24. 以下哪项不是新生儿期的特点
    A. 生理调节和适应能力不够完善
    B. 发病率和死亡率极高，尤其7日内最明显
    C. 消化吸收功能较完善
    D. 生后的第1周内应建立和加强访视制度
    E. 此期内应至少访视2次

25. 青春期生长发育的最显著的特点是
    A. 生殖系统迅速发育
    B. 性格品质成熟
    C. 身高增长显著加速
    D. 智力发育速度加快
    E. 内分泌调节功能稳定

26. 胎儿期是指
    A. 受精后的39周
    B. 受精后的28周
    C. 受精后的36周
    D. 从精子和卵子结合到分娩前约40周
    E. 受精后的38周

27. 新生儿期是指从出生断脐至
    A. 7天　　　　　　B. 18天
    C. 28天　　　　　 D. 30天
    E. 40天

28. 新生儿期保健的重点时间是
    A. 生后1小时内　　B. 生后1天内
    C. 生后3天内　　　D. 生后1周内
    E. 生后2周内

29. 下列哪一种食物优质蛋白含量最高
    A. 大米　　　　　　B. 小米
    C. 大豆　　　　　　D. 肉类
    E. 玉米

30. 合理营养的基本原则不包括
    A. 摄取食物应保持各种营养素的平衡
    B. 食物对人体无害
    C. 合理烹调加工，提高消化率，减少营养的损失
    D. 食品多样化，感观性状良好，促进食欲，增加饱腹感
    E. 多食用含蛋白质高的食物

31. 关于老年人用药的基本原则，下列哪项不妥
    A. 治疗必须用药时，种类不宜过多
    B. 治疗必须用药时，最小有效剂量
    C. 肝肾功能不佳时，应调整剂量，个体化给药
    D. 及时调整剂量，更换用药或停止用药
    E. 可多用补药

32. 老年人运动应遵循的原则是
    A. 锻炼过程加强心率监测
    B. 运动强度要循序渐进
    C. 坚持运动的经常性、系统性
    D. 突击性的紧张运动
    E. 冬季下雪或大风天气也要坚持到户外活动

33. 运动适量的衡量标准不包括
    A. 脉搏在运动后30分钟即恢复正常速度
    B. 稍微疲倦、肌肉酸痛但休息后可消失
    C. 食欲与睡眠良好
    D. 次日感觉体力充沛、有运动欲望
    E. 锻炼后有微汗

34. 在帮助老年人戒烟的健康教育项目中，不应该采用的方法是
    A. 鼓励的　　　　　B. 说服的
    C. 认同的　　　　　D. 指导的
    E. 理解的

35. 下列哪一量表主要通过14项日常生活状态来评定被试者的日常生活能力
    A. 日常生活能力量表
    B. 日常生活功能指数
    C. Pfeffer功能活动调查表
    D. 高级日常生活活动
    E. PULSES量表

36. 老年人生理特点不包括
    A. 皮肤变薄，皮下脂肪减少
    B. 脏器组织中的细胞数量无减少
    C. 脑的体积变小，重量减轻
    D. 胃收缩力降低，蠕动减弱
    E. 呼吸肌萎缩，呼吸功能下降

37. 下列哪项是反映人口老龄化的主要指标
    A. 老年人口系数
    B. 年龄中位数
    C. 老年人口负担系数
    D. 长寿水平
    E. 性别比

38. 随着年龄的增大，最主要的器官生理功能老化过程是
    A. 性腺萎缩、功能下降
    B. 器官实质细胞减少
    C. 器官储备功能下降
    D. 肾功能减退，体液量下降
    E. 自由基堆积，细胞活力下降

39. 年龄增长伴随的生理变化影响老年人对药物的反应，下列哪项因素与此无关
    A. 肝脏质量减轻
    B. 肾功能减退
    C. 肝酶活性降低
    D. 心排出量降低
    E. 脂肪与肌肉的比值下降

40. 老年人的基础代谢，一般比年轻人下降
    A. 5%～10%
    B. 10%～15%
    C. 15%～20%
    D. 20%～25%
    E. 25%～30%

41. 下列哪项不是老年人药物不良反应发生率高的原因
    A. 健康观问题，故意不服药
    B. 诊断、治疗不正确
    C. 处方过大
    D. 老年人记忆力差
    E. 长期用药管理不当，未严格遵从医嘱

42. 具有醒神益智作用的推拿方法是
    A. 按揉足三里穴
    B. 按揉迎香穴
    C. 摩腹
    D. 按揉四神聪穴
    E. 捏脊

43. 向家长传授摩腹和捏脊方法的时间是在儿童
    A. 6、12月龄时
    B. 18、24月龄时
    C. 30、36月龄时
    D. 6、18月龄时
    E. 12、18月龄时

44. 以形体肥胖、腹部肥满、口黏苔腻等表现为主要特征的体质是
    A. 阴虚质
    B. 阳虚质
    C. 血瘀质
    D. 痰湿质
    E. 湿热质

45. 以面垢油光、口苦、苔黄腻等表现为主要特征的体质是
    A. 阴虚质
    B. 阳虚质
    C. 痰湿质
    D. 血瘀质
    E. 湿热质

46. 易患痰饮、肿胀、泄泻等病的体质是
    A. 阴虚质
    B. 气虚质
    C. 痰湿质
    D. 血瘀质
    E. 阳虚质

47. 易患消渴、中风、胸痹等病的体质是
    A. 阴虚质
    B. 阳虚质
    C. 痰湿质
    D. 血瘀质
    E. 湿热质

48. 体质不包括
    A. 心理状态
    B. 遗传基因水平
    C. 身体形态发育水平
    D. 身体素质和运动能力
    E. 生理生化功能水平

49. 关于痹症的辨证错误的是
    A. 以祛邪通络为基本原则
    B. 根据邪气的偏盛
    C. 宜重视养血活血
    D. 补肝肾、益气血是常用之法
    E. 不用祛风、散寒

50. 关于中风的病因，说法错误的是
    A. 是在内伤积损的基础上发生的
    B. 复因劳逸失度、情志不遂
    C. 也可因饮酒饱食或外邪侵袭
    D. 引起脑脉痹阻或血溢脑脉之外
    E. 不会发生猝然昏仆、半身不遂

51. 下列哪项不是痹症的病因
    A. 素体虚弱
    B. 产后气血亏虚
    C. 外邪侵袭
    D. 饮酒饱食
    E. 劳倦过度

52. 2型糖尿病的治疗措施不包括
    A. 饮食治疗
    B. 运动治疗
    C. 血糖监测
    D. 健康教育

E. 非药物治疗

53. 关于高血压患者健康管理描述错误的是
    A. 服务对象为辖区内 35 岁及以上原发性高血压患者
    B. 对第一次发现收缩压≥140mmHg 在去除可能引起血压升高的因素后预约其复查
    C. 非同日 3 次以上血压高于正常，可初步诊断为高血压
    D. 高危人群建议每半年至少测量 1 次血压
    E. 对于紧急转诊者应在 3 周内主动随访转诊情况

54. 关于 2 型糖尿病的健康体检错误的是
    A. 对确诊的患者每年组织或协助组织 1 次较全面的健康体检
    B. 体检可与随访结合
    C. 体检包括体温、脉搏、呼吸、血压、身高、体重、腰围、皮肤、浅表淋巴结、心脏、腹部等常规体格检查
    D. 对口腔、视力、听力和运动功能进行初步判断
    E. 不需要参照《城乡居民健康档案管理服务规范》

55. 关于 2 型糖尿病的随访错误的是
    A. 对确诊的患者每年提供 4 次免费空腹血糖检测
    B. 每年至少进行 4 次面对面随访
    C. 每 3 个月至少随访 1 次
    D. 测量体重，计算体质指数，检测足背动脉搏动
    E. 不要干预患者生活方式

56. 关于对高血压患者的分类干预错误的是
    A. 对血压控制不满意、无药物不良反应、无新发并发症或原有并发症无加重的患者，预约进行下一次随访时间
    B. 对第一次血压控制不满意的或出现药物不良反应的，结合其服药依从性，必要时增加现用药物剂量、更换或增加不同类的降压药物，2 周内随访
    C. 对连续 2 次出现血压控制不满意或药物不良反应难以控制以及出现新的并发症或原有并发症加重的患者，建议其转诊
    D. 对所有的患者进行针对性教育，与患者一起制定生活方式改进目标并在下一步随访时评估进展
    E. 不用告诉患者出现哪些异常要就诊

57. 关于对高血压患者的随访错误的是
    A. 原发性高血压患者每年要提供至少 4 次面对面随访
    B. 原发性高血压患者每 3 个月至少随访 1 次
    C. 测量体重、心率，计算体质指数
    D. 询问患者疾病情况和生活方式
    E. 不用了解患者服药情况

58. 慢性非传染性疾病呈现增长趋势与下列哪一因素无关
    A. 社会经济发展
    B. 生活方式改变
    C. 城市化进展
    D. 危险因素暴露水平增加
    E. 运动水平增加

二、A2 型题

1. 女性，28 岁。G1P0，末次月经是 1994 年 4 月 25 日，预产期应是
    A. 1995 年 1 月 2 日
    B. 1995 年 2 月 11 日
    C. 1995 年 2 月 1 日
    D. 1995 年 3 月 21 日
    E. 1995 年 1 月 30 日

2. 一风湿性心脏病，病情稳定，心功能Ⅱ级的产妇临产入待产室，医生在考虑对她的处理时，下列何项不应列入考虑之列
    A. 临产即用抗生素，至少维持至产后一周
    B. 可适当应用镇静剂
    C. 若非病变需要，不主张常规使用洋地

黄预防心衰

D. 产程进展慢，估计有头盆不称可能时，早做剖宫产

E. 产后流血较多时，尽量避免输血

三、A3/A4 型题

（1～2 题共用题干）

7 岁男孩，低热 2 周，伴咳嗽，纳差。查体：体温 38.0℃，两侧颈淋巴结肿大，两肺呼吸音粗，心脏腹部无异常，血白细胞 $7.8 \times 10^9/L$，PPD 试验 72 小时，皮肤硬结直径 16mm，胸透：右肺中叶可见密集增深阴影，右肺门有团块状阴影。

1. 该患儿可能的诊断是
   A. 右中叶肺炎
   B. 支气管异物继发感染
   C. 支原体肺炎
   D. 右肺肿物
   E. 原发型肺结核

2. 为促进患儿尽早康复，以下哪项不可取
   A. 为避免肝功损害，可缩短疗程
   B. 避免接触各种传染病
   C. 注意休息，适当户外活动
   D. 加强营养，适当补充维生素
   E. 避免继续与开放性结核病患者接触

（3～5 题共用题干）

一个健康 5 岁小儿，体格生长发育正常。

3. 体重、身长应为
   A. 体重 18kg，身长 107cm
   B. 体重 15kg，身长 104cm
   C. 体重 18kg，身长 106cm
   D. 体重 22kg，身长 106cm
   E. 体重 18kg，身长 102cm

4. 腕骨骨化中心的数目是
   A. 3 个   B. 4 个
   C. 6 个   D. 8 个
   E. 9 个

5. 头围应为
   A. 48cm   B. 52cm
   C. 54cm   D. 50cm
   E. 58cm

四、B 型题

（1～3 题共用备选答案）
   A. 动物肝脏   B. 奶及奶制品
   C. 蔬菜、水果   D. 豆类
   E. 粮谷类

1. 我国居民膳食中，热能的主要食物来源是

2. 铁的主要食物来源是

3. 钙的主要食物来源是

第六章 卫生监督协管

一、A1 型题

1. 职业肿瘤的发病条件包括
   A. 致癌物的性质
   B. 接触途径
   C. 剂量
   D. 机体对致癌物的敏感性
   E. 以上全是
2. 确定职业性肿瘤病因的主要依据应来自
   A. 病例分析　　　B. 细胞学检查
   C. 病理学检查　　D. 动物实验
   E. 流行病学调查
3. 职业肿瘤的预防原则是
   A. 控制和管理职业性致癌因素
   B. 对致癌剂的限制和使用定出规程
   C. 健全医学监护制度
   D. 加强宣传教育，提高自我防护能力
   E. 以上全是
4. 土壤污染的来源不包括
   A. 大气污染物
   B. 工业废水和生活废水
   C. 汽车尾气
   D. 化肥及农药的使用
   E. 地质环境中区域性差异导致土壤中某些元素过高
5. 下列哪项不是地面水水质卫生标准制订的原则
   A. 水量丰富
   B. 防止地面水传播疾病
   C. 防止地面水引起急、慢性中毒及远期危害
   D. 保证地面水自净过程正常进行
   E. 保证地面水感观性状良好
6. 根据食物中毒的特点和原因，食物中毒的现场处理不包括
   A. 封存、停止食用有毒食品
   B. 实施行政控制措施
   C. 治疗病人
   D. 追回、销毁有毒食品
   E. 追查和处理食物中毒责任人或单位
7. 食物中毒现场调查处理时，其主要任务是
   A. 进行必要和可能的抢救
   B. 尽快采集病人的粪便及呕吐物
   C. 收集剩余食物及餐具的涂样
   D. 指导现场的消毒处理
   E. 以上都是
8. 蔬菜水果的主要卫生问题不包括
   A. 细菌及寄生虫的污染
   B. 农药污染
   C. 工业废水中有机化学物质的污染
   D. 霉菌及霉菌毒素污染
   E. 其他有害物质如硝酸盐和亚硝酸盐的污染

第七章 公共卫生基本技能

1. 关于手卫生，下列叙述不正确的是
   A. 手卫生是洗手、卫生手消毒和外科手消毒的总称
   B. 卫生手消毒是指取适量的手消毒剂于手心，双手互搓使之均匀涂布于手的每个部位，作用1分钟
   C. 直接为传染病患者进行检查、治疗及护理，或处理传染患者的污物后，应先洗手，然后进行卫生手消毒
   D. 手部没有肉眼可见污染时，宜使用速干手消毒剂消毒双手代替洗手
   E. 接触患者的血液、体液和分泌物以及被传染性致病微生物污染的物品后，应先洗手，然后进行卫生手消毒
2. 为防针刺伤，以下做法错误的是
   A. 使用后的锐器直接放入利器盒（材质坚硬，防刺穿）
   B. 严禁徒手弯曲或掰断针头
   C. 使用具有安全性能的注射器、输液器等医用锐器，以防刺伤
   D. 将针帽套回针头，以防扎伤别人
   E. 严禁徒手传递锐器，持锐器随意走动

第三部分 全科医疗

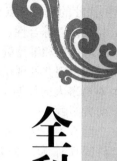

第一章 全科医学基础知识

一、A1型题

1. 全科医疗的最大特点是强调以下哪项
   A. 持续性、综合性、个体化的照顾
   B. 预防疾病和维持健康
   C. 早期发现并处理疾病
   D. 对当事人的长期（贯穿生命周期）负责式照顾
   E. 全面给予医疗服务

2. 全科医疗作为一种基层医疗保健，它不是
   A. 以门诊为主体的服务
   B. 从生到死的全程服务
   C. 提供以急诊室和病房为主的服务
   D. 强调预防疾病和维持健康
   E. 提供使社区群众易于利用的"六位一体"的社区卫生服务

3. 居民王某，两年前离婚，现与女儿同住，这种家庭类型属于
   A. 核心家庭   B. 直系家庭
   C. 旁系家庭   D. 单亲家庭
   E. 丁克家庭

4. 影响病人的遵医行为的加强因素不包括
   A. 对医生的接诊和处理满意
   B. 力量抗衡，试图否定对方，缺少家庭支持
   C. 医患交流清楚、直接，并涉及所有重要问题
   D. 动力充足
   E. 无经济问题

5. 世界上全科医生还有哪种称谓
   A. 家庭医生   B. 通科医生
   C. 社区医生   D. 专科医生
   E. 住院医生

6. 以下哪类人不适合做全科医生
   A. 具有自信心、自控力和决断力
   B. 喜欢与人交往，热爱生活，兴趣广泛
   C. 敢于和善于独立承担责任、控制局面
   D. 个性刻板，不喜欢与人沟通
   E. 知识技能兼顾现代医学与相关人文科学

7. 关于我国全科医生执业方式的叙述错误的是
   A. 全科医生以多种方式执业
   B. 全科医生不可以在基层医疗机构兼职工作
   C. 全科医生可以独立开办个体诊所
   D. 全科医生可与他人联合开办合伙制诊所
   E. 全科医生可与居民建立契约服务关系

8. 以下哪项工作不属于临床预防的内容
   A. 对病人提供周期性健康检查
   B. 为适宜对象联系免疫接种
   C. 在居委会定期开展健康教育
   D. 对病人提供营养指导
   E. 对病人发放相应的教育宣传品

9. 以下哪种疾病不适合作为社区人群筛检的项目
   A. 高血压   B. 红斑狼疮
   C. 屈光不正   D. 糖尿病
   E. 宫颈癌

10. 编制家系图时，其基本设计应为
    A. 含三代或三代以上
    B. 在家系图上应标明家庭中出现的各种压力事件和发生时间
    C. 子女应按年龄大小依次从左向右

排列
　D. 夫妻应男在左，女在右，并标明婚姻状况
　E. 包括以上全部内容
11. 家庭功能不包括
　A. 满足家庭成员基本生理需要
　B. 满足人们爱和被爱的情感需要
　C. 传授社会技巧和知识
　D. 经济收入公开，共同享用
　E. 发展建立人际关系能力

二、A2 型题

1. 为使精神病的儿子得到良好的康复，父母举家迁移到一个十分幽静的山村。这一举动给病人提供了何种家庭资源
　A. 经济支持　　　　B. 医疗处理
　C. 爱的支持　　　　D. 结构支持
　E. 信息支持

三、B 型题

（1～2题共用备选答案）
全科医生应遵循的伦理学原则中
　A. 有利于患者的原则
　B. 尊重患者自主性原则
　C. 知情同意原则
　D. 公正原则
　E. 讲真话和保密原则
1. 不给无细菌感染感冒患者使用抗生素，医生遵循的是
2. 三个患者同时来看急诊，值班医生简要判断后首先抢救其中最危重者。医生遵循的是

第二章 常见症状

一、A1 型题

1. 阴道出血的处理不正确的是
   A. 关键是明确病因，针对原发病的治疗
   B. 经处理出血不止，伴有贫血者应转诊
   C. 可疑先兆流产、难免流产、不全流产，无清宫条件者应转诊
   D. 可疑异位妊娠、妇科肿瘤、血液疾病、肝脏疾病导致出血者应转诊
   E. 诊断不清的，需要进一步检查可以观察

2. 阴道出血的表现错误的是
   A. 经量增多
   B. 周期不规则
   C. 持续阴道流血
   D. 停经后阴道流血
   E. 月经期阴道流血

3. 产后出血最常见的原因为
   A. 胎盘滞留   B. 软产道裂伤
   C. 凝血功能障碍 D. 子宫收缩乏力
   E. 胎膜残留

4. 下列哪项不是谵妄的表现
   A. 定向力丧失
   B. 意识模糊
   C. 感觉错乱
   D. 对各种刺激无反应
   E. 躁动不安

5. 关于急性脑病综合征的意识障碍表现，错误的是
   A. 错觉   B. 幻觉
   C. 被害妄想   D. 关系妄想
   E. 逻辑障碍

6. 关于意识障碍的分度错误的是
   A. 嗜睡是最轻的意识障碍
   B. 意识模糊是意识水平轻度下降，较嗜睡为深的一种意识障碍
   C. 昏睡是接近于人事不省的意识状态
   D. 昏迷是严重的意识障碍，表现为意识持续的中断或完全丧失
   E. 昏迷分为轻度、中度、重度和极重度

7. 下列哪种情况脑膜刺激征常消失
   A. 脑膜炎
   B. 蛛网膜下腔出血
   C. 脑疝
   D. 深昏迷
   E. 脑膜转移瘤

8. 下列关于意识障碍说法错误的是
   A. 意识障碍只是意识清醒水平的障碍
   B. 意识障碍是一组神经功能缺失综合征
   C. 清醒意识必须包括特异性和非特异性上行投射系统完整
   D. 浅昏迷时眼球有水平或垂直的自发性游动
   E. 颅内局灶病变一般不引起意识障碍

9. 慢性腰腿痛的临床特点不正确的是
   A. 病程长，多在 3 个月以上
   B. 各个年龄段均可见
   C. 疼痛局限
   D. 两侧疼痛交替出现
   E. 叩痛、压痛不明显

10. 急性腰腿痛的临床特点不正确的是
    A. 疼痛剧烈、急骤   B. 强迫体位
    C. 活动受限   D. 肌肉痉挛
    E. "4" 字试验阳性，直腿抬高试验阴性

11. 下列哪项不属于引起腰腿痛的常见疾病

A. 强直性脊柱炎　　B. 腰椎管狭窄症
C. 腰椎间盘突出症　D. 腰肌劳损
E. 上肢骨折
12. 咽痛的处理正确的是
A. 咽部感染不需要应用抗生素治疗
B. 咽部脓肿不需切开引流
C. 全身症状重者不需对症支持治疗
D. 局部不需应用漱口液
E. 急性会厌炎需要抗生素与糖皮质激素联合治疗
13. 关于咽痛的临床特点错误的是
A. 咽部炎症性疾病是引起咽痛的最常见原因
B. 咽部创伤及异物可引起咽痛
C. 咽部恶性肿瘤可伴有剧烈咽痛
D. 咽部临近器官疾病时咽部检查可无明显异常
E. 急性会厌炎起病慢
14. 急性扁桃体炎说法错误的是
A. 属于咽部感染性炎症
B. 主要应用抗生素治疗
C. 出现脓肿应切开引流
D. 全身症状重者应进行对症支持治疗
E. 局部应用抗生素
15. 慢性咽炎描述错误的是
A. 多见于成人
B. 临床表现为咽部的各种不适感
C. 无全身症状
D. 诊断前应详细检查，排除其他部位早期肿瘤的可能
E. 首选抗生素治疗
16. 根尖周病的发病阶段不正确的是
A. 急性根尖周炎浆液期
B. 根尖脓肿阶段
C. 骨膜下脓肿阶段
D. 黏膜下脓肿阶段
E. 慢性根尖周炎
17. 乳牙急性根尖周炎的应急处理是
A. 开髓
B. 建立髓腔引流
C. 切开排脓
D. 给予抗菌药物的全身治疗

E. 以上均正确
18. 对急性牙髓炎诊断特点，说法错误的是
A. 持续性痛　　B. 自发痛
C. 阵发性痛　　D. 发散性痛
E. 疼痛不能定位
19. 龋病破坏牙体硬组织而形成的龋洞，可用以下哪种方法治疗
A. 自行修复　　B. 药物治疗
C. 再矿化治疗　D. 充填治疗
E. 以上方法均可
20. 泌尿系肿瘤血尿是
A. 无痛性肉眼血尿
B. 终末血尿伴膀胱刺激症状
C. 初始血尿
D. 疼痛伴血尿
E. 血尿 + 蛋白尿
21. 泌尿系结石血尿是
A. 无痛性肉眼血尿
B. 终末血尿伴膀胱刺激症状
C. 初始血尿
D. 疼痛伴血尿
E. 血尿 + 蛋白尿
22. 鉴别肾小球源性血尿与非肾小球源性血尿需行
A. 尿脱落细胞检查　B. 尿红细胞位相
C. 膀胱镜　　　　　D. CT
E. 中段尿培养
23. 有关血尿，以下哪项是正确的
A. 尿液离心后沉渣在显微镜下检查，红细胞≥3个/高倍视野
B. 尿液离心后沉渣在显微镜下检查，红细胞＞5个/高倍视野
C. 尿液离心后沉渣在显微镜下检查，红细胞＞8个/高倍视野
D. 尿液离心后沉渣在显微镜下检查，红细胞＞10个/高倍视野
E. 尿液离心后沉渣在显微镜下检查，红细胞＞1个/高倍视野
24. 有关肉眼血尿，以下哪项是正确的
A. 尿液呈洗肉水样或血色者，1L尿中含1mL血
B. 尿液呈洗肉水样或血色者，1L尿中

含10mL血

C. 尿液呈洗肉水样或血色者，1L尿中含5mL血

D. 尿液呈洗肉水样或血色者，1L尿中含0.1mL血

E. 尿液呈洗肉水样或血色者，1L尿中含100mL血

25. 血尿的常见病因不包括
    A. 肾小球疾病引起的肾小球源性血尿
    B. 泌尿系统疾病引起的非肾小球源性血尿
    C. 运动性血尿
    D. 直立性血尿
    E. 女性月经期血尿

26. 引起眩晕发作的因素不包括
    A. 梅尼埃病
    B. 迷路炎
    C. 药物中毒
    D. 椎-基底动脉供血不足
    E. 腹泻

27. 下列关于眩晕说法错误的是
    A. 眩晕可分为中枢性和周围性眩晕
    B. 血管源性属于中枢性眩晕
    C. 眩晕是位向感觉障碍
    D. 周围性眩晕都伴听力障碍
    E. 多发性硬化可引起中枢性眩晕

28. 前庭周围性眩晕的特点是
    A. 迷走神经兴奋不明显
    B. 迷走神经兴奋反应常有，明显
    C. 持续时间长
    D. 改变头位后眼震消失
    E. 听觉障碍不明显

29. 青年患者胸痛，下列可能性最小的是
    A. 结核性胸膜炎   B. 心肌炎
    C. 心绞痛   E. 心肌病
    D. 自发性气胸

30. 胸痛的常见病因不包括
    A. 心脏血管疾病   B. 胸膜疾病
    C. 食管疾病   D. 胸壁疾病
    E. 妇科疾病

31. 下列哪项是可以引起胸壁痛
    A. 肺癌   B. 肋间神经炎

C. 自发性气胸   D. 胸膜肿瘤
E. 胸膜炎

32. 对于胸痛下列叙述正确的是
    A. 胸膜性胸痛感觉来源于脏层胸膜
    B. 胸膜性胸痛的特点是胸痛和呼吸有关
    C. 一般恶性胸痛为针刺样或锐痛
    D. 胸痛一定是生理因素造成的
    E. 心绞痛只出现在心前区

33. 关于心悸说法错误的是
    A. 对于已证实心悸是由心律失常引起的，按心律失常处理
    B. 对于心脏搏动过强引起心悸的，以治疗原发病为主
    C. 对于明确为心脏神经症者可适当使用镇静剂
    D. 病理状态引发的心律失常应以治疗原发病为主
    E. 对于未能排除心律失常者，如发作时伴有黑蒙、头晕等，可以观察

34. 对于心悸的特点，说法正确的是
    A. 一定伴随心律失常
    B. 有规律性
    C. 跟呼吸有关
    D. 突发突止
    E. 心率增快

35. 心悸最常见的原因是
    A. 各种心律失常
    B. 心脏搏动过强
    C. 心脏神经症
    D. 正常人情绪激动时
    E. 精神病患者

36. 下面关于心悸的说法错误的是
    A. 心悸都是病理性的
    B. 心悸可突发突止，多与心律失常有关
    C. 心动过缓可导致心悸
    D. 慢性贫血心悸多在劳累后出现
    E. 心律和心率正常者可出现心悸

37. 关于吞咽困难的处理错误的是
    A. 明确病因，进行相应的治疗
    B. 抗反流药物应用
    C. 手术治疗

D. 炎症经常规抗炎治疗无明显好转，需转诊
E. 神经系统病变所致可对症治疗

38. 食管癌的典型症状为
    A. 反酸
    B. 进食哽咽
    C. 恶心、呕吐
    D. 进行性吞咽困难
    E. 乏力

39. 下列吞咽困难伴随症状不正确的是
    A. 吞咽困难伴声嘶多见于食管癌纵膈浸润、主动脉瘤、淋巴结肿大及肿瘤压迫喉返神经
    B. 吞咽困难伴呛咳见于脑神经疾病、食管憩室、贲门失弛缓症等
    C. 吞咽困难伴呃逆见于食管癌
    D. 吞咽困难伴胸骨后疼痛见于食管炎症、溃疡、异物、癌等
    E. 吞咽困难伴哮喘和呼吸困难见于纵膈肿物、大量心包积液压迫

40. 下面关于进食哽咽、疼痛、吞咽困难的发病机制叙述错误的是
    A. 反流性食管炎出现胃内酸性液体反流可造成吞咽困难
    B. 食管平滑肌瘤，肿瘤增大阻塞管腔
    C. 胃癌不会导致食管狭窄
    D. 食管结核增殖性病变可阻塞食管
    E. 主动脉瘤可压迫食管引起吞咽困难

41. 引起吞咽困难的病因不包括
    A. 炎症
    B. 咽、食管横纹肌功能障碍
    C. 吞咽启动困难
    D. 食管癌
    E. 肝硬化

42. 下列关于头痛的描述错误的是
    A. 颅脑占位性病变往往清晨加剧
    B. 鼻窦炎的头痛也常发生于清晨或上午
    C. 丛集性头痛常在晚间发生
    D. 女性偏头痛与月经期无关
    E. 脑肿瘤的头痛多为持续性，可有长短不等的缓解期

43. 偏头痛属于
    A. 外伤性头痛　　B. 肌源性头痛
    C. 反射性头痛　　D. 血管性头痛
    E. 精神性头痛

44. 下列关于水肿的处理错误的是
    A. 积极治疗心脏病、肾脏病等原发病
    B. 对症处理就是利尿
    C. 低白蛋白血症者可输注白蛋白
    D. 严重水肿利尿效果不佳，可行血液透析
    E. 不明原因水肿者，仅对症利尿

45. 下面关于水肿的叙述正确的是
    A. 水肿是指血管外的组织间隙有过多的液体积聚
    B. 肾源性水肿发生速度多缓慢
    C. 肾源性水肿，开始水肿部位从足部开始，下垂部位明显
    D. 血浆胶体渗透压增高是水肿形成机制
    E. 心源性水肿一般为左心衰竭引起的

46. 下面关于水肿的临床表现说法错误的是
    A. 心源性水肿主要见于右心衰竭
    B. 肝源性水肿主要见于肝硬化失代偿期
    C. 肾源性水肿主要见于各类肾脏疾病
    D. 黏液性水肿为甲状腺功能减退产生
    E. 营养不良性水肿呈下行性

47. 肾源性水肿开始水肿的部位是
    A. 足部开始　　B. 胫前
    C. 眼睑　　　　D. 上肢
    E. 以上均不是

48. 水肿不包括哪个部位的
    A. 胸腔积液　　B. 脑水肿
    C. 腹腔积液　　D. 心包积液
    E. 象皮腿

49. 关于失眠的表现错误的是
    A. 入睡困难　　B. 通宵不眠
    C. 烦躁不安　　D. 反应迟缓
    E. 记忆力增强

50. 正常人每日所需睡眠时间错误的是
    A. 新生儿18～20小时

B. 儿童 12～14 小时
C. 青壮年 7～9 小时
D. 老年人 5～6 小时
E. 婴儿 10 小时

51. 关于失眠的说法，错误的是
    A. 偶尔失眠关系不大，长期失眠必须及时治疗
    B. 失眠是正常的事情，无须理会
    C. 长期失眠会影响身体健康
    D. 失眠不可怕，只要采用科学方法治疗，一般都能改善或痊愈
    E. 失眠可以分为原发性失眠和继发性失眠

52. 阻塞性睡眠呼吸暂停所致机体病理生理改变不包括
    A. 心律失常
    B. 白天嗜睡，疲乏
    C. 记忆力低下
    D. 高血压
    E. 耳鸣

53. 肺癌常见的临床症状不包括
    A. 胸痛   B. 咳嗽
    C. 血痰   D. 声音嘶哑
    E. 喘息

54. 急性喉炎的描述错误的是
    A. 喉痛为主要症状
    B. 继发于上呼吸道感染
    C. 可有声音嘶哑
    D. 喉部不适感
    E. 可有咳嗽多痰

55. 下列关于皮疹转诊的描述错误的是
    A. 皮疹无法明确诊断的需转诊
    B. 皮疹伴全身表现严重者需转诊
    C. 严重药疹出现大片糜烂需转诊
    D. 表皮棘层细胞松解需转诊
    E. 皮疹经过初期治疗效果不佳者可以期待疗法，不必转诊

56. 以下哪种表现是麻疹的典型表现
    A. 口腔颊黏膜科氏斑
    B. 耳后淋巴结肿大
    C. 草莓样舌
    D. 皮肤瘀点

E. 水疱

57. 皮疹急性期，有糜烂渗出，不能使用哪种剂型的外用药
    A. 油剂   B. 粉剂
    C. 洗剂   D. 溶液
    E. 软膏

58. 皮疹的内科药物治疗不包括下列哪项
    A. 抗组胺药   B. 糖皮质激素
    C. 抗病毒类药物   D. 免疫增强剂
    E. 维生素类药物

59. 呕血在胃十二指肠疾病中最常见于
    A. 胃癌
    B. 消化性溃疡
    C. 胃黏膜脱垂症
    D. 血管破裂
    E. 急性胃黏膜病变

60. 当出现急性失血症状时，上消化道出血量可达到血容量的
    A. 10%～15%   B. 20%以上
    C. 30%以上   D. 50%以上
    E. 15%～30%

61. 以下不是呕血病因的是
    A. 食管疾病
    B. 胃及十二指肠疾病
    C. 门脉高压
    D. 肠道肿瘤
    E. 胰腺癌

62. 引起便血的结肠疾病不包括
    A. 阿米巴痢疾
    B. 急性细菌性痢疾
    C. 肠套叠
    D. 血吸虫病
    E. 溃疡性结肠炎

63. 关于尿路感染错误的是
    A. 狭义的尿路感染是指细菌引起的
    B. 广义的尿路感染是指所有的致病微生物引起的
    C. 急性肾盂肾炎常表现为高热、肾区叩击痛，可伴或不伴尿频、尿急、尿痛
    D. 尿常规检查白细胞减少
    E. 急性膀胱炎可仅表现为尿路刺激征

64. 关于尿频的判断正确的是

A. 单位时间内排尿次数增多，每日排尿＞8次
B. 单位时间内排尿次数增多，每日排尿≥8次
C. 单位时间内排尿次数增多，每日排尿＞7次
D. 单位时间内排尿次数增多，每日排尿≥7次
E. 单位时间内排尿次数增多，每日排尿＜8次

65. 关于尿路感染的描述错误的是
    A. 尿频尿急伴血尿和尿痛见于膀胱炎和尿道炎
    B. 尿路刺激征伴发热及腰痛见于肾盂肾炎
    C. 尿频尿急伴血尿、午后低热、乏力盗汗见于膀胱结核
    D. 尿频尿急伴无痛性血尿见于膀胱癌
    E. 老年男性，尿频伴尿线细，进行性排尿困难不见于前列腺增生

66. 前列腺增生最重要的症状是
    A. 进行性排尿困难　B. 尿失禁
    C. 尿频、尿急　　　D. 尿潴留
    E. 肾功能不全的表现

67. 关于复发性口腔溃疡描述错误的是
    A. 有发作期、愈合期、间歇期的周期规律
    B. 有不治而愈的自限性
    C. 黄、红、凹、痛的特征
    D. 分轻型口疮、重型口疮、口炎型口疮
    E. 不会反复发作

68. 下列有关创伤性溃疡特点描述错误的是
    A. 黏膜水肿明显
    B. 常伴深大的溃疡
    C. 短期急性机械刺激
    D. 局限于口腔软组织
    E. 溃疡周围有炎症增生反应

69. 关于复发性口腔溃疡特征描述正确的是
    A. 具有特异性、复发性和自限性
    B. 具有传染性、周期性和自限性
    C. 具有特异性、传染性和复发性
    D. 具有周期性、复发性和自限性
    E. 具有聚集性、特异性和周期性

70. 目前认为复发性口疮的确切病因是
    A. 细菌感染
    B. 病毒感染
    C. 营养不良
    D. 尚不清楚，多种因素
    E. 局部刺激

71. 关于咳嗽咳痰的转诊错误的是
    A. 有危险的症状或体征者需要转诊
    B. 诊断不明确或对症治疗效果不佳的严重咳嗽需要转诊
    C. 怀疑结核或肿瘤的需要转诊
    D. 怀疑哮喘、胃食管反流、鼻窦炎等需要转诊
    E. 普通咳嗽需要转诊

72. 咳嗽的处理错误的是
    A. 伴有发热，应行血常规检查
    B. 有呼吸困难、咯血等高度疑似肺炎的患者需进行指尖氧饱和度和胸片的检查
    C. 有体重下降应行胸片、结核及HIV感染的检查
    D. 还可行肺功能、鼻窦部CT、食管pH监测、痰培养等
    E. 应行腹部CT检查

73. 下列疾病对应的咳痰特点错误的是
    A. 细支气管肺泡癌——大量白色泡沫样痰
    B. 急性左心衰竭——粉红色泡沫样痰
    C. 铁锈色痰——肺炎葡萄球菌肺炎
    D. 砖红色胶冻样痰——肺炎克雷白杆菌肺炎
    E. 脓性痰——吸入性肺脓肿

74. 关于咳嗽不正确的是
    A. 急性咳嗽持续时间＜3周
    B. 亚急性咳嗽持续时间3～8周
    C. 慢性咳嗽持续时间＞8周
    D. 急性咳嗽多见于急性炎症或慢性肺部疾病急性发作

E. 亚急性咳嗽多见于慢性支气管炎
75. 结膜充血的患者出现以下情况需要转诊，除了
    A. 治疗中眼痛加重
    B. 视力下降
    C. 治疗效果不佳
    D. 结膜有滤泡形成
    E. 失明
76. 符合病毒性结膜炎特点的是
    A. 伴有脓性分泌物
    B. 涂片多核白细胞多见
    C. 可见嗜酸性和嗜碱性粒细胞
    D. 水样分泌物
    E. 分泌物黏稠
77. 以下符合结膜充血特点的描述是
    A. 愈近穹隆部愈明显
    B. 暗红色
    C. 血管较细
    D. 提示深层组织炎症
    E. 见于角膜炎
78. 关于黄疸的分类特点不正确的是
    A. 按病因分为溶血性黄疸、肝细胞性黄疸、胆汁淤积性黄疸、先天性非溶血性黄疸
    B. 血胆红素在 17.1～34.2μmol/L 时称隐形黄疸
    C. 血液中胆红素增加而胆酸正常为高胆红素血症
    D. 血液中胆红素正常而胆酸升高为胆汁淤积
    E. 正常情况下血胆红素最高为 34.2μmol/L
79. 下面关于黄疸的描述错误的是
    A. 溶血性黄疸为大量红细胞破坏导致
    B. 肝细胞性黄疸是肝细胞受损后对胆红素的摄取、结合、排泄能力降低导致
    C. 新生儿生理性黄疸为结合胆红素升高为主
    D. 胆汁淤积性黄疸是胆道梗阻造成胆红素反流入血导致
    E. 先天性非溶血性黄疸是肝细胞对胆红素的摄取、结合和排泄存在缺陷导致
80. 新生儿病理性黄疸的特点是
    A. 生后 24 小时内出现黄疸
    B. 足月儿 2 周内消退
    C. 早产儿 3～4 周内消退
    D. 血清胆红素 8～10mg/dL
    E. 血清结合胆红素 1mg/dL
81. 吸气性呼吸困难的特点是
    A. 吸气显著费力   B. 三凹征
    C. 鼻翼煽动   D. 端坐呼吸
    E. 蹲踞呼吸
82. 以下哪项不属于呼吸困难的病因分类
    A. 肺源性呼吸困难
    B. 心源性呼吸困难
    C. 中毒性呼吸困难
    D. 血液性呼吸困难
    E. 肝源性呼吸困难
83. 三凹征是指
    A. 吸气时，胸骨上窝、锁骨上窝和肋间隙明显凹陷
    B. 呼气时，胸骨上窝、锁骨上窝和肋间隙明显凹陷
    C. 吸气时，呼吸肌用力收缩而使胸腔压力减少
    D. 呼气时，呼吸肌用力收缩而使胸腔压力减少
    E. 查体呼气相延长
84. 吸气性呼吸困难常见于
    A. 慢性支气管炎   B. 气管异物
    C. 支气管哮喘   D. 肺炎球菌肺炎
    E. 气胸
85. 下面关于呼吸困难的表述说法错误的是
    A. 呼吸困难往往有呼吸频率、节律和幅度的改变
    B. COPD 后期出现劳力性呼吸困难
    C. 混合型呼吸困难的发病机制为小气道狭窄和肺泡弹性回缩力下降
    D. 心源性呼吸困难最常见的原因为慢性充血性心力衰竭
    E. 法洛四联症患者常常蹲踞位以缓解

呼吸困难
86. 关于呼吸困难的处理错误的是
   A. 应休息及吸氧
   B. 帮助患者采取可缓解症状的体位
   C. 保持呼吸道通畅
   D. 酌情给予解痉祛痰药物
   E. COPD 给予高流量吸氧
87. 慢性充血性心力衰竭的特征性表现为
   A. 劳力性呼吸困难
   B. 混合性呼吸困难
   C. 夜间阵发性呼吸困难
   D. 吸气性呼吸困难
   E. 呼气性呼吸困难
88. 急性关节炎描述错误的是
   A. 与感染因素有关
   B. 与自身免疫或变态反应有关
   C. 与代谢有关
   D. 与肿瘤有关
   E. 与弥漫性结缔组织病有关
89. 腰椎间盘突出症下肢放射痛最常见于
   A. 坐骨神经分布区
   B. 闭孔神经分布区
   C. 阴部神经分布区
   D. 股神经分布区
   E. 股外侧皮神经分布区
90. 肩周炎是自限性疾病，一般恢复时间需要
   A. 2 年左右   B. 5 年左右
   C. 1 个月左右   D. 3 个月左右
   E. 1 年左右
91. 下列关于关节痛叙述错误的是
   A. 类风湿性关节炎以双手、腕、肘和足关节的疼痛、肿胀及晨僵最为常见
   B. 系统性红斑狼疮其关节表现为压痛、肿胀或积液，关节炎为侵蚀性的
   C. 强直性脊柱炎以侵犯中轴骨骼为主
   D. 骨关节炎主要临床表现为慢性关节肿痛、肿胀、僵硬及活动受限
   E. 风湿热其关节痛呈游走性、多发性
92. 咯血的处理错误的是
   A. 可试用云南白药口服止血
   B. 出血部位不明，宜采用坐位或半卧位
   C. 应保持呼吸道通畅
   D. 慎重给予镇咳药
   E. 发生窒息应该取头高足低位
93. 不属于咯血特点的是
   A. 出血前感胸闷
   B. 咳嗽后咯出鲜红色血
   C. 鲜红色血中含泡沫痰
   D. 鲜血经酸碱测定呈酸性
   E. 咯血 5 天后痰中仍带血
94. 咯血的表现错误的是
   A. 小量咯血表现痰中带血，无其他症状
   B. 中等量以上咯血可有胸闷、喉痒、咳嗽等
   C. 大量咯血有满口血液，甚至从口鼻中涌出
   D. 大量咯血短时间咯血可止
   E. 大量咯血常伴呛咳、脉搏快、呼吸急促等
95. 下面关于咯血的叙述说法错误的是
   A. 24 小时咯血量 500mL 以上为中量咯血
   B. 24 小时咯血量 100mL 以内为小量咯血
   C. 咯血多为鲜红色或暗红色
   D. 急性或慢性支气管炎是咯血的常见原因
   E. 小量到中等量的咯血大多可自行终止
96. 支气管扩张咯血的性质是
   A. 暗红色   B. 鲜红色
   C. 砖红色胶冻状   D. 粉红色泡沫状
   E. 铁锈色
97. 腹泻转诊指征不正确的是
   A. 腹泻严重、脱水、酸中毒、休克、多器官功能衰竭者，应及时转诊
   B. 诊断困难者应及时转诊
   C. 怀疑为溃疡性结肠炎、克罗恩病，须转上一级医院进行确诊
   D. 怀疑为肿瘤引起的腹泻者应及时转诊

E. 怀疑为传染病,应就地隔离治疗
98. 可表现为慢性腹泻的疾病,除外下列哪项
    A. 慢性细菌性痢疾   B. 溃疡性结肠炎
    C. 肠道肿瘤   D. 肠结核
    E. 急性中毒
99. 下列关于腹泻的描述错误的是
    A. 腹泻伴发热见于感染性疾病、炎症性肠病、肠癌、淋巴瘤、甲状腺危象等
    B. 腹泻伴里急后重提示肛门、直肠疾病
    C. 腹泻伴明显消瘦者可见于胃肠道恶性肿瘤及吸收不良综合征
    D. 腹泻伴皮疹或皮下出血者见于伤寒或副伤寒、过敏性紫癜等
    E. 腹泻伴腹部包块常见于分泌性腹泻如:霍乱、细菌性食物中毒等
100. 腹痛转诊指征错误的是
    A. 需要手术治疗时
    B. 有危及生命情况时
    C. 有休克现象
    D. 无法提供设备做检查
    E. 明确诊断为慢性胆囊炎
101. 关于腹痛诱发因素正确的是
    A. 油腻饮食或暴饮暴食可引发胆囊炎、胆石症
    B. 腹部术后可引起阑尾炎
    C. 腹外伤后可引起肠扭转
    D. 剧烈运动可引起肝、脾破裂
    E. 酗酒可引起肠套叠
102. 对于腹痛性质与疾病的关系,下列说法有误的是
    A. 阵发性绞痛——输尿管结石
    B. 阵发性钻顶痛——胆道蛔虫症
    C. 剧烈刀割样痛——十二指肠溃疡穿孔
    D. 持续性胀痛——实质性脏器发炎
    E. 间歇性胀痛——胆总管结石
103. 下面关于腹痛的描述错误的是
    A. 突发、剧烈上腹刀割样痛多为消化性溃疡穿孔所致

B. 阵发性绞痛可见于胆石症或泌尿系结石
C. 阵发性剑突下钻顶样痛是胆道蛔虫症的典型表现
D. 中上腹持续痛应考虑急性胃炎、急性胰腺炎
E. 持续性全腹痛伴腹肌紧张提示阑尾炎
104. 下面关于腹痛的叙述说法正确的是
    A. 躯体性腹痛特点为疼痛感觉模糊
    B. 内脏性腹痛定位准确
    C. 牵涉痛定位准确
    D. 急性阑尾炎早期为躯体性疼痛
    E. 内脏性腹痛可出现腹肌强直
105. 关于发热的处理错误的是
    A. 关键是针对原发病的治疗
    B. 如考虑为感染,应完善必要的实验室检查和标本采集后给予有效的抗生素
    C. 首选物理降温
    D. 物理降温效果欠佳可根据发热程度应用退热药物
    E. 对超高热或高热伴惊厥、谵妄者,不能用冬眠疗法
106. 体温在40℃以上,24小时内波动不超过1℃的是
    A. 弛张热   B. 间歇热
    C. 稽留热   D. 波状热
    E. 回归热
107. 急性肾盂肾炎的热型常为
    A. 稽留热   B. 不规则热
    C. 间歇热   D. 弛张热
    E. 波状热
108. 体温调节中枢功能失常所致的发热见于
    A. 中暑   B. 脑膜炎
    C. 大叶性肺炎   D. 脱水
    E. 脑血栓
109. 对于发热的分度,下列说法正确的是
    A. 低热:温度为37.3～38℃
    B. 中度热:温度为37.8～39℃
    C. 高热:温度为39.3～40℃

D. 超高热：温度为 40℃以上
E. 低热：温度为 36.7～38℃
110. 自发病起，发热可分为四个期，除外
 A. 前驱期　　　　B. 低热期
 C. 体温上升期　　D. 高热期
 E. 体温下降期
111. 发绀的转诊指征正确的是
 A. 生命体征不稳定
 B. 发绀较前好转
 C. 异常血红蛋白衍生物减少
 D. 发绀原因已明确
 E. 发绀经治疗较前好转
112. 下面关于发绀的说法错误的是
 A. 发绀常发生在口唇、甲床等
 B. 正常血液中含血红蛋白为 15g/dL
 C. 发绀是由于血液中还原血红蛋白的绝对量减少所致
 D. 中毒可引起发绀
 E. 严重贫血常不表现发绀
113. 混合型发绀主要见于
 A. 全心衰竭　　　B. 中毒
 C. 左心衰竭　　　D. 肺水肿
 E. 严重贫血
114. 关于发绀的描述正确的是
 A. 血液中还原血红蛋白增多
 B. 血液中异常血红蛋白衍生物减少
 C. 皮肤、黏膜呈樱桃红色
 D. 不发生在毛细血管丰富的部位
 E. 发绀的严重程度可以反映动脉血氧下降的严重程度
115. 关于耳聋的描述错误的是
 A. 是听力下降
 B. 轻者为重听，重者听不清
 C. 根据病变部位可分为传导性聋、感音神经性聋、混合性聋
 D. 按出生时间分为先天性聋和后天性聋
 E. 耳聋分为 4 级
116. 关于耳鸣的描述错误的是
 A. 是患者耳内或头部所感知到的声音
 B. 按照性质分为主观性耳鸣和客观性耳鸣

C. 按照部位可分为耳源性和非耳源性耳鸣
D. 按照病因可分为疾病性耳鸣和精神心理性耳鸣
E. 按照急缓可分为急性耳鸣和亚急性耳鸣
117. 下列哪项描述符合重度耳聋的标准
 A. 听一般谈话有困难
 B. 要大声说话才能听清
 C. 需在耳旁大声说话才能听到
 D. 耳旁大声说话都听不清
 E. 听低声谈话有困难
118. 突发性耳聋的特点正确的是
 A. 原因明确
 B. 不是感音神经性
 C. 72 小时内听力急剧下降
 D. 有明显波动
 E. 双耳发病
119. 可以引起听神经损害的药物是
 A. 链霉素　　　　B. 红霉素
 C. 青霉素　　　　D. 头孢西林
 E. 氧氟沙星
120. 恶心与呕吐的对症治疗不包括
 A. 严密观察　　　B. 止吐
 C. 解痉止痛　　　D. 镇静剂
 E. 胃肠减压
121. 呕吐与进食的关系不正确的是
 A. 集体发病，餐后近期呕吐多见于食物中毒
 B. 进食中或餐后即刻呕吐多为精神性
 C. 餐后数小时呕吐多为胃动力下降或胃排空延迟
 D. 餐后呕吐见于贲门梗阻
 E. 餐后呕吐见于幽门梗阻
122. 下面叙述错误的是
 A. 呕吐是一个复杂的反射动作
 B. 夜间呕吐常见于肾衰竭
 C. 幽门梗阻多为晚上或夜间呕吐
 D. 颅高压所致的呕吐为喷射性呕吐
 E. 神经症多致呕吐长期反复发作而营养状态不受影响
123. 呕吐伴头痛及喷射性呕吐多考虑为

A. 前庭障碍性呕吐
B. 急性阑尾炎
C. 颅内高压症
D. 幽门梗阻
E. 食物中毒

124. 下列关于呕吐的叙述正确的是
    A. 呕吐物带有粪臭味提示低位肠梗阻
    B. 呕吐物含有胆汁提示梗阻平面在十二指肠乳头以上
    C. 呕吐物不含有胆汁提示梗阻平面在十二指肠乳头以下
    D. 呕吐物为咖啡样不能提示上消化道出血
    E. 呕吐物有酸味考虑为贲门失弛缓症所致

125. 下列哪项不是反射性呕吐的常见原因
    A. 咽部受到刺激
    B. 胃、十二指肠疾病
    C. 肠道疾病
    D. 肝胆胰疾病
    E. 颅脑外伤

126. 下列关于癫痫持续状态的判断和处理错误的是
    A. 癫痫全身性发作在两次发作间期意识未完全恢复
    B. 一次癫痫发作持续30分钟以上
    C. 发生癫痫持续状态应先保证生命体征稳定
    D. 首选地西泮控制发作
    E. 发作控制后应继续应用地西泮巩固

127. 引起小儿惊厥最常见的病因是
    A. 低钙惊厥   B. Reye综合征
    C. 颅内感染   D. 热性惊厥
    E. 中毒性脑病

128. 下列哪项最符合惊厥持续状态的定义
    A. 一次惊厥发作超过15分钟，或反复发作而间歇期意识无好转超过15分钟
    B. 一次惊厥发作超过30分钟，或反复发作而间歇期意识无好转超过30分钟
    C. 一次惊厥发作持续10分钟以上
    D. 一次惊厥发作持续15分钟以上
    E. 反复惊厥发作而间歇期意识无好转持续15分钟以上

129. 下面关于抽搐说法错误的是
    A. 抽搐是指全身或局部成群骨骼肌非自主的抽动或强烈收缩，常可引起关节运动或强直
    B. 阿-斯综合征会引起抽搐
    C. 停药综合征不引起抽搐
    D. 缺氧可引起抽搐的发生
    E. 大脑神经元异常放电可引起抽搐

130. 器质性便秘的原因错误的是
    A. 直肠与肛门病变引起肛门括约肌痉挛，造成恐惧排便
    B. 排便推动力不足，难以将粪便排出体外
    C. 结肠完全或不完全性梗阻
    D. 全身性疾病引起的便秘
    E. 应用吗啡类药物使肠肌松弛

131. 功能性便秘的发生原因不包括
    A. 进食量少或食物缺乏纤维素或水分不足
    B. 因工作紧张等打乱了正常的排便习惯
    C. 生活规律改变，未养成定时排便的习惯
    D. 结肠运动功能紊乱
    E. 局部病变导致排便无力

132. 便秘伴有呕吐、腹胀、肠绞痛多为
    A. 内痔   B. 直肠癌
    C. 结肠炎   D. 肠梗阻
    E. 溃疡性结肠炎

133. 下列哪种疾病常引起便秘与腹泻交替出现
    A. 肠结核   B. 慢性菌痢
    C. 阿米巴痢疾 D. 肠道肿瘤
    E. 慢性非特异性溃疡性结肠炎

134. 关于鼻出血的处理错误的是
    A. 患者坐位或半卧位，必要可予镇静剂，勿将血液咽下
    B. 有休克者，应先处理休克
    C. 简易止血法是手指捏紧两侧鼻翼，

同时冷敷前额和后颈
D. 烧灼法适用于反复小量且明确出血点者
E. 填塞法适用于出血较少的
135. 关于鼻出血的临床特点描述不正确的是
A. 主要就是鼻腔出血
B. 可以单侧出血
C. 可以双侧出血
D. 间歇性反复鼻出血
E. 可有耳出血
136. 鼻出血多、渗血面较大或出血部位不明者应如何止血
A. 简易止血法　　B. 烧灼法
C. 冷冻法　　　　D. 填塞法
E. 仰头法
137. 鼻出血伴有头晕、头痛见于
A. 急性传染病　　B. 心血管疾病
C. 肾脏疾病　　　D. 血液病
E. 偏头痛
138. 儿童鼻出血部位多数在
A. 鼻中隔前下方　B. 鼻中隔前上方
C. 鼻腔后段　　　D. 左鼻腔
E. 右鼻腔
139. 晕厥的分类除外以下哪种
A. 反射性晕厥
B. 直立性低血压晕厥
C. 心源性晕厥
D. 脑血管性晕厥
E. 器质性晕厥
140. 下面哪项为血管舒缩障碍引起的晕厥
A. 颈动脉窦综合征
B. 严重心律失常
C. 阿-斯综合征
D. 脑动脉粥样硬化
E. 主动脉狭窄
141. 下面可引起晕厥的原因除外
A. 椎基底动脉系统缺血
B. 双侧颈动脉缺血
C. 一侧颈动脉缺血
D. 锁骨下缺血综合征
E. 急性心肌缺血
142. 引起稽留热的常见疾病是
A. 肺炎链球菌肺炎　B. 肺结核
C. 霍奇金病　　　　D. 败血症
E. 风湿热
143. 下列哪项属于非感染性发热的疾病
A. 肺结核　　　　B. 肺炎
C. 急性肾盂肾炎　D. 伤寒
E. 血清病
144. 常引起弛张热的疾病是
A. 布氏杆菌病
B. 肺炎链球菌肺炎
C. 伤寒
D. 霍奇金病
E. 风湿热
145. 下列各项，可出现间歇热的是
A. 肺炎链球菌肺炎　B. 肺结核
C. 伤寒　　　　　　D. 疟疾
E. 风湿热
146. 属感染性发热的病因是
A. 原发性肝癌　　B. 血清病
C. 白血病　　　　D. 类风湿关节炎
E. 流行性出血热
147. 回归热是指
A. 高热持续，24小时体温波动不超过1℃
B. 24小时体温波动超过1℃，但最低温度未达正常
C. 24h体温波动于高热与常温之间
D. 急起高热，持续数日，高热重复出现
E. 高热（>39℃）数日，退热数日，再发热数日
148. 限局性、实质性、隆起性损害，一般直径不超过1cm的皮疹是
A. 斑疹　　　　B. 丘疹
C. 斑块　　　　D. 水疱
E. 脓疱
149. 累及真皮及皮下组织的限局性、实质性损害，多呈圆形或椭圆形的皮疹是
A. 斑疹　　　　B. 丘疹
C. 结节　　　　D. 水疱
E. 脓疱

150. 真皮浅层水肿性、暂时性、限局性、隆起性损害，颜色可呈淡红色或苍白色，大小不等，形态不一，边缘不规则，周围有红晕，常突然发生，短时间内消退，消退后不留痕迹，自觉剧痒的皮疹是
    A. 风团　　　　　B. 丘疹
    C. 结节　　　　　D. 水疱
    E. 脓疱
151. 溃疡深度可到达
    A. 表皮　　　　　B. 黏膜上皮
    C. 真皮、皮下组织　D. 真皮浅层
    E. 黏膜
152. 风团最常见于
    A. 扁平疣　　　　B. 扁平苔藓
    C. 黄色瘤　　　　D. 湿疹
    E. 荨麻疹
153. 皮疹急性期的外用药物治疗原则错误的是
    A. 糜烂渗出多，可用溶液湿敷
    B. 湿敷期间可用油剂保护皮疹
    C. 无糜烂渗出，可选用粉剂、洗剂
    D. 可用软膏
    E. 忌用刺激性药物
154. 丘疹扩大或融合而成，扁平、隆起，直径大于1cm的皮疹是
    A. 斑块　　　　　B. 丘疹
    C. 结节　　　　　D. 水疱
    E. 脓疱
155. 不是造成局部水肿的原因的是
    A. 丝虫病
    B. 血管神经性水肿
    C. 静脉炎
    D. 下肢静脉血栓
    E. 肝硬化
156. 下列疾病多表现为下垂性水肿的是
    A. 肾小球肾炎
    B. 肝硬化
    C. 血管神经性水肿
    D. 右心衰竭
    E. 甲状腺功能减退症
157. 下列各项，可出现黏液性水肿面容的是

    A. 破伤风　　　　B. 恶性肿瘤
    C. 库欣综合征　　D. 伤寒
    E. 甲状腺功能减退症
158. 肝源性水肿患者，水肿主要表现于
    A. 面部　　　　　B. 上肢
    C. 眼睑　　　　　D. 胸腔
    E. 腹腔
159. 肾源性水肿最初发生水肿的部位是
    A. 全身　　　　　B. 上肢
    C. 眼睑、颜面　　D. 胸腔
    E. 腹腔
160. 显性水肿正确的是
    A. 短时间内液体潴留使体重增加超过10%，指压凹陷明显
    B. 长时间内液体潴留使体重增加超过15%，指压凹陷不明显
    C. 短时间内液体潴留使体重增加超过20%，指压凹陷明显
    D. 长时间内液体潴留使体重增加超过25%，指压凹陷明显
    E. 长时间内液体潴留使体重增加超过30%，指压凹陷明显
161. 月经前7～14天出现眼睑、踝部与手轻度水肿，伴乳房胀痛及盆腔沉重感，经后排尿增加，水肿消退，此种水肿为
    A. 皮质醇增多症
    B. 妊娠高血压疾病
    C. 经前期紧张综合征
    D. 特发性水肿
    E. 黏液性水肿
162. 中心型发绀见于
    A. 慢性阻塞性肺疾病
    B. 脑栓塞
    C. 上腔静脉阻塞综合征
    D. 休克
    E. 下肢静脉曲张
163. 发绀型先心病表现为
    A. 发绀伴呼吸困难
    B. 发绀伴杵状指
    C. 速发型发绀伴意识障碍
    D. 淤血性发绀
    E. 缺血性发绀

164. 严重休克出现的发绀属于
    A. 缺血性发绀　　B. 混合型发绀
    C. 肺性发绀　　　D. 淤血性发绀
    E. 周围型发绀
165. 周围动脉疾病可见
    A. 肢体发绀伴间歇性跛行
    B. 发绀伴杵状指
    C. 速发型发绀伴意识障碍
    D. 淤血性发绀
    E. 缺血性发绀
166. 发绀是由于
    A. 毛细血管扩张充血
    B. 红细胞量增多
    C. 红细胞量减少
    D. 血液中还原血红蛋白增多
    E. 毛细血管血流加速
167. 肢体发绀伴同侧肢体肿胀可见于
    A. 慢性阻塞性肺疾病
    B. 脑栓塞
    C. 上腔静脉阻塞综合征
    D. 休克
    E. 下肢深静脉血栓形成
168. 摄入亚硝酸盐、磺胺类、苯胺、硝基苯等，可引起
    A. 高白蛋白血症
    B. 硫化血红蛋白血症
    C. 高铁血红蛋白血症
    D. 缺铁性贫血
    E. 以上均不是
169. 结膜充血形态正确的是
    A. 血管走行围绕角膜缘呈放射状
    B. 颜色为暗红色，愈近角膜缘充血愈重
    C. 愈近穹隆部充血愈不明显
    D. 推动结膜时血管不移动
    E. 滴用肾上腺素充血消失
170. 睫状充血的特点是
    A. 充血形态为网状，颜色为鲜红色
    B. 愈近角膜缘充血愈重，愈近穹隆部充血愈不明显
    C. 愈近穹隆部充血越明显，而愈近角膜缘充血愈轻
    D. 表层血管可随结膜机械性移动而移动
    E. 局部滴用肾上腺素等血管收缩剂后充血消失
171. 急性结膜炎的最常见的体征是
    A. 角膜充血　　B. 结膜充血
    C. 睫状充血　　D. 巩膜充血
    E. 以上均不是
172. 睫状充血或混合性充血的出现，不能提示的疾病是
    A. 角膜炎
    B. 葡萄膜炎
    C. 急性开角型青光眼
    D. 急性闭角型青光眼
    E. 结膜炎
173. WHO 1997日内瓦会议上耳聋分级正确的是
    A. 轻度耳聋语频平均听阈 <50dB
    B. 轻度耳聋语频平均听阈 <60dB
    C. 中度耳聋语频平均听阈 41～55dB
    D. 中重度耳聋语频平均听阈 50～60dB
    E. 重度耳聋语频平均听阈 80～90dB
174. 下面关于耳鸣、耳聋说法不正确的是
    A. 按出生时间分为先天性聋和后天性聋
    B. 按语言发育程度分为语前聋和语后聋
    C. 若耳聋发生在学习语言之前，所以聋哑的本质是音哑
    D. 耳鸣和耳聋可同时存在，也可单独发生
    E. 耳聋分5级
175. 导致客观性耳聋的疾病不正确的是
    A. 血管因素
    B. 中耳炎
    C. 腭肌或镫骨肌痉挛
    D. 咽鼓管开放
    E. 颞下颌关节的关节噪声
176. 感音神经痛的病变部位不包括
    A. 内耳听毛细胞　　B. 血管纹
    C. 听神经　　　　　D. 螺旋神经节
    E. 镫骨

177. 引起传导性聋的常见后天性疾病不包括
    A. 分泌性中耳炎
    B. 外耳道耵聍栓塞
    C. 急慢性化脓性中耳炎
    D. 急性乳突炎
    E. 梅尼埃病
178. 常见的引起药物性聋的药物不包括
    A. 氨基糖胺类抗生素
    B. 多肽类抗生素
    C. 水杨酸类止痛药
    D. 抗高血压药
    E. 利尿类药物
179. 混合性聋的听力曲线的特点错误的是
    A. 气导下降   B. 骨导下降
    C. 骨导上升   D. 曲线呈缓降型
    E. 低频区有气骨导间距而高频区不明显
180. 关于鼻出血，错误的是
    A. 血液病是鼻出血的一种病因
    B. 与鼻中隔偏曲无关
    C. 如为一侧脓血性涕，小儿可能为鼻腔异物
    D. 如为一侧脓血性涕，成人可能为鼻腔鼻窦的恶性肿瘤
    E. 各种炎症都可使鼻腔鼻窦的局部黏膜发生改变而出血
181. 鼻出血的全身病因错误的是
    A. 血液病   B. 高血压
    C. 流感   D. 麻疹
    E. 鼻窦炎
182. 鼻出血伴有头晕、头痛，应注意与什么疾病相鉴别
    A. 高血压病   B. 麻疹
    C. 流感   D. 出血热
    E. 急性白血病
183. 儿童和青少年的鼻出血区多数在
    A. 克氏静脉丛 B. 鼻腔后段
    C. 下鼻道   D. 中鼻道
    E. 鼻顶部
184. 中、老年者的鼻出血部位多数在
    A. 鼻中隔前下方   B. 鼻腔后段
    C. 下鼻道   D. 中鼻道
    E. 鼻顶部
185. 正确的鼻出血处理措施是
    A. 让病人仰头十分钟
    B. 嘱患者用手指捏紧两侧鼻翼10～15分钟
    C. 热敷前额和后颈
    D. 局部使用促凝血药物
    E. 止血后立即活动
186. 鼻出血的一般处理错误的是
    A. 患者取坐位或半卧位
    B. 患者取倒立位
    C. 语言安慰病人
    D. 必要时给予镇静剂
    E. 嘱患者勿将血液咽下，以免恶心呕吐
187. 复发性口腔溃疡在临床上可分为以下几种
    A. 普通型，严重型，特殊型
    B. 轻型，重型，口炎型
    C. 溃疡型，疱疹型，坏死型
    D. 轻型，疱疹型，重型
    E. 充血型，溃疡型，坏死型
188. 复发性口腔溃疡的临床特征不包括
    A. 有周期性
    B. 有自限性
    C. 多见于唇、颊、舌等非角化黏膜
    D. 反复发作的溃疡为圆形或椭圆形，表面有黄色假膜，周围红晕
    E. 病变可影响到口周皮肤
189. 复发性口腔溃疡的临床特征
    A. 黄、红、凹、痛
    B. 白、红、凹、痛
    C. 黄、白、凹、痛
    D. 黄、红、凸、痛
    E. 红、白、凸、痛
190. 复发性口腔溃疡的周期规律是
    A. 发作期、愈合期、慢性
    B. 慢性、发作性、周期性
    C. 发作期、愈合期、间歇期
    D. 发作期、节律性、慢性
    E. 发作期、愈合期、慢性

191. 复发性口腔溃疡的典型表现除外以下哪项
    A. 疼痛剧烈
    B. 溃疡边缘整齐，有充血红晕带
    C. 溃疡基部不硬，中心呈凹陷状
    D. 溃疡上覆以黄色假膜
    E. 病损部位有残根
192. 复发性口腔溃疡很少见于
    A. 颊   B. 唇
    C. 舌   D. 软腭
    E. 牙龈
193. 复发性口腔溃疡与白塞病的鉴别要点是
    A. 白塞病为口、眼、生殖器三联症
    B. 白塞病可伴有关节损害
    C. 白塞病可伴有心血管损害
    D. 白塞病可伴有消化道损害
    E. 白塞病有反复发作的自限性口腔溃疡
194. 按龋坏程度可将龋分为
    A. 急性龋、慢性龋、静止性龋
    B. 浅龋、中龋、深龋
    C. 窝沟龋、平滑面龋
    D. 牙釉质龋、牙本质龋、牙骨质龋
    E. 干性龋、湿性龋
195. 关于龋病深龋描述错误的是
    A. 龋损进展到牙本质深层
    B. 有明显龋洞形成
    C. 患者有明显的遇冷、热、酸、甜食品刺激敏感症状
    D. 也可有食物嵌塞时的短暂疼痛症状
    E. 有自发性疼痛
196. 牙髓炎的典型临床特点错误的是
    A. 阵发性的自发性痛
    B. 温度刺激引起或加重疼痛
    C. 疼痛能定位，有发散性痛（沿三叉神经分布区放散）
    D. 疼痛常在夜间发作或加重
    E. 温度测试反应敏感或激发痛
197. 急性根尖周炎在浆液期初期时，患牙
    A. 自发性阵发痛
    B. 发散痛不能定位
    C. 牙根发胀，咬紧舒服
    D. 剧烈胀跳痛
    E. 热痛冷缓解
198. 急性龈乳头炎的主要临床特征是
    A. 伴有全身症状
    B. 口臭
    C. 牙松动
    D. 牙龈乳头发红肿胀，探诊和吸吮时出血
    E. 累及附着龈
199. 急性牙周脓肿的临床特点错误的是
    A. 在患牙的唇颊侧或舌腭侧牙龈形成椭圆形或半球形的肿胀突起
    B. 脓肿早期患牙疼痛较明显，可有搏动性疼痛
    C. 患牙有"浮起感"，叩痛、松动明显
    D. 脓肿形成后，脓液局限，脓肿表面较软，扪诊有硬结
    E. 脓肿可发生于单个牙齿，也可同时发生于多个牙齿
200. 引起咽痛的最常见原因是
    A. 咽部创伤
    B. 咽部异物
    C. 咽部炎症性疾病
    D. 恶性肿瘤
    E. 咽部邻近器官疾病
201. 早期可无咽痛，晚期肿瘤表面坏死伴感染时，可有剧烈咽痛的疾病是
    A. 咽部创伤   B. 咽部异物
    C. 咽部炎症性疾病 D. 扁桃体癌
    E. 咽部邻近器官疾病
202. 病人咽痛，发热及说话含糊不清，哪种疾病不可能发生
    A. 扁桃体周脓肿   B. 咽后脓肿
    C. 咽旁脓肿   D. 急性会厌炎
    E. 咽食管反流
203. 血常规检查白细胞增高伴中性粒细胞增多者常见于
    A. 急性咽部化脓性扁桃体炎
    B. 亚急性甲状腺炎
    C. 咽食管反流
    D. 心绞痛

E. 咽部病毒感染

204. 咽痛伴反酸、嗳气及胃灼热的症状常见于
   A. 慢性胃炎　　B. 咽食管反流
   C. 胃溃疡　　　D. 十二指肠溃疡
   E. 急性扁桃体炎

205. 咽痛伴颈侧疼痛常见于
   A. 扁桃体周脓肿　B. 咽食管反流
   C. 胃溃疡　　　D. 十二指肠溃疡
   E. 急性扁桃体炎

206. 急性会厌炎的治疗正确的是
   A. 抗生素
   B. 糖皮质激素
   C. 抗生素＋糖皮质激素
   D. 抗病毒药物
   E. 以上均不是

207. 胸痛伴进行性加重的吞咽困难见于
   A. 食管炎　　　B. 食管癌
   C. 支气管肺癌　D. 肺结核
   E. 结核性心包炎

208. 吞咽困难的定义描述正确的是
   A. 将食物送入口中的过程发生困难
   B. 食物从口腔运送到胃的过程发生困难
   C. 自食物从胃部到肠道过程中发生困难
   D. 食物在食道梗阻
   E. 多因咽喉疾患引起

209. 进行性吞咽困难是
   A. 反流性食管炎主要表现
   B. 功能性消化不良主要表现
   C. 食管癌主要表现
   D. 贲门失弛缓症
   E. 肝癌主要表现

210. 胸骨后伴吞咽困难见于以下哪种疾病
   A. 心脏神经官能症　B. 心绞痛
   C. 心肌梗死　　　D. 支气管肺癌
   E. 反流性食管炎

211. 动力性吞咽困难的描述错误的是
   A. 吞咽反射性动力障碍者吞咽液体比固体食物更加困难
   B. 吞咽反射性动力障碍者吞咽固体比液体更加困难
   C. 延髓麻痹者饮水由鼻腔反流伴以呛咳、呼吸困难等症状
   D. 动力性吞咽困难无液体、固体之分
   E. 患者陈述的梗阻部位与食管病变的解剖部位基本吻合，有定位诊断的参考意义

212. 明确食管梗阻的最简便的检查方法是
   A. 饮水试验
   B. X线胸片
   C. X线食管吞钡造影
   D. 纤维内镜活检
   E. Hp检测

213. 口腔性吞咽困难的常见疾病不包括
   A. 脑血管病变　B. 帕金森病
   C. 食管炎症　　D. 脑干肿瘤
   E. 脊髓灰质炎

214. 咳嗽伴大量脓痰见于
   A. 肺炎支原体肺炎　B. 肺结核
   C. 胸膜炎　　　D. 化脓性心包炎
   E. 支气管扩张

215. 下列各项，属百日咳咳嗽特点的是
   A. 犬吠样　　　B. 鸡鸣样吼声
   C. 金属调　　　D. 声音嘶哑
   E. 无声

216. 嘶哑样咳嗽，可见于
   A. 急性喉炎　　B. 声带麻痹
   C. 百日咳　　　D. 胸膜炎
   E. 支气管扩张

217. 金属音咳嗽见于
   A. 纵隔肿瘤　　B. 肺炎
   C. 胸膜炎　　　D. 肺结核
   E. 自发性气胸

218. 清水样痰伴有"粉皮"样囊壁见于
   A. 肺脓肿　　　B. 肺炎
   C. 肺包囊虫病　D. 支气管肺癌
   E. 支气管哮喘

219. 肺吸虫病的典型表现是
   A. 白色泡沫黏液痰
   B. 黄色脓样痰
   C. 铁锈色痰
   D. 红色胶样痰

E. 果酱样痰
220. 红色胶样痰见于
　　A. 肺脓肿　　　　B. 肺水肿
　　C. 肺包囊虫病　　D. 支气管肺癌
　　E. 支气管哮喘
221. 急性左心衰竭的咳痰特征是
　　A. 粉红色泡沫样痰　B. 鲜红色痰
　　C. 铁锈色痰　　　　D. 灰黄色痰
　　E. 棕褐色痰
222. 关于大咯血的描述，下列不正确的是
　　A. 每天咯血量超过 500mL
　　B. 属急症
　　C. 最主要的危害是窒息
　　D. 需与呕血鉴别
　　E. 伴神志不清，首先要考虑失血性休克
223. 大咯血的 24h 咯血量是
　　A. 100～200mL　　B. 200～300mL
　　C. 300～400mL　　D. 400～500mL
　　E. >500mL
224. 下列各项中支持咯血诊断的是
　　A. 经口喷出　　　B. 有黑便
　　C. 颜色鲜红　　　D. 酸性
　　E. 暗红色
225. 咯血伴发热、咳痰、盗汗、乏力，可见于
　　A. 肺栓塞
　　B. 肺结核
　　C. 凝血功能障碍
　　D. 肺出血－肾炎综合征
　　E. 白血病
226. 咯血伴胸痛、呼吸困难、下肢疼痛、水肿，可见于
　　A. 肺栓塞
　　B. 肺结核
　　C. 凝血功能障碍
　　D. 肺出血－肾炎综合征
　　E. 白血病
227. 引起吸气性呼吸困难的疾病是
　　A. 气管肿瘤
　　B. 慢性阻塞性肺气肿
　　C. 支气管哮喘

　　D. 气胸
　　E. 大块肺不张
228. 下列呼吸困难常伴"三凹征"的是
　　A. 吸气性呼吸困难
　　B. 呼气性呼吸困难
　　C. 心源性呼吸困难
　　D. 血源性呼吸困难
　　E. 中毒性呼吸困难
229. 劳累性呼吸困难见于
　　A. 心源性呼吸困难
　　B. 肺源性呼吸困难
　　C. 中毒性呼吸困难
　　D. 血源性呼吸困难
　　E. 精神性呼吸困难
230. 下列哪项是支气管哮喘呼吸困难的类型
　　A. 呼气性　　　B. 吸气性
　　C. 混合性　　　D. 阵发性
　　E. 腹式呼吸消失
231. 代谢性酸中毒可出现
　　A. 潮式呼吸
　　B. 库斯莫尔呼吸
　　C. 间停呼吸
　　D. 夜间阵发性呼吸困难
　　E. 吸气性呼吸困难
232. 引起混合性呼吸困难的疾病是
　　A. 气管肿瘤
　　B. 慢性阻塞性肺气肿
　　C. 支气管哮喘
　　D. 气胸
　　E. 喉头水肿
233. 哮喘患者的缓解因素是
　　A. 脱离过敏原、使用支气管解痉药可缓解
　　B. 坐位可缓解
　　C. 患侧卧可缓解
　　D. 减少用力可缓解
　　E. 咳嗽后可缓解
234. 胸痛常表现为呼吸时加重，屏气时消失的疾病是
　　A. 肋间神经炎　　B. 支气管肺癌
　　C. 食管癌　　　　D. 急性心肌梗死

E. 干性胸膜炎
235. 食管疾病的胸痛特点是
    A. 精神紧张诱发
    B. 服用硝酸甘油减轻
    C. 呼吸时加重，屏气时消失
    D. 压迫加剧
    E. 进食加剧
236. 下列哪项不符合胸壁疾患所致胸痛的特点
    A. 疼痛部位较固定
    B. 局部有压痛
    C. 举臂动作时可加剧
    D. 因情绪激动而诱发
    E. 深呼吸或咳嗽可加剧
237. 下列除哪项外，均可见胸痛
    A. 带状疱疹   B. 肺癌
    C. 气胸   D. 心包炎
    E. 哮喘
238. 中老年患者胸痛的常见原因是
    A. 心包炎   B. 自发性气胸
    C. 主动脉夹层 D. 肺栓塞
    E. 心绞痛
239. 胸痛，深呼吸加重者提示
    A. 心绞痛   B. 食管疾病
    C. 胸膜、胸壁病变 D. 心肌梗死
    E. 主动脉夹层
240. 主诉心悸就诊的患者，最常见的病因是
    A. 心律失常   B. 心绞痛
    C. 心肌梗死   D. 高血压
    E. 先心病
241. 引起心悸的心律失常中最常见的原因是
    A. 心动过速
    B. 房室传导阻滞
    C. 期前收缩及心房颤动
    D. 心脏停搏
    E. 以上均不是
242. 窦性心动过速的常见原因不包括
    A. 发热   B. 二尖瓣狭窄
    C. 脱水   D. 休克
    E. 贫血

243. 心脏神经症描述错误的是
    A. 患者心脏本身并无器质性病变
    B. 心悸时也无任何心律失常
    C. 仅是自我有不适感
    D. 多见于老年男性
    E. 在焦虑、情绪激动等情况下更易发生
244. 心悸发作时能确定或排除心律失常的有效方法是
    A. 检查心脏彩超
    B. 记录心电图（包括动态心电图）
    C. 检查心肌酶
    D. 症状
    E. 体征
245. 下列属于引起心悸的病理性因素的是
    A. 应用抗生素
    B. 精神过度紧张
    C. 饮酒和喝咖啡、浓茶后
    D. 甲状腺功能亢进
    E. 剧烈运动后
246. 电解质紊乱（特别是低血钾）可引起
    A. 房性心动过速
    B. 房室传导阻滞
    C. 心房颤动
    D. 室性心律失常
    E. 以上均不是
247. 喷射性呕吐可见于
    A. 耳源性眩晕 B. 胃炎
    C. 肠梗阻   D. 尿毒症
    E. 脑炎
248. 下列除哪项外，均可引起中枢性呕吐
    A. 脑炎   B. 洋地黄中毒
    C. 尿毒症   D. 胆囊炎
    E. 高血压性脑病
249. 下列除哪项外，均可出现反射性呕吐
    A. 肠梗阻   B. 急性胃炎
    C. 消化性溃疡 D. 胆囊炎
    E. 肺炎
250. 下列关于溶血性黄疸的叙述，正确的是
    A. 急性发作时有血尿
    B. 尿中结合型胆红素阴性

C. 血中非结合型胆红素不增加
D. 尿胆原阴性
E. 大便呈灰白色

251. 下列除哪项外，常可引起肝细胞性黄疸
    A. 疟疾　　　　B. 急性甲型肝炎
    C. 中毒性肝炎　D. 钩端螺旋体病
    E. 肝癌

252. 不属肝细胞性黄疸特点的是
    A. 尿胆红素阳性
    B. 尿胆原常增多
    C. 血清结合型、非结合型胆红素均增高
    D. 血清仅结合型胆红素增高
    E. 肝功能减退

253. 黄疸伴胆囊肿大不会见于
    A. 胰头癌　　　B. 胆总管结石
    C. 急性肝炎　　D. 壶腹癌
    E. 胆囊结石

254. 黄疸、尿呈酱油样，见于
    A. 急性溶血　　B. 急性肝炎
    C. 肝硬化　　　D. 胰头癌
    E. 胆道结石梗阻

255. 黄疸皮肤瘙痒，见于
    A. 急性溶血　　B. 慢性溶血
    C. 中毒性肝炎　D. 肝硬化
    E. 阻塞性黄疸

256. 下列支持阻塞性黄疸的是
    A. 血清结合型胆红素增高
    B. 血清非结合型胆红素增高
    C. 血清结合型、非结合型胆红素均增高
    D. 尿胆红素阴性
    E. 尿胆原增多

257. 下列有助于溶血性黄疸的诊断的是
    A. 血清结合型胆红素增高
    B. 血清非结合型胆红素增高
    C. 血清结合型、非结合型胆红素均增高
    D. 尿胆红素阳性
    E. 肝功能减退

258. 下列除哪项外，均可引起阻塞性黄疸

A. 疟疾　　　　B. 胆管癌
C. 胰头癌　　　D. 胆道蛔虫症
E. 胆总管结石

259. 隐性黄疸是指
    A. 总胆红素在 17.1～34.2μmol/L，但无黄疸出现
    B. 总胆红素在 5.1～10.2μmol/L，但无黄疸出现
    C. 总胆红素在 10.2～17.1μmol/L，但无黄疸出现
    D. 总胆红素在 20.1～30.2μmol/L，但无黄疸出现
    E. 总胆红素在 17.1～30.2μmol/L，但无黄疸出现

260. 胆道结石，常表现为
    A. 慢性规律性的上腹痛
    B. 无规律性的上腹痛
    C. 右上腹绞痛
    D. 左上腹剧痛
    E. 全腹剧痛

261. 腹胀、腹痛伴呕吐，停止排便、排气，应首先考虑的诊断是
    A. 结缔组织病　B. 肠梗阻
    C. 急性腹腔内出血　D. 结核性腹膜炎
    E. 急性胆囊炎

262. 腹痛，伴有腹泻，多见于
    A. 急性肠炎　　B. 穿孔
    C. 输尿管结石　D. 急性胰腺炎
    E. 十二指肠溃疡

263. 腹痛呈阵发性绞痛的疾病是
    A. 急性腹膜炎　B. 胆道结石
    C. 急性胃肠穿孔　D. 急性肝炎
    E. 肝癌

264. 临床判断有无胃肠道穿孔或肠梗阻简单易行的首选检查项目是
    A. 腹部 B 超检查　B. 内镜检查
    C. 诊断性腹腔穿刺　D. 心电图检查
    E. 立位腹平片检查

265. 下列属于急性腹泻常见病因的是
    A. 溃疡性结肠炎急性发作
    B. 慢性萎缩性胃炎
    C. 慢性胰腺炎

D. 甲状腺功能亢进
E. 抗肿瘤药物的应用

266. 下列哪项不属于慢性腹泻的常见病因
    A. 肠道感染
    B. 急性中毒
    C. 肠道肿瘤
    D. 内分泌代谢性疾病
    E. 药物的不良反应

267. 关于急性腹泻的临床表现，下列说法错误的是
    A. 起病急骤，病程较短，每天排便可达十余次
    B. 粪便量多而稀薄甚至呈稀水样便
    C. 粪便中可有脓血、黏液或未消化物质
    D. 无腹痛且排便时无里急后重感
    E. 大量腹泻后，可有脱水、电解质失衡与代谢性酸中毒等

268. 关于腹泻的病因治疗，下列说法错误的是
    A. 感染性疾病应根据不同病因，选用相应的抗生素
    B. 乳糖不耐受症不宜用乳制品
    C. 成人乳糜泻可食麦类制品
    D. 慢性胰腺炎可补充多种消化酶
    E. 药物相关性腹泻应立即停用有关药物

269. 下列不属于功能性便秘的原因是
    A. 进食量少
    B. 工作紧张
    C. 排便推动力不足
    D. 滥用泻药，形成药物依赖
    E. 子宫肌瘤

270. 新生儿严重便秘应考虑
    A. 先天性巨结肠   B. 肠结核
    C. 肠粘连   D. 结肠癌
    E. 肠梗阻

271. 呕血呈咖啡渣样棕褐色，是由于
    A. 在胃中停留时间长，被氧化
    B. 是静脉血，非动脉血
    C. 血红蛋白与胃酸结合而变性
    D. 病人在缺氧情况下发生呕血
    E. 血红蛋白与硫化物结合而变性

272. 下列各项，属呕血特点的是
    A. 常无黑便
    B. 血液呈碱性反应
    C. 血液颜色鲜红
    D. 血液中含有食物残渣
    E. 出血前常有喉部发痒、胸闷先兆

273. 上消化道出血最常见的病因是
    A. 胃癌   B. 慢性胃炎
    C. 消化道溃疡   D. 肝硬化
    E. 食管炎

274. 胃内储血量达多少时可出现呕血
    A. 5～10mL   B. 25～50mL
    C. 50～100mL   D. 100～200mL
    E. 250～300mL

275. 出血量达循环血容量的（ ）%以上时，会出现冷汗、四肢厥冷、心慌、脉搏增快等急性失血症状
    A. 5   B. 10
    C. 15   D. 20
    E. 30

276. 尿常规检查出现红细胞管型，诊断为
    A. 肾小球源性血尿   B. 泌尿系肿瘤
    C. 前列腺疾病   D. 尿路感染
    E. 多囊肾

277. 异位妊娠诊断的金标准是
    A. 宫颈细胞学检查
    B. 宫颈活组织检查
    C. 超声检查
    D. CT
    E. 腹腔镜检查

278. 关于强直性脊柱炎，下列说法错误的是
    A. 好发于16～30岁的青壮年
    B. 女性多发
    C. 有明显的家族遗传史
    D. 晨起或久坐起立时腰部发僵明显
    E. 早期主要表现为下腰部或骶髂部不适、疼痛或发僵

279. 关于急性腰腿痛，下列说法错误的是
    A. 疼痛剧烈、急骤
    B. 严重者多卧床不起，不敢翻身

C. 侧卧时屈膝屈髋可以减轻疼痛
D. 腰椎前屈、后伸、侧弯、左右旋转受限
E. "4"字试验阴性

280. 关于慢性腰腿痛，下列说法错误的是
    A. 病程时间长，多在3个月以上
    B. 患者往往有职业特点
    C. 以青年人多见
    D. 疼痛局限，两侧交替出现
    E. 用止痛药物可以缓解，但不能巩固，易复发

281. 用于筛查宫颈癌及癌前病变的检查是
    A. 宫颈细胞学检查
    B. 宫颈活组织检查
    C. 超声检查
    D. CT
    E. 腹腔镜检查

282. 关于腰椎间盘突出症，下列说法错误的是
    A. 常见于20～50岁患者
    B. 患者多有弯腰劳动或长期坐位工作史
    C. 首次发病常是半弯腰持重或突然做扭腰动作过程中
    D. 直腿抬高试验阳性对诊断椎间盘突出是敏感的，但是特异性不佳
    E. 间歇性跛行是其典型表现

283. 关于结核性关节炎，下列说法错误的是
    A. 儿童和青壮年多见
    B. 负重大、活动多、肌肉不发达的关节易患结核
    C. 膝关节病变最常见
    D. 病变关节肿胀疼痛
    E. 活动后疼痛加重，休息后稍减轻

284. 关于风湿性关节炎，下列说法错误的是
    A. 与A组乙型溶血性链球菌感染有关
    B. 属于自身免疫性疾病
    C. 关节痛呈游走性、多发性
    D. 患者可同时出现心脏损害
    E. 患者起病急，全身中毒症状明显

285. 关于类风湿关节炎，下列说法错误的是
    A. 多发生在20～45岁女性
    B. 属于自身免疫性疾病
    C. 病变以手中指指间关节首发疼痛，近端指间关节梭形肿胀，呈对称性、持续性
    D. 病变关节活动受到限制，有僵硬感，以早晨为重，称晨僵
    E. 晚期可出现关节畸形，皮肤破溃，经久不愈，常有白色乳酪状分泌物流出

286. 关于痛风，下列说法错误的是
    A. 最常见于中年男性
    B. 患者常于夜间痛醒
    C. 以第1跖趾关节多见
    D. 经常复发
    E. 是细菌感染关节所致

287. 患者血清中可检测出抗核抗体、抗dsDNA抗体等多种自身抗体，应首先考虑为
    A. 强直性脊柱炎
    B. 类风湿关节炎
    C. 肝癌
    D. 系统性红斑狼疮
    E. 痛风

288. 急剧的头痛，持续不减，并有不同程度的意识障碍而无发热者，提示
    A. 颅内血管性疾病
    B. 颅内感染
    C. 神经症
    D. 颅内占位性病变
    E. 肌收缩性头痛

289. 下列导致抽搐的疾病，不属于脑部疾病的是
    A. 脑膜炎
    B. 败血症
    C. 脑转移瘤
    D. 脑血栓形成
    E. 蛛网膜下腔出血

290. 下列导致抽搐的疾病，不属于全身性疾病的是
    A. 阿-斯综合征
    B. 蛛网膜下腔出血

C. 低血糖
D. 子痫
E. 热射病

291. 关于耳性眩晕，下列说法错误的是
    A. 周围性眩晕（耳性眩晕）指前庭神经颅内段、前庭神经核及其纤维联系、小脑、大脑等的病变所引起的眩晕
    B. 梅尼埃病以发作性眩晕伴耳鸣、听力减退及眼球震颤为主要特点
    C. 病人头部处在一定位置时出现眩晕和眼球震颤，称为位置性眩晕
    D. 某些镇静安眠药（氯丙嗪、哌替啶等）可引起眩晕
    E. 内耳药物中毒常由链霉素、庆大霉素及其同类药物中毒性损害所致

292. 屈光不正导致的眩晕属于
    A. 中毒性   B. 眼源性
    C. 出血性   D. 占位性
    E. 感染性

293. 关于血管迷走性晕厥的描述，下列说法错误的是
    A. 多见于青年男性
    B. 发作常有明显诱因
    C. 发生机制是由于各种刺激通过迷走神经反射，引起短暂的血管床扩张，回心血量减少、心输出血量减少，血压下降导致脑供血不足所致
    D. 晕厥持续数分钟继而突然意识丧失，常伴有血压下降、脉搏微弱
    E. 晕厥持续数秒或数分钟后可自然苏醒，无后遗症

294. 排尿性晕厥多见于
    A. 年轻体弱女性
    B. 长期卧床患者
    C. 青年男性
    D. 患慢性肺部疾病者
    E. 偏瘫患者

295. 患慢性肺部疾病者，剧烈咳嗽后常发生
    A. 血管迷走性晕厥   B. 排尿性晕厥
    C. 咳嗽性晕厥   D. 心源性晕厥
    E. 脑源性晕厥

296. 由于血糖低而影响大脑的能量供应所致的晕厥属于
    A. 血管迷走性晕厥   B. 排尿性晕厥
    C. 咳嗽性晕厥   D. 低血糖综合征
    E. 脑源性晕厥

297. 在下列疾病中，哪项不会导致意识障碍
    A. 低血糖
    B. 一度房室传导阻滞
    C. 窒息
    D. 一氧化碳中毒
    E. 休克

298. 表现为持续性睡眠，可被唤醒，醒后能正确回答问题，刺激停止后迅速入睡的是
    A. 嗜睡   B. 昏睡
    C. 昏迷   D. 谵妄
    E. 意识模糊

299. 意识障碍伴瞳孔缩小，可见于
    A. 阿托品中毒
    B. 酒精中毒
    C. 有机磷农药中毒
    D. 癫痫
    E. 肝昏迷

300. 以下属最轻的意识障碍的是
    A. 嗜睡   B. 意识模糊
    C. 昏睡   D. 浅昏迷
    E. 深昏迷

301. 下列哪项不属于意识障碍
    A. 嗜睡   B. 抽搐
    C. 意识模糊   D. 谵妄
    E. 昏迷

302. 下列不属谵妄表现的是
    A. 意识大部分丧失   B. 谵语
    C. 躁动不安   D. 意识模糊
    E. 错觉

303. 轻刺激能唤醒，醒后能进行简短而正确的交谈的意识障碍属
    A. 嗜睡   B. 昏睡
    C. 浅昏迷   D. 中度昏迷
    E. 深昏迷

304. 先出现意识障碍，后出现的发热常见于
   A. 流行性脑膜炎　B. 败血症
   C. 流行性出血热　D. 脑出血
   E. 休克性肺炎
305. 引起抽搐的内因性中毒因素是
   A. 急性酒精中毒　B. 肝性脑病
   C. 马钱子中毒　D. 一氧化碳中毒
   E. 有机磷中毒
306. 关于癫痫大发作的临床表现下列不正确的是
   A. 突然意识丧失
   B. 大小便失禁
   C. 全身抽搐
   D. 呼吸不规则或暂停
   E. 双侧瞳孔缩小
307. 下列哪一项不属于外源性中毒导致的患者意识障碍
   A. 一氧化碳中毒　B. 酒精中毒
   C. 低氯性碱中毒　D. 吗啡中毒
   E. 安眠药中毒
308. 关于意识障碍者的检查与处理，下列说法错误的是
   A. 意识障碍者首先要观察意识状态和生命体征是否平稳
   B. 意识障碍者需进行头颅CT检查，对寻找病因有重要价值
   C. 心电图、心肌酶、心肌坏死标志物等检查对于鉴别心血管疾病引起的意识障碍有重要价值，必要时行24小时动态心电图检查
   D. 对于意识障碍者禁止服用任何饮料或药物
   E. 意识障碍者无须进行神经系统体检
309. 下列属于躯体疾病导致失眠的是
   A. 抑郁症　B. 焦虑症
   C. 鼻塞不通　D. 蚊虫叮咬
   E. 饮用浓茶
310. 关于失眠的叙述，下列说法错误的是
   A. 精神疾病导致的失眠常有较多自觉症状
   B. 神经系统疾病导致的失眠临床可有智力减退症状
   C. 失眠时切忌盲目使用镇静安眠药
   D. 催眠药物不会产生耐药性和依赖性
   E. 巴比妥类服后常有宿醉未醒、晨起头昏等不良反应

二、A2型题

1. 29岁初孕妇，妊娠37周，患重度妊娠高血压综合征，昨晚突然出现阴道流血伴下腹痛，最可能的诊断为
   A. 前置胎盘　B. 羊水过多
   C. 胎盘早剥　D. 先兆子宫破裂
   E. 子宫破裂
2. 患者女性，28岁。停经68天，阵发腹痛伴多量阴道流血1天。妇科检查：子宫6周妊娠大小，宫口开，有血液不断流出，处理首选的是
   A. 立即抗感染
   B. 按摩子宫
   C. 静点缩宫素待妊娠物自然排出
   D. 立即清宫
   E. 输血
3. 一患者需要大声唤醒，醒后可简单回答问题及勉强配合检查，停止刺激后即入睡，这种意识状态是
   A. 嗜睡　B. 昏睡
   C. 昏迷　D. 谵妄
   E. 意识模糊
4. 年轻女性，因甲亢行双侧甲状腺大部切除术，术后第4天出现声音嘶哑，可能的原因是
   A. 术后血肿压迫
   B. 术中切断一侧喉返神经
   C. 喉上神经损伤
   D. 术中误伤一侧喉返神经
   E. 以上都不正确
5. 患者，女，37岁，近一周来感腰痛，伴有尿频、尿急等不适，查体：血压21.3/13.3kPa（160/100mmHg），尿蛋白（+），沉渣红细胞8～10/HP，白细胞15～20/HP，肾盂造影示右肾缩小，肾盏扩张，可能的诊断是

A. 慢性肾炎　　　B. 慢性肾盂肾炎
C. 肾盂积液　　　D. 肾结核
E. 多囊肾

6. 患者，男，30 岁。发热伴胸痛，咳嗽，体温持续 40℃ 5 日，1 日内体温上下波动不超过 1℃。其发热的热型应是
　　A. 波状热　　　B. 弛张热
　　C. 间歇热　　　D. 稽留热
　　E. 不规则热

7. 患者，女，70 岁。冠心病史 5 年。今日突然心悸气短，不能平卧，咳嗽，咳粉红色泡沫样痰。应首先考虑的是
　　A. 肺癌　　　　B. 肺脓肿
　　C. 肺结核　　　D. 急性肺水肿
　　E. 支气管扩张

8. 一侧剧烈胸痛，夜间重。发病数天后胸壁出现疱疹，沿神经走行呈簇状分布，考虑的疾病是
　　A. 带状疱疹　　B. 肺癌
　　C. 气胸　　　　D. 心包炎
　　E. 哮喘

三、B 型题

（1～2 题共用备选答案）
　　A. 撕裂样胸痛
　　B. 烧灼样疼痛
　　C. 压榨样或绞窄样疼痛
　　D. 胸痛和呼吸有关
　　E. 针刺样疼痛
1. 属于主动脉夹层特点的是
2. 属于食管反流性疾病特点的是

（3～4 题共用备选答案）
　　A. 颅内压增高　　B. 偏头痛
　　C. 颈椎病变　　　D. 高血压病
　　E. 肌纤维组织炎
3. 额部头痛多见于
4. 一侧颞部头痛多见于

（5～6 题共用备选答案）
　　A. 从足部开始，下垂部位明显
　　B. 足部开始，腹水常更突出

C. 眼睑或颜面开始
D. 足部开始
E. 胫前或眼眶周围
5. 心源性水肿的开始部位
6. 肾源性水肿的开始部位

（7～8 题共用备选答案）
　　A. 深绿色
　　B. 绿褐色
　　C. 柠檬色
　　D. 浅黄色至深黄色
　　E. 黄绿色
7. 溶血性黄疸患者的皮肤多为
8. 肝细胞性黄疸患者的皮肤多为

（9～10 题共用备选答案）
　　A. 起病急骤，病程短，多呈糊状或水样便，少数为脓血便
　　B. 起病缓慢，病程较长，可为稀便，亦可带黏液、脓血
　　C. 粪便呈暗红色或果酱样
　　D. 粪便中有黏液而无异常发现
　　E. 便秘与腹泻交替
9. 慢性腹泻可出现
10. 肠易激综合征可出现

（11～12 题共用备选答案）
　　A. 发绀伴呼吸困难
　　B. 中心型发绀
　　C. 周围型发绀
　　D. 发绀伴杵状指
　　E. 慢性肺部疾病
11. 心脏存在解剖分流多出现
12. 体循环淤血易形成

（13～14 题共用备选答案）
　　A. 阵发性剑突下钻顶样痛
　　B. 持续性全腹痛伴腹壁肌紧张
　　C. 转移性右下腹痛
　　D. 饥饿痛
　　E. 餐后痛
13. 胆道蛔虫症的典型表现是

14. 十二指肠溃疡的典型表现是

（15～16题共用备选答案）
　　A. 阵发性剑突下钻顶样痛
　　B. 持续性全腹痛伴腹壁肌紧张
　　C. 转移性右下腹痛
　　D. 饥饿痛
　　E. 餐后痛
15. 急性弥漫性腹膜炎的典型症状是
16. 急性阑尾炎的典型症状是

（17～18题共用备选答案）
　　A. 排大量水样便
　　B. 粪便中常混有黏液、脓液或血液
　　C. 粪便呈扁条状
　　D. 粪便坚硬
　　E. 肛门疼痛
17. 分泌性腹泻的粪便特点是
18. 渗出性腹泻的粪便特点是

（19～20题共用备选答案）
　　A. 胃肠道恶性肿瘤　B. 结缔组织病
　　C. 细菌性痢疾　　　D. 伤寒
　　E. 糙皮病
19. 腹泻伴明显消瘦者，见于
20. 腹泻伴关节肿胀者，见于

（21～22题共用备选答案）
　　A. 肠梗阻　　　　B. 结肠癌
　　C. 肠肿瘤　　　　D. 肠结核
　　E. 溃疡性结肠炎
21. 便秘伴有腹痛、腹胀、呕吐、腹内包块等表现，多由于
22. 便秘缓慢发病伴消瘦、贫血、粪便呈扁条状，多由于

（23～24题共用备选答案）
　　A. 肠梗阻　　　　B. 肠结核
　　C. 克罗恩病　　　D. 直肠便秘
　　E. 结肠性便秘
23. 排出羊粪样便多为
24. 粪便坚硬粗大多为

（25～26题共用备选答案）
　　A. 上消化道出血
　　B. 急性出血性坏死性肠炎
　　C. 急性细菌性痢疾
　　D. 阿米巴痢疾
　　E. 下消化道出血
25. 柏油样便见于
26. 洗肉水样血便见于

（27～28题共用备选答案）
　　A. 上消化道出血
　　B. 急性出血性坏死性肠炎
　　C. 急性细菌性痢疾
　　D. 阿米巴痢疾
　　E. 下消化道出血
27. 黏液脓性鲜血便见于
28. 暗红色果酱样脓血便见于

（29～30题共用备选答案）
　　A. 胃癌　　　　　B. 消化性溃疡
　　C. 黄疸　　　　　D. 肝癌
　　E. 结肠癌
29. 中老年人，呕血伴慢性上腹痛，疼痛无明显规律性并伴有食欲减退、消瘦或贫血者，应考虑
30. 中青年人，呕血伴慢性反复发作的上腹痛，具有一定的周期性与节律性，多见于

（31～32题共用备选答案）
　　A. 胃镜检查　　　B. 结肠镜检查
　　C. X线钡剂造影　D. 吞棉线试验
　　E. 选择性动脉造影
31. 目前明确上消化道出血病因的首选检查方法是
32. 诊断大肠及回肠末端病变的首选检查方法是

（33～34题共用备选答案）
　　A. 尿道炎　　　　B. 肾盂肾炎
　　C. 膀胱结核　　　D. 膀胱癌
　　E. 前列腺增生

33. 尿路刺激征伴发热及腰痛见于
34. 尿频尿急伴血尿、午后低热、乏力、盗汗见于

（35～36题共用备选答案）
　　A. 尿道炎　　　　B. 肾盂肾炎
　　C. 糖尿病　　　　D. 膀胱癌
　　E. 前列腺增生
35. 老年男性，病程长，尿频伴尿线细，进行性排尿困难见于
36. 尿频不伴尿急和尿痛，但伴有多饮多尿和口渴见于

（37～38题共用备选答案）
　　A. 尿常规
　　B. 清洁中段尿培养
　　C. 血糖监测
　　D. 尿病理找癌细胞
　　E. X线检查
37. 对确诊尿路感染有价值的检查是
38. 对提示尿路肿瘤有意义的检查是

（39～40题共用备选答案）
　　A. 尿路结石　　　　B. 泌尿系肿瘤
　　C. 前列腺疾病　　　D. 尿路感染
　　E. 多囊肾
39. 与发作性腰痛相伴随的间断血尿提示
40. 无痛性肉眼血尿伴血块者应首先考虑

（41～42题共用备选答案）
　　A. 结核性脊椎炎
　　B. 退行性脊柱炎
　　C. 腰肌劳损
　　D. 腰椎间盘突出症
　　E. 强直性脊柱炎
41. 多见于50岁以上患者，疼痛以傍晚时明显者，为
42. 以背部疼痛为首发症状的是

（43～44题共用备选答案）
　　A. 颅内压增高
　　B. 椎－基底动脉供血不足
　　C. 颅内感染
　　D. 颅内肿瘤
　　E. 脑疝
43. 头痛伴剧烈呕吐者为
44. 慢性头痛突然加剧并有意识障碍者提示可能发生

（45～46题共用备选答案）
　　A. 梅尼埃（Meniere）病
　　B. 迷路炎
　　C. 药物中毒
　　D. 晕动病
　　E. 椎－基底动脉供血不足
45. 由于中耳病变直接破坏迷路的骨壁引起的眩晕属于
46. 由于乘车、船或飞机时，内耳迷路受到机械性刺激，引起前庭功能紊乱所致眩晕属于

（47～48题共用备选答案）
　　A. 小脑肿瘤
　　B. 小脑脓肿
　　C. 高血压脑病
　　D. 小脑出血
　　E. 延髓空洞症
47. 以上哪一项导致的眩晕属于颅内占位性病变
48. 以上哪一项导致的眩晕属于颅内感染性疾病

（49～50题共用备选答案）
　　A. 颈动脉窦综合征
　　B. 短暂性脑缺血发作
　　C. 低血糖
　　D. 重症贫血
　　E. 原发性肥厚型心肌病
49. 以上选项中，会造成血管舒张障碍导致晕厥的是
50. 以上选项中，会造成脑源性晕厥的是

（51～52题共用备选答案）
　　A. 血管迷走性晕厥　　B. 排尿性晕厥

C. 咳嗽性晕厥　　D. 心源性晕厥
E. 脑源性晕厥
51. 由于心脏病心排血量突然减少或心脏停搏，导致脑组织缺氧而发生的晕厥属于
52. 由于脑部血管或主要供应脑部血液的血管发生循环障碍，导致一时性广泛性脑供血不足所致的晕厥属于

（53～54题共用备选答案）
A. 低血糖综合征
B. 通气过度综合征
C. 重症贫血
D. 高原晕厥
E. 单纯性晕厥
53. 以上选项，易导致手足搐搦的是
54. 以上选项，可由于血氧低下而在用力时发生晕厥的是

（55～56题共用备选答案）
A. 嗜睡　　　　　B. 意识模糊
C. 昏睡　　　　　D. 昏迷
E. 眩晕
55. 患者能保持简单的精神活动，但对时间、地点、人物的定向能力发生障碍，此为
56. 意识持续中断或完全丧失，此为

第三章 常见病与多发病

第一单元 呼吸系统

一、A1型题

1. 对支气管哮喘有诊断意义的检查是
   A. 肺功能呈阻塞性通气功能障碍
   B. 支气管舒张试验阳性
   C. 弥散功能减低
   D. 痰中找到嗜酸性粒细胞
   E. 血 IgE 及嗜酸细胞阳离子蛋白增加

2. 哮喘的治疗，以下哪项正确
   A. 缓解期不需要抗炎治疗
   B. 抗生素是哮喘急性发作时治疗的关键
   C. 所有有特异质的患者都可以使用脱敏治疗
   D. 仅在急性发作时需要支气管舒张药治疗
   E. 发作期和缓解期均需要抗炎治疗

3. 根据下列哪项可以诊断支气管哮喘
   A. X线检查双肺过度充气，透亮度增加
   B. 动脉血气分析有呼吸性酸中毒
   C. 反复发作呼气性呼吸困难伴弥漫性哮鸣音可自行缓解或治疗后缓解
   D. 氨茶碱治疗有效
   E. 双肺布满湿性啰音

4. 支气管哮喘发作时，最有诊断意义的体征是
   A. 胸廓饱满
   B. 两肺听诊可闻及湿性啰音
   C. 触诊胸部语颤减弱
   D. 听诊两肺广泛哮鸣音
   E. 叩诊胸部过清音

5. 预防及治疗支气管哮喘的最有效的药物
   A. 糖皮质激素
   B. 茶碱类
   C. 抗胆碱药
   D. β_2 受体激动剂
   E. 色甘酸钠

6. 急性支气管炎的病因有以下哪些
   A. 感染因素
   B. 理化因素
   C. 过敏反应
   D. 生物因素
   E. 以上全是

7. 急性支气管炎的临床表现不正确的是
   A. 主要表现为咳嗽、咳痰
   B. 肺部听诊散在干、湿性啰音
   C. 鼻咽部症状较明显
   D. X线胸片可正常或肺纹理增粗
   E. 白细胞分类和计数多无明显改变

8. 急性支气管炎与流行性感冒的鉴别要点是
   A. 发热程度
   B. 白细胞计数
   C. 胸片
   D. 病毒分离和血清学检查
   E. 支气管镜

9. 下列哪项不是咽-结合膜热典型的临床表现
   A. 发热
   B. 咽部充血
   C. 颈部、耳后淋巴结肿大
   D. 眼结合膜炎
   E. 恢复期指（趾）端膜状脱屑

10. 引起疱疹性咽峡炎的病毒是
    A. 科萨奇病毒

B. 麻疹病毒
C. 偏肺病毒
D. 呼吸道合胞病毒
E. 埃可病毒

11. 下列哪种疾病不属于急性上呼吸道感染引起的并发症
    A. 手足口病　　　B. 急性肾炎
    C. 中耳炎　　　　D. 风湿热
    E. 肺炎

12. 有关急性上呼吸道感染下列描述正确的是
    A. 婴幼儿全身症状轻
    B. 婴幼儿不易出现并发症
    C. 多由细菌感染引起
    D. 年长儿症状重，而婴幼儿较轻
    E. 特殊类型的上感包括疱疹性咽峡炎和咽结合膜热

13. 链球菌性上呼吸道感染后2～3周可引起下列哪种疾病
    A. 中耳炎　　　　B. 颈淋巴结炎
    C. 咽后壁脓肿　　D. 川崎病
    E. 急性肾小球肾炎

14. 急性上呼吸道感染临床表现错误的是
    A. 早期可有阵发性脐周痛
    B. 可有阵发性肠痉挛或肠系膜淋巴结炎
    C. 婴幼儿局部症状重而全身症状不显著
    D. 肠道病毒感染可有不同形态的皮疹
    E. 病程约2～3天至一周

15. 常见的引起急性上呼吸道感染的病毒是
    A. 腺病毒
    B. 流感病毒
    C. 鼻病毒
    D. 呼吸道合胞病毒
    E. 以上都是

16. 急性上呼吸道感染后可继发细菌感染，最常见的细菌是
    A. 金黄色葡萄球菌　B. 肺炎支原体
    C. 肺炎球菌　　　　D. 流感嗜血杆菌
    E. 溶血性链球菌

17. 引起上呼吸道感染最常见的病原体是
    A. 病毒　　　　　B. 细菌
    C. 支原体　　　　D. 衣原体
    E. 真菌

18. 急性上呼吸道感染分为五型，其中不是这五型之一的是
    A. 普通感冒
    B. 咽结膜热
    C. 急性咽喉炎
    D. 急性咽-扁桃体炎
    E. 食管炎

19. 小儿肺炎肾上腺皮质激素常用
    A. 对氟米松　　　B. 泼尼松
    C. 泼尼松龙　　　D. 甲基泼尼松龙
    E. 地塞米松

20. 支气管肺炎一般用鼻前庭导管，氧流量为
    A. 0.25～0.5L/min　B. 0.5～1L/min
    C. 1～2L/min　　　D. 2～3L/min
    E. 3～4L/min

21. 重症肺炎合并心力衰竭的治疗不包括
    A. 镇静，给氧
    B. 应用洋地黄类药物
    C. 应用多巴酚丁胺
    D. 限制水、钠摄入
    E. 应用肾上腺皮质激素

22. 小儿重症肺炎常合并下列哪种情况
    A. 中毒性脑病　　B. 败血症
    C. 气胸　　　　　D. 肾衰竭
    E. 肝衰竭

23. 下列哪项不是小儿肺炎的高危因素
    A. 低出生体重儿　B. 先天性心脏病
    C. 佝偻病　　　　D. 营养不良
    E. 婴儿肝炎综合征

24. 小儿肺炎病理生理变化中，最重要的改变为
    A. 脏器功能异常　B. 酸碱代谢失衡
    C. 机体缺氧　　　D. 毒血症
    E. 肺水肿

25. 肺炎球菌肺炎痰呈铁锈色与哪一病理分期有关
    A. 水肿期　　　　B. 消散期

C. 灰色肝变期　　D. 充血期
E. 红色肝变期

26. 克雷白杆菌肺炎的典型临床表现是
   A. 起病缓慢
   B. 持续低热
   C. 多见于青壮年
   D. 可早期出现休克
   E. 咳胶冻样棕红色脓痰

27. 院内感染所致的肺炎中，主要病原体是
   A. 肺炎球菌　　B. 革兰阴性杆菌
   C. 金黄色葡萄球菌　D. 病毒
   E. 真菌

28. 人群结核杆菌感染率高而发病率低的主要原因是
   A. 人有先天免疫力
   B. 接种过卡介苗
   C. 入侵细菌数量少毒力小
   D. 抗结核药有效
   E. 初次感染后获得免疫力

29. 结核杆菌的易感人群应除外
   A. HIV 感染者
   B. 肾移植术后 2 年者
   C. 青壮年
   D. 胃大部切除术后者
   E. 矽肺

30. 不符合肺结核活动期特点的是
   A. 痰涂片找到抗酸杆菌
   B. X 线胸片病灶扩大
   C. 病灶边缘模糊
   D. 空洞形成
   E. 病灶密度高，边界清楚

31. 下列哪种类型肺结核较易发生气胸
   A. 原发综合征　　B. 空洞性肺结核
   C. 干酪性肺炎　　D. 继发性肺结核
   E. 结核性胸膜炎

32. 肺结核临床表现错误的是
   A. 咳嗽、咳痰可伴胸痛、咯血、气短等症状
   B. 发热，午后明显，可伴盗汗、乏力
   C. 儿童结核菌素皮肤试验：硬结直径 4mm 左右
   D. 可伴食欲缺乏、体重减轻、月经

失调
   E. 体征常不明显

33. 结核病最重要的传染源是
   A. 原发性肺结核患者
   B. 血性播散型肺结核患者
   C. 干酪性肺结核患者
   D. 慢性纤维空洞性肺结核患者
   E. 浸润性肺结核患者

34. 关于 COPD 的概念下列哪项不正确
   A. COPD 是一种可预防可治疗的疾病
   B. COPD 与肺脏对有害颗粒和气体产生异常炎症反应有关
   C. COPD 肺部表现是气流受限，且不完全可逆
   D. COPD 肺部表现是气流受限，有时完全可逆
   E. COPD 是肺部的一种慢性的长期的疾病

35. COPD 并发肺心病急性加重时，采取的治疗措施中最重要的是
   A. 应用利尿剂
   B. 应用呼吸兴奋剂
   C. 控制肺部感染
   D. 应用血管扩张剂
   E. 应用强心剂

36. 急性上呼吸道感染转诊指征错误的是
   A. 明显的气促表现
   B. 脱水征
   C. 并发肺炎
   D. 并发急性咽-扁桃体炎
   E. 持续高热 2~3 天不退

37. 小儿急性上呼吸道感染最常见的原因是
   A. 病毒感染　　B. 细菌感染
   C. 真菌感染　　D. 支原体感染
   E. 螺旋体感染

38. 小儿急性上呼吸道感染中细菌感染最常见的是
   A. 流感嗜血杆菌　B. 肺炎链球菌
   C. 溶血性链球菌　D. 大肠杆菌
   E. 志贺氏菌

39. 治疗小儿急性上呼吸道感染使用的抗

病毒药物是
    A. 利巴韦林   B. 红霉素
    C. 青霉素   D. 制霉菌素
    E. 异烟肼+链霉素
40. 小儿急性上呼吸道感染应转诊上级医疗机构的情况错误的是
    A. 热程长   B. 高热惊厥
    C. 发热伴皮疹   D. 咽痛
    E. 出现并发症
41. 诊断急性支气管炎的主要依据是
    A. 症状+胸部X检查
    B. 阳性体征
    C. 胸部X检查
    D. 心电图改变
    E. 肺功能检查
42. 急性支气管炎，下列选项不正确的是
    A. 起病急，常发生于上呼吸道感染后
    B. 全身症状较重，常有高热
    C. 查体可无明显阳性表现
    D. X线检查大多为肺纹理增粗
    E. 如迁延不愈，可演变成慢性支气管炎
43. 急性支气管炎的血象多为
    A. 白细胞总数升高
    B. 白细胞总数降低
    C. 细菌性感染较重时白细胞总数可升高或中性粒细胞比例增多
    D. 淋巴细胞数常升高
    E. 多出现类白血病反应
44. 怀疑肺炎的患者需要哪种实验室检查来进一步诊断
    A. CRP   B. 血常规
    C. 尿常规   D. 便常规
    E. 血气分析
45. 急性支气管炎患者咳嗽无痰或少痰，可用的药物是
    A. 青霉素   B. 罗红霉素
    C. 右美沙芬   D. 对乙酰氨基酚
    E. 左氧氟沙星
46. 急性支气管炎有支气管痉挛或气道反应性高的患者不可选用
    A. 美托洛尔   B. 氨茶碱
    C. 长效茶碱舒氟美   D. 阿斯美
    E. 酮替芬
47. 慢性阻塞性肺疾病（COPD）的临床症状不包括下列哪一项
    A. 慢性咳嗽
    B. 咳痰
    C. 气短或呼吸困难
    D. 喘息、胸闷
    E. 咳粉红色泡沫样痰
48. 下列属COPD II级（中度）的主要依据是
    A. $FEV_1/FVC < 70\%$，$FEV_1 \geq 80\%$预计值
    B. $FEV_1/FVC < 70\%$，$50\% \leq FEV_1 < 80\%$预计值
    C. $FEV_1/FVC < 70\%$，$30\% \leq FEV_1 < 50\%$预计值
    D. $FEV_1/FVC < 70\%$，$FEV_1 < 30\%$预计值
    E. $FEV_1/FVC < 50\%$，$FEV_1 < 30\%$预计值
49. 不属于慢性阻塞性肺疾病（COPD）的体征的是
    A. 桶状胸
    B. 触觉语颤增强
    C. 肺下界和肝浊音界下降
    D. 叩诊呈过清音、心浊音界缩小或不易叩出
    E. 肺泡呼吸音减弱，呼气延长
50. 诊断COPD的主要依据是
    A. 病史和症状   B. 阳性体征
    C. 胸部X检查   D. 心电图改变
    E. 肺功能检查
51. 治疗慢性阻塞性肺疾病低氧血症，氧气吸入的浓度一般是
    A. 28%～30%   B. 30%～35%
    C. 35%～40%   D. 40%～45%
    E. 大于45%
52. 哮喘持续状态是指哮喘严重发作，时间持续在
    A. 1～2小时   B. 3～4小时
    C. 5～6小时   D. 12小时以上

E. 24小时以上

53. 下列各项，不属于支气管哮喘诊断标准的是
   A. 反复发作喘息
   B. 发作时可闻及以呼气相为主的哮鸣音
   C. 症状可缓解
   D. 残气量增加
   E. 支气管舒张试验呈阳性

54. 支气管哮喘的临床表现是
   A. 长期、反复咳嗽、咳痰
   B. 反复咳嗽、咳痰，喘息，并伴有哮鸣音
   C. 咳嗽、咳痰，伴长期午后低热、消瘦，盗汗
   D. 发作性带哮鸣音的呼气性呼吸困难
   E. 夜间熟睡后突然憋醒，伴咳嗽、咳痰

55. 治疗支气管哮喘最常用的白三烯受体拮抗剂是
   A. 孟鲁司特   B. 阿司米唑
   C. 倍氯米松   D. 酮替芬
   E. 沙丁胺醇

56. 肺炎链球菌肺炎，应首选的抗生素是
   A. 左氧氟沙星   B. 头孢噻肟钠
   C. 青霉素G   D. 阿奇霉素
   E. 红霉素

57. 肺部叩诊出现实音应考虑的疾病是
   A. 支气管哮喘   B. 胸膜炎
   C. 肺空洞   D. 肺气肿
   E. 大量胸腔积液

58. 气管右偏，左胸叩诊浊音，应考虑
   A. 右侧胸腔积液 B. 左侧胸腔积液
   C. 左肺肺炎   D. 肺气肿
   E. 左侧肺不张

59. 肺结核最常见的全身中毒症状是
   A. 食欲减退   B. 面颊潮红
   C. 长期午后低热 D. 乏力、消瘦
   E. 盗汗

60. 临床诊断肺结核的重要方法是
   A. 胸部X线或CT检查
   B. 既往病史
   C. 症状
   D. 体征
   E. 肺结核接触史

61. 肺结核病的化疗原则是
   A. 早期、联合、适量、规律、半程
   B. 早期、联合、适量、规律、全程
   C. 早期、联合、足量、规律、全程
   D. 早期、分别、适量、规律、全程
   E. 联合、适量、规律、全程

62. 肺结核最重要的传播途径是
   A. 呼吸道飞沫传播   B. 粪口传播
   C. 体液传播   D. 母婴传播
   E. 血液传播

二、A2型题

1. 患者，男性，20岁。奔跑后出现呼吸困难、喘憋。查体：双肺布满哮鸣音。最可能的诊断是
   A. 急性支气管炎   B. 上呼吸道感染
   C. 运动性哮喘   D. 心源性哮喘
   E. 气胸

2. 患者，男性，20岁。因重度哮喘发作住院治疗缓解，出院后推荐其长期使用的药物是
   A. 抗生素
   B. 泼尼松
   C. 开瑞坦
   D. 美沙特罗替卡松
   E. 氨茶碱

3. 28岁女性。出现心悸，多食，消瘦近半年。经查体及实验检查确诊为Graves病，患者幼年时有哮喘史。下述何种药物应禁忌
   A. 普萘洛尔   B. 甲基硫氧嘧啶
   C. 卡比马唑   D. 甲状腺素片
   E. 甲巯咪唑

4. 患者，男，72岁。患高血压及支气管哮喘病，下列药物中不宜使用的是
   A. 卡托普利   B. 吲哒帕胺
   C. 普萘洛尔   D. 复方利血平片
   E. 硝苯地平

5. 患者，男，19岁，喘息、呼吸困难发作

5小时，询问病人得知以前曾多次发作。查体：气促、发绀，双肺满布哮鸣音，心率130次/分，律齐，无杂音。院外用氨茶碱、特布他林治疗无效。除吸氧外，对该病人应首先给予下列哪种治疗

A. 给予抗生素
B. 5%碳酸氢钠静滴
C. 二丙酸倍氯松雾化吸入
D. 琥珀酸氢化可的松静脉滴入
E. 给予沙丁胺醇雾化吸入

6. 患者，女性，23岁，住院病人，反复发作性喘息15年，经常门诊就医，用抗生素、支气管解痉剂，症状可控制，近2天因受凉感冒，喘息加重并咳少量白痰。检查体温36.8℃，两肺散在哮鸣音。下列治疗原则，哪项是错误的

A. α受体兴奋剂
B. β受体兴奋剂
C. 抗胆碱能类制剂
D. 肾上腺皮质激素类
E. 钙拮抗剂

7. 患儿，女，2岁，高热伴咽痛4天，伴流涎、厌食。查体：体温39.8℃，咽部充血，软腭和悬雍垂处可见数个2mm大小灰白色疱疹及溃疡。肺呼吸音粗糙，无啰音。血常规：白细胞8.1×10^9/L，L58%，N42%。该患儿最可能感染的病原体是

A. 疱疹病毒　　B. 柯萨奇病毒
C. 溶血性链球菌　D. 肺炎支原体
E. 腺病毒

8. 患儿3岁，夏季发病，急性起病，高热1天，食欲减退，咽痛，检查：咽部充血，在咽弓、悬雍垂黏膜上可见数个2~4mm大小灰白色小疱疹，周围有红晕，血象白细胞4×10^9/L，分类正常。则患儿诊断为

A. 急性咽炎　　B. 疱疹性口炎
C. 咽结合膜炎　D. 疱疹性咽峡炎
E. 流行性感冒

9. 4岁小儿，春季发病。体温39.1℃，咽部充血，眼部刺痛，颈部、耳后淋巴结肿大。幼儿园同班有数人有相同症状。本题最主要的病原体为

A. 腺病毒3型、7型
B. 柯萨奇病毒A组
C. 溶血性链球菌
D. 副流感病毒
E. 流感杆菌

10. 患儿，女，2岁半，因"发热2天，咳嗽伴腹痛1天"就诊。查体：T38.4℃，神志清，扁桃体Ⅱ°肿大，颈软，颈部可触及黄豆大淋巴结3~4个，活动度好，有触痛。心肺（-），腹稍胀，质软，全腹痛，以脐周为主，无腹肌紧张和固定压痛点。血常规WBC11.2×10^9/L，N65%，L35%，Hb12.8g/L。可能的诊断是

A. 梅克尔憩室炎
B. 上呼吸道感染并肠系膜淋巴结炎
C. 急性阑尾炎
D. 肠套叠
E. 急性胰腺炎

11. 患儿男，6岁。因受凉后发热1天，呼吸困难、喘憋2小时，吸气时喘憋明显，院外诊断"急性喉炎"，给予泼尼松后患儿仍喘憋。查体：T38℃，R40次/分，HR120次/分，3度吸气性呼吸困难，张口呼吸，流涎拒吞咽，哭闹不安，其声音响亮，无明显犬吠样咳嗽，咽部轻度充血，无水肿，无异物，无伪膜，喘鸣音明显，心（-）该患儿可能诊断为

A. 支气管哮喘重度发作
B. 气管异物
C. 支气管异物
D. 急性喉炎
E. 急性会厌炎

12. 3岁幼儿，高热3天入院。伴咽痛，轻度腹泻。查体：咽部充血，见白色点块状分泌物，周边无红晕，易剥离。双侧结膜充血，有滤泡。耳后淋巴结黄豆大小。血常规：白细胞7.6×10^9/L，L72%，N26%。该患儿最可能感染的病原体是

A. 溶血性链球菌　B. 肺炎支原体
C. 腺病毒　　　　D. 柯萨奇病毒
E. 疱疹病毒

13. 9个月婴儿，发热3天，烦躁、流涎1

天。查体：一般状态可，前囟平坦，咽部充血，咽峡及软腭部可见直径2～3mm的疱疹及溃疡，颈部无抵抗，心、肺听诊正常，诊断为上呼吸道感染。其病原体最可能为

　　A. 腺病毒　　　　B. 流感杆菌
　　C. 副流感病毒　　D. 溶血性链球菌
　　E. 柯萨奇病毒A组

14. 男孩，18个月。咳嗽5天，发热，气喘1天，查体：38℃，咽赤（+），呼吸急促，唇轻度发绀，诊断为小儿肺炎，对于诊断有利的体征是

　　A. 呼吸急促，口周发绀
　　B. 肺间不固定的水泡音及哮鸣音
　　C. 鼻翼煽动及三凹征阳性，肺部固定中小水泡音
　　D. 呼气性呼吸困难
　　E. 三凹征阳性

15. 男婴，10个月，4天前发热、流涕、干咳。体温逐渐增高，面、颈部见少许红色斑丘疹，今晨开始四肢厥冷、嗜睡、气促、皮疹消退而来诊。体查：T40℃，P169次/分，皮肤呈花斑状，结膜充血，颊黏膜充血、粗糙，隐约可见白色膜状物，心音较弱。两肺散在细湿啰音，肝肋下2cm，脑膜刺激征（−）。下列哪种诊断可能性最大

　　A. 病毒性肺炎并休克
　　B. 支气管肺炎并休克
　　C. 麻疹合并肺炎、心力衰竭
　　D. 金葡菌肺炎、败血症
　　E. 以上都不是

16. 男性，60岁，嗜酒，急起高热、咳嗽，咳红色胶冻样痰，量多，胸痛。胸片示右上肺叶实变，有多个蜂窝状空洞，叶间隙下坠，下列哪项诊断可能性最大

　　A. 肺炎球菌肺炎
　　B. 克雷白杆菌肺炎
　　C. 急性肺脓肿
　　D. 病毒性肺炎
　　E. 肺炎支原体肺炎

17. 女性，40岁。近4天出现寒战、高热、咳嗽，咳少许黏痰，略带血。因气急、发绀、休克死亡。病理切片见肺泡内充满红细胞、白细胞和浆液性渗出，但肺泡壁尚完整，最可能的诊断为

　　A. 干酪性肺炎
　　B. 渗出性胸膜炎
　　C. 肺梗死
　　D. 肺不张合并感染
　　E. 肺炎球菌肺炎

18. 男性，20岁，受凉后突发寒战、高热3天，右下胸痛，咳铁锈色痰，胸片发现右下肺大片阴影，最有可能的诊断是

　　A. 大叶性肺炎　　B. 浸润性肺结核
　　C. 病毒性肺炎　　D. 支原体肺炎
　　E. 结核性胸膜炎

19. 男性，70岁，患糖尿病、慢性支气管炎多年。近2个月来低热，咳喘加重并有白色黏痰，胸部X线检查发现右中下肺野片絮状阴影，痰细菌培养（−），多种抗菌药物治疗未见好转。应考虑的诊断有

　　A. 慢性支气管炎合并细菌性感染
　　B. 肺结核
　　C. 大叶性肺炎
　　D. 肺炎支原体肺炎
　　E. 病毒性肺炎

20. 男性，15岁，学生，低热咳嗽2个月，食欲缺乏，消瘦，X线右中肺片状阴影，右肺门淋巴结肿大。最可能的诊断是

　　A. 原发性肺结核
　　B. 继发性肺结核
　　C. 血行播散型肺结核
　　D. 支原体肺炎
　　E. 肺炎链球菌肺炎

21. 患者，女性，25岁。12岁时曾患结核病，近1个月余胸闷，咳嗽、痰少，偶有血丝痰，痰结核菌（+），规范治疗4个月仍痰结核菌（+），应首先考虑

　　A. 加大药物剂量
　　B. 加强支持疗法
　　C. 复查胸片
　　D. 结核菌培养+药敏试验
　　E. 纤支镜检查

22. 女性，16岁。低热、咳嗽1个月，查体：消瘦。右颈部可触及数个绿豆大小淋巴结，稍硬、活动、无压痛，右肺呼吸音稍减弱。胸片见右上肺斑片状阴影，右肺门淋巴结肿大。诊断首先考虑的是
A. 原发型肺结核
B. 浸润型肺结核
C. 血行播散型肺结核
D. 结核性渗出性胸膜炎
E. 慢性纤维空洞型肺结核

23. 70岁COPD慢性肺心病患者，肺功能检查最常见的表现是
A. 通气功能正常，弥散功能减低
B. 小气道功能障碍
C. 限制性通气功能障碍
D. 阻塞性通气功能障碍
E. 通气功能正常，弥散功能正常

24. 男性，67岁。反复咳嗽、咳痰十余年，活动后气短3年，有吸烟史三十余年，对诊断最有意义的检查是
A. 血气分析
B. 肺部CT
C. 心电图
D. 肺通气灌注扫描
E. 肺功能检查

25. 女，60岁，慢性咳喘20年，剧烈咳嗽3天，无咳痰、咯血及发热。半小时前突发胸痛，呼吸困难，不能平卧，伴发绀。体检：血压150/100mmHg，呼吸40次/分，右胸语颤减弱，呼吸音减低。心率110次/分，以上表现符合
A. 肺梗死　　　　B. 急性心肌梗死
C. 急性左心衰竭　D. 阻塞性肺气肿
E. 自发性气胸

26. 男，68岁。反复咳嗽、咳痰20年，气短10年，喘息加重2天。吸烟30年，每日约1包。查体：神志清楚，呼吸急促，端坐位，口唇发绀，桶状胸，左下肺呼吸音明显减弱，右肺可闻及哮鸣音和湿啰音。WBC6.3×10^9/L，N0.65。为进一步诊治，首选的检查是
A. 心电图　　　　B. 痰培养

C. 肺功能　　　　D. 胸部X线片
E. 血气分析

27. 患者，女，21岁。春季旅游途中突感胸闷，呼吸困难，大汗。查体：口唇稍发绀，呼吸急促，听诊双肺布满干啰音，心率96次/分。既往有类似发作，有时休息后可缓解。应首先考虑的是
A. 过敏性休克　　B. 支气管哮喘
C. 喘息性支气管炎　D. 心源性哮喘
E. 癔症

28. 患者，男，21岁。呼吸困难，咳嗽，汗出1小时而就诊。查体：端坐呼吸，呼吸急促，口唇微绀，心率114次/分，律不齐，双肺满布哮鸣音。为迅速缓解症状，应立即采取的最佳治法是
A. 口服氨茶碱　　B. 肌注氨茶碱
C. 喷吸沙丁胺醇　D. 口服强的松
E. 口服阿托品

29. 患者，男，20岁。突发胸闷。气急，咳嗽。听诊：两肺满布哮鸣音。应首先考虑的是
A. 急性支气管炎
B. 慢性支气管炎喘息型
C. 心源性哮喘
D. 支气管哮喘
E. 支气管肺癌

30. 患者，男，35岁。高热2天余，咳嗽，咳痰，伴右侧胸痛。X线检查右中肺实变阴影。诊断是
A. 急性支气管炎
B. 肺炎链球菌肺炎
C. 肺炎支原体肺炎
D. 病毒性肺炎
E. 原发型肺结核

31. 患者，40岁。高热寒战3天，伴咳嗽，胸痛，痰中带血。为确诊，应首选的检查方法是
A. 肺部听诊　　　　B. 血常规检查
C. X线检查　　　　D. 痰结核菌检查
E. 血培养

32. 患者，男，25岁。发热，咳嗽3天。检查：气管位置居中，右胸呼吸动度减

弱，右中肺语颤增强，叩诊呈浊音，听诊可闻及湿啰音及支气管肺泡呼吸音。应首先考虑的是
A. 胸膜炎　　　B. 肺炎
C. 气胸　　　　D. 肺不张
E. 肺结核

33. 患者，男，26岁。淋雨后寒战，发热，咳嗽，咳铁锈色痰，胸痛。查体：口唇周围有单纯疱疹，叩诊右下肺轻度浊音，听诊呼吸音减低。应首先考虑的是
A. 急性支气管炎　　B. 肺结核
C. 急性肺脓肿　　　D. 肺炎球菌肺炎
E. 病毒性肺炎

34. 患者咳嗽。查体：气管移向左侧，右侧胸廓饱满，呼吸动度减弱，右下肺叩诊出现浊音。听诊可闻及支气管呼吸音。应首先考虑的是
A. 右下阻塞性肺不张
B. 右下肺实变
C. 右侧胸腔积液
D. 右侧气胸
E. 肺气肿

35. 患者，男，35岁，低热、乏力、盗汗2周，咳嗽、咯血3天，疑为肺结核。该病确诊的金标准是
A. 结核菌素试验
B. 痰结核分枝杆菌检查
C. 血沉
D. 胸部CT
E. 肺功能

三、A3/A4型题

（1～2题共用题干）
5岁男孩，高热1天，食欲不振，流涎。查体：T39.6℃，咽部充血，软腭部可见数个疱疹及溃疡，腹平软，心肺无异常。
1. 本题最可能的诊断为
A. 流行性感冒
B. 疱疹性咽峡炎
C. 川崎病
D. 化脓性扁桃体炎
E. 咽结合膜热

2. 针对上述诊断最常见的致病菌为
A. 腺病毒
B. 柯萨奇病毒A组
C. 溶血性链球菌
D. 副流感病毒
E. 流感杆菌

（3～5题共用题干）
患儿，男，7岁。咳嗽1周，喘3天，无发热，门诊就诊。
3. 哪项检查对诊断最有帮助
A. 血常规　　　　B. 病毒分离
C. X线正位片　　D. 冷凝集试验
E. OT试验

4. 患儿治疗，哪项不必要
A. 止咳祛痰　　B. 平喘
C. 抗生素　　　D. 输血
E. 适当镇静

5. 为证实患肺炎，下列哪项检查最有价值
A. 观察一般状态，生命体征
B. 有无三凹征
C. 肝是否增大
D. 心音是否低钝，有无奔马律
E. 肺部有无水泡音

（6～7题共用题干）
患儿，男，8个月。咳嗽，发热1周，喘憋3天，逐渐加重，今日开始嗜睡，抽搐2次，体温不退高达39.5℃，查体：呼吸急促，呼吸56次/分，心率100次/分，双肺广泛的中小水泡音，肝肋下1cm，白细胞$4×10^9$/L，脑脊液检查：压力升高，糖、氯化物正常，细胞数个，蛋白定性阴性。

6. 此时最首选的紧急措施是
A. 镇静止抽
B. 物理降温+退热剂
C. 应用广谱抗生素
D. 给予毒毛K快速洋地黄制剂
E. 静脉给10%葡萄糖酸钙

7. 该患儿最可能的诊断是
A. 腺病毒肺炎为合并中毒性脑病

B. 瑞氏综合征
C. 病毒性脑炎
D. 肺炎，高热惊厥
E. 金葡菌肺炎合并中毒脑病

四、B 型题

（1～3题共用备选的答案）
  A. 哮喘处于早期，有轻度过度通气，支气管痉挛不严重
  B. 哮喘处于早期，有过度通气，支气管痉挛较重
  C. 患者通气不足，支气管痉挛较明显，病情转重
  D. 严重通气不足，支气管痉挛和严重阻塞，多发生在哮喘持续状态
  E. 严重通气不足，支气管痉挛较明显，多发生在哮喘持续状态

1. pH 正常或稍高，PaO_2 正常，$PaCO_2$ 稍低，提示
2. pH 值正常，PaO_2 偏低，$PaCO_2$ 仍正常，提示
3. pH 值降低，PaO_2 明显降低，$PaCO_2$ 升高，提示

（4～5题共用备选答案）
  A. 单纯疱疹病毒 B. 柯萨奇病毒
  C. 流感病毒   D. 腺病毒
  E. 副流感病毒

4. 患儿，3岁，发热38℃，咽痛、咳嗽2天，无痰。查体：咽部充血，咽腭弓、悬雍垂处可见散在小疱疹及溃疡，其病原体为
5. 患儿男，4岁，发热，咽痛，眼刺痛3天。查体：双眼结膜充血，咽充血，颈淋巴结肿大，其病原体应为

（6～7题共用备选答案）
  A. 普通感冒
  B. 流行性感冒
  C. 社区获得性肺炎
  D. 医院获得性肺炎
  E. 喘息型支气管炎

6. 腺病毒常引起的疾病是
7. 肺炎链球菌常引起的疾病是

（8～10题共用备选答案）
  A. 心性混合性发绀
  B. 肺性发绀
  C. 周围性发绀
  D. 混合性发绀
  E. 缺血性周围性发绀

8. 慢性阻塞性肺疾病
9. 心力衰竭
10. 严重休克

第二单元　心血管系统

一、A1 型题

1. 诊断高血压的标准是收缩压和（或）舒张压大于等于
  A. 140/90mmHg   B. 130/80mmHg
  C. 130/85mmHg   D. 139/89mmHg
  E. 120/80mmHg

2. 以下不符合随诊高血压转诊条件的是
  A. 血压控制平稳的患者，再度血压升高并难以控制
  B. 出现新的临床疾病
  C. 血压波动较大基层医生处理困难
  D. 按治疗方案用药半年血压不达标
  E. 出现不能解释或难以处理的药物不良反应

3. 高血压联合用药的原则
  A. 无论血压多高，最好使用单一药物治疗
  B. 二级以上高血压开始治疗时应该采用联合治疗
  C. 一种药物出现副作用时应加用另一种药物

D. 为了达到疗效，无论何种高血压都是用两种以上的药物治疗
E. 首先用两种不同类药物，无效需加用第三种药物

4. 我国高血压最常见的并发症是
   A. 冠心病、心肌梗死
   B. 肾衰竭
   C. 糖尿病
   D. 眼底出血
   E. 脑血管意外

5. 一般高血压患者血压控制目标为
   A. 150/90mmHg　　B. 140/90mmHg
   C. 150/80mmHg　　D. 140/80mmHg
   E. 130/80mmHg

6. 有关原发性高血压临床表现的描述不正确的是
   A. 大多数起病缓慢，缺乏特殊临床表现
   B. 常见的症状有头晕、头痛、颈项板紧等
   C. 典型的高血压头痛在血压下降后即可消失
   D. 心脏听诊可有主动脉瓣第二心音亢进、收缩期杂音或收缩早期喀啦音
   E. 只有继发性高血压才会出现视力模糊、鼻出血等症状

7. 用刺激迷走神经的方法常可以终止哪种心律失常
   A. 心房扑动
   B. 心房颤动
   C. 阵发性室上性心动过速
   D. 窦性心律不齐
   E. 窦性心动过速

8. 急性心肌梗死患者并发阵发性室性心动过速治疗首选的药物是
   A. 维拉帕米　　B. 普罗帕酮
   C. 利多卡因　　D. 地高辛
   E. 刺激迷走神经

9. 室速最常见于下列哪种器质性心脏病
   A. 冠心病心肌梗死　　B. 心力衰竭
   C. 心瓣膜病　　D. 二尖瓣脱垂
   E. 心肌病

10. 阵发性室上性心动过速最常发生于
    A. 冠心病者　　B. 正常心脏者
    C. 高血压病者　　D. 心力衰竭患者
    E. 心脏瓣膜病者

11. 关于心房纤颤的诊断，下列哪项不正确
    A. 心音强弱不等
    B. 心律绝对不齐
    C. 容易听到第四心音
    D. 心率大于脉率
    E. 心电图 P 波消失，代之 f 波

12. 室性心动过速的临床症状不包括
    A. 低血压　　B. 气促
    C. 晕厥　　D. 多尿
    E. 可无临床症状

13. 左心衰竭最早出现的临床症状是
    A. 疲乏无力
    B. 劳力性呼吸困难
    C. 阵发性夜间呼吸困难
    D. 夜间卧床时咳嗽
    E. 失眠、尿少、头晕

14. 男性，56 岁。患高血压性心脏病 6 年，近 1 年来，每天从事原有日常活动时出现心悸，气短，休息后好转，判定为
    A. 心功能Ⅰ级　　B. 心功能Ⅱ级
    C. 心功能Ⅲ级　　D. 心功能Ⅳ级
    E. 以上都不是

15. 心衰一般治疗措施包括
    A. 维持水盐平衡
    B. 适当运动
    C. 积极控制心律失常
    D. 避免使用负性肌力药
    E. 以上均是

16. 心力衰竭诱发因素中一般最常见的为
    A. 有效循环血容量增加
    B. 心律失常
    C. 过度劳累或情绪激动
    D. 严重贫血或大出血
    E. 感染

17. 心肌梗死的心电图特征性表现是
    A. ST 段水平型下降　　B. 病理性 Q 波
    C. T 波低平　　D. T 波高尖
    E. ST 段抬高呈弓背向下型

18. 心肌梗死最先出现和最突出的症状是

A. 恶心、呕吐、腹痛
B. 剧烈胸痛
C. 心律失常
D. 发热
E. 心力衰竭

19. 有关稳定型心绞痛疼痛感觉描述错误的是
A. 压榨样　　　B. 压迫感
C. 紧缩感　　　D. 窒息感
E. 尖锐的疼痛

20. 稳定型心绞痛临床表现不正确的是
A. 心前区或胸骨后压榨感
B. 持续数分钟，经停止活动或含服硝酸甘油后缓解
C. 疼痛性质为压迫性
D. 没有放射痛
E. 症状严重时可伴出汗

21. 采用β受体阻滞药治疗心绞痛，下列哪项叙述正确
A. 宜用小剂量来治疗心绞痛
B. 易产生耐药性，不宜长期应用
C. 多数患者对本药的耐受性较强
D. 与硝酸酯类药物有拮抗作用，需加大剂量
E. 突然停药有诱发急性心肌梗死的可能

22. 下列哪项最有助于区别心绞痛与心肌梗死
A. 心电图变化　　B. 疼痛部位
C. 疼痛性质　　　D. 有无发热
E. 有无心率增快

23. 关于右心衰竭的说法，以下错误的是
A. 以体循环静脉淤血的表现为主
B. 以肺淤血的表现为主
C. 颈静脉怒张和（或）肝-颈静脉回流征阳性
D. 右心室显著扩大，有三尖瓣收缩期杂音
E. 下垂部位凹陷性水肿

24. 关于心力衰竭分期及心功能分级，下列说法错误的是
A. Ⅰ级患者患有心脏病，日常活动量不受限制，一般活动不引起疲乏、心悸、呼吸困难或心绞痛
B. Ⅱ级心脏病患者的体力活动受到轻度限制，休息时有自觉症状
C. Ⅱ级心脏病患者平时一般活动下可出现疲乏、心悸、呼吸困难或心绞痛
D. Ⅲ级心脏病患者体力活动明显受限，小于平时一般活动即引起上述症状
E. Ⅳ级心脏病患者不能从事任何体力活动，休息状态下也有心衰的症状，体力活动后加重

25. 下列各项，对左心衰竭没有诊断意义的是
A. 咳吐粉红色泡沫样痰
B. X线检查见肺门蝶状阴影
C. 端坐呼吸
D. 漂浮导管检查 PCWP＞18mmHg
E. 心电图Ⅱ导联P波高尖，≥0.25mV

26. 心功能分几级
A. 3级　　　　B. 4级
C. 5级　　　　D. 6级
E. 7级

27. 属慢性左心衰体征的是
A. 第一心音增强
B. 舒张早期奔马律
C. 主动脉瓣区第二心音亢进
D. 水冲脉
E. 颈静脉怒张

28. 慢性心力衰竭肺淤血表现中最严重的
A. 水肿
B. 颈静脉怒张
C. 夜间阵发性呼吸困难
D. 心源性哮喘
E. 运动后哮喘

29. 下列哪项是左心衰竭的典型表现
A. 夜间阵发性呼吸困难
B. 颈静脉充盈
C. 下垂性水肿
D. 浆膜腔积液
E. 肝肿大

30. 右心功能不全较早出现的临床表现是

A. 上腹胀满 B. 肝肿大
C. 水肿 D. 颈静脉怒张
E. 紫绀

31. 阵发性室上性心动过速的常用药物不包括
A. 维拉帕米
B. 普罗帕酮
C. 胰岛素
D. 腺苷或三磷酸腺苷
E. 胺碘酮

32. 原发性高血压高度危险组标准正确的是
A. 高血压3级不伴危险因素
B. 高血压2级伴1个危险因素
C. 高血压2级伴2个危险因素
D. 高血压1级伴2个危险因素
E. 高血压1级伴1个危险因素

33. 患者35岁，尿常规检查示有蛋白尿（＋），较适合的高血压药物是
A. CCB B. ACEI/ARB
C. 噻嗪类利尿剂 D. β受体拮抗剂
E. 以上均不是

34. ACEI/ARB类抗高血压药的绝对禁忌证是
A. 准备怀孕的妇女
B. 快速性心律失常
C. 妊娠、双侧肾动脉狭窄
D. 痛风
E. 肾衰竭

35. 伴有痛风的高血压病患者，应禁用的降压药物是
A. 利尿药
B. 钙通道阻滞剂
C. β受体阻滞剂
D. 血管紧张素转化酶抑制剂
E. α受体阻滞剂

36. 典型心绞痛胸部疼痛的部位是
A. 心尖部
B. 左肩背部
C. 胸部左侧
D. 胸骨体中下段之后
E. 胸部右侧

37. 典型心绞痛患者，含服硝酸甘油片后，缓解的时间一般是
A. 1分钟之内 B. 1～3分钟
C. 5～10分钟 D. 11～20分钟
E. 21～30分钟

38. 下列各项，不符合典型心绞痛症状特点的是
A. 常由体力劳动或情绪激动所诱发
B. 休息或舌下含服硝酸甘油可缓解
C. 疼痛部位主要在胸骨体中段或下段之后
D. 持续时间常达15分钟以上
E. 胸痛常为压榨样、发闷或紧缩性

39. 胸痛，含化硝酸甘油可缓解的是
A. 心肌梗死 B. 心绞痛
C. 冠心病 D. 心房纤颤
E. 心肌炎

40. 对冠心病有确诊价值的辅助检查是
A. 心电图
B. 超声心动图
C. 心电图连续动态监测
D. 冠脉CT造影
E. 冠状动脉造影

二、A2型题

1. 患者男性，65岁。高血压病史10余年，既往有气喘病史，昨日突然出现神志不清。左侧肢体瘫痪，测血压200/120mmHg，血糖11.2mmol/L，血胆固醇7.8mmol/L。此病人，平素口服降压药，不应选择下列哪种药物
A. 索他洛尔 B. 卡托普利
C. 甲基多巴 D. 硝苯地平
E. 哌唑嗪

2. 男，65岁。糖尿病病史5年，血压190/110mmHg。按照高血压危险分层为
A. 高血压3级，很高危
B. 高血压2级，很高危
C. 高血压3级，高危
D. 高血压2级，中危
E. 高血压1级，很高危

3. 男性，70岁。高血压病史6年，今晨起

床后突然头痛、烦躁、多汗、面色苍白,血压 250/125mmHg,心率 125 次/分,律齐,双肺布满中、小水泡音和少量哮鸣音,肝脾未及,双下肢无浮肿。此患者目前的合适诊断

　　A. 高血压 3 级,并肺部感染
　　B. 高血压 3 级,极高危组
　　C. 支气管哮喘急性发作
　　D. 高血压 3 级并急性左心衰
　　E. 扩张型心肌病

4. 患者女性,56 岁。因持续心悸 5 天入院。既往体健。查体:BP142/80mmHg,心界不大,心率 132 次/分,心律不齐;心电图示:P 波消失,代之以 f 波,心室律绝对不规则。控制心室率首选的药物是

　　A. 华法林　　　　B. 胺碘酮
　　C. 普罗帕酮　　　D. 腺苷
　　E. 比索洛尔

5. 患者女性,38 岁。有心脏病史 4 年,最近感到心悸,听诊发现心率 100 次/分,律不齐,第一心音强弱不等,心尖部有舒张期隆隆样杂音。听诊发现的最可能的诊断是

　　A. 房性早搏　　　B. 窦性心律不齐
　　C. 窦性心动过速　D. 室性早搏
　　E. 心房颤动

6. 患者男性,35 岁。健康查体时 ECG 发现偶发房性期前收缩。既往体健。查体:心界不大,心率 80 次/分,心脏各瓣膜区未闻及杂音。该患者最佳的处理方法是

　　A. 静脉注射利多卡因
　　B. 口服慢心律
　　C. 口服普罗帕酮
　　D. 寻找病因,定期随诊
　　E. 口服胺碘酮

7. 男,14 岁。因阵发性心悸 3 年,再次发作 2 小时入院。查体无异常发现。心电图示:心率 180 次/分,节律规整,QRS 波群时限 0.11 秒,可见逆行 p 波,该患者最可能的诊断为

　　A. 阵发性室上性心动过速
　　B. 阵发性室性心动过速
　　C. 窦性心动过速
　　D. 心房扑动
　　E. 非阵发性房室交界区心动过速

8. 患者女性,68 岁。夜间阵发性呼吸困难 1 个月余,喘憋不能平卧 2 天,无咳嗽、咳痰,有陈旧性心肌梗死病史,查体:BP130/90mmHg,心率 98 次/分,无颈静脉怒张,双肺底可闻及细湿啰音,双下肢无水肿。导致该患者喘憋最可能的原因是

　　A. 左心衰竭　　　B. 右心衰竭
　　C. 支气管哮喘　　D. 心肌炎
　　E. 肺炎

9. 男性,35 岁。劳力性呼吸困难,心悸,气短,少尿,下肢浮肿 1 年余,1 周前咽痛、咳嗽、咳黄痰后呼吸困难加重,夜间不能平卧。超声心动图示,左右心室扩张,弥漫性运动不良,左心室射血分数 30%。口服地高辛 0.25mg,1 次/天,既往无任何特殊病史。诊断首先考虑

　　A. 肺部感染　　　B. 慢性心力衰竭
　　C. 急性左心衰竭　D. 心包炎
　　E. 急性右心衰竭

10. 女,58 岁,近半年来自觉心前区阵发性疼痛,常在休息或清晨时发作,持续时间 15 分钟,含服硝酸甘油后缓解,疼痛发作时,心电图胸前导联 ST 段抬高,运动负荷试验阴性,其诊断为

　　A. 初发型心绞痛　B. 卧位型心绞痛
　　C. 稳定型心绞痛　D. 变异型心绞痛
　　E. 恶化型心绞痛

11. 女性,48 岁,间发心前区闷痛 1 个月,常夜间发作。发作时心电图 Ⅱ、Ⅲ、aVF 导联 ST 段上抬考虑为冠心病心绞痛,缓解期治疗最好选用哪种药物

　　A. 长效硝酸甘油　B. 心得安
　　C. 潘生丁　　　　D. 消心痛
　　E. 地尔硫卓

12. 患者男,55 岁。肥胖,血压 160/90mmHg,已经 10 年,近 1 周,在早晨跑步时,出现胸骨后疼痛,伴有窒息感,疼痛持续 5 分钟。急送医院,应首先考虑诊断

　　A. 隐匿性冠心病　B. 高血压危象

C. 心肌梗死　　　　D. 心力衰竭
E. 稳定型心绞痛

13. 患者，女，40岁。风心病5年，近半月来胃纳差，恶心，呕吐，肝区疼痛，尿少。查体：颈静脉怒张。三尖瓣区可闻及收缩期杂音。肝肋下2cm。应首先考虑的是
   A. 肝炎　　　　　B. 右心衰竭
   C. 左心衰竭　　　D. 肝硬化
   E. 全心衰竭

14. 患者，女，40岁。3年前发现患有风湿性心脏病，近半年来。体力活动明显受限，轻度活动即出现心悸，气短。其心功能为
   A. 1级　　　　　B. 2级
   C. 3级　　　　　D. 4级
   E. 以上均非

15. 患者反复咳、痰、喘10年，加重伴下肢水肿1周入院。查体：体温37.8℃，血压140/80mmHg，HR110次/分钟，律齐，两肺闻及湿罗音，肝肋下3厘米，肝颈静脉反流征阳性，双下肢凹陷性水肿。应首先考虑的诊断是
   A. 右心衰竭　　　B. 肝硬化
   C. 高血压肾病　　D. 急性肾炎
   E. 慢性肾衰竭

16. 患者，心悸。查体：心律完全不规则，心率快慢不等，心音强弱绝对不一致，脉搏短绌。应首先考虑的是
   A. 窦性心律不齐
   B. 房性早搏
   C. 心房纤颤
   D. 房室交界性早搏

E. 室性早搏

17. 患者，男，48岁，吸烟，高脂血症。门诊查体，血压190/110mmHg。该患者高血压病应属于
   A. 低度危险组　　B. 中度危险组
   C. 高度危险组　　D. 很高危险组
   E. 以上都不是

18. 患者，男，50岁。高血压病史10年，今日剧烈头痛，眩晕，恶心，呕吐。查体：无肢体活动障碍，血压200/120mmHg。为快速降压，应选择下列哪种药物
   A. 硝普钠　　　　B. 心得安
   C. 硝苯吡啶　　　D. 降压灵
   E. 复方降压片

三、B型题

（1~2题共用备选答案）
   A. 心率加快
   B. 体循环静脉淤血
   C. 毛细血管通透性增高
   D. 肺淤血，肺水肿
   E. 心室肥厚
1. 左心衰竭主要表现为
2. 右心衰竭主要表现为

（3~4题共用备选答案）
   A. 劳力性相关的呼吸困难
   B. 咳嗽
   C. 咯血
   D. 下垂性凹陷性水肿
   E. 紫绀
3. 左心衰竭时最早出现和最重要的症状是
4. 右心衰竭时典型的体征是

第三单元　消化系统

一、A1型题

1. 治疗消化性溃疡的药物中，抑酸最强、疗效最佳的是
   A. 西咪替丁　　　B. 阿托品

C. 硫糖铝　　　　D. 奥美拉唑
E. 胶态次枸橼酸铋

2. 鉴别良恶性消化道溃疡的最重要方法是
   A. 溃疡大小
   B. 大便潜血

C. 胃液分析
D. 胃黏膜组织病理学检查
E. 幽门螺杆菌（Hp）检查

3. 空腹疼常见于
   A. 胃溃疡　　　　B. 十二指肠溃疡
   C. 胰腺炎　　　　D. 胆囊炎
   E. 溃疡性结肠炎

4. 易发生幽门梗阻的溃疡是
   A. 胃窦溃疡　　　B. 幽门管溃疡
   C. 胃角溃疡　　　D. 球后溃疡
   E. 胃多发溃疡

5. 关于消化性溃疡的并发症不正确的是
   A. 幽门梗阻　　　B. 穿孔
   C. 上消化道出血　D. 癌变
   E. 肝性脑病

6. 关于消化性溃疡的治疗，正确的是
   A. 需长期应用黏膜保护剂以降低溃疡复发率
   B. 为降低复发率，需长期服用质子泵抑制剂
   C. 只要内镜证实溃疡已经愈合，溃疡就不会复发
   D. 根除幽门螺杆菌可以降低溃疡复发率
   E. 有消化道出血的溃疡患者必须长期维持治疗

7. 对胃溃疡下列哪种说法是正确的
   A. 胃溃疡可能恶变故均有手术指征
   B. 饮食疗法也可以促进溃疡愈合
   C. 与十二指肠溃疡相反，胃溃疡不易出血
   D. 通常胃酸正常或降低
   E. 常表现为夜间痛

8. 对于有典型胃食管反流病症状而内镜检查阴性的患者，以下哪种方法有助于诊断和治疗
   A. B超
   B. 胃镜
   C. 24h 胃食管 pH 监测
   D. 腹部 B 超
   E. 用质子泵抑制剂做试验性治疗

9. 以下哪项辅助检查，在内镜检查无果后，有助于确定胃食管反流病的是
   A. 活检
   B. 食管测压
   C. 24h 胃食管 pH 监测
   D. 食管滴酸试验
   E. 用质子泵抑制剂做试验性治疗

10. 以下哪种因素不会导致 LESP 下降
    A. 高脂肪饮食　　B. 钙通道拮抗剂
    C. 妊娠　　　　　D. 食道裂孔疝
    E. 胆汁中的非结合胆盐

11. 胃食管反流病治疗措施不包括
    A. 应用促胃肠动力药
    B. 抗酸治疗
    C. 高脂肪饮食
    D. 减肥
    E. 避免饮用咖啡和浓茶

12. 诊断反流性食管炎最准确的方法是
    A. 食管吞钡 X 线检查
    B. 食管滴酸试验
    C. 食管内镜检查
    D. 食管 24 小时 pH 值监测
    E. 食管测压

13. 下列用于胃食管反流病维持治疗的药物中，效果最好的是
    A. 西沙比利　　　B. 吗丁啉
    C. 氢氧化铝　　　D. 西咪替丁
    E. 奥美拉唑

14. 患者诊断胃食管反流病，目前因胸骨后疼痛就诊，首选的药物是
    A. 奥美拉唑　　　B. 西咪替丁
    C. 铝碳酸镁　　　D. 多潘立酮
    E. 依托比例

15. 关于胃食管反流病内镜检查的描述，不正确的是
    A. 内镜检查是反流性食管炎最准确的方法
    B. 可判断反流性食管炎的严重程度
    C. 可判断反流性食管炎有无并发症
    D. 结合活检可与其他食管病变做鉴别
    E. 内镜检查无食管炎表现可排除胃食管反流病

16. 胃食管反流病的典型症状是
    A. 反酸、烧心　　B. 胸骨后痛

C. 吞咽困难　　D. 上腹痛
E. 上消化道出血
17. 胃食管反流病常发生的消化道外症状是
　　A. 头晕　　　　B. 咳嗽、哮喘
　　C. 便血　　　　D. 黄疸
　　E. 贫血
18. 引起胃食管反流病的主要原因是
　　A. 一过性食管下括约肌（LES）松弛
　　B. 食管酸清除障碍
　　C. 胃排空延迟
　　D. 食管黏膜防御作用降低
　　E. 食管裂孔疝
19. 下列哪项不属于胃食管反流病患者的抗反流防御机制异常
　　A. 夜间胃酸分泌过多
　　B. 食管下括约肌压力降低
　　C. 异常的食管下括约肌一过性松弛
　　D. 胃排空异常
　　E. 食管酸廓清能力下降
20. 慢性胃炎的特异症状是
　　A. 进食后中上腹疼痛
　　B. 饥饿时上腹痛
　　C. 呕吐苦水
　　D. 反复上消化道出血
　　E. 以上都不是
21. 诊断慢性胃炎最可靠的依据是
　　A. 慢性上腹部疼痛
　　B. 胃酸降低
　　C. X线钡餐检查
　　D. 胃脱落细胞检查
　　E. 胃镜检查及胃黏膜活检
22. 引起慢性胃炎的最常见的致病因素是
　　A. 粗糙或刺激性物理性因素
　　B. 药物等化学性因素
　　C. 幽门螺杆菌感染
　　D. 长期饮酒
　　E. 机体自身免疫因素
23. 慢性浅表性胃炎的临床表现哪项是错误的
　　A. 可以引起恶性贫血
　　B. 有时症状酷似消化性溃疡

C. 可出现上腹部烧灼感
D. 胃酸分泌量偏低
E. 易出现嗳气、反酸、腹胀等症状
24. 急性坏死性胰腺炎的特点是
　　A. 上腹部持续性刀割样疼痛
　　B. 恶心、呕吐
　　C. 黄疸
　　D. 中等程度发热
　　E. 脐周或肋腹部皮肤青紫色
25. 急性胰腺炎解痉痛不宜应用
　　A. 吗啡　　　　B. 异丙嗪
　　C. 杜冷丁　　　D. 阿托品
　　E. 普鲁卡因
26. 急性胰腺炎最基本的治疗方法是
　　A. 肾上腺皮质激素　B. 胰岛素
　　C. 抗生素　　　　　D. 生长抑素
　　E. 禁食补液
27. 急性坏死型胰腺炎时，下列哪项检查结果正确
　　A. 血清淀粉酶均升高
　　B. 血清脂肪酶早期升高
　　C. 血糖升高
　　D. 血钙升高
　　E. 血白蛋白升高
28. 在急性胰腺炎发病过程中，起关键作用的酶是
　　A. 溶菌酶　　　　B. 弹力蛋白酶
　　C. 胰蛋白酶　　　D. 磷脂酶A
　　E. 激肽酶
29. 关于急性胰腺炎时淀粉酶的说法下列错误的是
　　A. 尿淀粉酶值受患者尿量的影响
　　B. 胰源性胸腔积液和腹水中的淀粉酶值亦明显升高
　　C. 重症胰腺炎的淀粉酶值可正常或低于正常
　　D. 部分急腹症的淀粉酶一般不超过正常值的2倍
　　E. 血淀粉酶的高低反映病情轻重
30. 下列不符合急性胃炎的治疗原则的是
　　A. 停用不必要的药物，如阿司匹林
　　B. 适当限制饮食

C. 应用抑酸剂和硫酸铝
D. 止血并补充血容量
E. 对病程持续或反复发作者行胃大部切除术

31. 急性胃炎的发病机制与下列哪项无关
    A. 前列腺素分泌减少
    B. 黏液分泌减少
    C. 胃黏膜屏障破坏
    D. 氢离子逆向弥散
    E. 氧合酶活性增强

32. 一般认为应激导致急性胃炎的重要环节是
    A. 胃酸分泌增多
    B. Hp 感染
    C. 黏膜缺血、缺氧
    D. 胃蛋白酶分泌增加
    E. 脂肪酶分泌增加

33. 非甾体抗炎药引起急性胃炎的主要机制是
    A. 激活磷脂酶 A
    B. 抑制前弹性蛋白酶
    C. 抑制前列腺素合成
    D. 促进胃泌素合成
    E. 抑制脂肪酶

34. 胃炎的急诊胃镜检查应在上消化道出血后
    A. 1 周内进行　　B. 5 天内进行
    C. 4 天内进行　　D. 3 天内进行
    E. 1～2 天内进行

35. 急性糜烂出血性胃炎的常见病因不包括
    A. 非甾体抗炎药
    B. 脑外伤
    C. 乙醇
    D. 幽门螺杆菌感染
    E. 严重烧伤

36. 下列因素可能诱发急性胃黏膜病变和呕血，但除外
    A. 颅脑手术　　B. 严重外伤
    C. 自身免疫　　D. 大面积烧伤
    E. 非甾体类药物

37. 急性阑尾炎的主要症状是
    A. 畏寒、发热
    B. 恶心、呕吐
    C. 腹泻或便秘
    D. 转移性右下腹痛
    E. 食欲下降

38. 急性阑尾炎病人，当腹痛尚未转移至右下腹前，在诊断上具有重要意义的是
    A. 已出现发热
    B. 已有白细胞显著升高
    C. 已有脐区压痛及反跳痛
    D. 脐区及右下腹均有压痛、反跳痛
    E. 压痛已固定在右下腹

39. 急性阑尾炎最严重的并发症是
    A. 门静脉炎
    B. 阑尾化脓穿孔腹膜炎
    C. 阑尾周围脓肿
    D. 膈下脓肿
    E. 肠间积脓

40. 急性阑尾炎术后最常见的并发症是
    A. 出血　　　　B. 切口感染
    C. 粘连性肠梗阻　　D. 阑尾残株炎
    E. 粪瘘

41. 下列急性结石性胆囊炎的临床表现特点中，不正确的是
    A. Murphy 征阴性
    B. 穿孔致弥漫性腹膜炎或穿至邻近脏器形成胆内瘘，可引起胆源性肝脓肿
    C. 常在进食油腻食物后发病
    D. 右上腹剧烈绞痛，阵发性加重，向右肩背部放射
    E. 伴恶心、呕吐等消化道症状，严重者可有畏寒、发热、黄疸

42. 急性胆囊炎最严重的并发症是
    A. 细菌性肝脓肿
    B. 胆囊积脓
    C. 胆囊坏疽穿孔引起胆汁性腹膜炎
    D. 并发急性胰腺炎
    E. 胆囊十二指肠内囊

43. 急性胆囊炎疼痛放射部位为
    A. 腰部　　　　B. 右肩或背部
    C. 左肩或背部　　D. 右下腹部

E. 右胸部

44. 急性胆囊炎 B 超提示胆囊出现
   A. 萎缩　　　　　B. 回声减弱
   C. 壁变薄　　　　D. 双边征
   E. 双轨征

45. 急性单纯性胆囊炎一般不采用下列哪种治疗措施
   A. 禁食　　　　　B. 胆囊切除术
   C. 胃肠减压　　　D. 抗感染
   E. 输液

46. 肝硬化腹腔积液治疗，一般不主张采用
   A. 高蛋白饮食　　B. 低盐饮食
   C. 卧床休息　　　D. 强烈利尿
   E. 腹腔积液浓缩回输

47. 对判断肝硬化患者预后意义不大的指标是
   A. 腹腔积液　　　B. 清蛋白
   C. 血清电解质　　D. 凝血酶原时间
   E. 肝性脑病

48. 对肝硬化诊断最有价值的是
   A. 脾肿大
   B. B 超肝内回声粗糙不均
   C. 肝掌，蜘蛛痣
   D. 肝功能试验异常
   E. 钡透食管下端有蚯蚓状充盈缺损

49. 肝硬化患者肝功能减退的临床表现不包括
   A. 齿龈出血　　　B. 脾大
   C. 黄疸　　　　　D. 水肿
   E. 肝掌

50. 肝硬化失代偿期诊断的主要依据是
   A. 乏力，食欲不振　B. 消瘦
   C. 腹胀、腹泻　　D. 腹水
   E. 肝掌

51. 在我国，引起肝硬化的主要病因是
   A. 肝静脉阻塞综合征
   B. 酒精性肝病
   C. 药物性肝炎
   D. 病毒性肝炎
   E. 自身免疫性肝病

52. 肝硬化患者出现蜘蛛痣和男性乳房发育的主要机制是
   A. 肝脏合成激素能力减低
   B. 肝脏对从肠道吸收的有毒物质解毒能力减低
   C. 肝脏对血管活性物质和雌激素的灭活功能降低
   D. 门脉高压症
   E. 肾素－血管紧张素－醛固酮系统紊乱

53. 肝硬化门静脉高压诊断具有特征性意义的表现是
   A. 脾大
   B. 腹水
   C. 内分泌紊乱
   D. 出血倾向和贫血
   E. 侧支循环建立

54. 下列表现中，符合肝脏解毒功能下降的是
   A. 黄疸　　　　　B. 食管静脉曲张
   C. 氨中毒　　　　D. 凝血因子减少
   E. 男性乳腺发育

55. 肝硬化早期诊断最可靠的方法是
   A. 肝功能检查
   B. B 型超声
   C. 腹腔镜直视下活检
   D. CT
   E. 食管钡餐透视

56. 反映肝储备功能试验的是
   A. 血胆红素测定
   B. 血清蛋白测定
   C. 吲哚青绿清除试验
   D. ALT 测定
   E. 免疫球蛋白测定

57. 对肝硬化有确诊价值的是
   A. 肝肿大质地偏硬
   B. 脾肿大
   C. 丙种球蛋白升高
   D. 肝穿刺活检有假小叶形成
   E. 食管吞钡 X 线检查有虫蚀样充盈缺损

58. 反映肝纤维化的血清学指标是
   A. 胆固醇

B. 乳酸脱氢酶（LDH）
C. γ-谷氨酰转肽酶（γ-GGT）
D. 透明质酸（HA）
E. 胆汁酸

59. 男性肝硬化患者性欲减退、睾丸萎缩、肝掌的原因是
A. 雄激素过多
B. 肾上腺皮质激素过多
C. 雌激素过多
D. 甲状腺激素过多
E. 醛固酮过多

60. 关于肝硬化腹腔积液形成的因素，不正确的是
A. 门静脉压力增高
B. 原发性醛固酮增多
C. 低清蛋白血症
D. 肝淋巴液生成过多
E. 抗利尿激素分泌过多

61. Charcot 三联症反复发作最大的可能是
A. 壶腹部癌   B. 肝细胞癌
C. 胆总管结石 D. 黄疸型肝炎
E. 细菌性肝脓肿

62. 上腹部疼痛、寒战高热和黄疸，最常见于
A. 胆总管结石合并感染
B. 急性胆囊炎
C. 胆道蛔虫症
D. 胆总管囊肿
E. 先天性胆道闭锁

63. 胃食管反流病的特征性食管症状是
A. 进食后腹痛   B. 饥饿时腹痛
C. 烧心、反酸   D. 胸骨后痛
E. 吞咽困难

64. 反流性食管炎分级错误的是
A. 食管黏膜没有破损是正常分级
B. 一个或一个以上食管黏膜破损，长径小于 5mm 是 A 级
C. 一个或一个以上食管黏膜破损，长径大于 5mm，有融合性改变是 B 级
D. 食管黏膜破损有融合，但小于 75% 的食管周径是 C 级
E. 食管黏膜破损有融合，至少 75% 的食管周径是 D 级

65. 诊断胃食管反流病的"PPI试验"正确的是
A. PPI1 片/QD 连用 7～14 天
B. PPI1 片/BID+ 甲硝唑连用 7～14 天
C. PPI1 片/BID+ 克拉霉素 + 阿莫西林连用 7～14 天
D. PPI1 片/BID+H_2受体拮抗剂连用 7～14 天
E. PPI1 片/BID 连用 7～14 天

66. 胃食管反流病的并发症正确的是
A. 胃溃疡   B. 上消化道出血
C. 肝癌   D. 十二指肠溃疡
E. 急性胃炎

67. 确诊急性胃炎应选用
A. 胃镜检查   B. 钡餐造影
C. 腹部 CT   D. 腹部 B 超
E. 胃液分析

68. 急性胃炎治疗原则是
A. 应用抑酸剂、抗酸剂或胃黏膜保护剂
B. 抗生素
C. 非甾体抗炎药
D. 抗病毒治疗
E. 抗凝剂

69. 导致急性糜烂性出血性胃炎较常见原因是
A. 胃镜下治疗
B. 呕吐
C. 应用抗肿瘤药物
D. 应用非甾体抗炎药物、抗凝药物
E. 应用氯化钾

70. 急性胃炎的表现为
A. 进行性吞咽困难
B. 慢性、周期性、节律性上腹疼痛
C. 大量呕吐隔夜食物
D. 进食污染食物后急性呕吐，上腹不适伴腹痛
E. 右下腹痛，常在进食后诱发，大便后缓解

71. 急性胃炎治疗原则不正确的是
A. 进食易消化食物

B. 停用不必要的药物
C. 应用抑酸剂、抗酸剂
D. 应用胃黏膜保护剂
E. 必须使用抗生素

72. 诊断慢性胃炎最可靠的方法是
A. 胃液分析
B. 血清学检查
C. 胃肠钡餐检查
D. 胃镜及活组织检查
E. 幽门螺杆菌检查

73. 引起慢性胃炎最常见的原因是
A. Hp 感染
B. 十二指肠-胃反流
C. 自身免疫
D. 年龄因素
E. 缺乏黏膜营养因子

74. 慢性胃炎的治疗应特别注意采用
A. 抗幽门螺杆菌治疗
B. 抗酸药物治疗
C. 增强胃黏膜防御
D. 维持能量补给
E. 抗抑郁药物

75. 抗幽门螺旋杆菌四联治疗中不含
A. 克拉霉素　　B. 阿莫西林
C. 甲硝唑　　　D. 替硝唑
E. 氢氧化铝

76. 胃溃疡最主要的症状是
A. 嗳气、反酸　B. 恶心、呕吐
C. 呕吐、黑便　D. 上腹疼痛
E. 食欲减退

77. 下列各项，不是胃溃疡并发症的是
A. 幽门梗阻　　B. 穿孔
C. 出血　　　　D. 癌变
E. 慢性萎缩性胃炎

78. 消化性溃疡上腹胀满、疼痛，餐后加重，呕吐后症状缓解。应首先考虑的是
A. 胃神经官能症　B. 穿孔
C. 出血　　　　　D. 幽门梗阻
E. 癌变

79. 不属于消化性溃疡病因的
A. Hp 感染
B. 服用非甾体抗炎药

C. 胃酸
D. 遗传
E. 胆汁淤积

80. 消化性溃疡形成的主要病因是
A. 遗传因素　　B. 精神因素
C. Hp 感染　　 D. 自身免疫
E. 长期饮用烈酒、浓茶、咖啡等

81. 肝硬化内分泌失调引起的表现是
A. 营养不良　　B. 出血
C. 肝掌，蜘蛛痣　D. 贫血
E. 腹泻

82. 肝硬化代偿期可出现
A. 出血倾向和贫血
B. 腹水
C. 食管静脉曲张
D. 肝脏缩小
E. 肝脾肿大

83. 男性肝硬化患者常出现性欲减退，睾丸萎缩，乳房发育，蜘蛛痣。其主要原因是
A. 垂体功能减低
B. 雌激素过多
C. 雄激素过多
D. 肾上腺皮质激素过多
E. 脾功能亢进

84. 诊断阑尾炎最重要的体征是
A. 右下腹肌紧张
B. 右下腹反跳痛
C. 右下腹有明显固定压痛点
D. 闭孔内实验阳性
E. 结肠充气试验阳性

85. 辅助诊断急性阑尾炎的体征错误的是
A. 罗氏征（又称间接压痛）
B. 腰大肌征
C. 闭孔肌征
D. 颈强直
E. 经肛门直肠指检

86. 肝外胆管结石合并胆管炎的典型胆绞痛表现是
A. 心悸、胸痛、呼吸困难
B. 腹痛、寒战高热、黄疸
C. 腹痛、胸痛、黄疸

D. 腹痛、呼吸困难、黄疸
E. 心悸、胸痛、腹痛
87. 有症状的胆囊结石，首选的治疗方式是
    A. 定期观察
    B. 抗炎治疗
    C. 保肝
    D. 腹腔镜胆囊切除术
    E. 利胆
88. 急性梗阻性化脓性胆管炎的临床表现是在夏科三联征的基础上增加
    A. 休克、意识障碍
    B. 高热、休克
    C. 高热、意识障碍
    D. 黄疸、意识障碍
    E. 黄疸、休克
89. 腹腔镜胆囊切除术的适应证错误的是
    A. 结石直径≥2cm
    B. 胆囊壁钙化或瓷性胆囊
    C. 伴有＞1cm的胆囊息肉
    D. 胆囊壁增厚＞3mm，即伴有慢性胆囊炎
    E. 急性胰腺炎
90. 胆囊切除手术中，应行胆总管探查术的情况错误的是
    A. 病史、临床表现或影像学检查提示胆总管有梗阻，有黄疸史
    B. 急性单纯性胆囊炎
    C. 术中证实胆总管有病变
    D. 术中探查发现胆总管直径＞1cm，胆管壁明显增厚，胆管穿刺抽出脓性胆汁
    E. 胆囊内为泥沙样结石，有可能通过胆囊管进入胆总管
91. 右腹痛伴高热寒战，继而出现黄疸，见于以下哪种疾病
    A. 急性肝炎
    B. 慢性肝炎
    C. 急性胆囊炎
    D. 急性梗阻性化脓性胆管炎
    E. 急性阑尾炎
92. 急性胆囊炎常见的诱因是

A. 饱餐或进食油腻　B. 运动
C. 失眠　D. 嗜睡
E. 呕吐
93. 怀疑急性胆囊炎首选的检查方法是
    A. 腹部CT　B. 血常规
    C. 腹部B超　D. 腹部探查
    E. 以上均不是
94. 急性胆囊炎需要急症手术的适应证错误的是
    A. 确诊的急性胆囊炎，发病在72小时以内者
    B. 急性胰腺炎早期
    C. 经非手术治疗无效且病情恶化者
    D. 合并有胆囊穿孔
    E. 合并有弥漫性腹膜炎
95. 急性胰腺炎临床症状正确的是
    A. 有暴饮暴食史，上腹偏左剧痛，呕吐，伴轻度休克
    B. 晚间或下午呕吐大量不含胆汁的宿食
    C. 排便后晕厥，约5%～10%的病人需要进行外科手术治疗
    D. 上腹部有明显肌紧张，呈板状强直
    E. 阵发性腹痛、呕吐
96. 急性胰腺炎常规初筛影像学检查是
    A. 腹部CT　B. 肠镜
    C. 腹部B超　D. 胃镜
    E. 以上均不是

二、A2型题

1. 40岁男性，胃溃疡病史十余年，1小时前进食后突发剧烈上腹痛，持续性加重，并迅速波及全腹。查体：BP80/55mmHg，HR125次/分，体温38.8℃，板状腹，上腹部压痛、反跳痛及肌紧张，肠鸣音减弱，肝浊音界消失。最可能的诊断是
    A. 胃黏膜脱垂　B. 复合性溃疡
    C. 溃疡癌变　D. 溃疡穿孔
    E. 促胃液素瘤
2. 男性，60岁。反复上腹部疼痛伴反酸20年，近来食欲欠佳，体重明显下降，下一步应该首选的检查是

A. 彩超检查
B. 诊断性治疗
C. 腹部CT检查
D. 幽门螺杆菌检测
E. 胃镜+活检

3. 男性，25岁，因反复上腹痛而间断服用 H_2RA 治疗。停药数周后症状再发，医生建议其行内镜检查，在检查前1周自服PPI治疗，症状改善。胃镜提示：十二指肠球部溃疡变形，Hp尿素酶试验（－）。下列哪项叙述最恰当

A. 该患者患 Hp（－）的十二指肠溃疡
B. 该患者应行 $^{13}C-$ 尿素呼气试验
C. 应从胃窦和胃体取活检标本行病理学Hp染色
D. 该患者仅用PPI可能不能完全治愈
E. 应行血清学Hp抗体检查

4. 女性，28岁。反复上腹隐痛伴反酸4年。胃镜检查示十二指肠球部溃疡，$^{14}C-$ 尿素呼气试验阳性。治疗方案首选PPI加

A. 一种有效抗生素
B. 两种有效抗生素
C. 保护胃黏膜药物
D. 促胃动力剂
E. 止痛药

5. 患者，男性，40岁。间歇性上腹痛3年，近日出现呕吐，吐后自觉舒适，吐物有酸臭味。查：上腹饱满，有振水音。诊断可能为

A. 消化性溃疡并幽门梗阻
B. 十二指肠淤滞症
C. 胃癌
D. 急性胃炎
E. 神经性呕吐

6. 有一病人，诊断为反流性食管炎，经食管胃镜检查可见食管黏膜有破损，最大直径为4mm，此患者根据反流性食管炎分级（洛杉矶分级）属于

A. 正常
B. A级
C. B级
D. C级
E. D级

7. 病人，22岁。吞咽不畅，胸骨后沉重不适，症状时轻时重。时有呕吐、吐出食管潴留的食物。病史2年，用药症状无缓解，做食管钡剂造影，食管下端呈鸟嘴样狭窄。该病人诊断是

A. 食管癌
B. 食管良性肿瘤
C. 贲门失弛缓症
D. 食管炎
E. 食管憩室

8. 女，48岁。反酸、烧心、上腹胀4年余。3个月前行胃镜检查无明显异常。对明确诊断有帮助的是

A. 胃排空试验
B. H2受体拮抗剂试验治疗
C. 上消化道钡剂造影
D. 黏膜保护剂试验治疗
E. 质子泵抑制剂试验治疗

9. 患者女，38岁，肥胖，诊断为胃食管反流病，经过正规内科治疗，症状明显缓解。下列有关胃食管反流病烧心的描述，错误的是

A. 烧心是指胸骨后或剑突下烧灼感
B. 常在餐后半小时出现
C. 腹压增高时可加重
D. 弯腰时可加重
E. 卧位可加重

10. 女性，65岁。反复不规律上腹部隐痛8年，胃镜诊断为萎缩性胃炎，则验证活动性炎症的客观依据是

A. 肠上皮化生
B. 中性粒细胞浸润
C. 出血
D. 浆细胞浸润
E. 淋巴细胞浸润

11. 男性，45岁。间断性上腹不适12年，近来有饱胀感、嗳气，食欲减退。胃镜及病理检查诊断：慢性胃炎伴轻度肠上皮化生，$^{14}C-$ 尿素呼气试验阳性。最主要的治疗是

A. 抑酸药
B. 中药
C. 促胃动力药
D. 根除幽门螺杆菌
E. 胃黏膜保护药

12. 女性，55岁，4年来逐渐出现上腹胀满，食欲减退，伴舌炎及巨幼红细胞贫血，胃镜见胃黏膜，红白相间以白为主，该患诊断首先考虑
    A. 慢性浅表性胃炎
    B. 早期胃癌
    C. 慢性肥厚性胃炎
    D. 急性胃黏膜病变
    E. 慢性萎缩性胃炎

13. 年轻男性，于饮酒后突然腹痛、腹胀、恶心呕吐，查体：急性病容，腹平坦，上腹部轻度肌紧张及反跳痛，为明确诊断首选的检查是
    A. 超声
    B. 胃镜
    C. 血、尿淀粉酶测定
    D. 血糖测定
    E. 血钙测定

14. 女性，35岁，聚餐饮酒后突然上腹部剧烈疼痛，大汗，应首先考虑以下哪种急腹症
    A. 急性胰腺炎   B. 缺血性肠病
    C. 肠易激综合征   D. 心肌梗死
    E. 急性细菌性痢疾

15. 男性，38岁，入院诊断为急性胰腺炎，在恢复过程中，饮肉汤一碗，再发上腹部剧痛，注射654-2无效，并出现腹胀。处理应是
    A. 禁食＋注射吗啡＋输液
    B. 胃肠减压＋输液＋哌替啶
    C. 注射阿托品＋阿尼利定（安痛定）
    D. 胃肠减压＋阿托品＋输液
    E. 禁食＋输液＋注射吗啡阿托品

16. 老年男性，因冠心病服用阿司匹林后恶心，呕吐咖啡样物约300mL，排黑便200g，头晕心悸，无腹痛，查体：BP14/11kPa，P102次/分，心音低钝，心律齐，双肺呼吸音清，腹软，上腹正中压痛，无反跳痛，肝脾未触及。关于出血原因，最可能的诊断是
    A. 消化性溃疡
    B. 食管静脉曲张破裂
    C. 胃癌
    D. Mallory-Weiss综合征
    E. 急性胃黏膜病变

17. 男性，36岁，肝硬化腹腔积液，尿少，四肢浮肿。心率125次/分。呼吸40次/分，端坐，有脐疝。治疗应首选
    A. 西地兰静注
    B. 双氢克尿塞口服
    C. 放腹腔积液
    D. 口服甘露醇
    E. 硫酸镁导泻

18. 男性，48岁。肝硬化病史5年，半年来腹胀加重，伴有双下肢水肿。下面治疗措施不当的是
    A. 卧床休息
    B. 低蛋白饮食
    C. 低盐限水
    D. 定期补充白蛋白
    E. 快速、大量利尿以加快腹水消退

19. 某肝硬化患者，今日进餐时突发呕血，量约400mL，遂急诊来院治疗。医生为预防发展为肝性脑病，重要治疗措施为
    A. 加强保肝治疗
    B. 应用左旋多巴
    C. 弱酸溶液洗肠
    D. 复方氨基酸静点
    E. 纠正酸碱平衡

20. 患者男性，42岁。慢性肝炎病史18年，2年来腹胀、乏力、双下肢水肿。查体：肝病面容，颈部数枚蜘蛛痣，巩膜黄染，心肺听诊无异常，腹膨隆，肝大肋下3cm，质硬，无触痛。胃镜显示胃底静脉曲张。可能的诊断是
    A. 肝炎   B. 脂肪肝
    C. 肝硬化   D. 肝囊肿
    E. 肝脓肿

21. 肝硬化患者血清免疫学检查，发现免疫球蛋白的IgM显著增加，血清抗线粒体抗体强阳性（1∶128），最可能的诊断是
    A. 肝炎后肝硬化
    B. 原发性胆汁性肝硬化
    C. 酒精性肝硬化

D. 血吸虫性肝硬化

E. 血色病所致肝硬化

22. 男性，45岁。2个月前出现食欲缺乏，乏力，右上腹胀痛。查体：巩膜黄染，肝肋下5cm，表面凸凹不平，脾肋下3cm。下列诊断可能性不大的是

A. 乙肝后肝硬化　　B. 原发性肝癌

C. 酒精性肝硬化　　D. 淤血性肝硬化

E. 原发性胆汁性肝硬化

23. 肝硬化患者，腹胀，肝胆脾超声显示肝硬化、腹水、腹腔游离液体深度5.1cm。下列有关肝硬化患者腹水形成的原因，不正确的是

A. 血浆胶体渗透压下降

B. 门静脉压力增加

C. 淋巴回流受阻

D. 醛固酮减少

E. 有效循环血量减少

24. 患者女，60岁，慢性乙型病毒性肝炎15年，近来腹胀来诊。检查超声提示肝硬化、脾大。患者脾大的原因是

A. 肝静脉压力升高

B. 肝动脉压力升高

C. 门静脉压力升高

D. 腹壁静脉曲张

E. 淋巴回流障碍

25. 患者，男，63岁，右上腹阵发性绞痛伴恶心呕吐1小时，既往胆结石病史3年。查体：体温37℃，右上腹存在轻度压痛，无腹肌紧张，Murphy征阴性，为确诊进一步检查应首选

A. ERCP

B. 经皮肝穿刺胆管造影（PTC）

C. 白细胞计数和分类

D. 腹部X线平片

E. B超和腹部CT

26. 患者，男，48岁。上腹部无规律胀痛3年余，常因饮食不当而发作，偶有反酸，嗳气。心血管检查无异常。应首先考虑的是

A. 慢性胆囊炎　　B. 心绞痛

C. 胃溃疡　　D. 胃癌

E. 慢性胃炎

27. 患者，男，28岁。上腹部灼痛1年。饥饿时加重。进食后可缓解，伴泛酸。查体：上腹部稍偏右有压痛。应首先考虑的是

A. 慢性胃炎　　B. 慢性胆囊炎

C. 十二指肠溃疡　　D. 胰腺炎

E. 胃癌

28. 患者，男，50岁。反复上腹痛15年，腹痛常在饭后。持续1～2小时。近半年疼痛加剧，食欲减退，体重减轻。检查：贫血貌。左锁骨上触及肿大淋巴结。血沉46mm/h。大便隐血试验持续阳性。应首先考虑的是

A. 慢性胆囊炎发作

B. 十二指肠溃疡发作

C. 胃溃疡伴幽门梗阻

D. 胃溃疡恶变

E. 复合性溃疡病

29. 患者，男，28岁。上腹部灼痛1年，饥饿时加重，进食后可缓解，伴泛酸。查体：上腹部稍偏右有压痛。应首先考虑的是

A. 慢性胃炎　　B. 慢性胆囊炎

C. 十二指肠溃疡　　D. 胰腺炎

E. 胃癌

30. 患者，男，45岁。因突然呕血入院。10年前患乙肝，因肝功能损害曾多次住院治疗。近感腹胀，乏力。查体：脾肿大，腹水。应首先考虑的是

A. 肺结核慢性空洞咯血

B. 胃溃疡出血

C. 急性支气管炎出血

D. 肝硬化，食管下端静脉丛破裂出血

E. 十二指肠溃疡出血

31. 患者近来尿少，大便反复带有鲜血，查体：面部有蜘蛛痣，左肋缘下触及脾脏，腹部叩诊出现移动性浊音。应首先考虑的是

A. 肾病综合征

B. 右心功能不全

C. 肝硬化

D. 慢性肾功能不全
E. 乙型肝炎

32. 患者，男，50岁。乙肝病史6年，呕血1天。检查：腹壁静脉曲张，肝肋下未触及，脾肋下3cm，腹水征（+）。HBsAg（+），白蛋白降低，A/G<1，丙氨酸转氨酶升高。其诊断为
   A. 慢性肝炎
   B. 肝硬化合并上消化道出血
   C. 消化性溃疡合并上消化道出血
   D. 白血病
   E. 原发性肝癌

33. 患者转移性右下腹痛2天，全腹痛1天。检查：腹膜刺激征阳性，以右下腹为著，肠鸣音减弱。血白细胞计数18×10^9/L。应首先考虑的是
   A. 急性肠胃炎   B. 急性胆囊炎
   C. 急性胰腺炎   D. 宫外孕破裂
   E. 阑尾炎穿孔并发腹膜炎

34. 患者，男，70岁。转移性右下腹痛3天。体温38℃，右下腹肌紧张，压痛，反跳痛。实验室检查：血白细胞20×10^9/L。应首选的治疗措施是
   A. 中药治疗   B. 针灸治疗
   C. 应用抗生素   D. 急诊手术
   E. 择期手术

35. 患者酗酒后感上腹剧痛，并向腰部放射，伴发热，恶心呕吐，腹胀。查体：腹平软，上腹呈束带式压痛，腰部可见瘀斑。应首先考虑的诊断是
   A. 急性胰腺炎   B. 急性胆囊炎
   C. 肾绞痛   D. 急性胃炎

E. 急性肠炎

三、B型题

（1～2题共用备选答案）
   A. 十二指肠溃疡
   B. 急性糜烂性胃炎
   C. 胃溃疡
   D. 胃癌
   E. 胃泌素瘤

1. 男性，20岁。中上腹间歇性疼痛1年，时有反酸，胃液分析BAO/MAO>0.6，MAO42mmol/h，应考虑
2. 女性，45岁。既往无胃病史，因关节痛曾服解热镇痛片数片，今晨突呕吐咖啡色液体300mL，应考虑

（3～5题共用备选答案）
   A. 乳果糖   B. 左旋多巴
   C. 肾上腺皮质激素   D. 溴隐亭
   E. 新霉素

3. 补充正常神经递质，竞争性地排斥假神经递质的是
4. 使肠内酸化减少氨的吸收形成的是
5. 抑制肠道细菌生长，减少氨的形成的是

（6～8题共用备选答案）
   A. 肝性脑病   B. 肝肾综合征
   C. 原发性肝癌   D. 自发性腹膜炎
   E. 上消化道出血

6. 肝硬化最常见的并发症是
7. 肝硬化最严重的并发症是
8. 肝硬化最常见的死亡原因是

第四单元 泌尿与生殖系统

一、A1型题

1. 细菌性阴道病的诊断标准不包括
   A. 脓性泡沫分泌物
   B. 胺臭味实验阳性
   C. 阴道分泌物pH>4.5
   D. 线索细胞阳性
   E. 匀质、稀薄、灰白色阴道分泌物

2. 滴虫性阴道炎的传播方式不包括
   A. 衣物传播   B. 性交传播
   C. 公共浴池传播   D. 母婴垂直传播
   E. 不洁器械和敷料传播

3. 外阴阴道假丝酵母菌的主要传播途径为
   A. 性交传播　　　B. 内源性传染
   C. 垂直传播　　　D. 接触传播
   E. 呼吸道传播

4. 关于外阴阴道假丝酵母菌病，下列哪种说法不正确
   A. 多发生在育龄妇女
   B. 可经性生活传播
   C. 伴剧烈瘙痒
   D. 表现为外阴阴道炎症充血，白带增多，呈豆腐渣样
   E. 阴道分泌物直接涂片镜检查到孢子可以确诊

5. 关于外阴阴道假丝酵母菌病，叙述正确的是
   A. 阴道假丝酵母菌可分布于正常人消化道、阴道等部位，适于碱性环境
   B. 白色假丝酵母菌是条件致病菌，存在于每位女性体内
   C. 假丝酵母菌感染主要为外源性感染，如接触污染的衣物等
   D. 来自肠道的自身假丝酵母菌感染是该病反复感染的主要原因
   E. 酵母相是该病急性发作时假丝酵母菌的主要形态

6. 诊断异位妊娠破裂下列哪项指标简单、最可靠
   A. 病史，腹部检查及阴道检查
   B. 诊断性刮宫
   C. 尿妊娠试验
   D. B 型超声检查
   E. 后穹隆穿刺

7. 异位妊娠最常见的着床部位是
   A. 卵巢　　　　　B. 子宫角
   C. 输卵管　　　　D. 子宫颈
   E. 腹腔

8. 对异位妊娠患者，下列哪一项检查最有助于诊断
   A. 腹部触诊有明显的肌紧张
   B. 附件区可触及有触痛的包块
   C. 尿 HCG 阳性，后穹隆穿刺抽出不凝血

   D. 末梢血白细胞升高
   E. 血红蛋白降低

9. 关于输卵管妊娠，以下哪项是正确的
   A. 必须有停经史
   B. 妊娠试验阳性，可排除输卵管妊娠
   C. 后穹隆穿刺阴性，可排除输卵管妊娠
   D. 迟早一定发生内出血，陷入休克
   E. 病程迁延较久者，可因血液凝固与周围器官粘连形成包块

10. 输卵管妊娠子宫变化不正确的叙述是
    A. 子宫增大
    B. 子宫内膜出现蜕膜反应
    C. 子宫变软
    D. 大于妊娠周数
    E. 内膜反应多样性

11. 关于痛经不正确的叙述是
    A. 伴腰酸或其他不适
    B. 经前后或月经期出现
    C. 可在经间期出现
    D. 有下腹疼痛、坠胀
    E. 程度较重以致影响生活和工作

12. 关于痛经的描述正确的是
    A. 凡在行经前后出现的下腹痛者均为痛经
    B. 继发痛经与子宫内膜合成和释放的前列腺素增加有关
    C. 继发痛经系由盆腔器质性疾病引起
    D. 痛经不受精神、神经因素影响
    E. 宫颈检查是最有价值的辅助诊断方法

13. 关于痛经不正确的叙述是
    A. 痛经为常见的妇科症状之一
    B. 指行经前后或月经期出现下腹部疼痛、坠胀
    C. 原发性痛经占痛经不足 10%
    D. 症状严重影响生活质量
    E. 痛经分为原发性痛经和继发性痛经两类

14. 前列腺增生最重要的症状是
    A. 尿频　　　　　B. 尿急
    C. 尿痛　　　　　D. 血尿
    E. 排尿困难

15. 前列腺增生症最早出现的症状往往是

A. 尿频　　　　　B. 排尿困难
C. 血尿　　　　　D. 尿痛
E. 尿急

16. 排尿中断的症状常见那种疾病
    A. 膀胱癌　　　　B. 阴茎癌
    C. 输尿管结石　　D. 膀胱结石
    E. 肾结石

17. 上尿路结石出现血尿的特点是
    A. 无痛性血尿　　B. 全程血尿
    C. 活动后血尿　　D. 初始血尿
    E. 终末血尿

18. 小于0.6cm的肾结石，治疗措施是
    A. 药物及溶石治疗
    B. 体外冲击波
    C. 经皮肾镜治疗
    D. 经输尿管镜治疗
    E. 以上均不是

19. 肾结石健康指导包括下列哪项
    A. 多饮水
    B. 嘱患者做跳绳
    C. 调节饮食
    D. 经常饮用中药金钱草冲泡的水
    E. 以上均是

20. 对鉴别上、下尿路感染最有意义的是
    A. 中段尿细菌培养阳性
    B. 尿路刺激症状
    C. 畏寒、发热、腰痛
    D. 肾小管浓缩功能正常
    E. 尿中白细胞管型

21. 尿路感染中最常见的致病菌为
    A. 葡萄球菌　　　B. 真菌
    C. 大肠杆菌　　　D. 病毒
    E. 肺炎球菌

22. 判断急性肾盂肾炎治愈的最主要指标是
    A. 尿常规正常
    B. 尿细菌培养阴性
    C. 尿路刺激征消失
    D. 肾功能好转
    E. 肾区叩击痛消失

23. 肾盂肾炎最主要的治疗措施是
    A. 多饮水或输液
    B. 卧床休息
    C. 应用糖皮质激素
    D. 应用抗生素
    E. 解痉止痛

24. 关于慢性肾盂肾炎的临床表现，下列哪项是不正确的
    A. 尿路刺激症状可不典型
    B. 可反复急性发作
    C. 可有高血压
    D. 可有低热
    E. 肾小管功能正常

25. 为了减缓肾小球硬化的发生，临床上主要注意
    A. 低盐饮食、适量蛋白质饮食
    B. 适当的休息
    C. 避免上呼吸道感染
    D. 服用利尿药物
    E. 高蛋白高脂肪饮食

26. 成年人引起肾性高血压最常见的疾病是
    A. 肾动脉狭窄
    B. 慢性肾盂肾炎
    C. 肾动脉硬化
    D. 急性肾小球肾炎
    E. 慢性肾小球肾炎

27. 下列各选项中属于慢性肾炎的临床特点是
    A. 不会导致尿毒症
    B. 无蛋白尿
    C. 双侧肾大小不一致
    D. 肾功能具有缓慢恶化的趋势
    E. 没有高血压

28. 肾小球肾炎的主要临床表现
    A. 血尿　　　　　B. 蛋白尿
    C. 水肿　　　　　D. 高血压
    E. 以上均是

29. 尿毒症患者发生纤维囊性骨炎的主要原因是
    A. 尿钙排泄增多
    B. 继发性甲状旁腺功能亢进
    C. 尿磷排泄减少
    D. 营养不良和低蛋白血症

E. 活性维生素 D 合成障碍

30. 尿毒症最早期的表现为
    A. 瘀斑　　　　　B. 高血压
    C. 出血　　　　　D. 心力衰竭
    E. 胃肠道症状

31. 尿毒症病人贫血的主要原因是
    A. 失血
    B. 促红细胞生成素减少
    C. 缺铁
    D. 低蛋白血症
    E. 恶心呕吐

32. 我国现在引起慢性肾功能不全的病因最常见的是
    A. 慢性肾盂肾炎
    B. 慢性肾小球肾炎
    C. 肾小动脉硬化
    D. 肾结核
    E. 肾结石

33. 典型慢性肾功能不全的水电解质紊乱是
    A. 高血钾、低血钙、低血磷、高血镁、代谢性酸中毒
    B. 高血钾、低血钙、高血磷、高血镁、代谢性酸中毒
    C. 高血钾、高血钙、低血磷、低血镁、代谢性酸中毒
    D. 高血钾、低血钙、高血磷、低血镁、代谢性酸中毒
    E. 高血钾、高血钙、低血磷、高血镁、代谢性酸中毒

34. 引起尿路感染的病原体最多见的是
    A. 葡萄球菌　　　B. 变形杆菌
    C. 副大肠杆菌　　D. 大肠杆菌
    E. 链球菌

35. 膀胱炎最易发生于
    A. 年轻女性　　　B. 50岁以上男性
    C. 育龄妇女　　　D. 老年妇女
    E. 青年男性

36. 下列各项，除哪项外均为尿路感染的共同表现
    A. 小便频急　　　B. 腰部酸痛
    C. 淋沥涩痛　　　D. 尿血而痛
    E. 小腹拘急

37. 可以临床诊断为慢性肾小球肾炎的是
    A. 无症状性血尿
    B. 血尿伴高血压
    C. 无症状性蛋白尿
    D. 血尿、蛋白尿
    E. 以上均不是

38. 慢性肾小球肾炎的理想血压控制目标是
    A. 160/90mmHg　　B. 150/90mmHg
    C. 140/90mmHg　　D. 130/90mmHg
    E. 120/90mmHg

39. 慢性肾小球肾炎伴有高血压病的首选药是
    A. ACEI/ARB　　　B. CCB
    C. β-受体阻滞剂　D. 利尿剂
    E. α-受体阻滞剂

40. 慢性肾衰竭高钾血症的用药正确的是
    A. 降钾树脂
    B. 碳酸氢钠
    C. 促红细胞生成素
    D. 呋塞米
    E. 活性维生素 D

41. 慢性肾衰竭贫血的用药正确的是
    A. 做血液滤过治疗
    B. 补充 1,25-(OH)VitD
    C. 口服碳酸钙
    D. 静脉滴注碳酸氢钠
    E. 皮下注射促红细胞生成素

42. 慢性肾衰竭的分期错误的是
    A. 肾损害 GFR 正常或升高 [≥90mL/(min·1.73m^2)]。
    B. 肾损害伴 GFR 轻度下降 [60～90mL/(min·1.73m^2)]。
    C. GFR 中度下降 [30～59mL/(min·1.73m^2)]。
    D. GFR 重度下降 [15～29mL/(min·1.73m^2)]。
    E. 肾衰竭 [GFR<30mL/(min·1.73m^2)]。

43. 诊断前列腺疾病重要的检查方法是
    A. 直肠指检　　　B. 肛周检查
    C. 尿路检查　　　D. 腰腹检查

E. 以上均不是
44. 良性前列腺增生好发于
    A. 外周区　　　　B. 移行区
    C. 中央区　　　　D. 纤维区
    E. 基质区
45. 前列腺增生最有效的治疗方法是
    A. 药物治疗
    B. 经尿道前列腺切除术
    C. 前列腺尿道支架
    D. 经尿道气囊扩张术
    E. 经尿道高温热疗
46. 输尿管结石多见于
    A. 输尿管上 1/4 处
    B. 输尿管上 1/3 处
    C. 输尿管中 1/3 处
    D. 输尿管下 1/3 处
    E. 输尿管下 1/4 处
47. 尿路结石的保守治疗的适用范围错误的是
    A. 结石直径 < 0.8cm
    B. 表面光滑
    C. 无远端尿路梗阻和感染
    D. 以上条件的输尿管结石
    E. 以上均正确
48. 体外冲击碎石的主要禁忌证错误的是
    A. 结石远端尿路梗阻
    B. 妊娠期
    C. 出血性疾病
    D. 青光眼
    E. 严重的心脑血管疾病
49. 异位妊娠指
    A. 发生在子宫以外的妊娠
    B. 发生在输卵管或卵巢的妊娠
    C. 发生在子宫体腔以外的妊娠
    D. 发生在腹腔的妊娠
    E. 发生在输卵管、卵巢或腹腔的妊娠
50. 异位妊娠体征不包括
    A. 阴道后穹隆饱满
    B. 触诊子宫增大变硬
    C. 宫颈举痛
    D. 子宫漂浮感
    E. 子宫一侧有触痛包块
51. 滴虫阴道炎选用
    A. 甲硝唑　　　　B. 酮康唑
    C. 干扰素　　　　D. 青霉素
    E. 头孢曲松钠
52. 外阴阴道假丝酵母菌最主要的传染途径是
    A. 经性生活直接传播，是主要的传播方式
    B. 间接传播，经坐便器、污染的器械及敷料等传播
    C. 外源性传播，经公共浴池、浴盆、游泳池
    D. 内源性传染，可寄生于阴道、口腔、肠道，这三个部位的白假丝酵母菌可互相传染。
    E. 以上均不是
53. 细菌性阴道病的诊断标准不包括
    A. 检出线索细胞
    B. 胺臭味试验阳性
    C. 阴道 pH > 4.5
    D. 均质、稀薄的阴道分泌物
    E. 阴道分泌物，放于盛有 10% 氢氧化钾玻片上，在光镜下找到芽孢和假菌丝
54. 原发性痛经和继发性痛经的主要鉴别点
    A. 发病年龄
    B. 初潮年龄
    C. 有无盆腔器质性疾病
    D. 月经是否规律
    E. 是否需要使用镇痛药
55. 痛经病人，腹痛最剧烈的时间多在
    A. 经前 5～6 天　　B. 经前 3～4 天
    C. 行经第 1 日　　D. 经净后 1～2 天
    E. 经净后 3～4 天
56. 原发性痛经的主要机理是
    A. 雌激素升高　　B. 孕激素升高
    C. 前列腺素升高　D. 雄激素升高
    E. 促性腺激素升高
57. 痛经患者疼痛的性质主要是
    A. 痉挛性　　　　B. 刀割样
    C. 烧灼样　　　　D. 坠胀痛

E. 牵扯痛

二、A2型题

1. 25岁妇女，主诉白带多伴外阴痒。检查见外阴皮肤有抓痕，窥器检查后穹窿处有多量稀薄的白色泡沫分泌物。根据上述症状、体征，初步诊断为
   A. 念珠菌性阴道炎
   B. 滴虫性阴道炎
   C. 阿米巴性阴道炎
   D. 非特异性阴道炎
   E. 以上都不是

2. 患者，女性，20岁，主诉阴道瘙痒，阴道分泌物增多并有难闻的气味。患者否认发热、背痛、排尿困难、血尿或阴道出血。她与多位性伴侣有频繁性生活，很少使用防护措施。检查中有中量绿色泡沫状分泌物。对分泌物进行胺臭味试验检测为阴性，测得pH为6。显微镜下见多鞭毛的微生物。该患者最可能的诊断是
   A. 细菌性阴道病   B. 淋病
   C. 梅毒   D. 滴虫性阴道炎
   E. 阴道假丝酵母菌病

3. 患者，女性，30岁。白带增多伴腥臭味1个月，妇科检查见阴道分泌物呈稀薄灰白色，镜检发现线索细胞，考虑诊断
   A. 假丝酵母菌阴道炎
   B. 细菌性阴道病
   C. 衣原体性阴道炎
   D. 滴虫性阴道炎
   E. 支原体性阴道炎

4. 26岁孕妇，停经48日后出现阴道少量流血伴右下腹隐痛。今晨起床时突然右下腹剧痛来院。检查：BP90/60mmHg，面色苍白，下腹稍膨隆，右下腹压痛明显，肌紧张不明显，叩诊移动性浊音（±）。妇科检查：子宫稍大稍软，右附件区触及有压痛包块。恰当诊断应是
   A. 急性肠胃炎
   B. 急性阑尾炎
   C. 右侧卵巢肿瘤蒂扭转
   D. 输卵管妊娠
   E. 急性输卵管炎

5. 男性，患者，62岁，因排尿困难6年，不能排尿1天来诊。查下腹部扪及囊性包块，直肠指诊前列腺Ⅱ°大，质地韧，表面光滑，中央沟消失。血PSA2.2ng/mL、BUN4.5mmol/L、Cr267μmol/L。可能的诊断是
   A. 前列腺癌
   B. 良性前列腺增生症
   C. 前列腺肉瘤
   D. 前列腺炎
   E. 以上都不是

6. 某青年在运动过程中突发左腰部绞痛、血尿，最大可能是
   A. 肾、输尿管结石   B. 肾炎
   C. 尿道结石   D. 膀胱结石
   E. 腰扭伤

7. 中年男性，运动后出现肾绞痛及血尿来院就诊，应首先考虑到
   A. 肾下垂
   B. 肾、输尿管结石
   C. 肾肿瘤
   D. 肾结核
   E. 肾积水

8. 女性，33岁。尿频、尿急、尿痛1天，肉眼血尿2小时就诊，尿常规：WBC 200/HP，RBC150/HP，尿红细胞畸形率20%，该患者最可能的诊断是
   A. 肾小球肾炎
   B. 急性间质性肾炎
   C. 急性膀胱炎
   D. 急性肾盂肾炎
   E. 慢性肾盂肾炎

9. 患者，女性，23岁。产后第5天出血寒战、高热、腰痛，尿白细胞30/HP，且伴有夜尿增多、下腹痛，肾区叩击痛（±），血压轻度升高。血象：白细胞18×10⁹/L。应该如何用药
   A. 先观察体温热型，查出病因后再做处理
   B. 首先用广谱抗菌药物
   C. 抗菌药物治疗时少饮水

D. 抗菌药物治疗应在取尿标本送检后立即进行

E. 暂不用抗菌药物，待细菌培养结果、药敏结果出来后再用抗菌药物

10. 女性，27岁。因尿急、尿痛3天入院，尿常规白细胞15～20/HP，红细胞2～3/HP，双肾B超正常，清洁中段尿培养（+）。其治疗下述描述正确的是

    A. 应选用单种有效抗菌药物连续治疗2周
    B. 应选用两种有效抗菌药物连续治疗2～4周
    C. 应选用低剂量抗菌药物抑菌疗法
    D. 应选用单种有效抗菌药物常规剂量3日疗法
    E. 应选用常规剂量有效抗菌药物

11. 患者，男，45岁。因恶心、呕吐1周就诊，检查发现：贫血貌，血压195/110mmHg，血肌酐981μmol/L；肾脏B超：长轴7.8cm。最可能的诊断是

    A. 急性肾小管坏死
    B. 慢性肾衰竭
    C. 急性肾小球肾炎
    D. 急性间质性肾炎
    E. 恶性高血压

12. 男性，30岁，眼睑水肿4年，下肢水肿，伴腹水2个月。查体：BP180/100mmHg，无颈静脉怒张，心界无扩大，心率120次/分，律齐，腹腔积液征阳性，肝、脾未及。检查 Hb 60g/L，BUN21mmol/L，尿比重1.010，尿蛋白（++），初步诊断为

    A. 急性肾小球肾炎伴肾功能不全
    B. 慢性肾功能不全
    C. 慢性心功能不全
    D. 缩窄性心包炎
    E. 肝硬化

13. 女性患者，33岁。间断出现眼睑、双下肢水肿3年，头晕、乏力1周。查体：BP155/95mmHg，睑结膜苍白，眼睑及双下肢轻度水肿。化验尿常规示尿蛋白（++），隐血（++），红细胞15/HP，血红蛋白101g/L，血尿素氮 11.2mmol/L，血肌酐 240mmol/L，对于该患者饮食治疗不正确的是

    A. 低蛋白饮食
    B. 低蛋白饮食加用必需氨基酸
    C. 低磷饮食
    D. 低盐饮食
    E. 高蛋白饮食

14. 患者，女，25岁。婚后1周，高热，寒战，体温38.5℃，尿频、尿急、尿痛，尿中白细胞40/HP，可见白细胞管型。其诊断是

    A. 急性肾炎
    B. 慢性肾炎急性发作
    C. 急性肾盂肾炎
    D. 慢性肾盂肾炎
    E. 膀胱炎

15. 患者，女，26岁，已婚。突发尿痛、尿频、尿急半天。检查：肾区无叩痛，尿中白细胞（++），菌培养为大肠杆菌。其诊断是

    A. 急性肾盂肾炎　　B. 肾结核
    C. 急性膀胱炎　　　D. 肾结石
    E. 慢性肾炎

16. 患者，女，30岁。尿频、尿痛2天。检查：体温38℃，右肾区叩击痛。尿蛋白（±），尿中红细胞2～4/HP。白细胞20～30/HP。应首先考虑的是

    A. 急性膀胱炎　　　B. 急性肾炎
    C. 急性肾盂肾炎　　D. 尿道综合征
    E. 右肾结石

17. 患者，女，32岁。近2年来间断发生尿路刺激症状，不发热。尿液检查可见白细胞与颗粒管型。应首先考虑的是

    A. 急性肾炎　　　　B. 慢性肾炎
    C. 急性肾盂肾炎　　D. 慢性肾盂肾炎
    E. 急性膀胱炎

18. 患者，女，48岁，多年来反复出现尿频，排尿困难，查体：双肾叩击痛（－），血常规：白细胞计数正常，尿白细胞1～2/HP，尿蛋白（－）。尿培养无真性菌尿，应首先考虑的诊断是

    A. 尿道综合征　　　B. 肾病综合征

C. 急性膀胱炎　　D. 慢性肾盂肾炎
E. 慢性肾小球肾炎

19. 患者，男，30岁。左腰部胀痛反复发作3年，经B型超声波及X线检查发现左肾盂结石2.7cm×2.5cm，左肾大且肾功能差。治疗应首选
    A. 针灸　　　　B. 总攻疗法
    C. 口服尿石合剂　D. 手术取石
    E. 以上均非

20. 患者，女，32岁，已婚。现停经45天，尿妊娠试验阳性。2小时前因与爱人吵架出现左下腹撕裂样剧痛，伴肛门坠胀，面色苍白。查体：血压80/50mmHg（107/67KPA），左下腹压痛、反跳痛明显，有移动性浊音，阴道有少量出血。应首先考虑的是
    A. 先兆流产　　B. 痛经
    C. 难免流产　　D. 异位妊娠
    E. 急性盆腔炎

21. 患者，女，24岁，已婚。停经38天，突然下腹部疼痛剧烈，呈持续性，伴头晕乏力，甚则晕厥，尿妊娠试验（+）。应首选的检查方法是
    A. 腹腔穿刺　　B. 诊断性刮宫
    C. 后穹隆穿刺　D. 二合诊检查
    E. 腹腔镜检查

22. 患者，女，50岁，已婚。近3天带下量多，色黄，质稀，有味。妇科检查：带下量多，黄绿色，质稀，有泡沫。应首先考虑的是
    A. 细菌性阴道病
    B. 滴虫性阴道炎
    C. 外阴阴道假丝酵母菌病
    D. 老年性阴道炎
    E. 非淋菌性阴道炎

三、A3/A4 型题

（1～2题共用题干）

患者，女，28岁，已婚，一年半前人流1次，平素月经正常。因停经35天后少量阴道流血1周，下腹隐痛4天来诊。妇科检查，子宫颈口闭、举痛（+），子宫如正常大小，左侧扪及3cm×3cm×2cm大小的包块，有触痛。尿HCG（+）。

1. 最可能的诊断是
    A. 月经失调　　B. 先兆流产
    C. 异位妊娠　　D. 附件炎
    E. 不全流产

2. 最合理的处理方式是
    A. 随访尿HCG　B. 随访子宫大小
    C. 后穹隆穿刺　D. 腹腔镜检查
    E. 诊断性刮宫

四、B型题

（1～2题共用备选答案）
    A. 假丝酵母菌性阴道炎
    B. 滴虫性阴道炎
    C. 老年性阴道炎
    D. 淋菌性阴道炎
    E. 细菌性阴道病

1. 女，30岁，中期妊娠合并糖尿病。近几天自觉白带增多，伴外阴瘙痒。妇科检查：阴道黏膜轻度充血，白色块状分泌物。其诊断可能为

2. 女，55岁，近1周来感觉阴道轻度刺痛感，伴潮热、出汗。妇科检查：阴道黏膜点状充血，分泌物少量呈淡黄色。其诊断可能为

（3～4题共用备选答案）
    A. 滴虫性阴道炎
    B. 外阴阴道假丝酵母菌病
    C. 老年性阴道炎
    D. 幼女性阴道炎
    E. 淋球菌性阴道炎

3. 妊娠、糖尿病患者及接受大量雌激素治疗者易于发生

4. 白带呈脓性泡沫状，用酸性液体冲洗阴道可提高疗效

（5～6题共用备选答案）
    A. 尿频
    B. 进行性排尿困难
    C. 无痛性血尿

D. 尿潴留

E. 发热

5. 前列腺增生最重要的症状是

6. 前列腺增生最早期的症状是

（7～8题共用备选答案）

　　A. 白带多，白色凝乳状

B. 白带少，色黄质稠，阴痒

C. 白带少，呈水状，干涩感

D. 白带多，灰黄色稀薄泡沫状

E. 白带多，灰白色稀薄，鱼腥臭味

7. 细菌性阴道病的临床表现是

8. 外阴阴道假丝酵母菌病的临床表现是

第五单元　血液、代谢、内分泌系统

一、A1 型题

1. 下述哪项检查结果不符合 Graves 症的诊断
   A. T_3 抑制试验抑制率 > 50%
   B. TSAb 阳性
   C. TGAb 和 TPOAb 阳性
   D. TSH 降低
   E. rT_3 升高

2. 甲亢时最具有诊断意义的体征
   A. 心率加快，第一心音亢进
   B. 弥漫性甲状腺肿伴血管杂音
   C. 突眼
   D. 脉压差大
   E. 心脏增大

3. 甲亢患者出现的症状不正确的是
   A. 多食善饥、怕热多汗
   B. 多言好动、紧张焦虑
   C. 心悸气短、心动过速
   D. 便秘
   E. 月经减少或闭经

4. Graves 病的诊断标准正确的是
   A. 甲亢诊断成立
   B. 甲状腺肿大呈弥漫性
   C. 伴浸润性突眼
   D. 胫前黏液性水肿
   E. 以上中有 A、B 就可诊断

5. 妊娠期甲亢的首选治疗措施是
   A. 放射性碘治疗
   B. 丙基硫氧嘧啶
   C. 心得安

   D. 甲状腺次全切除
   E. 他巴唑

6. 口服药物治疗甲亢的适应证是
   A. 病情轻、中度
   B. 年龄超过 30 岁
   C. 结节性高功能腺瘤
   D. 胸骨后甲状腺肿
   E. 中重度甲亢

7. 复方碘溶液治疗用于甲亢术前准备和
   A. 甲亢危象　　B. 甲亢术后复发
   C. 甲状腺癌　　D. 甲减
   E. 亚急性甲状腺炎

8. 下列关于甲状腺功能亢进症的诊断错误的是
   A. 高代谢症状和体征
   B. 甲状腺肿，伴或不伴血管杂音
   C. 血清总甲状腺素和血清游离甲状腺素增高，TSH 降低
   D. T_3 型甲亢仅血清总三碘甲状原氨酸增高
   E. 胫前黏液性水肿

9. 抗甲状腺药物治疗的主要副作用是
   A. 粒细胞缺乏和肝脏损害
   B. 甲减
   C. 甲亢恶变成甲状腺癌
   D. 心力衰竭
   E. 肾脏损害

10. 黏液性水肿昏迷抢救治疗错误的是
    A. 补充甲状腺激素首选 T_3 缓慢静脉注射
    B. 氢化可的松持续静滴，患者清醒后

逐渐减量
C. 保暖、给氧、保证呼吸道通畅，必要时气管切开
D. 保证水、电解质平衡
E. 维持血压、控制感染，可用镇静、麻醉剂

11. 甲减的治疗错误的是
    A. 一旦确诊应给予甲状腺制剂替代治疗
    B. 永久性甲减需要终身服药
    C. 替代治疗首选左甲状腺素
    D. 出现贫血者需要根据贫血类型进行治疗
    E. 亚临床甲减不需处理

12. 甲状腺功能减退症的表现是
    A. FT_3 正常、FT_4 正常、TSH 正常
    B. FT_3 正常、FT_4 正常、TSH 降低
    C. FT_3 降低、FT_4 降低、TSH 降低
    D. FT_3 降低、FT_4 降低、TSH 增高
    E. FT_3 正常、FT_4 降低、TSH 增高

13. 下列符合甲状腺功能减退症的是
    A. 坚持甲状腺激素替代治疗
    B. 多食、多语、情绪激动
    C. 突眼、甲状腺肿大
    D. 震颤、心率加快
    E. 少觉、多汗

14. 甲状腺功能减退的治疗目标
    A. 甲减的症状消失和体征消失
    B. 血清 TSH 升高
    C. 血清 TT_4 升高
    D. 血清 FT_4 升高
    E. 血清 TT_4 降低

15. 甲状腺功能减退黏液性水肿说法正确的是
    A. 黏液水肿性昏迷需立即抢救治疗
    B. 黏液性水肿不能用药物治疗
    C. 黏液水肿性昏迷需先查明病因
    D. 黏液性水肿患者抗休克治疗是防止昏迷的关键
    E. 黏液性水肿不严重

16. 甲状腺功能减退的治疗首选
    A. 左旋甲状腺素　　B. 碘 131
    C. 口服碘剂　　D. 甲状腺激素
    E. 补钙

17. 关于甲状腺功能减退症黏液性水肿昏迷的说法错误的是
    A. 多见于重症患者
    B. 可有心动过缓、呼吸浅慢
    C. 低体温（＜35℃）
    D. 肌张力升高
    E. 反射减弱或消失

18. 关于甲状腺功能减退症的说法错误的是
    A. 甲状腺激素分泌或合成不足
    B. 周围组织对甲状腺激素缺乏反应
    C. 90% 以上为原发性甲减
    D. 功能减退起始于胎儿期的称呆小病
    E. T_3、T_4 正常，TSH 增高不能诊断甲减

19. 下列指标中用于鉴别原发性与继发性甲状腺功能减退的是
    A. TSH　　B. TT_3
    C. TT_4　　D. FT_3
    E. FT_4

20. 预防甲状腺功能减退症黏液水肿性昏迷的关键是
    A. 坚持甲状腺素替代治疗
    B. 水摄入量不宜过多
    C. 禁用镇静、安眠药
    D. 增强免疫力
    E. 避免过度劳累

21. 血脂异常的治疗药物中描述错误的是
    A. 药物治疗主要以减低低密度脂蛋白胆固醇为主
    B. 甘油三酯明显升高者为防止发生急性胰腺炎应该积极治疗
    C. 他汀类药物能显著降低总胆固醇、低密度脂蛋白胆固醇水平
    D. 贝丁酸类主要降低甘油三酯和提高高密度脂蛋白胆固醇水平
    E. 烟酸类属于 B 族维生素，小剂量时有降脂作用

22. 下列药物中能显著降低总胆固醇和低密度脂蛋白胆固醇的是

A. 贝特类药物
B. 烟酸
C. 他汀类
D. 胆固醇吸收抑制剂
E. 普罗布考

23. 下列哪一项不属于高脂血症
A. 胆固醇增高
B. 甘油三酯增高
C. 高密度脂蛋白降低
D. 低密度脂蛋白增高
E. 高密度脂蛋白增高

24. 符合高脂血症患者饮食治疗的是
A. 应补充植物固醇 2g/d
B. 饱和脂肪酸占总热量的 7%
C. 每日胆固醇入量＜200mg
D. 应补充可溶性纤维素 10～25g/d
E. 以上均是

25. 特发性血小板减少性紫癜可有
A. 骨髓巨核细胞消失
B. 凝血时间延长
C. 血小板寿命缩短
D. 网织红细胞绝对值降低
E. Coomb's 试验（+）

26. 下述关于 ITP 病因和发病机制错误的一项是
A. 免疫因素致血小板生成或破坏过多
B. 肝、脾对血小板清除作用加强
C. 雌激素抑制血小板生成
D. 单核吞噬细胞对血小板清除增强
E. 毛细血管脆性减弱

27. 特发性血小板减少性紫癜较少出现
A. 肌肉血肿   B. 鼻出血
C. 月经过多   D. 口腔黏膜出血
E. 皮肤瘀点

28. 过敏性紫癜与特发性血小板减少性紫癜鉴别的关键点是
A. 发病年龄与性别不同
B. 紫癜的部位、性质与特点不同
C. 并发症不同
D. 出、凝血的功能状态不同
E. 血小板计数结果不同

29. 特发性血小板减少性紫癜的常用治疗方法不包括
A. 骨髓移植
B. 脾切除
C. 肾上腺皮质激素
D. 大剂量丙种球蛋白静脉注射
E. 免疫抑制剂

30. 关于血小板减少的病因错误的是
A. 生成减少：如再生障碍性贫血、急性白血病等
B. 破坏过多：如特发性血小板减少性紫癜、药物和其他原因的免疫性血小板减少性紫癜等
C. 消耗过多：如血栓性血小板减少性紫癜、弥散性血管内凝血等
D. 血小板分布异常：如脾大、低温麻醉等
E. 出血消耗

31. 糖尿病治疗的"五驾马车"不包括
A. 糖尿病教育   B. 饮食治疗
C. 运动治疗   D. 合理用药
E. 自我保健

32. 下列不属于糖尿病慢性并发症的是
A. 大血管病变
B. 糖尿病肾病
C. 糖尿病性神经病变
D. 糖尿病性视网膜病变
E. 感染

33. 关于糖尿病的分型不正确的是
A. 1 型糖尿病   B. 2 型糖尿病
C. 特殊类型糖尿病   D. 妊娠期糖尿病
E. 糖尿病酮症酸中毒

34. 2 型糖尿病的基础治疗措施是
A. 饮食治疗   B. 胰岛素治疗
C. 双胍类降糖药 D. 磺脲类降糖药
E. 噻唑烷二酮类降糖药

35. 关于糖尿病的诊断，正确的是
A. 空腹血糖正常就可排除糖尿病
B. 尿糖阳性就可诊断糖尿病
C. 空腹血糖＞7.0mmol/L 就可诊断糖尿病
D. 随机血糖＞11.1mmol/L
E. OGTT 中 2 小时血糖≥11.1mmol/L

36. 关于糖尿病的胰岛素治疗，正确的是
    A. 肥胖的糖尿病人较适宜用胰岛素治疗
    B. 1型糖尿病人可不用胰岛素治疗
    C. 清晨高血糖而半夜有饥饿感、出冷汗的糖尿病人应增加胰岛素剂量
    D. 因感染发热而厌食的糖尿病人应将胰岛素剂量加倍
    E. 经一段时间的胰岛素治疗后，可产生胰岛素抗体

37. 对于糖尿病患者的运动，说法错误的是
    A. 运动总是使糖尿病患者的血糖降低
    B. 糖尿病患者应进行有规律的合适运动
    C. 1型糖尿病患者的运动宜在餐后进行
    D. 有大血管和微血管并发症者应在医生指导下运动
    E. 胰岛功能很差者，应先给予胰岛素补充治疗后再开始运动

38. 有关糖尿病的描述，下列哪项正确
    A. 三多一少症状是诊断糖尿病必须具备的条件
    B. 尿糖检查一定阳性
    C. 空腹血糖不一定升高
    D. 全天任何时候血糖>10mmol/L即可诊断
    E. 所有患者都需行葡萄糖耐量试验进行诊断

39. 若诊断临床糖尿病，应首先选择下述哪项检查
    A. 尿糖
    B. 空腹血糖
    C. 糖化血红蛋白
    D. 口服葡萄糖耐量试验
    E. 空腹胰岛素测定

40. 2型糖尿病最基本的病理生理改变是
    A. 极度肥胖
    B. 长期大量摄糖
    C. 长期使用糖皮质激素
    D. 胰岛素分泌绝对或相对不足及靶组织对胰岛素敏感性降低
    E. 老年

41. 如何处理胰岛素治疗糖尿病过程中Somogyi现象
    A. 增加胰岛素剂量
    B. 减少晚间胰岛素剂量
    C. 减少糖类摄入
    D. 减少饮食总热量
    E. 加用双胍类药

42. 在缺铁性贫血的实验室检查中，最先降低的实验室指标是
    A. 红细胞体积   B. 血清铁
    C. 血清铁蛋白   D. 总铁结合力
    E. 骨髓铁粒幼细胞

43. 较少合并缺铁性贫血的是
    A. 月经过多
    B. 妊娠
    C. 胃切除术后
    D. 急性病毒性肝炎
    E. 萎缩性胃炎

44. 铁剂治疗缺铁性贫血，其疗效指标最早出现的是
    A. 血红蛋白上升
    B. 红细胞数上升
    C. 红细胞比容上升
    D. 网织红细胞数上升
    E. 铁蛋白上升

45. 下列哪种贫血是由于造血原料不足或利用障碍引起的
    A. 再生障碍性贫血
    B. 缺铁性贫血
    C. PNH（阵发性睡眠性血红蛋白尿）
    D. 炎症性贫血
    E. 遗传性球形红细胞增多症

46. 关于缺铁性贫血特点错误的是
    A. 血清铁降低
    B. 总铁结合力升高
    C. 转铁蛋白饱和度降低
    D. 铁蛋白降低
    E. 骨髓细胞内铁增多

47. 缺铁性贫血的诊断标准
    A. 小细胞低色素性贫血
    B. 血清铁<8.95μmol/L

C. 总铁结合力＞64.44μmol/L
D. 转铁蛋白饱和度＜15%
E. 以上均是

48. 缺铁性贫血好发人群包括
    A. 妊娠妇女 B. 月经期妇女
    C. 婴幼儿   D. 儿童
    E. 以上均是

49. 缺铁性贫血诊断正确的是
    A. 男性 Hb130g/L
    B. 血清铁蛋白 15μg/L
    C. 血清铁 9μmol/L
    D. 女性 Hb120g/L
    E. 孕妇 Hb90g/L

50. 下列各项，可作为缺铁性贫血缺铁诊断依据的是
    A. 总铁结合力＜64.4μmol/L
    B. 铁粒幼红细胞＞15%
    C. 转铁蛋白饱和度＞15%
    D. 血清铁蛋白＜12μg/L
    E. 血清铁＞8.95μmol/L

51. 下列不属于缺铁性贫血诊断指标的是
    A. 有明确的缺铁病因和临床表现
    B. 血清铁浓度
    C. 总铁结合力
    D. 血红蛋白铁含量
    E. 转铁蛋白饱和度

52. 补充铁剂是用于治疗
    A. 再生障碍性贫血
    B. 白细胞减少症与粒细胞缺乏症
    C. 白血病
    D. 缺铁性贫血
    E. 营养不良

53. 下列各项，不属缺铁性贫血诊断依据的是
    A. 血清铁浓度降低
    B. 血清铁蛋白降低
    C. 小细胞低色素性贫血
    D. 总铁结合力降低
    E. 转铁蛋白饱和度＜15%

54. 下列疾病，一般不会引起出血时间延长的是
    A. 维生素 C 缺乏症

B. 血小板无力症
C. 血管性血友病
D. 缺铁性贫血
E. 弥散性血管内凝血

55. 血小板减少可出现的临床表现是
    A. 进行性贫血
    B. 皮肤、鼻腔等处发生坏死性溃疡
    C. 皮肤、黏膜出血
    D. 频繁性呕吐
    E. 胸骨压痛

56. 诊断甲亢最有价值的体征是
    A. 皮肤湿润多汗、手颤
    B. 阵发性心房纤颤
    C. 甲状腺肿大伴震颤和血管杂音
    D. 收缩压升高，舒张压降低，脉压增大
    E. 窦性心动过速

57. 下列关于甲状腺功能亢进症的叙述，正确的是
    A. T_4、T_3 均增高时，才能诊断
    B. T_4、T_3 均降低时，才能诊断
    C. 仅有 T_3 增高即可诊断
    D. T_3 增高时，T_4 则降低
    E. 以上均非

58. 下列除哪项外，均为甲状腺功能亢进症的表现
    A. 甲状腺肿大   B. 情绪激动
    C. 周围血管体征 D. 肝脏肿大
    E. 心动过缓

59. 下列各项，符合甲状腺功能亢进症临床表现的是
    A. 皮肤干燥
    B. 记忆力减退
    C. 心动过速
    D. 收缩压正常，舒张压升高
    E. 心包积液

60. 甲状腺功能减退症的最常见原因是
    A. 原发性甲状腺功能减退症
    B. 手术
    C. 垂体肿瘤
    D. 放射
    E. 下丘脑病变

61. 原发性（甲状腺性）甲减最敏感的诊断指标
    A. 血 TSH 降低　　B. TT$_3$、FT$_3$ 降低
    C. TT$_4$、FT$_4$ 降低　　D. 血 TSH 增高
    E. 以上均不是
62. 甲状腺功能减退症常见
    A. 周期性麻痹
    B. 眉毛内 1/3 处脱落
    C. 多食善饥
    D. 白斑病
    E. 体重显著下降
63. TT$_4$、TT$_3$、FT$_4$、FT$_3$ 降低，血 TSH 增高，说明
    A. 继发性（垂体性）甲减
    B. 亚临床期甲减
    C. 原发性（甲状腺性）甲减
    D. 继发性（下丘脑性）甲减
    E. 以上均不是
64. 甲减黏液性水肿性昏迷的治疗原则错误的是
    A. 氢化可的松 200～300mg/d 持续静滴
    B. 补充甲状腺激素
    C. 保暖、给氧、保证呼吸道通畅
    D. 保持水、电解质平衡
    E. 使用镇静药、麻醉药物
65. 1 型糖尿病的临床表现是
    A. 有明显的三多一少症状
    B. 中老年多见
    C. 肥胖者多见
    D. 起病缓，症状轻
    E. 对胰岛素较不敏感
66. 下列哪项不能作为糖尿病确诊的依据
    A. 多次空腹血糖≥ 7.0mmol/L
    B. 尿糖（++）
    C. 餐后血糖≥ 11.1mmol/L
    D. 葡萄糖耐量试验 1 小时和 2 小时血糖均≥ 11.1mmol/L
    E. 无"三多一少"症状，血糖多次在 7.0～11.1mmol/L 之间
67. 不可用于治疗糖尿病的药物是
    A. 磺脲类　　B. 双胍类
    C. α－糖苷酶抑制剂　　D. 胰岛素
    E. 硫脲类
68. 胰岛素治疗过程中，最常见的严重副作用是
    A. 低血糖反应　　B. 局部脂肪萎缩
    C. 视力改变　　D. 轻度水肿
    E. 骨质疏松
69. 双胍类降糖药的主要适应证是
    A. 1 型糖尿病患者
    B. 肥胖伴高胰岛素血症的 2 型糖尿病患者
    C. 餐后高血糖者
    D. 高脂血症者
    E. 糖耐量减低患者
70. 直接增加胰岛素分泌的降糖药是
    A. 二甲双胍　　B. 格列本脲
    C. 阿卡波糖　　D. 吡格列酮
    E. 瑞格列奈
71. 能反应采血前 2～3 周血糖水平的
    A. 果糖胺　　B. 糖化血红蛋白
    C. 尿糖　　D. 葡萄糖耐量
    E. 空腹血糖
72. 磺脲类药物降糖的主要机制是
    A. 抑制胰岛 B 细胞分泌胰岛素
    B. 促进胰岛素释放
    C. 增加糖的糖酵解
    D. 减少胃肠道对葡萄糖的吸收
    E. 抑制糖原异生
73. 有致动脉粥样硬化的作用的脂蛋白是
    A. 低密度脂蛋白（LDL）
    B. 乳糜微粒（CM）
    C. 极低密度脂蛋白（VLDL）
    D. 中密度脂蛋白（IDL）
    E. 高密度脂蛋白（HDL）
74. 他汀类能显著降低
    A. 血清 TG、TC、VLDL 和 LDL
    B. TG 水平和升高 HDL-C
    C. 总胆固醇（TC）、LDL-C
    D. 血清 TG、TC、CM
    E. 以上均不是
75. 根据《中国心血管病防治指南》，心血管极高危患者包括
    A. 高血压伴糖尿病

B. 陈旧性脑梗死
C. 冠心病伴糖尿病
D. 陈旧性心肌梗死
E. 急性冠脉综合征

76. 调血脂药是
A. 多粘菌素　　B. 卡托普利
C. 二甲双胍　　D. 法莫希丁
E. 辛伐他汀

77. 下列说法正确的是
A. ALT、AST 升高至正常 1 倍以上时停止使用他汀类药物
B. ALT、AST 升高至正常 2 倍以上时停止使用他汀类药物
C. ALT、AST 升高至正常 3 倍以上时停止使用他汀类药物
D. ALT、AST 升高至正常 4 倍以上时停止使用他汀类药物
E. ALT、AST 升高至正常 5 倍以上时停止使用他汀类药物

二、A2 型题

1. 男性，26 岁。间断心悸、多语好动 2 月余，体重减轻约 3kg，查体：BP126/68mmHg，无突眼，甲状腺Ⅱ°肿大，可闻及血管杂音，心率 94 次 / 分，律齐。诊断首先考虑为
A. 甲状腺癌
B. 高功能甲状腺腺瘤
C. 结节性甲状腺肿
D. 甲状腺危象
E. 甲状腺功能亢进症

2. 25 岁女性，近 2 个月来有心悸、易出汗，体重减轻约 3kg，查体：血压 130/70mmHg，皮肤微潮，双手轻度震颤，无突眼，甲状腺Ⅰ°肿大，未闻及血管杂音，心率 94 次 / 分，律齐。为证实是否为甲状腺功能亢进症，应检查
A. 抗甲状腺抗体
B. 甲状腺刺激免疫球蛋白
C. 血 TSH、T_3、T_4
D. 甲状腺 ^{131}I 摄取率
E. 甲状腺核素扫描

3. 男，47 岁，发现颈部肿物 5 年，近 3 个月来感心悸，多汗，食量加大。检查：无突眼、甲状腺Ⅱ°肿大、结节状，脉搏 116 次 / 分，心、肺、腹无异常发现，根据临床表现考虑是
A. 甲状腺腺癌
B. 原发性甲状腺功能亢进
C. 继发性甲状腺功能亢进
D. 高功能甲状腺腺瘤
E. 结节性甲状腺肿

4. 女性，40 岁，因患甲亢曾接受 ^{131}I 治疗，近 2 年来自觉乏力、畏寒，眼睑及下肢水肿，其水肿最可能的原因是
A. 营养不良性水肿　　B. 心源性水肿
C. 甲状腺功能低下　　D. 肾源性水肿
E. 低蛋白性水肿

5. 男性 60 岁，心悸、多食、消瘦半年，气短、水肿 2 天。甲状腺Ⅱ°肿大，双肺少许湿啰音，心率 120 次 / 分，心界扩大，肝在右肋下 3cm，双下肢凹陷性水肿。FT_3、FT_4 均增高，TSH 降低，诊断为甲亢、心衰。以下治疗方案中相对最妥当的是
A. 抗甲状腺药物 + 强心剂
B. 抗甲状腺药物 + β 受体阻滞剂普萘洛尔（心得安）
C. 抗甲状腺药物 + 血管扩张剂
D. 抗甲状腺药物控制后再抗心衰治疗
E. 抗甲状腺药物 + 利尿剂

6. 一名 30 岁的男子被送到急诊室，烦躁，体温 39.9℃，心率 160 次 / 分，呼吸急促。其母代诉：既往曾患甲亢，5 天前着凉后病情加重。考虑诊断甲亢危象，首先的处理是
A. 放射性碘治疗
B. 丙基硫氧嘧啶
C. 心得安
D. 甲状腺次全切除
E. 他巴唑

7. 男性，65 岁，因声音嘶哑、反应迟缓、浮肿入院，诊断为慢性淋巴性甲状腺炎、甲减，有黏液性水肿、心包积液。经左旋甲状腺素钠（L-T_4）每日 25μg 起始、逐

渐递增剂量治疗后,上述症状、体征已基本消失。调整剂量是依据
　　A. TSH　　　　　　B. TT$_3$
　　C. TT$_4$　　　　　　D. FT$_3$
　　E. FT$_4$

8. 女,12岁,3周前曾"感冒",近日突发皮肤及牙龈出血,体温37℃,肝、脾不大,Hb120g/L,WBC6×10^9/L,PLT20×10^9/L,骨髓增生活跃,巨核细胞全片50个,幼稚型30%。采用哪种治疗
　　A. DA方案化疗　　　B. 康力龙口服
　　C. 脾切除　　　　　D. 输新鲜血浆
　　E. 糖皮质激素

9. 患者,女,28岁。间断鼻出血及牙龈出血1周入院,查体:胸骨无压痛,肝、脾肋下未及。检查:血红蛋白93g/L,白细胞8.5×10^9/L,血小板20×10^9/L。骨髓检查:粒、红系增生活跃,巨核细胞正常,伴成熟障碍,应诊断为
　　A. 特发性血小板减少性紫癜
　　B. 血友病
　　C. 过敏性紫癜
　　D. 弥散性血管内凝血
　　E. 血小板增多

10. 男性,40岁,患糖尿病应用胰岛素治疗过程中出现心慌、出冷汗。此现象的原因是
　　A. 胰岛素过敏　　　B. 低血糖反应
　　C. 蛋白质缺乏　　　D. 水、钠潴留
　　E. 特发性水肿

11. 男性,23岁,2天来神志朦胧,嗜睡,今日昏迷入院。诊断为糖尿病酮症酸中毒。以下哪项是主要治疗原则
　　A. 中枢兴奋剂、胰岛素
　　B. 中枢兴奋剂、纠正酸中毒
　　C. 补充液体和电解质、小剂量胰岛素
　　D. 纠正酸中毒、补充液体和电解质
　　E. 纠正酸中毒、足量胰岛素

12. 女,30岁,妊娠5个月。发现尿糖(+),口服葡萄糖耐量试验结果:空腹血糖6.6mmol/L,2小时血糖10.6mmol/L,既往无糖尿病病史。首先考虑的诊断是

A. 肾性糖尿
B. 继发性糖尿病
C. 妊娠期糖尿病
D. 糖尿病合并妊娠
E. 其他特殊类型糖尿病

13. 青年,女性,农民,头昏、心悸、颜面苍白5年,并感吞咽困难,血红蛋白45g/L,红细胞2.0×10^{12}/L,白细胞及血小板正常,血片见红细胞大小不均,以小细胞为主,中心染色过浅,首选抗贫血制剂为
　　A. 维生素B$_{12}$　　　B. 叶酸
　　C. 口服铁剂　　　　D. 雄激素
　　E. 泼尼松

14. 患儿,女,10个月,牛奶喂养,未及时添加辅食,近半月患儿皮肤渐苍白,进食少,不愿活动,血象HB100g/L,RBC3.08×10^{12}/L,为明确贫血的原因,下列哪项检查具有早期诊断价值
　　A. 骨髓穿刺
　　B. 红细胞游离原卟啉测定
　　C. 血清铁测定
　　D. 血清铁蛋白的测定
　　E. 总铁结合力测定

15. 10个月患儿,牛乳喂养,未添加辅食,近2个月面色苍白,食欲低下,经检查诊断为缺铁性贫血,拟用铁剂治疗,下列说法正确的是
　　A. 贫血纠正后即停铁剂
　　B. 不宜在两餐之间服用
　　C. 忌与维生素C同服
　　D. 与牛奶同服
　　E. 首选二价铁

16. 男,50岁,面色苍白、乏力2年。体检:贫血貌。化验:血红蛋白(Hb)60g/L,网织红细胞(RC)0.8%,平均红细胞体积(MCV)75fL,平均红细胞血红蛋白含量(MCH)22pg,平均红细胞血红蛋白浓度(MCHC)28%。该患者最不可能的贫血原因是
　　A. 痔疮　　　　　　B. 慢性胃炎
　　C. 偏食　　　　　　D. 反复鼻出血

E. 骨髓衰竭

17. 女性，34 岁。月经过多 2 年，Hb70g/L，WBC7.0×10⁹/L，PLT160×10⁹/L，网织红细胞 0.015，血涂片可见红细胞中心淡染区扩大。下列对辅助诊断没有意义的是

A. 血清铁测定
B. 总铁结合力测定
C. 血清铁蛋白测定
D. ^{51}铬红细胞半寿期测定
E. 骨髓铁染色检查

18. 患者，女，30 岁。月经量过多史 12 年，近 1 年来出现乏力，活动后心悸，气促。查血常规提示血红蛋白 82g/L。血涂片示成熟红细胞体积小且大小不等，血清铁浓度 8.0μmol/L，血清铁蛋白 10μg/L。应首选的治疗措施是

A. 肌注维生素 B_{12}
B. 口服硫酸亚铁
C. 肌注右旋糖酐铁
D. 输注红细胞悬液
E. 皮下注射促红细胞生成素

19. 患者患贫血 3 年。经常头晕眼花，面黄浮肿，活动后则头晕心悸，气促。饮食尚可，有食生米、木炭等异嗜癖。实验室检查：大便常规发现钩虫卵，血红蛋白 80g/L，应是

A. 缺铁性贫血　　B. 再障性贫血
C. 溶血性贫血　　D. 海洋性贫血
E. 肾性贫血

20. 患者，女，30 岁。贫血原因不明。试服铁剂治疗第 6 天复查血象，网织红细胞上升达 5%，但未见血红蛋白增加，镜检见红细胞大小不等和中心淡染区扩大。其最可能的诊断是

A. 缺铁性贫血
B. 急性白血病
C. 巨幼细胞性贫血
D. 阵发性睡眠性血红蛋白尿
E. 再生障碍性贫血

21. 患者，女，34 岁。皮肤反复出血半年。检查：血红蛋白 90g/L，血白细胞 5.0×10⁹/L，血小板 46×10⁹/L，骨髓增生活跃，颗粒型巨核细胞增多。应首先考虑的是

A. 再生障碍性贫血
B. 急性白血病
C. 特发性血小板减少性紫癜
D. 脾功能亢进
E. 过敏性紫癜

22. 女，25 岁。心悸、甲状腺肿大，并伴有轻度呼吸不畅，压迫感，首次妊娠 2 月余，诊为原发性甲亢，最有效的治疗方法是

A. ^{131}I 治疗
B. 抗甲状腺药物治疗
C. 终止妊娠
D. 甲状腺大部切除术
E. 普萘洛尔（心得安）治疗

23. 患者，女，32 岁，于半年前起无明显诱因渐出现心悸气短，活动后明显，伴乏力，主要为双下肢，剧烈运动后明显，自觉易疲乏，怕热多汗，多食善饥，情绪紧张，焦躁易怒，双手抖动，双侧甲状腺 I 度肿大，无压痛，未触及包块，甲状腺功能示：T_3: 250nmol/L，T_4: 10nmol/L，TSH：0.01mU/L，其诊断是

A. 甲状腺功能亢进症
B. 甲状腺功能减退症
C. 亚急性甲状腺炎
D. 糖尿病
E. 慢性心力衰竭

24. 患者，男，14 岁。患 1 型糖尿病 2 年，近日在家中用胰岛素治疗，突然发生昏迷。其昏迷原因最可能是

A. 糖尿病高渗性昏迷
B. 乳酸性酸中毒
C. 呼吸性酸中毒
D. 尿毒症酸中毒
E. 低血糖昏迷

25. 患者，男，45 岁。肥胖体形，无症状，健康查体时发现尿糖阳性。空腹血糖稍高，葡萄糖耐量减低。其诊断是

A. 2 型糖尿病
B. 1 型糖尿病

C. 糖尿病酮症酸中毒
D. 肾炎
E. 肾病

26. 患者，男，45 岁。身高 175cm，体重 90kg。确诊为 2 型糖尿病，实施饮食控制和运动治疗后，体重下降约 0.5kg，空腹血糖多在 9.0mmol/L 左右，餐后 2 小时血糖基本正常。治疗应首选
    A. 磺脲类
    B. 双胍类
    C. 非磺脲类胰岛素促泌剂
    D. α-葡萄糖苷酶抑制剂
    E. 胰岛素

三、A3/A4 型题

（1～3 题共用题干）
30 岁已婚女性，公司职员，发现明显消瘦 2 个月，近 1 个月进食增多，并感觉疲乏，常有心慌、怕热多汗、易激动而住院。
1. 体格检查最可能的发现是
    A. 紧张，消瘦，甲状腺结节性肿大，心率快，律不齐
    B. 精神萎靡，皮肤干燥，甲状腺弥漫性肿大，手颤
    C. 稍胖，皮肤色素脱失，心脏增大，心律齐
    D. 紧张，消瘦，眼突，甲状腺肿大，心率快
    E. 消瘦，皮肤结膜苍白，心率快，下肢肿

2. 对明确诊断是最有价值的检查是
    A. TT₃, TT₄, TSH
    B. FT₃, FT₄, TSH
    C. TT₃, TT₄, T₃
    D. TGA, TRAb
    E. TT₃, TT₄, FT₄, TSH

3. 检查后为甲状腺功能亢进症（Graves 病），长期抗甲状腺药物治疗最可能的预后
    A. 多数治愈，少数复发
    B. 治愈及复发机会相等
    C. 最终成为甲低
    D. 病情反复发作
    E. 完全治愈

四、B 型题

（1～2 题备选答案）
    A. 基础代谢率
    B. 甲状腺摄碘率
    C. 游离甲状腺素
    D. 促甲状腺激素（TSH）
    E. 甲状腺刺激抗体（TSAb）

1. 哪项甲状腺功能检查是判断预后的重要指标
2. 哪项检查直接反映甲状腺的功能状态

（3～5 题公用被选答案）
    A. 急性型 ITP
    B. 慢性型 ITP
    C. 继发性血小板减少症
    D. Jaccoud 病
    E. 缺铁性贫血

3. 多数出血表现较重
4. 多数出血表现较轻
5. 贫血程度与出血量不一致

（6～8 题共用备选答案）
    A. 餐后 2 小时血糖
    B. 果糖胺
    C. 糖化血红蛋白
    D. 口服葡萄糖耐量试验（OGTT）
    E. 胰岛素或 C 肽释放试验

6. 可了解患者胰岛功能指标的检验项目是
7. 可反映患者 2 周左右血糖水平的检验项目是
8. 可反映患者 2 个月左右血糖平均水平的检验项目是

（9～10 题共用备选答案）
    A. 不经肝脏代谢
    B. 95% 的代谢产物在胆汁中排出
    C. 易出现乳酸酸中毒
    D. 作用时间超过 24 小时
    E. 有调节凝血机制的作用

9. 美吡达（格列吡嗪）

10. 降糖灵（苯乙双胍）

（11～12题共用备选答案）
　　A. 血清甲状腺激素测定
　　B. 促甲状腺激素测定
　　C. 甲状腺自身抗体测定
　　D. 甲状腺摄 ^{131}I 率
　　E. 放射性核素扫描
11. 上述各项，有助于诊断 Graves 病的是
12. 上述各项，反映甲状腺功能最敏感的指标是

（13～14题共用备选答案）
　　A. 糖化血红蛋白 A1
　　B. OGTT
　　C. 血浆胰岛素、C 肽
　　D. 尿糖
　　E. IAA
13. 可反应患者取血前 8～12 周的平均血糖状态的是
14. 可反应 β 胰岛细胞功能的是

第六单元　精神、神经系统

一、A1 型题

1. 诊断抑郁症的首要症状是
　　A. 精力明显减退、疲乏
　　B. 思维困难、联想缓慢
　　C. 情绪低落、兴趣下降
　　D. 自卑、自责、自杀观念
　　E. 失眠、早醒、体重减轻
2. 关于抑郁患者的木僵哪项是错误的
　　A. 面无表情
　　B. 不吃不喝
　　C. 意识障碍
　　D. 对体内外刺激无反应
　　E. 呆坐呆立
3. 重症抑郁发作的睡眠障碍的主要特点是
　　A. 入睡困难　　　B. 易惊醒
　　C. 多梦　　　　　D. 睡眠减少
　　E. 早醒
4. 椎基底动脉血栓形成不出现以下哪个症状
　　A. 眩晕　　　　　B. 眼球运动障碍
　　C. 吞咽困难　　　D. 失语
　　E. 交叉性瘫痪
5. 对急性脑梗死患者，下列哪种情况不适于溶栓治疗
　　A. 发病 6 小时以内
　　B. CT 证实无出血灶
　　C. 病人无出血体质
　　D. 出凝血时间正常
　　E. 头部 CT 出现低密度灶
6. 脑血栓形成的最常见病因是
　　A. 高血压
　　B. 脑动脉粥样硬化
　　C. 各种脑动脉炎
　　D. 血压偏低
　　E. 红细胞增多症
7. 脑梗死临床表现中，不应有的症状或体征
　　A. 意识不清　　　B. 肢体瘫痪
　　C. 头痛　　　　　D. 抽搐
　　E. 脑膜刺激征
8. 脑出血病人出现瞳孔不等大，昏迷加深，常提示
　　A. 脑室出血
　　B. 小脑出血
　　C. 合并蛛网膜下腔出血
　　D. 脑疝形成
　　E. 血肿形成
9. 脑出血最重要的内科治疗是
　　A. 控制脑水肿　　B. 止血剂
　　C. 迅速降血压　　D. 抗生素治疗
　　E. 吸氧
10. 关于 TIA，下列说法不正确的是
　　A. 多发于 50～70 岁

B. 发作突然，历时短暂
C. 颈动脉系统 TIA 以发作偏瘫或单肢轻瘫最常见
D. 椎-基底动脉系统 TIA 以阵发性眩晕最为常见
E. 症状恢复不完全，留有神经功能受损

11. 特征性的颈内动脉系统 TIA 症状是
    A. 眼动脉交叉瘫
    B. 跌倒发作
    C. 短暂性全面性遗忘症
    D. 双眼视力障碍发作
    E. 平衡失调伴耳鸣

12. 短暂性脑缺血发作导致的神经功能缺损症状、体征应在多少小时内完全消失
    A. 2 小时 B. 6 小时
    C. 12 小时 D. 18 小时
    E. 24 小时

13. 高血压性脑出血最常见的出血部位是
    A. 脑叶   B. 脑干
    C. 基底节区 D. 小脑
    E. 脑室

14. 脑出血最常见的病因为
    A. 脑动脉粥样硬化
    B. 高血压
    C. 血液病
    D. 脑淀粉样血管病
    E. 脑动脉炎

15. 短暂性脑缺血发作的临床表现
    A. 血压突然升高，短暂意识不清，抽搐
    B. 眩晕、呕吐、耳鸣持续一至数日
    C. 发作性神经系统功能障碍，24 小时内完全恢复
    D. 昏迷、清醒、再昏迷
    E. 一侧轻偏瘫，历时数日渐恢复

16. 下列关于脑出血的治疗中错误的是
    A. 加强护理，注意水与电解质平衡
    B. 情况允许的条件下可手术清除血肿
    C. 降低血压，血压低于平时血压为宜
    D. 急性期绝对卧床，保持生命体征平稳
    E. 控制脑水肿，预防脑疝

17. 颈内动脉系统短暂性脑缺血发作的症状可有
    A. 吞咽困难 B. 运动性失语
    C. 阵发性眩晕 D. 复视
    E. 交叉性瘫痪

18. 短暂性脑缺血发作，出现相应的症状及体征完全恢复的时间应在
    A. 24 小时内 B. 28 小时内
    C. 36 小时内 D. 48 小时内
    E. 72 小时内

19. 关于精神分裂症偏执型，不正确的说法是
    A. 妄想结构比较松散
    B. 不常伴幻觉
    C. 妄想内容比较荒谬
    D. 缓慢发病者多
    E. 及时治疗效果好

20. 不属于精神分裂症阳性症状的是
    A. 思维破裂 B. 言语性幻听
    C. 影响妄想 D. 思维贫乏
    E. 紧张性木僵

21. 紧张综合征主要见于
    A. 精神分裂症紧张型
    B. 精神分裂症青春型
    C. 癔症
    D. 神经衰弱
    E. 躁狂症

22. 下列何种症状对精神分裂症最有诊断意义
    A. 自罪妄想 B. 嫉妒妄想
    C. 牵连观念 D. 被控制感
    E. 夸大妄想

23. 精神分裂症的情感障碍主要表现为
    A. 情绪低落 B. 情绪不稳
    C. 情绪高涨 D. 情感不协调
    E. 欣快感

24. 癫痫病人做脑电图检查可以
    A. 发现病原
    B. 找出最佳的治疗方案
    C. 支持临床诊断，但不能否定临床诊断

D. 判断有无智力低下
E. 估计下次发作时间到来
25. 抗癫痫药物治疗的原则是
    A. 大剂量、突击、静脉用药
    B. 按发作类型短期用药，随时改变品种
    C. 按发作类型长期、规则用药
    D. 长期、规则用药，禁酒
    E. 大剂量、短期、合并用药
26. 关于癫痫下列说法错误的是
    A. 强直发作是一种发作性僵直的强烈的肌收缩
    B. 失张力癫痫发作时全身肌张力突然消失致猝倒，同时意识丧失
    C. 癫痫按照病因可分为特发性癫痫和症状性癫痫
    D. 精神性发作主要表现为各种类型的遗忘症、情感异常、错觉、复杂幻觉
    E. 失神发作患者意识短暂中断，发作突然，缓慢停止，每日可发作数次至数百次，事后对发作无记忆
27. 下列不属于 TIA 病人诊断要点的是
    A. 多数在 30 岁以下发病
    B. 有高血压、高脂血症、糖尿病、脑动脉粥样硬化症、较严重的心脏病病史
    C. 突然局灶性神经功能缺失发作
    D. 不同病人的局灶性神经功能缺失症状常按一定的血管支配区刻板地反复出现
    E. 发作间歇期无神经系统定位体征
28. 临床上脑出血疑诊病例的首选检查
    A. CT   B. B 超
    C. MRI   D. 病理学检查
    E. X 线
29. 进展性脑卒中发病后神经功能缺失症状逐渐进展或呈阶梯式加重的时间是
    A. 48 小时内   B. 24 小时内
    C. 12 小时内   D. 8 小时内
    E. 6 小时内
30. 完全性脑卒中发病后病情达到高峰的时间一般是
    A. ＜ 2 小时   B. ＜ 6 小时
    C. ＜ 12 小时   D. ＜ 24 小时
    E. ＜ 36 小时
31. 下列关于短暂性脑缺血发作（TIA）临床特征的叙述，错误的是
    A. 5 分钟左右达到高峰
    B. 一般不反复发作
    C. 好发于 50-70 岁
    D. 男性多于女性
    E. 常于卧位或活动时发生
32. 下列关于脑血栓的说法不正确的是
    A. 以中老年人多见
    B. 多在剧烈活动后发
    C. 大多数病人意识清楚
    D. 发病前可有短暂性脑缺血发作
    E. 脑脊液检查多正常
33. 脑血栓形成后可以溶栓的时间窗是
    A. 3 小时以内   B. 4 小时以内
    C. 5 小时以内   D. 6 小时以内
    E. 24 小时以内
34. 下列关于脑血栓急性昏迷期治疗错误的是
    A. 保持呼吸道通畅
    B. 不能进食病后立即给予口鼻饲养
    C. 调节血压
    D. 翻身拍背、活动肢体
    E. 溶血栓治疗
35. 引起脑栓塞的最常见的原因是
    A. 心肌炎
    B. 慢性心房纤颤
    C. 心脏瓣膜狭窄
    D. 心脏瓣膜关闭不全
    E. 冠状动脉粥样硬化性心脏病
36. 全面性强直 - 阵挛发作表现是
    A. 意识丧失，四肢强直，继之阵挛性抽搐
    B. 短暂意识不清
    C. 神志清楚，一侧肢体抽搐发作
    D. 单侧肢体抽搐
    E. 发作性四肢抽搐，口中怪叫
37. 精神分裂症出现最突出的感知觉障碍是

    A. 感觉减退 B. 幻觉
    C. 错觉 D. 感觉过敏
    E. 体感异常
38. 精神分裂症属于
    A. 神经病 B. 精神病
    C. 神经症 D. 人格障碍
    E. 精神发育迟滞
39. 言语性幻听不包括
    A. 思维鸣响 B. 评论性幻听
    C. 争论性幻听 D. 命令性幻听
    E. 第三人评论跟踪性幻听
40. 精神分裂症的主要表现是
    A. 智能方面的障碍
    B. 思维、情感、意志及行为等方面的障碍
    C. 意识方面的障碍
    D. 言语方面的障碍
    E. 行为方面的障碍
41. 抑郁症最常见的伴随症状是
    A. 焦虑 B. 心悸
    C. 胸闷 D. 失眠
    E. 嗜睡

二、A2 型题

1. 38岁女性，洗衣时突发右侧肢体活动不灵，查体：意识清，失语，二尖瓣区可闻双期杂音，心律不齐，右侧偏瘫，上肢重于下肢，偏身痛觉减退，首先考虑的诊断
    A. 脑血栓形成
    B. 脑栓塞
    C. 脑出血
    D. 蛛网膜下腔出血
    E. 短暂脑缺血发作
2. 某抑郁症患者，27岁，复发情绪抑郁、悲观厌世，认为自己是历史罪人，只有死路一条，反复自杀未遂。首选的治疗方法为
    A. 心理治疗 B. 电抽搐治疗
    C. 丙咪嗪 D. 氟西汀
    E. 舒必利
3. 患者，女，26岁。近几年来无诱因出现情绪低落，晨重晚轻，兴趣减退，自觉精力减退，易疲劳，少语，失眠以早醒为主，多次想自杀。最可能的诊断为
    A. 神经衰弱 B. 抑郁症
    C. 抑郁性神经症 D. 反应性抑郁症
    E. 失眠症
4. 23岁，男性，3个月前起病，说话语无伦次，常自言自语，说自己是神仙，是伟人，对异性有非分之想，攻击亲人。查：意识清晰，兴奋躁动，思维破碎，内容离奇，难以理解，认为门外有人要杀他，有一台电脑在影响他的大脑，使大脑在不停地转。躯体及神经系统检查未见显著体征，该患诊断是
    A. 躁狂症
    B. 抑郁症
    C. 精神分裂症
    D. 心因性精神障碍
    E. 神经症
5. 患者，男性，14岁。上课时突然手中钢笔掉在地上，双眼向前瞪视，呼之不应，持续数秒，过后不能回忆当时情况，以后反复发作，该患者诊断为
    A. 癔症 B. 失神发作
    C. 肌阵挛发作 D. 失张力发作
    E. 局限性癫痫
6. 患者，女性，36岁。突发右侧肢体无力，伴言语不能就诊，查头颅CT未见异常。有风湿性心脏病、心房纤颤10年。最可能的诊断是
    A. 脑栓塞
    B. 脑血栓形成
    C. 脑出血
    D. 蛛网膜下腔出血
    E. 脑肿瘤
7. 患者，男，64岁。高血压病史5年，晨起突然口齿不清，口角㖞斜，左侧肢体活动障碍。应首选的检查项目是
    A. 腰穿脑脊液 B. 脑血管造影
    C. 脑电图 D. 头部CT
    E. 脑超声波
8. 患者，男，60岁。高血压、冠心病病史8年，1天前起床后出现右半身瘫痪、感觉

障碍，失语，逐渐加重，今日头颅 CT 示左侧大脑有低密度病变区，应首先考虑的诊断是

　　A. 腔隙性脑梗死
　　B. 短暂性脑缺血发作
　　C. 脑出血
　　D. 动脉血栓性脑梗死
　　E. 脑栓塞

9. 患者，男，70 岁。昨天下午 3 时突然左侧肢体活动不便，乏力，伴语言不利，口角流涎，但神志清楚，至今日下午 2 时许就诊时，语言流畅，口舌无明显㖞斜，肢体活动亦基本正常。其诊断首先考虑是

　　A. 脑血栓形成
　　B. 脑栓塞
　　C. 脑出血
　　D. 短暂性脑缺血发作
　　E. 蛛网膜下腔出血

10. 患者，男，26 岁。近年来有多次强直、阵挛、昏睡发作，一般数分钟内意识恢复，发作前胸腹有气上冲感。属于癫痫的哪种发作类型

　　A. 大发作　　　B. 失神小发作
　　C. 精神运动性发作　　D. 局限性发作
　　E. 癫痫持续状态

11. 患者，女，24 岁。进餐时突然倒地，意识丧失，四肢抽搐，双目上翻，牙关紧闭，口吐白沫，小便失禁，约 20 分钟后抽搐停止，神识清醒，自觉肢体酸痛。头颅 CT、血液生化检查均正常。自幼有类似发病。其诊断是

　　A. 癔症性抽搐　　B. 低血钙性抽搐
　　C. 脑寄生虫病　　D. 癫痫大发作
　　E. 昏厥性抽搐

三、B 型题

（1～4 题共用备选答案）
　　A. 以幻觉、妄想为主要表现
　　B. 一种偏离特定文化背景的行为模式
　　C. 以抑郁、焦虑情绪为主要表现
　　D. 可表现多个系统的功能损害
　　E. 以情绪高涨、激动不安为主要表现

1. 精神分裂症
2. 激越性抑郁
3. 人格障碍
4. 慢性酒精中毒

第七单元　运动系统

一、A1 型题

1. 粘连性肩关节炎的治疗原则正确的是
　　A. 目的是缓解疼痛，恢复功能，避免肌肉萎缩
　　B. 早期应手术治疗
　　C. 应避免肩关节活动
　　D. 疼痛导致夜间难以入睡时，应使用吗啡镇痛
　　E. 不宜推拿按摩

2. 有关粘连性肩关节炎描述错误的是
　　A. 本病有自限性，病程一般在 6～24 个月，可自愈
　　B. 好发于 50 岁以上患者，亦称"五十肩"
　　C. 本病男性较女性多见
　　D. X 线见肩关节结构正常，可有不同程度骨质疏松
　　E. MRI 见关节囊增厚，可有渗出

3. 关于类风湿性关节炎的诊断及病情监测最重要的影像学检查
　　A. CT　　　　　　B. MRI
　　C. 心电图　　　　D. X 线平片
　　E. 全身骨扫描

4. 在类风湿关节炎中，最常见的畸形是
　　A. 脊柱关节畸形
　　B. 髋关节畸形
　　C. 膝关节畸形
　　D. 远端指间关节畸形
　　E. 腕和肘关节关节强直

5. 对类风湿关节炎关节畸形的产生下述有误的是
   A. 多见于晚期患者
   B. 手指可形成天鹅掌畸形
   C. 重症患者可呈纤维强直
   D. 可完全丧失关节功能
   E. 腕关节强直是常见畸形
6. 椎动脉型颈椎病最突出的严重症状是
   A. 恶心　　　　　B. 猝倒
   C. 头痛头晕　　　D. 视物不清
   E. 耳鸣耳聋
7. 颈椎病最常见的类型为
   A. 神经根型　　　B. 脊髓型
   C. 交感神经型　　D. 椎动脉型
   E. 混合型
8. 下述关节损伤的特点错误的一项是
   A. 肩关节脱位 Dugas 征阳性
   B. 髋关节脱位以后脱位最常见
   C. 全身关节脱位以肘关节脱位最常见
   D. 颞下颌关节脱位若治疗不当，可出现反复性或习惯性脱位
   E. 颞下颌关节陈旧性脱位手法复位效果不佳的患者，应转往上一级医院救治
9. 肩关节脱位最多见的类型是
   A. 前脱位　　　　B. 后脱位
   C. 下脱位　　　　D. 盂上脱位
   E. 中心型脱位
10. 发生脱位率最高的关节是
    A. 肩关节　　　　B. 肘关节
    C. 髋关节　　　　D. 膝关节
    E. 骶髂关节
11. 髋关节脱位的最多见类型是
    A. 前脱位
    B. 后脱位
    C. 中心型脱位
    D. 合并髋臼骨折的脱位
    E. 合并股骨头骨折的脱位
12. 下述关节脱位的特有体征哪项是正确的
    A. 肿胀，畸形，功能障碍
    B. 压痛，肿胀，瘀斑
    C. 畸形，反常活动，关节空虚
    D. 畸形，反常活动，弹性固定
    E. 畸形，弹性固定，关节空虚
13. 对于骨关节炎的治疗，优先考虑
    A. 对乙酰氨基酚　　B. 免疫抑制剂
    C. 糖皮质激素　　　D. 氨基葡萄糖
    E. 手术
14. 下列哪项不是骨关节炎关节肿胀特点的是
    A. 局部骨质增生所致
    B. 关节周围组织肿胀所致
    C. 滑膜肥厚所致
    D. 膝外翻
    E. 膝内翻
15. 骨关节炎的主要症状是
    A. 疼痛　　　　　B. 晨僵
    C. 关节肿大　　　D. 休息痛
    E. 关节畸形
16. 下列哪项不是骨关节炎好发部位
    A. 膝关节　　　　B. 颈椎
    C. 腰椎　　　　　D. 第一腕掌关节
    E. 肘关节
17. 脊柱骨折合并脊髓损伤时极有价值的辅助检查是
    A. X 线射片
    B. CT 检查
    C. MRI（磁共振）检查
    D. 多普勒超声检查
    E. B 型超声
18. 巴尔通骨折（Barton 骨折）的特点是
    A. 合并腕关节脱位或半脱位
    B. 呈"餐叉"畸形
    C. 是最常见的桡骨远端骨折
    D. 又称为反 Colles 骨折
    E. 骨折块常向远侧移位
19. 肱骨干中下 1/3 骨折易合并
    A. 正中神经损伤　　B. 尺神经损伤
    C. 腋神经损伤　　　D. 桡神经损伤
    E. 肌皮神经损伤
20. 股骨颈外展型骨折是指 Pauwel 角
    A. 小于 10°　　　　B. 小于 15°
    C. 小于 20°　　　　D. 小于 25°
    E. 小于 30°

21. 反科雷（Colles）骨折（Smith骨折）的典型移位是
   A. 远侧端向掌侧移位
   B. 远侧端向尺侧移位
   C. 远侧端旋转移位
   D. 近侧端向掌侧移位
   E. 近侧端旋转移位
22. Colles骨折远端的典型移位是
   A. 远侧端向尺侧移位
   B. 远侧端旋转移位
   C. 远侧端向背侧移位
   D. 远侧端向前移位
   E. 远侧端向屈曲移位
23. 颈椎病脊髓型描述正确的是
   A. 单侧或双侧温痛觉丧失，而触觉或深感觉完整或相对正常，肌萎缩明显
   B. 颈痛，活动受限，病情进行性加重，出现上运动神经元瘫
   C. 四肢麻木、无力、僵硬不灵活
   D. 颈肩痛延颈神经根放射、咳嗽加重，握力减退
   E. 头晕、耳鸣、猝倒、颈侧弯时头晕加重
24. 椎动脉型颈椎病的临床特点是
   A. 四肢麻木、无力、僵硬不灵活
   B. 四肢瘫痪和大小便失控
   C. 颈肩痛，后放射到前臂和手指
   D. 局部可出现感觉过敏、麻木，上肢无力和肌肉萎缩
   E. 头颅旋转引起眩晕
25. 神经根型颈椎病描述正确的是
   A. 单侧或双侧温痛觉丧失，而触觉或深感觉完整或相对正常，肌萎缩明显
   B. 颈痛，活动受限，病情进行性加重，出现上运动神经元瘫
   C. 四肢麻木、无力、僵硬不灵活
   D. 颈肩痛延颈神经根放射、咳嗽加重，握力减退
   E. 头晕、耳鸣、猝倒、颈侧弯时头晕加重
26. 脊髓型颈椎病
   A. 发病率最高
   B. 急性脊髓受压症状明显、临床和MRI检查证实宜尽早手术
   C. 以交感神经症状为主
   D. 以头晕为主要表现
   E. 压迫食管导致吞咽困难
27. 颈椎病中发病率最高的是
   A. 神经根型颈椎病
   B. 脊髓型颈椎病
   C. 椎动脉型颈椎病
   D. 神经根型颈椎病兼交感神经型颈椎病
   E. 交感神经型颈椎病
28. 神经根型颈椎病的体征不正确的是
   A. 颈项肌肉受累节段多可找到压痛点
   B. 上肢神经功能检查
   C. 颈强直阳性
   D. 臂丛牵拉试验阳性
   E. 压头试验阳性
29. 交感神经型颈椎病常见的是
   A. 上肢痛麻　　B. 肩颈痛
   C. 心动过速或过缓　　D. 下肢运动障碍
   E. 吞咽困难
30. 粘连性肩关节囊炎，下列哪项是错误的是
   A. 是关节周围多种软组织的慢性炎症
   B. 临床上为肩痛，关节活动受限
   C. 外展外旋后伸受限明显
   D. 病理改变为关节外软组织粘连
   E. 具有自限性
31. 粘连性肩关节囊炎的肩关节活动受限最重的方向错误的是
   A. 外旋　　B. 外展
   C. 内旋　　D. 后伸
   E. 前伸
32. 关于粘连性肩关节囊炎，下列哪项是错误的
   A. 多见于中老年患者
   B. 女性多见于男性
   C. 左侧多见于右侧
   D. 右侧多见于左侧

E. 亦可两侧先后发病

33. 关于粘连性肩关节囊炎，下列哪项是错误的
    A. 随着病程延长，疼痛范围扩大，并牵涉到上臂中段
    B. 同时伴肩关节活动受限
    C. 若增大肩关节活动范围，可以好转
    D. 严重时患肢不能梳头和触摸背部
    E. 夜间因翻身移动肩部而痛醒

34. 类风湿关节炎最早出现的关节症状是
    A. 晨僵　　　　　B. 关节肿胀
    C. 关节畸形　　　D. 活动障碍
    E. 疼痛与压痛

35. 类风湿性关节炎发作的高峰年龄在
    A. 5岁以内　　　B. 6～15岁
    C. 16～35岁　　　D. 36～45岁
    E. 20～45岁

36. "晨僵"是下列哪个病证的特征性表现
    A. 风寒湿痹　　　B. 风湿热痹
    C. 尪痹　　　　　D. 中风后遗症
    E. 蝶疮流注

37. 诊断类风湿性关节炎最有意义的实验室指标是
    A. 血清抗链球菌溶血素"O"阳性
    B. 抗链激酶阳性
    C. 抗透明质酸酶阳性
    D. 血沉降率加快
    E. 类风湿因子阳性

38. 有关骨关节炎的描述错误的是
    A. 骨关节炎是关节的炎症
    B. 骨关节炎是关节的变性
    C. 过高的体重增加对关节软骨的压力
    D. 老年人软骨发生了不可逆的生化特性改变
    E. 骨骼畸形致关节面应力改变

39. 骨关节炎的药物治疗错误的是
    A. 局部可用消炎药（NSAIDs）局部外用药
    B. 可口服全身镇痛药物
    C. 可向关节腔反复注射糖皮质激素
    D. 可向关节腔注射透明质酸钠
    E. 以上均不是

40. 骨关节炎的症状与体征描述错误的是
    A. 骨关节炎呈慢性进展，逐渐加重
    B. 受累关节红肿热痛
    C. 受累关节疼痛，僵直，活动障碍
    D. 疼痛在活动时加重，休息后可减轻
    E. 关节有压痛，有时可触及增生的骨赘

41. 骨关节炎的治疗原则描述错误的是
    A. 骨关节炎经治疗后，其病理学改变不可逆转
    B. 骨关节炎经治疗后，其病理学改变可逆转
    C. 治疗目的是缓解或解除疾病
    D. 治疗目的是延缓关节退变
    E. 治疗目的是最大限度地保持和恢复患者的日常生活

42. 骨关节炎康复治疗的目的不是
    A. 促进软骨生长　　B. 延缓进展
    C. 改善症状　　　　D. 恢复功能
    E. 缓解疼痛

43. 肱骨干骨折是指
    A. 肱骨中段骨骨折
    B. 肱骨中部骨密质区域的骨折
    C. 肱骨大结节以下2cm至尺骨鹰嘴以上段的骨折
    D. 肱骨外科颈以下1cm至肱骨髁上2cm段骨折
    E. 肱骨中1/3段骨折

44. 稳定型股骨颈骨折是
    A. 头下骨折　　　B. 经颈骨折
    C. 基底骨折　　　D. 内收骨折
    E. 外展骨折

45. 胫骨骨折常出现开放性骨折和粉碎性骨折，其主要原因是
    A. 胫骨在解剖上多有变异
    B. 胫骨的脆性较大
    C. 暴力间接通过胫骨传导
    D. 因腓骨细小，缺乏对胫骨的支持
    E. 暴力多是直接且局部软组织少

46. 怀疑脊柱骨折的患者，搬运的正确姿势是
    A. 数人平托

B. 平背
C. 搂抱
D. 一人抬头，一人抬足
E. 坐轮椅

47. 关于骨盆骨折描述错误的是
    A. 常为多发伤中的一种，常合并广泛的软组织损伤、盆腔脏器损伤
    B. 较少见而死亡率较高的严重创伤
    C. 骨盆分离挤压试验阳性
    D. 往往是自发性骨折
    E. 损伤后早期的主要死亡原因是大出血、休克、多脏衰和感染

48. 新鲜脱位是指关节脱位
    A. 未满 1 月   B. 未满 3 周
    C. 未满 2 周   D. 未满 1 周
    E. 未满 2 个月

49. 关节脱位常见于
    A. 髋关节
    B. 肩、肘关节
    C. 膝关节
    D. 腕关节
    E. 踝关节

50. 单侧颞下颌关节急性前脱位的临床表现是颏部中线
    A. 不偏
    B. 偏向患侧，前牙对刃
    C. 偏向患侧，前牙早接触
    D. 偏向健侧，前牙早接触
    E. 偏向健侧，后牙早接触

51. 肩关节前脱位
    A. 托马斯征（Thomas 征）阳性
    B. 杜加征（Dugas 征）阳性
    C. 骨盆分离试验阳性
    D. Rovsing 征阳性
    E. 拾物试验阳性

52. 肘关节脱位和肱骨髁上骨折的鉴别要点是
    A. 尺骨鹰嘴尖和肱骨内、外上髁三点关系是否正常
    B. 肘关节屈伸运动是否正常
    C. 是否有神经损伤
    D. 肘关节是否处于半伸直位

E. 以上均不是

53. 髋关节脱位的类型错误的是
    A. 后脱位   B. 前脱位
    C. 中心脱位   D. 左脱位
    E. 闭孔脱位

二、A2 型题

1. 一女性来社区就诊，52 岁。双手关节反复肿痛伴晨僵 1 年余，近两年来疼痛加重伴晨僵，活动后可缓解。首先考虑的诊断是
    A. 骨性关节炎   B. 痛风
    C. 银屑病关节炎   D. 类风湿关节炎
    E. 风湿性关节炎

2. 女，50 岁。对称性多关节肿痛伴晨僵 1 年余，血 RF：40（+），ESR100mm/h。本患者目前不考虑的治疗措施是
    A. 非甾体抗炎药   B. 强的松
    C. 环磷酰胺   D. 甲氨蝶呤
    E. 关节手术

3. 男，50 岁。四肢麻胀，乏力逐渐加重近 2 年，1 个月前不慎滑倒，当即出现四肢活动障碍。查体：神志清，头部活动无明显受限，第 2 肋以下皮肤痛觉减退，四肢不能主动活动，肌张力增高，病理征（+）。X 线片示颈 4～胸 1 椎体后缘骨质增生，椎间隙变窄，诊断为
    A. 外伤性颈髓损伤   B. 颈椎脱位
    C. 脊髓型颈椎病   D. 颈椎肿瘤
    E. 颈椎管内肿瘤

4. 女，49 岁。颈肩痛 5 年余，出现四肢麻木，无力半年，行走时步态不稳。查体见双手尺侧以下皮肤感觉减退，双下肢肌张力增高，肌力 III～IV 级，X 线片见颈椎骨质明显退行性改变，其诊断可能为
    A. 颈椎增生
    B. 神经根型颈椎病
    C. 脊髓型颈椎病
    D. 交感神经型颈椎病
    E. 椎管内肿瘤

5. 女，65 岁。近半年来反复出现头痛，头晕，今晨在突然转头时感眩晕耳鸣，恶心呕吐，摔倒在地，2 分钟后缓解。既往曾

类似发作2次，X线片示颈5～6椎体后缘骨质增生，椎间孔明显缩小，最可能的诊断是

A. 神经根型颈椎病
B. 脊髓型颈椎病
C. 交感神经型颈椎病
D. 椎动脉型颈椎病
E. 癫痫发作

6. 男，40岁。诉头痛头晕，颈侧弯后伸后头晕加重并出现猝倒。肱二头肌腱反射亢进。颈椎斜位片显示钩椎关节增生，你认为最大可能是

A. 美尼尔征
B. 体位性眩晕
C. 脊髓肿瘤
D. 椎动脉型颈椎病
E. 粘连性蜘蛛膜炎

7. 男，64岁。2个月颈肩痛，并向右手放射，右手拇指痛觉减弱，肱二头肌肌力弱。初步诊断是

A. 肩周炎　　　　B. 肩袖综合征
C. 椎间盘突出症　D. 颈椎病
E. 臂丛神经炎

8. 患者乘车时，急刹车，右膝前方受到撞击，出现右髋剧痛，髋关节运动障碍，处于屈曲内收、内旋、畸形状态。应诊断为

A. 股骨颈骨折
B. 股骨粗隆间骨折
C. 股骨粗隆下骨折
D. 髋关节后脱位
E. 髋关节前脱位

9. 某患者跌倒后手掌撑地，肩外展外旋，出现肩痛。肿胀，活动受限，查体Dugas征阳性。该病人肩部的畸形是

A. 屈曲外展，外旋
B. 屈曲内收，内旋
C. 方肩
D. 肩过度后伸
E. 肩过度膨隆

10. 女，38岁。交通事故中右下肢受伤3小时。查体：右下肢缩短，右髋关节呈屈曲、内收、内旋畸形，右足背麻木，背屈无力。最可能的诊断是

A. 髋关节前脱位、坐骨神经损伤
B. 髋关节前脱位、闭孔神经损伤
C. 髋关节后脱位、坐骨神经损伤
D. 髋关节中心脱位、坐骨神经损伤
E. 髋关节后脱位、股神经损伤

11. 男，60岁。反复双膝关节疼痛10年逐渐加重3年，活动时关节有弹响。体检：双膝关节骨摩擦音（+），但无明显红肿及压痛，血白细胞$5.7×10^9$/L，红细胞沉降率18mm/第1小时，RF13.6U/L（正常值范围0～15U/L），首先考虑的诊断是

A. 强直性脊柱炎　　B. 反应性关节炎
C. 系统性红斑狼疮　D. 骨关节炎
E. 类风湿关节炎

12. 老年患者外伤后致桡骨下端（Colles）骨折，骨折对位对线良好，并有嵌插，该患应选择哪项治疗

A. 牵引治疗　　　　B. 对症治疗
C. 手术治疗　　　　D. 消肿治疗
E. 夹板固定或石膏固定

13. 65岁女性，跌倒后右手掌着地，腕部疼痛，肿胀，压痛，无反常活动，但餐叉状畸形明显，该患最可能的诊断是

A. 右腕关节脱位
B. 右舟状骨骨折
C. 右腕Colles（科雷）骨折
D. 尺骨茎突骨折
E. 右腕关节挫伤

14. 男，56岁。摔倒左手背着地，左腕部肿胀、疼痛，X线显示骨折远端向掌侧、桡侧移位，近折端向背侧移位。首先考虑的诊断是

A. Chance骨折　　B. Smith骨折
C. Barton骨折　　D. Colles骨折
E. Jefferson骨折

15. 女，76岁。摔倒时右手撑地，腕部疼痛、肿胀。查体：右腕部呈"枪刺刀"畸形。最可能的诊断是

A. Colles骨折　　　B. Monteggia骨折
C. Smith骨折　　　D. Galeazzi骨折
E. Barton骨折

16. 男，33岁。因车祸右小腿受伤，经拍X线片诊断为右胫骨中下1/3交界处斜行骨折。针对该患者应注意以下哪项
    A. 骨筋膜室综合征
    B. 腘动脉和腓总神经损伤
    C. 胫神经损伤
    D. 脂肪栓塞
    E. 休克

17. 女，70岁。下台阶时摔伤髋部。查体右下肢短缩3cm，足外旋45°，髋部叩压痛明显，旋转痛阳性，髋部无明显肿胀。该患者最可能的诊断是
    A. 右髋骨折   B. 右髋脱位
    C. 右粗隆间骨折   D. 右股骨干骨折
    E. 右股骨颈骨折

三、A3/A4型题

（1~2题共用题干）

患者女性，60岁，在地上滑倒，造成股骨近端骨折。

1. 预后最差的是下列哪种骨折类型
    A. 粗隆下   B. 基底型
    C. 经颈型   D. 头下型
    E. 粗隆间

2. 要明确骨折的部位、类型和移位情况，首选的检查是
    A. MRI   B. CT
    C. B超   D. X线片
    E. 核素扫描

（3~4题共用题干）

男，70岁。摔伤右髋部。既往全身情况良好。查体：右下肢短缩、外旋畸形，下肢轴向叩击痛阳性。

3. 该患者首先考虑的诊断是
    A. 髋部软组织损伤   B. 股骨干骨折
    C. 髋关节后脱位   D. 髋关节前脱位
    E. 股骨颈骨折

4. 首选下列哪种检查方法
    A. 关节造影   B. MRI
    C. 核素扫描   D. X线片
    E. CT

四、B型题

（1~2题共用备选答案）
    A. 对称性多关节炎
    B. 累及远端指间关节更明显
    C. 负重关节症状明显，活动时疼痛加重，休息后减轻
    D. 抗双链DNA抗体阳性
    E. 非对称性的下肢大关节炎

1. 以上为骨关节炎的关节炎特点的为
2. 以上为类风湿关节炎的关节炎特点的为

（3~5题共用备选答案）
    A. 肩关节脱位
    B. 肘关节脱位
    C. 髋关节后上脱位
    D. 髋关节前下脱位
    E. 髋关节中心脱位

3. 最多见的关节脱位是
4. 下肢短缩、髋关节屈曲、内收、内旋畸形
5. Dugas征阳性

第八单元　小儿疾病

一、A1型题

1. 对麻疹前驱期诊断极有帮助的是
    A. 低中度发热   B. Koplik斑
    C. Pastia   D. 皮疹
    E. 草莓舌

2. 皮疹可表现为"四世同堂"的为
    A. 麻疹   B. 风疹
    C. 幼儿急疹   D. 水痘
    E. 猩红热

3. 手足口病是由以下哪种感染引起的
    A. 人类疱疹病毒6型

B. 麻疹病毒
C. 风疹病毒
D. 多种肠道病毒
E. A 组 β 溶血性链球菌

4. 典型麻疹首先出现皮疹的部位是
   A. 面部、颈部
   B. 耳后、颈部发际边缘
   C. 躯干
   D. 四肢
   E. 手、足

5. 单纯型高热惊厥有以下特点，但除外下列哪项
   A. 惊厥持续多在 10 分钟以内
   B. 有年龄特点
   C. 有明显的遗传倾向
   D. 发作前后神经系统无异常
   E. 惊厥多为部分性发作

6. 下面关于热性惊厥的描述哪一项不正确
   A. 发作前后一般状况良好
   B. 惊厥多发生于发热早期体温骤升阶段
   C. 病因尚不完全清楚，但有明显遗传性
   D. 感染和发热两方面因素特征是惊厥的内在基础
   E. 发病年龄为 6 个月至 5 岁

7. 下列哪项因素与新生儿黄疸加重无关
   A. 饥饿   B. 缺氧
   C. 头颅血肿   D. 碱中毒
   E. 酸中毒

8. 引起胆红素脑病主要的原因是
   A. 结合胆红素
   B. 光红素
   C. 尿胆红素
   D. 游离非结合胆红素
   E. 胆绿素

9. 足月新生儿生理性黄疸多发生于
   A. 生后第 1~2 天出现黄疸，10 天左右消退
   B. 生后第 24 小时出现黄疸，3 天内进行性加重
   C. 生后第 4~7 天出现黄疸，10 天后消退
   D. 生后第 2~3 天出现黄疸，5~7 天消退
   E. 生后第 7 天后出现黄疸，呈进行性加重

10. 维生素 D 缺乏病可靠的早期诊断指标是
    A. 血钙降低
    B. 血磷降低
    C. 血镁降低
    D. 血 1,25-$(OH)_2$-D_3 降低
    E. 血碱性磷酸酶增高

11. 治疗佝偻病活动早期给予维生素 D 口服法给药时间
    A. 半月后改预防量
    B. 1 月后改预防量
    C. 2 月后改预防量
    D. 3 月后改预防量
    E. 4 月后改预防量

12. 维生素 D 缺乏性佝偻病治疗的目的是
    A. 控制活动期，防止骨骼畸形
    B. 治愈该病
    C. 改善惊厥
    D. 纠正钙磷代谢紊乱
    E. 增加维生素 D 生理作用

13. 急性肾炎小儿恢复上学的指标是
    A. 尿蛋白消失   B. 血沉正常
    C. 镜下血尿消失 D. ASO 正常
    E. 阿迪计数正常

14. 急性肾小球肾炎的常见致病菌是
    A. 溶血性链球菌 B. 葡萄球菌
    C. 肺炎链球菌   D. 柯萨奇病毒
    E. 草绿色链球菌

15. 口服补液盐适用于
    A. 轻中度脱水无循环障碍
    B. 中重度脱水
    C. 重度脱水
    D. 极重度脱水
    E. 以上都不对

16. 小儿腹泻时低钾症状见于血钾（mmol/L）低于多少为诊断标准
    A. 2   B. 2.5
    C. 3   D. 3.5
    E. 4

17. 小儿腹泻第一天补液方法，下列哪项是错误的
    A. 低渗性脱水用 4∶3∶2 溶液
    B. 高渗性脱水用 3∶2∶1 溶液
    C. 等渗性脱水用 2∶3∶1 溶液
    D. 脱水性质不明用 2∶3∶1 溶液
    E. 同时见尿补钾 4～6 天
18. 小儿腹泻重度低渗性脱水，伴有周围循环衰竭，第 1 天补液，首先用哪种液体
    A. 2∶1 等张含钠液
    B. 2∶3∶1 含钠液
    C. 3∶2∶1 含钠液
    D. 4∶3∶2 含钠液
    E. 2∶6∶1 含钠液
19. 婴儿腹泻重度脱水的主要诊断依据是
    A. 眼眶前囟深凹
    B. 皮肤弹性极差
    C. 哭无泪，尿量极少
    D. 精神极度萎靡
    E. 外周循环衰竭
20. X 线胸片显示肺动脉段凹陷的先天性心脏病是
    A. 法洛四联症　　B. 动脉导管未闭
    C. 肺动脉狭窄　　D. 室间隔缺损
    E. 房间隔缺损
21. 房间隔缺损听诊
    A. 胸骨左缘第 2 肋间可闻及 4 级连续性机器样杂音
    B. 胸骨左缘 3～4 肋间可闻及 4 级收缩期杂音
    C. 胸骨左缘 2～4 肋间可闻及 3 级收缩期喷射音
    D. 胸骨左缘 2～3 肋间可闻及 2～3 级收缩期吹风样杂音，肺动脉瓣区 P_2 亢进、固定分裂
    E. 心尖部可闻及 2 级收缩期杂音
22. 各类先天性心脏病中最多见的是
    A. 房间隔缺损　　B. 室间隔缺损
    C. 动脉导管未闭　D. 法洛四联症
    E. 以上均不是
23. 存活的发绀型先心病中最常见的是
    A. 法洛四联症　　B. 室间隔缺损
    C. 房间隔缺损　　D. 动脉导管未闭
    E. 肺动脉狭窄
24. 先天性心脏病，室间隔缺损
    A. 右心室、右心房增大，肺充血，有肺门舞蹈
    B. 右心室、左心房增大，肺充血，有肺门舞蹈
    C. 右心房、右心室增大，肺血少，无肺门舞蹈
    D. 右心房、右心室增大，肺淤血，无肺门舞蹈
    E. 右心房、左心室增大，肺淤血，无肺门舞蹈
25. 先天性心脏病，法洛四联症常见的心脏杂音是
    A. 胸骨左缘第 2、3 肋间收缩期杂音，肺动脉瓣听诊区第二心音亢进
    B. 胸骨左缘第 2、4 肋间收缩期杂音，肺动脉瓣听诊区第二心音减弱
    C. 胸骨右缘 3、4 肋间收缩期杂音，肺动脉瓣听诊区第二心音亢进
    D. 胸骨右缘 3、4 肋间收缩期杂音，肺动脉瓣听诊区第二心音减弱
    E. 胸骨左缘第 2、3、4 肋间收缩期杂音，肺动脉听诊区第二心音亢进
26. 关于小儿腹泻的临床表现，错误的是
    A. 大便每日数次至数十次
    B. 多为黄色水样或蛋花样，含有少量黏液
    C. 食欲低下，常有呕吐，严重者可吐咖啡色液体
    D. 重型腹泻常有较明显的脱水、电解质紊乱和全身中毒症状
    E. 多有赤白脓血便
27. 下列有关小儿腹泻的西医治疗原则，错误的是
    A. 调整饮食
    B. 控制肠道内外感染
    C. 纠正水、电解质紊乱
    D. 尽早使用止泻剂
    E. 加强护理，防止并发症
28. 婴儿腹泻重型与轻型的主要区别点是

A. 发热、呕吐
B. 每日大便超过 10 次
C. 有水、电解质紊乱
D. 大便含黏液、腥臭
E. 镜检有大量脂肪滴

29. 下列哪项不是急性肾炎的临床特征
A. 多数病人都有血尿
B. 病程早期常有高血压
C. 部分病例可出现急性肾功能不全
D. 血压急剧升高时可出现高血压脑病
E. 浮肿为可凹性、上行性

30. 急性肾小球肾炎发病前有哪种前驱感染史
A. 病毒感染　　B. 链球菌感染
C. 金葡菌感染　　D. 支原体感染
E. 原虫感染

31. 关于小儿急性肾小球肾炎的临床表现与治疗，下列说法错误的是
A. 典型表现为浮肿、高血压和血尿
B. 急性期血清 ASO 滴度升高
C. 有链球菌感染灶者应用青霉素 7 天，以彻底清除体内病灶中残余细菌，减轻抗原抗体反应
D. 水肿、尿少、高血压时可口服氢氯噻嗪
E. 明显循环充血患者可用呋塞米

32. 下列各项，属于小儿急性肾小球肾炎典型表现的是
A. 浮肿，少尿，血尿，高血压
B. 浮肿，少尿，蛋白尿，高血压
C. 浮肿，少尿，血尿，低白蛋白血症
D. 浮肿，少尿，血尿，水钠潴留
E. 浮肿，少尿，蛋白尿，高胆固醇血症

33. 3～6 个月小儿，活动期佝偻病最早的骨骼体征是
A. 鸡胸　　B. 方颅
C. 前囟未闭　　D. 肋骨串珠
E. 颅骨软化

34. 维生素 D 缺乏性佝偻病的临床分期为
A. 初期、中期、后期
B. 早期、中期、晚期
C. 初期、高峰期、恢复期
D. 初期、激期、恢复期、后遗症期
E. 以上都不是

35. 小儿佝偻病初期的临床表现
A. 肋膈沟，鸡胸
B. 夜啼，易惊，多汗
C. 颅骨软化，方颅
D. 下肢弯曲，踝内翻
E. 骨骼畸形

36. 下列哪项不是维生素 D 缺乏性佝偻病的初期表现
A. 烦躁多哭　　B. 多汗
C. 枕秃　　D. 方颅
E. 血清总钙正常值降低或正常

37. 病理性黄疸，下列错误的是
A. 黄疸出现时间较早
B. 黄疸程度较重
C. 黄疸持续时间较短
D. 黄疸进展快
E. 有伴随症状

38. 可造成新生儿黄疸重度贫血的是
A. Rh 溶血　　B. ABO 溶血
C. 新生儿肝炎　　D. 新生儿败血症
E. 母乳性黄疸

39. 下列各项，不属新生儿病理性黄疸临床特点的是
A. 黄疸出现过早
B. 血清胆红素值过高或上升过快
C. 黄疸持续时间过长
D. 黄疸退而复现
E. 早产儿黄疸消退最长达 3～4 周

40. 小儿热性惊厥首选治疗药物是
A. 苯巴比妥　　B. 苯妥英钠
C. 硫喷妥钠　　D. 地西泮
E. 甘露醇

41. 符合单纯型热性惊厥的是
A. 年龄小于 6 个月
B. 反复多次惊厥，累计发作总次数 5 次以上
C. 24 小时内反复发作 ≥ 2 次
D. 惊厥呈局限性或不对称性发作
E. 发作时间短，持续数秒到数分钟

42. 符合复杂型热性惊厥诊断标准的是
    A. 惊厥呈全身发作
    B. 一次惊厥持续时间≥10分钟
    C. 一次热程中发作<2次
    D. 热性惊厥复发总次数<5次
    E. 首发年龄必须<6个月

43. 小儿高热惊厥的多发年龄是
    A. 新生儿期   B. 1～5个月
    C. 6个月～5岁   D. 4～7岁
    E. 7～12岁

44. 小儿高热惊厥多与什么因素有关
    A. 急性上呼吸道感染
    B. 急性下呼吸道感染
    C. 急性胃肠道感染
    D. 发疹性疾病
    E. 中耳炎

45. 关于幼儿急疹，下列说法错误的是
    A. 多发生于2岁以上的婴幼儿
    B. 起病急骤，常突然高热，持续3～4天后热退，但全身症状轻微
    C. 身热始退，或热退稍后即出现玫瑰红色皮疹
    D. 皮疹以躯干、腰部、臀部为主，面部及肘、膝关节等处较少。皮疹出现1～2天后即消退，疹退后无脱屑及色素沉着斑
    E. 可见枕部、颈部及耳后淋巴结轻度肿大

46. 水痘是由于感染以下哪种病原微生物
    A. 麻疹病毒   B. 单纯疱疹病毒
    C. EB病毒   D. 柯萨奇病毒
    E. 带状疱疹病毒

47. 麻疹恢复期皮肤可见
    A. 无色素斑痕及脱屑
    B. 无色素斑痕，可见脱屑
    C. 有色素斑痕，可见脱屑
    D. 有色素斑痕，无脱屑
    E. 有色素斑痕，并有糠麸状细微脱屑

48. 风疹的证候特点是
    A. 初起类似伤风感冒
    B. 轻度发热，咳嗽
    C. 特殊的皮疹细小如痧
    D. 耳后、枕部淋巴结肿大
    E. 以上都是

49. 孕妇发生风疹会通过胎盘导致胎儿宫内感染，最可能发生
    A. 食欲下降   B. 胎儿体重减轻
    C. 致畸   D. 脐带绕颈
    E. 难产

50. 幼儿急疹发热与出疹的关系是
    A. 发热数小时～1天出疹
    B. 发热1～2天出疹
    C. 发热3～4天出疹，出疹时发热更高
    D. 发热3～5天出疹，疹出热退
    E. 发热与出疹无明显关系

51. 以下属于水痘皮损表现的是
    A. 红色丘疹，大小形态不一
    B. 红色斑疹或斑丘疹，迅速发展为清亮、卵圆形、泪滴状小水疱
    C. 化脓性疱疹
    D. 周围红晕，有脐眼
    E. 在一个患者身上只能看到斑疹、丘疹

52. 以下哪项不是猩红热的并发症
    A. 化脓性中耳炎
    B. 类风湿性关节炎
    C. 急性肾小球肾炎
    D. 中毒性关节炎
    E. 蜂窝组织炎

53. 下列四种发疹性疾病中，白细胞增高者为
    A. 麻疹   B. 风疹
    C. 猩红热   D. 幼儿急疹
    E. 以上都是

54. 猩红热的临床表现不包括
    A. 初起发热，咽喉红肿糜烂
    B. 发热数小时到1天内出疹
    C. 皮疹鲜红密集成片，先见颈、腋下、腹股沟处，然后遍布全身
    D. 恢复期有色素沉着
    E. 口周苍白圈，杨梅舌

55. 猩红热患儿及疑似者，应隔离治疗
    A. 3天   B. 4天
    C. 5天   D. 6天

E. 至咽拭子培养阴性

56. 猩红热的典型舌象为
    A. 地图舌　　B. 红绛舌
    C. 霉酱苔　　D. 镜面舌
    E. 草莓舌

57. 下述那种传染性疾病易继发急性肾小球肾炎
    A. 麻疹　　B. 风疹
    C. 水痘　　D. 猩红热
    E. 幼儿急疹

58. 麻疹发热和出疹的时间关系是
    A. 发热数小时出疹
    B. 发热1～2天出疹
    C. 发热3～4天出疹
    D. 发热5～6天出疹
    E. 发热7天出疹

59. 典型麻疹开始出疹的地方为
    A. 耳后、发际　　B. 面颊、前额
    C. 躯干及四肢　　D. 手足心
    E. 全身

60. 麻疹的皮疹特点是
    A. 红色斑丘疹
    B. 鲜红色细小丘疹
    C. 淡红色细小丘疹
    D. 淡红色斑丘疹
    E. 暗红色斑丘疹

61. 麻疹最常见的并发症是
    A. 肺炎　　B. 脑膜脑炎
    C. 心肌炎　　D. 急性肾炎
    E. 关节炎

62. 风疹的皮疹特点是
    A. 发热3～4天后出疹
    B. 红色丘疹，疹后脱皮
    C. 淡红色斑丘疹，先见于面部，24小时内波及全身
    D. 疹退后有色素沉着
    E. 全身皮肤充血潮红

63. 小儿发热1～2天后起疹，同一时期内疱疹、丘疹、干痂并存，诊断为
    A. 麻疹　　B. 风疹
    C. 幼儿急疹　　D. 水痘
    E. 猩红热

64. 猩红热发热和出疹的时间是
    A. 发热数小时出疹
    B. 发热1～2天出疹
    C. 发热3～4天出疹
    D. 发热5～6天出疹
    E. 发热7天出疹

65. 猩红热的临床表现，下列哪项是错误的
    A. 初起发热，咽喉红肿糜烂
    B. 发热数小时至一天出疹
    C. 皮疹呈鲜红点状，密集成片，先见于颈、腋下及腹股沟，继而遍及全身
    D. 恢复期有色素沉着
    E. 有环口苍白圈，杨梅舌，皮肤皱褶处可见线状疹

二、A2型题

1. 1岁患儿，发热、咳嗽、畏光，第4天起从耳后开始出现红色斑丘疹，发疹5天热仍不退，咳嗽加重，伴喘，口周发绀，鼻翼煽动，肺部有中小水泡音，心率180次/分，肝肋下3.0cm，诊断为
    A. 麻疹并发肺炎
    B. 风疹并发肺炎
    C. 麻疹并发肺炎，心衰
    D. 风疹并发肺炎，心衰
    E. 猩红热并发肺炎

2. 2岁患儿，发热1天出现皮疹，为红色斑丘疹。由面部开始1日遍及全身，伴枕部、耳后及颈部淋巴结肿大。诊断最可能为
    A. 麻疹　　B. 风疹
    C. 幼儿急疹　　D. 猩红热
    E. 荨麻疹

3. 2岁小儿，发热5小时，抽搐1次，抽搐时体温39℃，抽搐形式为双眼上翻，意识丧失，口唇发绀，四肢强直抖动，持续约3分钟，缓解，醒后精神可，无神经系统体征。既往健康，精神运动发育正常。母亲幼年时有过发热抽搐史。查体：神清，咽部充血，双肺呼吸音清晰，心率120次/分，肝脾未触及。四肢肌力肌

张力4级,脑膜刺激征阴性。最可能的诊断是

A. 癫痫

B. 维生素A缺乏性手足搐搦症

C. 中枢神经系统感染

D. 热性惊厥

E. 中毒性细菌性痢疾

4. 足月儿生后2天出现黄疸,母亲血型为B型,胎儿O型,3天血清胆红素188.1μmol/L(11mg/dL)。本例诊断最大可能是

A. ABO溶血病　　B. Rh溶血病

C. 生理性黄疸　　D. 败血症

E. 胆道闭锁

5. 患儿,8岁。3周前曾患脓疱病,近3天水肿、少尿,肉眼血尿。血压20/14kPa(150/105mmHg)。尿常规:尿蛋白(+++),有大量红细胞,管型1~2/HP。抗"O"500U,补体C_3减少。最可能的诊断是

A. 单纯性肾病　　B. 肾炎性肾病

C. 急性肾炎　　　D. 慢性肾炎

E. IgA肾病

6. 患儿,6个月。腹泻二十余天,每日10余次稀水样便,体重5.3kg,精神萎靡,皮肤弹性极差,前囟及眼窝明显凹陷,四肢凉,血压偏低,口渴轻度,尿量极少,血钠125mmol/L。考虑诊断为

A. 中度等渗脱水　　B. 重度等渗脱水

C. 中度低渗脱水　　D. 重度低渗脱水

E. 重度高渗脱水

7. 8个月男孩呕吐,腹泻3天,无尿12小时,T37.8℃,嗜睡与烦躁交替,双眼深陷,口唇干燥,皮肤弹性差,四肢冷,见花纹,脉细弱160次/分,心音低,呼吸深长60次/分,腹部肠鸣音亢进,血象Hb150g/L,WBC13.0×10^9/L,L0.60,HCO_3^-15mmol/L,血pH7.15,初步诊断小儿腹泻伴有

A. 重度脱水,代谢性酸中毒

B. 中度低渗性脱水,代谢性酸中毒

C. 重度脱水,低钾血症,代谢性酸中毒

D. 败血症休克,低钾血症,代谢性酸中毒

E. 重度高渗性脱水,代谢性酸中毒

8. 患儿,女,4岁,自10个月起出现口唇青紫,哭闹后加剧,会走后常有蹲踞,平日少动。查体:胸骨左缘3、4肋间闻及Ⅲ级收缩期杂音,无震颤。股动脉血氧饱和度85%。胸部X线片:心脏轻度增大,右心室增大,肺纹理减少,肺动脉段凹陷。心电图示右心室肥大。最可能的诊断是

A. 单纯肺动脉瓣狭窄

B. 艾森门格综合征

C. 法洛四联症

D. 肺动脉瓣狭窄+房间隔缺损

E. 原发性肺动脉高压

9. 11个月女婴体检时发现胸骨左缘第2肋间闻及3/6级左右连续机器样杂音,向颈部、锁骨下传导,可触及震颤,胸部X线示:肺血管影增多,左心房、室增大,主动脉弓增大,肺动脉段突出。此患儿的诊断是

A. 法洛四联症　　B. 室间隔缺损

C. 肺动脉狭窄　　D. 房间隔缺损

E. 动脉导管未闭

10. 3岁女孩,胸骨左缘3~4肋间闻及3/6级收缩期杂音,肺动脉第二心音亢进,胸片示左、右心室扩大。应考虑的诊断是

A. 室间隔缺损　　B. 房间隔缺损

C. 法洛四联症　　D. 肺动脉狭窄

E. 动脉导管未闭

11. 患儿,5个月,急性腹泻,频繁呕吐2天,检查头颅,可能发现的体征是

A. 囟门逾期不闭

B. 囟门凹陷

C. 囟门高凸

D. 囟门宽大,头缝开解

E. 囟门早闭

12. 患儿,5个月。腹泻水样便,每日十余次,尿量少。查体:昏睡。呼吸深快,皮肤弹性极差,前囟及眼窝明显凹陷,四肢凉。实验室检查:二氧化碳结合力10mmol/L。应首先考虑的是

A. 重度脱水，酸中毒
B. 中度脱水，酸中毒
C. 重度脱水
D. 中度脱水
E. 轻度脱水

13. 患儿，女，1岁。夜间烦吵，多汗数月，查体：前囟2×2cm，方颅，肋串珠明显。血钙磷乘积下降，碱性磷酸酶升高。应诊断为
    A. 佝偻病活动初期
    B. 佝偻病活动期
    C. 佝偻病恢复期
    D. 佝偻病后遗症期
    E. 健康儿

14. 患儿，8个月。早产，人工喂养，未及时添加辅食。1个月来夜间烦躁、哭闹、睡眠不安。查体：枕秃，无乳牙萌出，前囟门较大，血清钙偏低。应首先考虑的诊断是
    A. 癫痫
    B. 维生素B缺乏症
    C. 维生素D缺乏性佝偻病
    D. 低血糖症
    E. 低镁血症

15. 患儿，男，8岁。发热，咽痛1天后出疹。查体：体温39.5℃，颜面潮红，环口苍白圈，咽喉红肿，可见脓液，颈部、躯干、四肢见弥漫性红色皮疹，以皮肤皱褶处为多。其病诊断为
    A. 麻疹   B. 风疹
    C. 猩红热   D. 手足口病
    E. 水痘

16. 患儿，8岁。发热伴皮疹3天。皮疹呈向心性分布，躯干部多，四肢远端、手掌、足底较少。斑、丘、疱疹和结痂同时存在，疱疹形似露珠水滴，壁薄易破，周围有红晕，发热为38℃左右。应首先考虑的诊断是
    A. 手足口病   B. 风疹
    C. 水痘   D. 丘疹样荨麻疹
    E. 脓疱疮

三、A3/A4型题

（1～4题共用题干）
患儿女，4岁，主因"反复发热伴抽搐1年余"入院。患儿每次抽搐时体温均于38.5℃以上，形式为意识丧失，双眼上翻，牙关紧闭，四肢强直抖动，口唇发绀，每次持续1～2分钟。1年余共出现4次，其中有过1次一个热程中抽搐2次。此次发热，体温39℃出现抽搐1次，持续约15分钟自行缓解。患儿出生史无异常，精神运动发育水平正常。其父亲2岁时有过1次发热抽搐史。查体：神清，精神可，咽部充血，双侧扁桃体Ⅰ°肿大，神经系统未见阳性体征。

1. 此患儿最大可能的诊断是
   A. 单纯型热性惊厥
   B. 复杂型热性惊厥
   C. 中枢神经系统感染
   D. 电解质紊乱
   E. 感染中毒性脑病

2. 如果患儿入院后又突然出现抽搐，应即刻应用何种药物
   A. 水合氯醛肛入   B. 甘露醇静推
   C. 苯巴比妥肌注   D. 地西泮静推
   E. 地塞米松静推

3. 与此患儿长期治疗和预防关系密切的一项重要检查是
   A. 脑电图   B. 智力测试
   C. 血常规   D. 头颅CT
   E. 脑脊液

4. 对于此患儿预防复发的最佳措施为
   A. 发热初期短程服用地西泮预防
   B. 长期使用镇静药物
   C. 长期口服苯巴比妥
   D. 长期口服丙戊酸钠
   E. 仅需要发热时积极退热

（5～7题共用题干）
10月男婴，经常出现夜惊不宁，近1周加重，多汗，烦闹，该患儿生后一直母乳不足，混合喂养，尚未添加辅食。此患儿到

门诊就诊。
5. 该患儿最可能的诊断
    A. 佝偻病   B. 营养不良
    C. 正常儿   D. 上呼吸道感染
    E. 消化不良
6. 本病发生的病因，哪些不正确
    A. 日光照射不足
    B. 维生素 D 摄入不足
    C. 维生素 D 的需要量增加
    D. 食物中钙磷含量过低或比例不当
    E. 甲状旁腺功能不足
7. 体格检查最易发现的阳性体征为
    A. 皮肤弹性差
    B. 皮下脂肪明显减少
    C. 体检正常
    D. 方颅，前囟大，乳牙未萌出
    E. 双下肢瘀斑、瘀点

（8～10题共用题干）
患儿，男，6个月，足月顺产儿，母乳喂养，家长为预防小儿佝偻病的发生来医院咨询。
8. 医生的下列指导哪项不恰当
    A. 2 周开始补充维生素 D
    B. 适时补充钙剂
    C. 坚持母乳喂养
    D. 1 个月开始添加蛋黄、鱼泥等
    E. 坚持日光浴
9. 小儿有以下哪些表现应考虑有佝偻病的早期表现
    A. 睡眠不实，多汗，易惊
    B. 抽搐或手足搐搦
    C. 有郝氏沟及肋骨外翻
    D. 有方颅或乒乓头
    E. 精神萎靡
10. 为预防佝偻病的发生，医生应指导家长
    A. 生后 4 个月起口服维生素 D1 万～2 万 IU/d
    B. 生后 1 个月起肌注维生素 D330 万 IU/次，每 2～4 周 1 次，共 3 次
    C. 足月儿生后 4 周起口服维生素 D800IU/d
    D. 足月儿生后 2 周起口服维生素 D400IU/d
    E. 生后 3 个月起口服维生素 D0.5 万～1 万 IU/d

（11～13题共用题干）
男孩，8岁。水肿5天，尿少、肉眼血尿2天入院。2周前，家长诉"上感"，用青霉素治疗5天。查体：眼睑、双下肢水肿，呈非凹陷性，血压16/12kPa，尿蛋白（++），红细胞满视野，白细胞 8～10/HP，少量红细胞管型，肾功能正常。
11. 下列哪一种诊断较符合患儿的疾病
    A. IgA 肾炎
    B. 肾炎性肾病
    C. 药物性肾炎
    D. 急性链球菌感染后肾炎
    E. 急性肾盂肾炎
12. 进一步需做哪项检查对诊断有意义
    A. 肾脏 B 超
    B. 中段尿培养
    C. 红细胞沉降率和抗链球菌溶血素"O"（ASO）的测定
    D. 抗链球菌溶血素"O"（ASO）和补体的测定
    E. 胆固醇和蛋白电泳的测定
13. 入院后可采取下列治疗措施，但除外
    A. 青霉素治疗   B. 低蛋白饮食
    C. 低盐饮食   D. 卧床休息
    E. 应用利尿剂

（14～16题共用题干）
6个月女孩，中度脱水酸中毒，经纠正酸中毒与补液12小时后出现嗜睡，呼吸较前为浅，心音低钝，心率160次/分，腹胀，肠鸣音弱，血钠为135mmol/L。
14. 为明确诊断应做的辅助检查是
    A. 二氧化碳结合力测定
    B. 电解质测定
    C. 血渗透压测定
    D. 腰穿脑脊液检查

E. 心脏超声心动图
15. 治疗应采取的措施是
    A. 继续纠酸　　　　B. 补钠
    C. 脱水　　　　　　D. 补钾
    E. 能量合剂
16. 输液的成分是
    A. 5%碳酸氢钠 5mL/kg
    B. 2:1 含钠液 20mL/kg
    C. 20%甘露醇 5mL/kg
    D. 10%氯化钾 3mL/kg
    E. 1.6-二磷酸果糖 3mL/kg

(17～19题共用题干)

男，4个月，体重5kg。腹泻3天，每日7～8次，蛋花汤样、无腥臭，奶后呕吐2次。面色稍苍白，上腭裂，精神较差，皮肤稍干燥。眼窝、前囟凹陷。皮下脂肪减少，皮肤弹性较差。哭有泪。四肢末梢较冷，血清钠128mmol/L。

17. 其第1天补液总量应补充每千克为
    A. 60～80mL　　　B. 81～90mL
    C. 90～120mL　　 D. 120～150mL
    E. 150～180mL
18. 当患儿痊愈出院时，对家长可作以下指导，哪项除外
    A. 继续母乳喂养，避免夏季断乳
    B. 及时补充水分
    C. 注意食具、尿布、玩具消毒
    D. 加强气候变化时的护理
    E. 迅速添加辅食如蛋黄、炼乳
19. 估计该患儿的脱水程度及性质是
    A. 轻度等渗性脱水
    B. 中度等渗性脱水
    C. 轻度低渗性脱水
    D. 中度低渗性脱水
    E. 重度低渗性脱水

(20～22题共用题干)

男孩，8岁。剧烈运动后胸闷、气短1个月。查体：心前区未触及震颤，胸骨左缘2～3肋间闻及3/6级收缩期喷射性杂音，P2增强、固定分裂。

20. 最可能的诊断是
    A. 动脉导管未闭
    B. 单纯肺动脉瓣狭窄
    C. 房间隔缺损
    D. 中型室间隔缺损
    E. 法洛四联症
21. 心脏杂音形成的最直接原因是
    A. 肺动脉瓣明显狭窄
    B. 右心压力负荷增加
    C. 经肺动脉瓣血流量增多
    D. 主动脉瓣相对狭窄
    E. 血液经房间隔缺损自左房流入右房
22. 最典型的心电图改变是
    A. 左室高电压
    B. 不完全性右束传导阻滞和电轴右偏
    C. 左心房肥大
    D. 二度房室传导阻滞Ⅰ型
    E. 一度房室传导阻滞

四、B型题

(1～3题共用备选答案)
    A. 水痘　　　　　　B. 手足口病
    C. 幼儿急疹　　　　D. 腮腺炎
    E. 猩红热

1. 由A组乙型溶血链球菌引起的疾病是
2. 可出现睾丸炎、卵巢炎合并症的疾病是
3. 可并发心肌炎、肾炎等合并症的疾病是

(4～5题共用备选答案)
    A. 234.7μmol/L　　B. 221μmol/L
    C. 257μmol/L　　　D. 307.8μmol/L
    E. 342.0μmol/L

4. 足月儿生理性黄疸，血清总胆红素峰值一般不超过
5. 早产儿生理性黄疸，血清总胆红素峰值一般不超过

第九单元 传染病与性病、寄生虫病

一、A1 型题

1. 钩虫病的流行病学特征是
   A. 在我国主要好发于城市人群
   B. 钩虫带虫者是主要的传染源
   C. 主要通过皮肤接触感染或生食污染蔬菜经口腔黏膜入侵
   D. 钩虫病主要见于 3 岁以下的儿童
   E. 春季是流行高峰

2. 钩虫病的临床特征是
   A. 贫血可以是主要表现之一
   B. 幼虫移行引起皮下包块
   C. 腹痛伴有肝脾肿大
   D. 成虫主要引起皮肤损害
   E. 成虫主要引起呼吸系统症状

3. 蛔虫病的主要感染途径是
   A. 血液接触
   B. 经小便污染
   C. 经口吞入虫卵
   D. 经中间宿主传播
   E. 皮肤

4. 可引起"异嗜症"的线虫是
   A. 丝虫   B. 蛔虫
   C. 钩虫   D. 鞭虫
   E. 蛲虫

5. 蛔虫感染引起胆道蛔虫病主要是由于
   A. 寄生于小肠
   B. 钻孔习性
   C. 以半消化物为食
   D. 幼虫在肺部发育
   E. 幼虫在人体内移行

6. 目前世界上发病率最高的性传播疾病是
   A. 淋病   B. 生殖器疱疹
   C. 梅毒   D. 尖锐湿疣
   E. 获得性免疫缺陷综合征

7. 下列关于生殖器疱疹病毒的叙述错误的是
   A. 常伴有腹股沟淋巴结肿痛
   B. 男性多见于包皮、龟头、冠状沟、阴茎等处
   C. 感染的孕妇经阴道分娩时，可引起胎儿感染
   D. 复发性生殖器疱疹的皮损一般出现在新部位
   E. 合并 HIV 者，症状更加明显

8. 关于生殖器疱疹病毒感染，下列说法错误的是
   A. 生殖器疱疹病毒是由单纯疱疹病毒（HSV）感染引起的
   B. 开始侵犯皮肤黏膜层，后期向黏膜下层、肌层浸润
   C. 胎儿、新生儿都可感染
   D. 生殖器疱疹感染后与宫颈癌的发生密切相关
   E. 感染生殖器疱疹后也使 HIV 的感染性增加

9. 下列关于淋病叙述不正确的是
   A. 主要通过性接触传播
   B. 女性反复感染淋病，可引起宫外孕
   C. 女性淋病主要并发症是不孕不育
   D. 淋菌引起肛门直肠炎，可出现里急后重，从肛门排出大量脓性、血性分泌物
   E. 人是淋球菌的唯一天然宿主

10. 梅毒树胶样肿区别于结核肉芽肿的主要依据是
    A. 易见朗汉斯巨细胞
    B. 见多量中性粒细胞
    C. 见干酪样坏死
    D. 见多量浆细胞
    E. 见多量上皮样细胞

11. 艾滋病病毒主要侵害人体细胞中的
    A. T 淋巴细胞   B. 淋巴细胞
    C. 抑制性 T 细胞   D. 辅助性 T 细胞
    E. 巨噬细胞

12. 艾滋病的传染源是

A. 猪　　　　　B. 蚊
C. 鼠　　　　　D. 人
E. 螨

13. 以下关于艾滋病的叙述，不正确的是
    A. 是人类免疫缺陷病毒引起的
    B. 即获得性免疫缺陷综合征
    C. 人群对本病普遍易感
    D. 是性接触传染病
    E. HIV 主要侵犯和破坏部分 B 淋巴细胞

14. 艾滋病的表现中哪种是错误的
    A. 体质性疾病
    B. 神经系统症状
    C. 免疫缺陷所致感染
    D. 免疫缺陷所致肿瘤
    E. 顽固性休克

15. 艾滋病患者肺部机会性感染最常见的病原体是
    A. 白色念珠菌　　　B. 结核杆菌
    C. 疱疹病毒　　　　D. 巨细胞病毒
    E. 肺孢子虫

16. 有关狂犬病的预防，错误的是
    A. 注射狂犬病疫苗
    B. 击毙的狂犬应该焚毁
    C. 捕杀野犬
    D. 伤口紧急缝合及包扎
    E. 使用抗狂犬病血清

17. 对于被病犬咬伤的接受过全程主动免疫的患者，需要怎样接种疫苗
    A. 在伤后 1、3、14 日各一剂，共 3 剂
    B. 在伤后 1、7、14 日各一剂，共 3 剂
    C. 在伤后 1、7、14、28 日各一剂，共 4 剂
    D. 在伤后 1、3 日各一剂，共 2 剂
    E. 在伤后 1、3、7、14、28 日各一剂，共 5 剂

18. 对前驱期描述正确的是
    A. 患者会表现为极度恐惧
    B. 会有恐水现象
    C. 会有发作性咽肌痉挛
    D. 对声、光、风、痛敏感
    E. 会出现共济失调

19. 对狂犬病分期表述不正确的是
    A. 前驱期　　　　B. 侵袭期
    C. 兴奋期　　　　D. 麻痹期
    E. 衰竭期

20. 流行性脑脊髓膜炎的主要临床特征是
    A. 急起高热、头痛、呕吐、昏迷、脑膜刺激征
    B. 急起高热、头痛、呕吐、昏迷、呼吸衰竭
    C. 急起高热、惊厥、呼吸衰竭
    D. 缓慢起病，发热不明显，头痛剧烈，无休克
    E. 急起高热、头痛、呕吐、皮肤黏膜瘀点瘀斑、脑膜刺激征

21. 确诊流行性脑脊髓膜炎的主要依据是
    A. 脑脊液呈化脓性
    B. 血清特异性抗体检测阳性
    C. 皮肤黏膜瘀点瘀斑
    D. 当地有流脑流行
    E. 血液、脑脊液涂片镜检或培养发现脑膜炎双球菌

22. 血清中常规检查检测不到的 HBV 标志物是
    A. HBsAg　　　　B. HBeAg
    C. HBcAg　　　　D. 抗-HBe
    E. 抗-HBc

23. 近年来输血后肝炎主要由哪种病毒引起
    A. 甲型肝炎病毒　　B. 乙型肝炎病毒
    C. 丙型肝炎病毒　　D. 戊型肝炎病毒
    E. 丁型肝炎病毒

24. 下列检验中对重型肝炎诊断价值最小的是
    A. 血清 ALT
    B. 血清胆碱酯酶活性明显降低
    C. 血清胆固醇明显降低
    D. 凝血酶原时间及活动度明显异常
    E. 血清胆红素明显升高

25. 表示近期活动性肝炎的是
    A. HBsAg　　　　B. 抗-HBs
    C. HBeAg　　　　D. 抗-HBc IgM
    E. 抗-HBc IgG

26. 乙型肝炎患者血清中，检出抗-HBs，其余四项阴性，说明
   A. 肝炎病毒在体内复制
   B. 获得免疫，疾病已恢复
   C. 病毒变异，仅查出抗-HBs
   D. 免疫耐受，病情迁延不愈
   E. 血清中可同时检出 HBsAg
27. 下列不属于 RNA 病毒的是
   A. 甲肝　　　　　B. 乙肝
   C. 丙肝　　　　　D. 丁肝
   E. 戊肝
28. 不属于乙肝传播途径的是
   A. 性传播　　　　B. 消化道传播
   C. 血液传播　　　D. 血液制品传播
   E. 母婴传播
29. 下列乙肝病毒标记物中反映 HBV 有活动性复制和传染性的是
   A. 表面抗原（HBsAg）
   B. 表面抗体（抗-HBs）
   C. e 抗原（HBeAg）
   D. e 抗体（抗-HBe）
   E. 核心抗体（抗-HBc）
30. 关于急性甲型肝炎的治疗，下列哪项是最主要的
   A. 休息　　　　　B. 保肝
   C. 降酶　　　　　D. 抗病毒
   E. 调节免疫
31. 有关丙型肝炎，下列哪项是正确的
   A. 丙型肝炎病毒只能通过输血传播
   B. 抗-HCV 属保护性抗体
   C. 丙型肝炎黄疸发生率较高
   D. 丙型肝炎极易演变为慢性
   E. 急性丙型肝炎的治疗不应使用干扰素
32. 有关肝炎病毒血清学标志物的描述，下列哪项不正确
   A. 慢性 HBV 感染抗-HBc IgM 也可阳性
   B. 抗-HAV IgM 阳性可诊断为急性 HAV 感染
   C. HBsAg 阳性表明患者有传染性
   D. 抗-HCV 阳性为 HCV 既往感染

   E. 抗-HBs 是保护性抗体
33. 诊断病毒性肝炎最可靠的根据是
   A. 发病季节　　　B. 起病方式
   C. 症状及体征　　D. 接触史
   E. 病原学及肝功检查
34. 关于病毒性肝炎的治疗描述不正确的是
   A. 急性病毒性肝炎多有自限性
   B. 目前常用的抗 HBV 药物有干扰素和核苷类似物
   C. 抗病毒治疗是急性甲肝的关键治疗
   D. 核苷类似物均为口服给药
   E. 目前干扰素是抗 HCV 最有效的药物
35. 治疗慢性丙型肝炎的最佳方案是
   A. 聚乙二醇干扰素合拉米夫定
   B. 聚乙二醇干扰素合利巴韦林
   C. 聚乙二醇干扰素合恩替卡韦
   D. 普通干扰素合利巴韦林
   E. 普通干扰素合拉米夫定
36. 流行性脑脊髓膜炎的病原菌是
   A. 革兰阴性杆菌　　B. 抗酸杆菌
   C. 革兰阴性球菌　　D. 革兰阳性球菌
   E. 革兰阴性弧菌
37. 流脑最常见的临床类型是
   A. 普通型
   B. 轻型
   C. 暴发型脑膜脑炎型
   D. 暴发型混合型
   E. 暴发型休克型
38. 流行性脑脊髓膜炎的平均潜伏期是
   A. 2～3 天　　　　B. 10～15 天
   C. 16～20 天　　　D. 21～30 天
   E. 1 个月以上
39. 确诊流行性脑脊髓膜炎最重要的实验室检查是
   A. 血白细胞总数增高
   B. 脑脊液涂片阳性
   C. 脑脊液呈化脓性改变
   D. 脑脊液培养阳性
   E. 咽拭子培养阳性
40. 流行性脑脊髓膜炎脑膜脑炎期的病变部位主要为

A. 软脑膜 B. 硬脑膜
C. 脑神经 D. 脑实质
E. 蛛网膜

41. 不支持流行性脑脊髓膜炎诊断的脑脊液检查的是

A. 外观混浊呈脓性
B. 蛋白质含量高
C. 细胞数 $<0.5×10^9/L$，以单个核细胞为主
D. 糖含量明显减少
E. 氯化物含量减少

42. 高热、头痛、呕吐，全身皮肤散在瘀点，颈项强直，最可能的诊断是

A. 结核性脑膜炎
B. 流行性脑脊髓膜炎
C. 流行性乙型脑炎
D. 伤寒
E. 中毒性细菌性痢疾

43. 狂犬病的主要传染源是

A. 病犬 B. 猫
C. 狼 D. 狐狸
E. 蝙蝠

44. 狂犬病病理变化中特异的且具有诊断价值的病变为

A. 急性弥漫性脑脊髓炎
B. 脑膜多正常
C. 脑实质和脊髓充血水肿
D. 内基小体
E. 脊髓段病变一般比较严重

45. 对于狂犬病疫苗接种程序的描述，哪项是正确的

A. 一般咬伤者于 1、3、7、14 和 28 日各注射狂犬病疫苗 1 个剂量
B. 注射当天剂量加倍，第 3、7、14 和 30 天各注射狂犬病疫苗 1 个剂量
C. 于 0、4、8、16 和 28 天各注射狂犬病疫苗 1 个剂量
D. 2 岁以下的儿童每针次均接种 0.5 个剂量
E. 暴露前预防适用于所有人群

46. 狂犬病典型病例临床表现分为三期，下列正确的是

A. 前驱期、兴奋期、麻痹期
B. 潜伏期、前驱期、兴奋期
C. 前驱期、兴奋期、恢复期
D. 兴奋期、麻痹期、恢复期
E. 潜伏期、前驱期、麻痹期

47. 狂犬病最具特征性的临床表现是

A. 发热、头痛、乏力、周身不适等症状
B. 咽喉紧缩感
C. 伤口部位及周围有麻木、发痒、刺痛感
D. 恐水、恐风
E. 弛缓性瘫痪

48. 狂犬病麻痹期的典型表现是

A. 恐风 B. 恐水
C. 肢体瘫痪 D. 呼吸急促
E. 心率加快

49. 下列情况哪种不属艾滋病分期内容

A. 急性感染期以发热最为常见
B. 前驱期无明显症状
C. 无症状感染期血中可检测出病毒及抗体
D. 艾滋病期可并发各种机会性感染和恶性肿瘤
E. 艾滋病期部分患者可表现为神经精神症状

50. 下列有关 HIV 病原学特点不正确的是哪项

A. 有 HIV-Ⅰ、HIV-Ⅱ两个型
B. 为 RNA 病毒
C. 属逆转录病毒科
D. 主要侵犯 CD_8^+T 淋巴细胞
E. 慢病毒亚科

51. 艾滋病可出现持续性全身淋巴结肿大的时期是

A. 无症状感染期
B. 急性 HIV 感染期
C. 恢复期
D. 任何病期
E. 艾滋病期

52. 艾滋病的病原体是

A. 人免疫缺陷病毒 B. 冠状病毒

C. 汉坦病毒　　　　D. 沙门氏菌
E. 志贺氏菌

53. 可经母婴途径传播的疾病是
    A. 霍乱
    B. 艾滋病
    C. 细菌性痢疾
    D. 流行性脑脊髓膜炎
    E. 伤寒

54. 感染 HIV 后，临床无明显症状，但血中可检出病毒及抗体，此期的持续时间一般是
    A. 1～2 年　　　　B. 3～4 天
    C. 4～5 年　　　　D. 6～8 年
    E. 2～10 年

55. 下列各项，不属艾滋病典型表现的是
    A. 口咽念珠菌感染　B. 长期发热
    C. 食管炎症或溃疡　D. 皮肤黏膜出血
    E. 慢性腹泻

56. 梅毒早期主要侵犯的是
    A. 皮肤黏膜　　　　B. 心血管系统
    C. 中枢神经系统　　D. 消化系统
    E. 内分泌系统

57. 治疗梅毒的首选药物是
    A. 四环素　　　　　B. 红霉素
    C. 青霉素　　　　　D. 链霉素
    E. 氯霉素

58. 一期梅毒主要表现为
    A. 树胶肿　　　　　B. 结节性梅毒疹
    C. 神经性耳聋　　　D. 角膜炎
    E. 硬下疳

59. 淋病的病原体是
    A. 奈瑟菌　　　　　B. 沙门氏菌
    C. 志贺氏菌　　　　D. 冠状病毒
    E. 汉坦病毒

60. 尖锐湿疣的病原体是
    A. 人类免疫缺陷病毒
    B. 人类乳头瘤病毒
    C. 生殖器疱疹病毒
    D. 冠状病毒
    E. 汉坦病毒

61. 生殖器疱疹的治疗宜选用

    A. 激光治疗　　　　B. 冷冻治疗
    C. 青霉素　　　　　D. 干扰素
    E. 阿昔洛韦

62. 胆道蛔虫病描述正确的是
    A. 进食油腻后出现右上腹剧痛
    B. 右上腹阵发性绞痛并向右肩背放射
    C. 突发上腹部剑突下钻顶样剧痛
    D. 转移性右下腹疼痛
    E. 右上腹持续隐痛伴右肩部放射痛

63. 蛲虫病的主要特征是
    A. 夜寐磨牙　　　　B. 食欲异常
    C. 腹部有移动包块　D. 夜间肛门奇痒
    E. 阵发性腹痛

64. 肠道蛔虫的最常见并发症是
    A. 肠道穿孔　　　　B. 肠炎
    C. 胆道蛔虫病　　　D. 胆囊炎
    E. 肠梗阻

65. 用于蛔虫病，蛲虫病
    A. 色甘酸钠　　　　B. 阿苯达唑
    C. 多潘立酮　　　　D. 山莨菪碱
    E. 特比萘芬

66. 几岁以下儿童禁用驱虫药
    A. 1 岁　　　　　　B. 2 岁
    C. 3 岁　　　　　　D. 4 岁
    E. 5 岁

二、A2 型题

1. 男性 40 岁，不规则发热半年余，反复抗菌无效，明显消瘦，侨居国外多年，临床考虑是否同艾滋病有关，下列哪检查既便捷又具特异性
    A. 痰培养　　　　　B. 胸部 CT
    C. 血清抗 –HIV　　D. HIV 分离
    E. CD^4/CD^8 比值，CD^4 计数

2. 男性，39 岁，商人，有冶游史，1 周来发热，头痛，全身不适，无食欲，全身淋巴结均肿大，无痛。白细胞 $3.5×10^9$/L，CD^4/CD^8 1.0，其他无特殊，此例哪种疾病可能性大
    A. 传染性单核细胞增多症
    B. 急性淋巴结炎

C. 艾滋病

D. 霍奇金病

E. 钩体病

3. 患儿家中娩出，母亲拿剪刀自行断脐，生后第7天开始出现不能吮乳，渐渐发展为牙关紧闭，苦笑面容，诊断为"新生儿破伤风"，该病治疗成功的关键是

A. 破伤风免疫球蛋白

B. 脐窝护理

C. 破伤风抗毒素

D. 使用青霉素

E. 控制痉挛

4. 患儿10岁，学生，1月底因突起高热、剧烈头痛、恶心伴非喷射性呕吐1次入院。体检：神清，全身皮肤散在瘀点、瘀斑，颈项抵抗，心率120次/分，两肺无异常，腹软无压痛。化验检查：血白细胞计数20×10⁹/L，中性粒细胞0.89，淋巴细胞0.05，单核细胞0.06，首先考虑的诊断是

A. 流行性脑脊髓膜炎

B. 流行性乙型脑炎

C. 病毒性脑炎

D. 伤寒

E. 结核性脑膜炎

5. 3岁小儿，发热3天，有头痛、呕吐，查：皮肤有瘀点、瘀斑，及脑膜刺激症状（+），腰穿脑压升高，外观混浊，细胞数2000×10⁶/L，糖和氯化物明显降低，蛋白含量明显升高，脑脊液直接涂片检菌阳性，临床诊断

A. 脑炎双球菌性脑膜炎

B. 普通型流脑

C. 结核性脑膜炎

D. 脑膜脑炎型流脑

E. 病毒性脑膜炎

6. 慢性乙肝患者，化验乙肝五项指标，HBsAg（+），抗HBc（+），HBeAg（+），ALT120U/L，其意义

A. 病毒有复制，肝脏有损伤

B. 病毒无复制，无传染性

C. 有传染性

D. 肝脏有损伤，无传染性

E. 病毒有复制，有传染性，肝脏有损害

7. 男，20岁，一次体检中发现HBsAg阳性，当时无症状及体征，肝功正常。次年5月，因突然乏力、恶心、厌食、尿黄而入院。化验：ALT500μ，血清总胆红素85μmol/L，HAVAb IgM（+）。该患者诊断为

A. 乙型肝炎，慢性迁延型，既往感染过甲型肝炎

B. 乙型肝炎，慢性活动型，既往感染过甲型肝炎

C. 急性甲型黄疸型肝炎，乙型肝炎病毒携带者

D. 急性乙型肝炎，合并甲型肝炎

E. 急性黄疸型肝炎，甲、乙型肝炎病毒混合感染

8. 男性，8岁。发热，头痛3天，伴神志不清6小时，于12月8日入院。既往体健。体检：T 39.9℃，BP 110/70mmHg，浅昏迷，双侧瞳孔等大正圆，球结膜水肿。四肢可见散在的瘀点，颈抵抗（+），克氏征（+）。血WBC 20×10⁹/L，中性粒细胞92%，淋巴细胞8%，Hb 157g/L。腰穿脑脊液检查：压力250mmH₂O，WBC 2600×10⁶/L，多核细胞88%，单核细胞12%，蛋白3.3g/L，糖0.8mmol/L，氯化物91mmol/L。最可能的诊断是

A. 败血症

B. 中毒型痢疾

C. 肾综合征出血热

D. 流行性乙型脑炎

E. 流行性脑脊髓膜炎

9. 男，40岁，因反复机会性感染入院，检查发现患者伴发卡波西肉瘤，诊断应首先考虑

A. 先天性胸腺发育不全

B. 腺苷脱氨酶缺乏症

C. X-性连锁低丙球血症

D. 艾滋病

E. 选择性 IgA 缺乏症

10. 女性，28 岁，因反复腹泻 1 年，发热 5 天就诊，其夫患有淋菌性尿道炎，有 3 年吸毒史，患者否认吸毒、输血及性乱史。查体：T38.3℃，恶病质，口咽部可见白色斑块，可擦去，无出血，双侧腹股沟淋巴结肿大，该患者应该进行以下哪项检查来明确诊断

A. 血常规
B. 血培养
C. 淋巴结穿刺液涂片
D. 咽拭子培养
E. 血清抗 –HIV 检测

三、A3/A4 型题

（1～2 题共用题干）

女孩，7 岁。高热 12 小时，伴有头痛、关节痛、呕吐。体检：表情呆钝，面色青灰，全身散在出血点，颈抵抗不明显，血压 9/6kPa，脑脊液细胞数 $160×10^6$/L，蛋白微量，糖 2.24mmol/L，氯化物 101mmol/L。

1. 该患儿目前最有可能的诊断是
A. 流行性出血热
B. 流行性脑脊髓膜炎
C. 败血症
D. 血小板减少性紫癜
E. 结核性脑膜炎

2. 下列哪项最有助于本病的快速诊断
A. 血培养
B. 皮肤瘀斑涂片找菌落
C. 血清中抗原检测
D. 脑脊液抗原检测
E. 脑脊液找细菌

（3～5 题共用题干）

男性，43 岁，呕吐、腹泻 2 天，意识模糊、烦躁不安半天急诊入院。查体：BP110/70mmHg，神志恍惚，巩膜中度黄染，颈部可见数枚蜘蛛痣。心肺未见异常，腹软，肝肋下未触及，脾肋下 3cm，双上肢散在出血点。Hb90g/L，WBC3.22× 10^9/L，血糖 7.0mmol/L，尿糖（＋），尿酮（－），尿镜检（－）。既往有慢性肝炎病史。

3. 最可能的诊断是
A. 肝性脑病
B. 糖尿病酮症酸中毒
C. 高渗性非酮症糖尿病
D. 尿毒症
E. 脑血管病

4. 对确诊最有价值的辅助检查是
A. 血气分析   B. 腹部 CT
C. 肾功能   D. 肝功能
E. 血氨

5. 对此患者的治疗，下列各项中不正确的是
A. 禁食蛋白质   B. 口服乳果糖
C. 静滴精氨酸   D. 肥皂水灌肠
E. 补充支链氨基酸

四、B 型题

（1～2 题共用备选答案）

A. 难辨梭菌
B. 苍白密螺旋体
C. 甲型溶血性链球菌
D. 假丝酵母菌（白念珠菌）
E. 人类乳头瘤病毒

1. 可引起尖锐湿疣的病原体是
2. 引起梅毒的病原体是

（3～4 题共用备选答案）

A. 1～5 个月   B. 6 个月～14 岁
C. 15～18 岁   D. 20 岁
E. 50 岁以上

3. 流脑发病高峰年龄是
4. 流脑隐性感染后免疫能力达高峰的年龄是

第十单元 五官、皮肤及其他

一、A1 型题

1. 化脓性中耳炎耳源性颅内、外并发症最常见的侵犯传播途径是
   A. 血行途径
   B. 循破坏、缺损的骨壁
   C. 正常的解剖途径
   D. 尚未闭合的骨缝
   E. 上述都不是

2. 急性化脓性中耳炎患者，鼓膜穿孔后立即停用2%石碳酸甘油滴耳，是因为石炭酸甘油
   A. 对鼓室黏膜及鼓膜有腐蚀作用
   B. 油剂不易经穿孔进入中耳
   C. 仅有止痛作用
   D. 没有抗生素水溶液效果佳
   E. 上述都不是

3. 慢性化脓性中耳炎骨疡型或胆脂瘤型施行乳突根治的目的是
   A. 获得干耳
   B. 提高听力
   C. 清除病灶，预防颅内外感染
   D. 改善中耳腔压力
   E. 减少脓性分泌物

4. 急性化脓性中耳炎早期最有效的治疗是
   A. 抗生素加激素全身应用
   B. 抗生素全身应用
   C. 抗生素溶液滴耳
   D. 2%酚甘油滴耳
   E. 咽鼓管吹张

5. 关于痔的说法，错误的是
   A. 可脱出
   B. 可出现便血，鲜红色，轻者便纸染血，排便或下蹲肛门用力时滴血、喷射出血
   C. 可出现肛门不适、瘙痒
   D. 单纯或早期内痔无疼痛
   E. 应及早采取治疗

6. 关于手癣与足癣的说法错误的是
   A. 治疗以局部外用抗真菌药为主
   B. 手癣足癣均伴瘙痒
   C. 手癣多双侧发病
   D. 足癣易继发细菌感染
   E. 手癣角化型冬季较多见

7. 关于体癣，下列哪种说法错误
   A. 夏秋季节多发
   B. 自觉瘙痒
   C. 皮损初起为大水疱
   D. 皮损边缘不断向外扩展为界限清楚的环状
   E. 肥胖多汗、糖尿病、慢性病及长期使用激素治疗者

8. 哪个不是牙周炎的四大症状
   A. 牙周袋形成   B. 牙龈炎症
   C. 牙槽骨吸收   D. 牙移位
   E. 牙齿松动

9. 判断有无牙周炎的重要指征是
   A. 龈袋超过3mm   B. 附着丧失
   C. 龈红肿   D. 龈出血
   E. 龈乳头增生

10. 手部化脓性感染的手术原则应除外
    A. 手术时宜应用区域组织阻滞麻醉
    B. 对脓液应做细菌培养及药敏试验
    C. 应用抗生素
    D. 伤口不应置引流物，以免影响功能
    E. 炎症消退后，早期进行功能锻炼

11. 指甲下脓肿应采取的最佳措施是
    A. 理疗   B. 热敷
    C. 抗生素   D. 拔除指甲
    E. 在甲沟处切开引流

12. 脓性指头炎不正确的叙述是
    A. 手指末节掌面的化脓性感染
    B. 最常见致病菌为金黄色葡萄球菌
    C. 治疗初期悬吊前臂平置患手，避免下垂
    D. 切开排脓为末节指侧面做横切口，

远侧不超过甲沟的 1/2，近侧不超过指节横纹，剪去突出的脂肪使脓液引流通畅

E. 有疼痛、肿胀，全身症状

13. 预防破伤风发生的关键是
    A. 注射破伤风类毒素作为抗原
    B. 早期彻底清创，改善局部循环
    C. 注射破伤风抗毒血清
    D. 立即转诊上级医院
    E. 每隔 5～7 年注射类毒素

14. 关于破伤风发作期的描述，不正确的是
    A. 苦笑脸
    B. 声、光等可诱发阵发性痉挛
    C. 患者发作时不能回忆
    D. 可因膈肌痉挛而出现呼吸暂停
    E. 一般无高热

15. 下列不属于结膜炎治疗原则的是
    A. 滴眼液滴眼   B. 眼膏涂眼
    C. 结膜囊冲洗   D. 全身治疗
    E. 包扎患眼

16. 结膜炎最基本的给药途径是
    A. 滴眼液滴眼   B. 眼膏涂眼
    C. 结膜囊冲洗   D. 全身治疗
    E. 包扎患眼

17. 下列不属于结膜炎的临床表现的是
    A. 结膜分泌物
    B. 乳头增生
    C. 耳前淋巴结肿大
    D. 睫状充血
    E. 滤泡形成

18. 急性卡他性结膜炎的临床表现为
    A. 房水闪光阳性   B. 眼压升高
    C. 前房积脓   D. 结膜充血
    E. 角膜水肿

19. 急性卡他性结膜炎常见的致病菌不包括
    A. 肺炎球菌
    B. Koch-Weeks 杆菌
    C. 流感嗜血杆菌
    D. 金黄色葡萄球菌
    E. 变形杆菌

20. 急性乳腺炎最常见于
    A. 妊娠期妇女
    B. 产后哺乳期妇女
    C. 乳头凹陷妇女
    D. 以上都是
    E. 以上都不是

21. 初产妇哺乳期预防急性乳腺炎的措施错误的是
    A. 养成定时哺乳习惯
    B. 抗生素预防感染
    C. 防止乳头皮肤损伤
    D. 注意婴幼儿口腔卫生
    E. 避免乳汁淤积

22. 患者，女，26 岁。皮肤瘙痒难忍，起病急、发展快，局部出现大小不等的红色风团，呈椭圆形、圆形或不规则形状，用钝器以适当压力划过，可出现皮肤划痕试验阳性，数小时内水肿减轻，应考虑为以下哪一种疾病
    A. 急性荨麻疹   B. 急性湿疹
    C. 急性接触性皮炎   D. 带状疱疹
    E. 银屑病

23. 诊断接触性皮炎最常做的皮肤试验是
    A. 皮肤划痕试验   B. 皮肤斑贴试验
    C. 皮内试验   D. 被动转移试验
    E. 食物排除试验

24. 激活荨麻疹非变态反应途径的物质是
    A. 青霉素   B. 真菌
    C. 蛇毒   D. 血清制品
    E. 花粉

25. 胆碱能性荨麻疹典型皮损的特点为
    A. 风团直径大小不等
    B. 风团直径 8～10mm，周围无红晕
    C. 风团直径 8～10mm，周围有一较小红晕
    D. 风团直径 2～3mm，周围无红晕
    E. 风团直径 1～3mm，周围有一较大红晕

26. 慢性湿疹最需与下列哪种疾病鉴别
    A. 急性湿疹
    B. 慢性单纯性苔藓
    C. 荨麻疹

D. 特应性皮炎
E. 药疹
27. 以下哪项是急性荨麻疹的主要原因
A. 药物和食物　　B. 寄生虫
C. 胃肠功能紊乱　D. 病灶感染
E. 神经精神因素
28. 荨麻疹的病因与下列选项有关，除了哪项
A. 食物　　B. 药物
C. 感染　　D. 手术
E. 遗传
29. 男性，65岁，右腹股沟可复性球形肿块2年，逐渐增大。查体：站立时右耻骨结节外上方可见一球形肿物，未进入阴囊，平卧时可自行回纳，压迫腹股沟韧带中点上方2cm处，站立时肿物复出，应诊断为
A. 右侧精索鞘膜积液
B. 交通性鞘膜积液
C. 右腹股沟斜疝
D. 右侧腹股沟直疝
E. 右侧股疝
30. 老年多发性腹股沟斜疝，最好的手术方法是
A. 单纯疝囊高位结扎术
B. 巴西尼（Bassini）法
C. 佛格逊（Ferguson）法
D. 麦克凡（MeVay）法
E. 内环修补法
31. 嵌顿性疝与绞窄性疝的主要鉴别是
A. 疝内容物有无血循环障碍
B. 疝内容物多为大网膜
C. 有无肠梗阻表现
D. 疝块是否增大
E. 疝块有无压痛
32. 变应性鼻炎鼻分泌物涂片检查可见
A. 较多嗜酸性粒细胞
B. 白细胞多见
C. 红细胞多见
D. 淋巴细胞多见
E. 以上都不多见
33. 慢性肥厚性鼻炎鼻塞的特点是

A. 间歇性　　B. 交替性
C. 持续性　　D. 寒冷时加重
E. 居上位的鼻腔通气
34. 变应性鼻炎变态反应的类型是
A. Ⅰ型　　B. Ⅱ型
C. Ⅲ型　　D. Ⅳ型
E. Ⅴ型
35. 急性鼻炎最常见的致病微生物是
A. 流感病毒　　B. 鼻病毒
C. 腺病毒　　　D. 冠状病毒
E. 柯萨奇病毒
36. 细菌感染性结膜炎可见
A. 嗜酸性细胞结节
B. 多形核白细胞增多
C. 淋巴细胞增多
D. 等量的中性粒细胞和淋巴细胞
E. 大量嗜酸性和嗜碱性细胞
37. 病毒性结膜炎可见
A. 嗜酸性细胞结节
B. 多形核白细胞增多
C. 淋巴细胞增多
D. 等量的中性粒细胞和淋巴细胞
E. 大量嗜酸性和嗜碱性细胞
38. 过敏性结膜炎可见
A. 嗜酸性细胞结节
B. 多形核白细胞增多
C. 淋巴细胞增多
D. 等量的中性粒细胞和淋巴细胞
E. 嗜酸性和嗜碱性细胞
39. 引起脓性分泌物的结膜炎感染常常是
A. 淋球菌和脑膜炎球菌感染
B. 过敏性结膜炎
C. 病毒性结膜炎
D. 其他致病菌引起的结膜炎
E. 以上均不是
40. 引起黏稠丝状分泌物的结膜炎感染常常是
A. 淋球菌和脑膜炎球菌感染
B. 过敏性结膜炎
C. 病毒性结膜炎
D. 其他致病菌引起的结膜炎
E. 以上均不是

41. 引起水样分泌物的结膜炎感染常常是
    A. 淋球菌和脑膜炎球菌感染
    B. 过敏性结膜炎
    C. 病毒性结膜炎
    D. 其他致病菌引起的结膜炎
    E. 以上均不是
42. 分泌性中耳炎的特征是
    A. 耳痛
    B. 鼓膜充血
    C. 传导性聋和鼓室积液
    D. 耳流脓
    E. 鼓膜穿孔
43. 分泌性中耳炎症状是
    A. 耳痛
    B. 听力下降伴自声增强
    C. 发热
    D. 耳流脓
    E. 鼓膜充血
44. 分泌性中耳炎声导抗检查特征不正确的是
    A. 平坦型曲线是典型曲线
    B. 平坦型曲线提示中耳积液
    C. 可以为负压型曲线
    D. 负压型曲线提示咽鼓管功能不良
    E. 可以为低峰型曲线
45. 急性化脓性中耳炎病程超过多少周，中耳炎仍然存在，称之为慢性化脓性中耳炎
    A. 2 周   B. 4 周
    C. 6 周   D. 8 周
    E. 10 周
46. 急性化脓性中耳炎常继发于
    A. 上呼吸道感染   B. 下呼吸道感染
    C. 结核感染   D. 梅毒感染
    E. 真菌感染
47. 急性化脓性中耳炎多为通过
    A. 咽鼓管、鼓膜穿孔途径感染
    B. 血行感染
    C. 淋巴感染
    D. 直接感染
    E. 外耳道
48. 中耳胆脂瘤描述错误的是

    A. 不伴感染的胆脂瘤，早期可无任何症状
    B. 慢性化脓性中耳炎者可有长期持续耳流脓，常伴特殊恶臭
    C. 听力下降一般为较重的传导性听力损失
    D. 若毒素侵入中耳则可有混合性听力下降
    E. 中耳胆脂瘤易引起颅内、外并发症
49. 分泌性中耳炎治疗原则错误的是
    A. 给予全身应用抗生素
    B. 给予全身应用糖皮质激素
    C. 鼻腔短期使用减充血剂
    D. 咽鼓管吹张
    E. 尽早手术治疗
50. 急性化脓性中耳炎的治疗原则错误的是
    A. 镇痛   B. 控制感染
    C. 预防并发症   D. 通畅引流
    E. 祛除病因
51. 中耳胆脂瘤的治疗原则是
    A. 给予全身应用抗生素
    B. 给予全身应用糖皮质激素
    C. 鼻腔短期使用减充血剂
    D. 咽鼓管吹张
    E. 尽早手术治疗
52. 急性鼻炎是
    A. 鼻前庭皮肤弥漫性炎症
    B. 鼻中隔向一侧偏曲并有鼻塞
    C. 由病毒引起的鼻腔黏膜的急性炎症
    D. 鼻前庭或鼻尖的毛囊、皮脂腺或汗腺的局限性化脓性炎症
    E. 鼻前庭皮肤红肿
53. 急性鼻炎早期可引起
    A. 水样鼻涕   B. 黏脓性鼻涕
    C. 脓性鼻涕   D. 血性鼻涕
    E. 干酪样鼻涕
54. 慢性鼻炎的鼻腔分泌物是
    A. 水样鼻涕   B. 黏脓性鼻涕
    C. 脓性鼻涕   D. 血性鼻涕
    E. 干酪样鼻涕
55. 变应性鼻炎的鼻腔分泌物是

A. 清水样鼻涕　　B. 黏脓性鼻涕
C. 脓性鼻涕　　　D. 血性鼻涕
E. 干酪样鼻涕

56. 萎缩性鼻炎鼻腔检查可见
    A. 鼻黏膜苍白色，明显水肿
    B. 黏膜肥厚，暗红色，表面不平，呈桑椹状，鼻甲骨肥大
    C. 黏膜肿胀，暗红色，表面光滑
    D. 鼻黏膜干燥，鼻腔宽大，鼻甲萎缩，有黄绿色痂，有恶臭味
    E. 鼻和鼻道内多脓涕，豆渣样物堆积，有恶臭

57. 急性鼻窦炎最常见的原因是
    A. 继发于急性鼻炎
    B. 继发于扁桃体炎
    C. 继发于变应性鼻炎
    D. 鼻腔内填塞物留置时间过久
    E. 鼻旁窦气压骤变

58. 鼻窦炎症状持续几周即为慢性鼻窦炎
    A. 2 周　　　B. 4 周
    C. 6 周　　　D. 8 周
    E. 12 周

59. 急性鼻窦炎治疗原则错误的是
    A. 根除病因
    B. 解除鼻腔鼻窦引流和通气障碍
    C. 控制感染
    D. 手术治疗
    E. 预防并发症

60. 伴有鼻息肉的慢性鼻窦炎患者首选治疗方法是
    A. 药物治疗　　B. 手术治疗
    C. 改善营养　　D. 保守治疗
    E. 中药治疗

61. 成年人牙齿丧失的首要原因是
    A. 龋齿　　　B. 牙龈炎
    C. 牙周炎　　D. 牙髓炎
    E. 牙神经炎

62. 牙周炎最常见的类型是
    A. 侵袭性牙周炎　　B. 慢性牙周炎
    C. 急性牙周炎　　　D. 亚急性牙周炎
    E. 以上均不是

63. 牙周炎的诊断标准正确的是
    A. 探诊深度少于 3mm 且能探到釉质牙骨质界，并有炎症
    B. 探诊深度超过 3mm 且能探到釉质牙骨质界，并有炎症
    C. 邻面临床附着丧失 >3mm
    D. 邻面临床附着丧失 >2mm
    E. 早期牙齿松动

64. 早期牙周炎与牙龈炎的鉴别正确的是
    A. 牙周炎的牙周袋是真性牙周袋，牙龈炎的牙周袋可为假性的
    B. 牙周炎的牙周袋是假性牙周袋，牙龈炎的牙周袋是真性的
    C. 牙周炎没有牙龈炎症、出血症状
    D. 牙龈炎没有牙龈炎症、出血症状
    E. 牙龈炎预后不良

65. 牙周炎基础治疗不包括
    A. 正确的刷牙及定期复诊
    B. 洁治术和根面平整术
    C. 必要的咬合调整
    D. 拔出无保留价值的或预后极差的患牙
    E. 牙周手术治疗

66. 预防牙周炎的关键是
    A. 早诊断
    B. 早治疗
    C. 保持牙面清洁，清除牙面菌斑和局部刺激物，消除牙龈炎
    D. 定期复查
    E. 以上均不是

67. 接触性皮炎的病因不包括
    A. 动物性　　B. 植物性
    C. 化学性　　D. 物理性
    E. 以上均不是

68. 急性湿疹的临床表现特点不正确的是
    A. 剧烈瘙痒
    B. 皮损常对称
    C. 以丘疱疹为主
    D. 有明显渗出倾向
    E. 皮肤干燥

69. 湿疹有效的药物是
    A. 氯苯那敏　　B. 红霉素
    C. 米康唑　　　D. 甲硝唑

E. 青霉素
70. 急性荨麻疹的皮肤损害特点是
    A. 群集性水疱
    B. 群集性水疱伴神经痛
    C. 境界清楚的红斑，上有丘疹、丘疱疹
    D. 圆形、椭圆形或不规则形的苍白色或红色风团
    E. 境界清楚的紫红色丘疹或斑疹
71. 人工荨麻疹特征是
    A. 皮肤划痕症阳性
    B. 被动转移试验阳性
    C. 以小冰块置患者前臂曲面做激发试验阳性
    D. 运动后发生
    E. 接触热水后发生
72. 黄癣在 Wood 灯检查下显示
    A. 滤过 Wood 灯检查呈暗绿色荧光
    B. 滤过 Wood 灯检查呈亮绿色荧光
    C. 滤过 Wood 灯检查呈无荧光
    D. 滤过 Wood 灯检查呈蓝色荧光
    E. 滤过 Wood 灯检查呈黄色荧光
73. 白癣在 Wood 灯检查下显示
    A. 滤过 Wood 灯检查呈暗绿色荧光
    B. 滤过 Wood 灯检查呈亮绿色荧光
    C. 滤过 Wood 灯检查呈无荧光
    D. 滤过 Wood 灯检查呈蓝色荧光
    E. 滤过 Wood 灯检查呈黄色荧光
74. 黑点癣在 Wood 灯检查下显示
    A. 滤过 Wood 灯检查呈暗绿色荧光
    B. 滤过 Wood 灯检查呈亮绿色荧光
    C. 滤过 Wood 灯检查呈无荧光
    D. 滤过 Wood 灯检查呈蓝色荧光
    E. 滤过 Wood 灯检查呈黄色荧光
75. 疖是
    A. 皮肤及网状淋巴管的急性炎症
    B. 皮下、筋膜下蜂窝组织急性炎症
    C. 皮下淋巴管及周围的急性炎症
    D. 一个毛囊及其所属皮脂腺急性化脓性感染
    E. 多个相邻毛囊及所属皮脂腺急性化脓性感染
76. 痈是
    A. 皮肤及网状淋巴管的急性炎症
    B. 皮下、筋膜下蜂窝组织急性炎症
    C. 皮下淋巴管及周围的急性炎症
    D. 一个毛囊及其所属皮脂腺急性化脓性感染
    E. 多个相邻毛囊及所属皮脂腺急性化脓性感染
77. 丹毒是
    A. 皮肤及网状淋巴管的急性炎症
    B. 皮下、筋膜下蜂窝组织急性炎症
    C. 皮下淋巴管及周围的急性炎症
    D. 一个毛囊及其所属皮脂腺急性化脓性感染
    E. 多个相邻毛囊及所属皮脂腺急性化脓性感染
78. 急性乳腺炎与炎性乳癌的鉴别要点不正确的是
    A. 炎症表现
    B. 诱因
    C. 腋下淋巴结肿大
    D. 全身性炎症反应
    E. 病程
79. 急性乳腺炎
    A. 周期性疼痛
    B. 肿块边界清楚，活动，增大缓慢
    C. 肿块巨大，活动，淋巴结不大，有肺部转移
    D. 乳房体积增大，患侧腋窝淋巴结肿大
    E. 肿块具有明显压痛
80. 急性乳腺炎常发生于
    A. 产前 1～2 周   B. 产后 1～2 周
    C. 产前 3～4 周   D. 产后 3～4 周
    E. 产后 5～6 周
81. 腹股沟斜疝的特点正确的是
    A. 多发生在老年
    B. 疝囊颈在腹壁下动脉内侧
    C. 发生嵌顿的机会较多
    D. 疝块呈半球形，基底较宽
    E. 精索在疝囊的前外方
82. 腹股沟斜疝

A. 疝环位于腹壁下动脉内侧
B. 疝环位于腹壁下动脉外侧
C. 疝内容物为多个肠袢
D. 疝囊位于股管内
E. 疝囊部分由膀胱构成

83. 腹股沟直疝的特点错误的是
A. 多发生在老年
B. 疝囊颈在腹壁下动脉内侧
C. 发生嵌顿的机会较多
D. 疝块呈半球形，基底较宽
E. 精索在疝囊的前外方

84. 下面哪一项是Ⅱ期内痔的特点
A. 平时或腹压稍大时，痔核即脱出肛外，手托亦常不能复位
B. 痔核大，呈灰白色，便时痔核经常脱出肛外，甚至行走、咳嗽、喷嚏、站立时也会脱出肛门
C. 痔核不能自行还纳，须用手托、平卧休息或热敷后方能复位
D. 痔核较大，便时痔核能脱出肛外，便后能自行还纳
E. 无明显自觉症状，便时粪便带血，量少，无痔核脱出

85. 内痔好发于肛门齿线上
A. 截石位3、7、11点
B. 截石位3、9点
C. 截石位6、12点
D. 截石位1、8点
E. 截石位4、10点

86. 破伤风的临床特征正确的是
A. 除了中毒症状外，可能有少尿
B. 除了中毒症状外，常发生转移性脓肿
C. 除有中毒症状外，血培养阳性
D. 出现苦笑面容
E. 肢体有胀裂样疼痛

87. 破伤风是
A. 败血症　　　　B. 菌血症
C. 毒血症　　　　D. 脓血症
E. 脓毒血症

88. 破伤风杆菌产生的外毒素是
A. 溶血毒素和痉挛毒素

B. 表皮剥脱毒素
C. 毒素休克综合征毒素
D. 红疹毒素
E. 肉毒毒素

89. 破伤风杆菌属
A. 革兰阴性需氧菌
B. 革兰阴性厌氧菌
C. 革兰阳性需氧菌
D. 革兰阳性厌氧菌
E. 化脓性厌氧菌

90. 破伤风被动免疫叙述正确的是
A. 注射破伤风类毒素作为抗原，使人体产生抗体以达到免疫目的
B. 未接受或未完成全程主动免疫注射，伤口污染、清创不当以及严重的开放性损伤患者
C. 适用于破伤风首次患病患者
D. 适用于破伤风二次患病患者
E. 以上均不是

91. 最常用的被动免疫制剂
A. 破伤风抗毒血清
B. 破伤风类毒素
C. 破伤风疫苗
D. 破伤风人免疫球蛋白
E. 以上均不是

二、A2型题

1. 患者，男性，48岁。过去因痔疮间断有大便带血，近两月来，大便持续性带血，并伴大便习惯改变。需要首先进行的最简便有效的诊断方法是
A. 钡灌肠　　　　B. 直肠指诊
C. 纤维结肠镜检查　　D. 腹部B超
E. 腹部CT

三、B型题

（1～3题共用题干）
A. 急性乳腺炎　　B. 乳腺纤维腺瘤
C. 乳腺癌　　　　D. 炎性乳腺癌
E. 乳腺囊性增生病

1. 患者，女，23岁。右乳房肿块1年余，1.5cm×1.5cm大小，位于外上象限，质

韧，表面光滑，易于推动，腋窝未触及肿块，应考虑的诊断是什么
2. 患者，女，45岁。双侧乳房胀痛一年余，月经前痛加重，月经来潮后疼痛缓解，双侧乳房可触及边界不明显的肿块，质韧，腋窝淋巴结不大。应考虑的诊断是什么
3. 女性，65岁。发现右乳内上象限肿物1周。检查：肿块约5×6cm，与皮肤粘连，活动尚可，右腋窝下触及肿大淋巴结。腰椎摄片发现L1、L2有骨质破坏症状。病人首先应诊断为

第十一单元 常见肿瘤

一、A1型题

1. 下述哪项是早期宫颈癌的症状
   A. 阴道大量排液
   B. 反复阴道出血
   C. 接触性阴道出血
   D. 大腿及腰骶部疼痛
   E. 恶病质
2. 早期发现宫颈癌的最佳方法是
   A. 阴道镜检查
   B. 碘试验
   C. 宫颈刮片细胞学检查
   D. 宫颈活体组织检查
   E. 宫颈锥形切除
3. 宫颈细胞学检查提示宫颈癌前病变（HSIL），确诊的检查是
   A. 宫颈锥切
   B. 宫颈及宫颈管活组织检查
   C. 分泌物涂片检查
   D. HPV检查
   E. 直肠镜检查
4. 怀疑胃癌者的首选诊断方法是
   A. X线钡餐   B. 胃镜检查
   C. B超   D. CT
   E. 核磁共振
5. 下列各项中哪项是食管癌最典型的临床症状
   A. 咽下困难   B. 食管反流
   C. 进行性咽下困难   D. 上消化道出血
   E. 消瘦、恶病质
6. 食管癌的X线表现不包括
   A. 管壁僵硬
   B. 黏膜皱襞增粗
   C. 黏膜呈串珠样改变
   D. 黏膜皱襞断裂
   E. 充盈缺损或龛影
7. 食管癌病人有持续性胸背痛，多表示
   A. 癌肿部有炎症
   B. 癌已侵犯食管外组织
   C. 有远处血行转移
   D. 癌肿较长
   E. 食管气管瘘
8. Barret食管是指下列哪一种
   A. 食管鳞状上皮增生
   B. 黏膜固有层乳头向表面延伸
   C. 上皮层内中性粒细胞和淋巴细胞浸润
   D. 黏膜糜烂或溃疡形成
   E. 食管下段的复层鳞状上皮被单层柱状上皮所替换
9. 下列哪项不是乳腺癌的临床表现
   A. 肿块生长速度较快
   B. 癌块表面皮肤凹陷
   C. 肿块表面光滑，活动度良好
   D. 橘皮样外观
   E. 最早表现为无痛，单发小肿块
10. 乳腺癌最早表现为
    A. 乳房多发肿块
    B. 乳房疼痛
    C. 乳房单发小肿块
    D. 皮肤呈"橘皮样"改变
    E. 乳头内陷
11. 乳腺癌常常发生于乳腺的哪个部位
    A. 外上象限   B. 乳腺内上侧
    C. 乳腺外下象限   D. 乳腺尾叶

E. 乳腺内下象限
12. Pagets 病是
    A. 导管内癌
    B. 髓样癌
    C. 大肝腺样癌
    D. 乳头湿疹乳腺癌
    E. 炎性乳癌
13. 诊断乳腺癌可靠的特殊检查是
    A. 放射性核素检查　B. 钼靶照相
    C. 红外线扫描　　　D. 乳腺超声
    E. 空心针穿刺
14. 下列哪种疾病与结肠癌无关
    A. 溃疡型结肠炎　　B. 结肠腺瘤
    C. 家族性息肉病　　D. 增生型肠结核
    E. 结肠血吸虫性肉芽肿
15. 结肠癌最早出现的临床症状是
    A. 腹部肿块
    B. 全身症状如贫血、消瘦、低热等
    C. 肠梗阻症状
    D. 排便习惯和粪便性状的改变
    E. 阵发性绞痛
16. 早期中心型肺癌的常见症状是
    A. 咳嗽、血痰
    B. 胸闷、呼吸困难
    C. 高热、胸痛
    D. 声嘶
    E. 上肢及颜面部肿胀
17. 临床上可引起霍纳综合征（Horner syndrome）的肺癌是
    A. 细支气管-肺泡癌
    B. 肺转移癌
    C. 中心型肺癌
    D. 周围型肺癌
    E. 肺上沟癌
18. 杵状指（趾）最常见于下列哪种疾病
    A. 流行性感冒　　B. 支气管哮喘
    C. 肺癌　　　　　D. 急性支气管炎
    E. 自发性气胸
19. 中心型肺癌的 X 线胸片常见
    A. 肺内孤立结节影　B. 肺门肿块影
    C. 胸膜增厚　　　　D. 肿块贴近胸膜
    E. 肺段不张影

20. 有关肺癌治疗方法的选择正确的是
    A. 腺癌首选放疗
    B. 小细胞未分化癌首选手术
    C. 小细胞未分化癌首选化疗和放疗
    D. 鳞癌首选放疗
    E. 鳞癌首选化疗
21. 周围型肺癌出现下列情况，可以手术治疗的是
    A. 对侧肺门淋巴结转移
    B. 同侧锁骨上窝淋巴结转移
    C. 肿瘤侵犯气管
    D. 同侧肺门淋巴结转移
    E. 恶性胸腔积液
22. 肺癌常见的临床症状是
    A. 胸痛　　　　　B. 咳嗽
    C. 血痰　　　　　D. 声音嘶哑
    E. 胸闷
23. 肺癌常见的转移部位
    A. 右锁骨上淋巴结　B. 脑
    C. 肝　　　　　　　D. 肾
    E. 肾上腺
24. 肺癌由原发癌肿引起的症状是
    A. 咳嗽，咯血，胸闷，气急
    B. 胸痛
    C. 吞咽困难
    D. 头痛，呕吐，共济失调
    E. 厌食，肝区疼痛，黄疸
25. 40 岁以上成人早期诊断肺癌的重要方法是
    A. 痰细胞检查
    B. 定期进行胸部 X 线普查
    C. 支气管镜检查
    D. 正电子发射断层扫描
    E. 经胸壁穿刺活组织检查
26. 食管癌的食管吞钡 X 线检查表现为
    A. 食管黏膜迂曲，形态可变
    B. 食管边缘光滑的充盈缺损
    C. 食管螺旋样压迹
    D. 食管充盈缺损、黏膜纹粗乱，管壁僵硬
    E. 食管向左移位，管壁凹陷
27. 食管癌的病因中致癌性强的是

A. 真菌　　　　　B. 亚硝胺
C. 缺锌　　　　　D. 嗜好吸烟
E. 食物过硬、过热

28. 食管癌的预防措施错误的是
    A. 改良饮水　　　B. 防治 Hp 感染
    C. 防霉去毒　　　D. 应用预防药物
    E. 处理癌前病变

29. 食管癌的体格检查的注意事项描述不正确的是
    A. 左侧锁骨上有无肿大淋巴结
    B. 肝有无肿块
    C. 有无腹水
    D. 有无胸腔积液
    E. 有无腹部压痛

30. 可以转变成胃癌的疾病不正确的是
    A. 胃息肉
    B. 慢性萎缩性胃炎
    C. 胃部分切除后的残胃
    D. 急性胃炎
    E. 胃黏膜上皮的异型增生

31. 胃癌普查筛选的重点人群描述不正确的是
    A. 40 岁以上有上消化道症状而无胆道疾病者
    B. 有胃癌家族史或原有胃病史的人群
    C. 原因不明的慢性消化道出血者
    D. 确诊为急性胃炎的患者
    E. 短期内体重明显减轻，食欲减退者

32. 引发胃癌的主要因素之一是
    A. 地域环境
    B. 饮食生活
    C. 幽门螺杆菌（Hp）感染
    D. 慢性疾病和癌前病变
    E. 遗传和基因

33. 如果怀疑病人患乙状结肠癌，能够最终明确诊断的检查方法是
    A. CT 检查
    B. 血 CEA 检查
    C. B 型超声波检查
    D. 纤维结肠镜下活检，送病理切片检查
    E. 收集粪便内脱落细胞，送细胞学检查

34. 结、直肠癌转移最常见的受累器官是
    A. 肝　　　　　B. 肺
    C. 骨　　　　　D. 肾
    E. 脑

35. 除外直肠癌最简便有效的检查是
    A. X 线气钡灌肠造影对比
    B. 直肠指检
    C. 纤维结肠镜
    D. 盆腔部超声
    E. 盆腔部 CT

36. 结、直肠癌可出现
    A. 血清 CEA 阳性　　B. 血清 AFP 阳性
    C. 降钙素升高　　　D. CA-125 阳性
    E. CA-199 阳性

37. 下列各项，不属于乳腺癌局部典型体征的是
    A. 肿块表面不光滑　B. 肿块活动
    C. 橘皮样变　　　　D. 乳头内陷
    E. 肿块质地坚硬

38. 乳腺癌的临床症状正确的是
    A. 疼痛随月经周期性改变
    B. 多为哺乳期妇女
    C. 乳房橘皮样改变
    D. 好发于 18～20 岁青年女性
    E. 无乳头溢液

39. 乳腺病灶组织病理检查首选方法
    A. 肿物切取活检
    B. 肿物切除活检
    C. 细针针吸细胞学检查
    D. 空心针穿刺活检
    E. 以上均不是

40. 乳腺癌的钼靶摄影典型征象是
    A. 爆米花样钙化
    B. 蛋壳状钙化
    C. 环形钙化
    D. 簇状细小密集钙化灶
    E. 粗颗粒状钙化

41. 乳房外上象限一无痛肿块，伴腋窝淋巴结肿大，可考虑
    A. 乳房纤维腺瘤
    B. 乳腺导管扩张症

C. 乳腺癌
D. 乳腺增生病
E. 急性乳腺炎

42. 宫颈癌的确诊方法是
A. HPV 检测
B. 宫颈刮片细胞学检查
C. 阴道镜检查
D. 活体组织病理检查
E. 颈管诊刮术

43. 宫颈癌的临床分期依靠
A. 症状分型
B. 有无淋巴结转移
C. 剖腹检查结果
D. 盆腔检查
E. 以上均不是

二、A2 型题

1. 48 岁，白带多，接触出血半年。妇科检查：宫颈糜烂状，阴道外观正常，子宫正常大小、双侧附件区无明显增厚，首选确诊检查是
A. 宫颈锥切术
B. 宫颈和宫颈管活检
C. 宫颈涂片检查
D. 阴道镜检
E. 宫颈荧光检查

2. 孕 34 周妇女，G1P0，血性白带 1 周，窥器检查见宫颈重度糜烂，触之易出血，宫底脐上 3 指，胎心正常，宫颈细胞学检查巴氏Ⅲ级，宫颈活检初步诊断为子宫颈原位癌。处理应是
A. 待足月分娩后再做检查
B. 待 36 周终止妊娠后再做处理
C. 立即剖腹取胎＋放疗
D. 立即剖腹取胎＋全子宫切除
E. 先放射治疗

3. 女性，50 岁。宫颈细胞学检查为巴氏Ⅲ级，阴道镜下多点活检为宫颈上皮重度不典型增生。应采取的治疗措施是
A. 宫颈激光治疗 B. 宫颈锥形切除
C. 腔内放射治疗 D. 全子宫切除术
E. 全子宫切除术＋双附件切除术

4. 男，60 岁，上腹不适，隐痛，胀满，食欲减退 30 余天，服酵母片、苏打片等均无效，无胃病史。体查：略消瘦，腹部无阳性体征，余无特殊。实验检查：大便隐血试验（＋），血红蛋白 100g/L。首先应考虑
A. 胃溃疡 B. 十二指肠溃疡
C. 胃息肉 D. 慢性胃炎
E. 胃癌

5. 男，40 岁，上腹隐痛不适，近 2 个月来加剧，服胃痛片后有所缓解，食欲尚可，大便隐血试验（＋＋），胃肠道钡餐检查见胃窦部小弯侧黏膜纹理紊乱，胃壁僵直不规则。首先应考虑
A. 慢性胃窦炎 B. 胃溃疡
C. 胃癌 D. 胃粘膜脱垂
E. 萎缩性胃炎

6. 男性，42 岁，胃溃疡史 10 年。近 2 个月上腹疼痛。失去原规律性伴反酸，嗳气，内科药物治疗疗效不满意，急需下列哪项检查
A. 钡餐检查 B. B 超检查
C. 胃酸测定 D. 便隐血试验
E. 胃镜＋活检检查

7. 男性，60 岁。近日出现上腹不适，疼痛，进食后加重，消瘦、贫血，应高度警惕的是
A. 消化性溃疡 B. 慢性胃炎
C. 胃癌 D. 肝癌
E. 胰腺炎

8. 女性，56 岁。进行性吞咽困难 3 个月，食管钡剂检查提示食管在中段有 4cm 长不规则充盈缺损。最佳治疗方案是
A. 手术切除 B. 全量放射治疗
C. 免疫治疗 D. 单纯化学治疗
E. 中医治疗

9. 患者女性，48 岁，左乳头刺痒，伴乳晕发红、糜烂 3 个月。查体：双侧腋窝无肿大淋巴结，乳头分泌物涂片细胞学检查见癌细胞，首先考虑的诊断是
A. 大汗腺样癌 B. 鳞状细胞癌
C. 髓样癌 D. 乳头湿疹样癌

E. 黏液细胞癌

10. 女性，48岁，发现右乳无痛性肿块半年，肿块大小约2cm×2cm，右侧腋窝未触及肿大淋巴结。该病人最不可能的诊断是

A. 乳腺囊性增生病　　B. 急性乳腺炎
C. 乳腺恶性肿瘤　　　D. 乳腺纤维腺瘤
E. Paget 病

11. 女，25岁，发现右乳单发肿块2年，边界清楚，表面光滑，肿块活动度大，2年来肿块无明显增大，最可能的诊断是

A. 浆细胞性乳腺炎　　B. 乳腺纤维腺瘤
C. 乳腺脂肪坏死　　　D. 乳腺囊性增生
E. 乳腺癌

12. 男，65岁。低热伴右侧腹痛不适半年。查体：贫血貌，右侧中腹部扪及6cm×4cm质硬肿块，可推动，压痛不明显。最可能的诊断是

A. 肠结核　　　　　　B. 盲肠套叠
C. 右肾肿瘤　　　　　D. 升结肠癌
E. 阑尾周围脓肿

13. 女，35岁。便血并排不尽感半个月就诊，既往有内痔病史，首选的检查方法是

A. 粪便潜血实验　　　B. 直肠指检
C. 直肠镜检　　　　　D. 结肠镜检
E. 钡剂灌肠检查

14. 男性，37岁，近1个月来经常排鲜血便，血量少不与粪便混合，伴里急后重，不发热，无腹痛，最可能的诊断是

A. 直肠癌
B. 急性坏死性肠炎
C. 胃癌
D. 肠结核
E. Crohn 病

15. 男性，40岁，既往20年前患过肺结核，平素健康，近3个月来有刺激性咳嗽，痰中偶有血丝，有时发热。X线示：右肺上叶前段有2cm×2.5cm的块状阴影，边缘不整呈分叶状，痰查脱落细胞3次均阴性，诊断首先考虑

A. 肺结核　　　　　　B. 肺脓肿
C. 肺囊肿　　　　　　D. 肺癌

E. 肺良性肿瘤

16. 男性，72岁。吸烟指数1200，近半年有咳嗽，痰中带血丝，近2个月出现声嘶，查右锁骨上窝触及一肿大淋巴结，质硬，无压痛，则可能为

A. 非霍奇金淋巴瘤
B. 肺门淋巴结结核
C. 慢性肺脓肿
D. 咽喉炎
E. 肺癌

17. 男性，65岁，咳嗽2个月，痰中有时有血丝，伴消瘦。胸片发现肺部有一团块状阴影，考虑为肺癌。近来出现颜面、颈部及上肢水肿，但下肢无水肿。其水肿最可能的原因是

A. 肺癌压迫上腔静脉
B. 肺癌转移引起心包积液
C. 肺癌转移引起胸腔积液
D. 副癌综合征
E. 肺癌头颈部转移

18. 患者，男性，53岁，吸烟史33年，每日1包。有咳嗽咳痰病史约7年，气促进行性加重2年。近两个月发现痰中经常带有血丝，无脓痰，无发热，昨日起出现大口咯血，伴气促加重，感右胸隐痛。诊断应高度警惕下列哪种疾病

A. 支气管扩张并咯血
B. 支气管肺癌
C. 慢性支气管炎合并肺结核
D. 慢性支气管炎合并肺栓塞
E. 慢性支气管炎急性发作

19. 患者，男，58岁，长期吸烟，最近出现咳嗽，咳痰，痰中带血丝，右侧胸痛，消瘦，X线提示右侧肺门类圆形阴影，边沿毛糙，为进一步明确诊断，应选择的检查是

A. 生化检查
B. 肿瘤标志物检查
C. 痰培养加药敏试验
D. 纤维支气管镜
E. 血常规

20. 患者，男，51岁。有大量吸烟史23年，

咳嗽痰中带血2个月。近1个月四肢关节疼痛及杵状指。X线显示右肺上叶肺不张。应首先考虑的诊断是

　　A. 支气管扩张
　　B. 肺结核
　　C. 肺癌
　　D. 甲状腺功能亢进症
　　E. 慢性支气管炎阻塞性肺气肿

21. 患者，男，45岁。无节律性上腹部疼痛不适2个月，食欲不振。多次大便隐血试验均为阳性。为确诊，应做的检查是

　　A. 胃肠X线　　　　B. 胃镜
　　C. 胃液分析　　　　D. 腹腔镜
　　E. 癌胚抗原

22. 男性，48岁，右下腹及脐周持续隐痛近6个月，近2个月以来常有低热。体格检查：右下腹可触及包块，不除外升结肠癌，患者最可能伴随的症状是

　　A. 便秘　　　　　　B. 尿频，尿急
　　C. 肠梗阻　　　　　D. 粪便变细
　　E. 贫血

23. 患者52岁，右乳房发现肿块3个月。查体：右乳头抬高，右乳外上象限可扪及一个2cm×2.5cm大小肿块，质硬，表面不平，边界不清，皮肤橘皮样变。应首先考虑的是

　　A. 乳腺癌　　　　　B. 乳房结核
　　C. 乳腺增生病　　　D. 乳管扩张症
　　E. 乳腺纤维瘤

三、A3/A4型题

（1～3题共用题干）

女性，54岁，近1个月来排便次数增加，有里急后重感，偶有便血。

1. 此时应考虑何种检查为首选
　　A. 直肠乙状结肠镜检查
　　B. X线钡剂灌肠
　　C. 直肠指诊
　　D. 肛门镜检查
　　E. 大便常规检查

2. 经检查发现距肛门8cm有一质硬菜花状肿块，应首先考虑哪种诊断
　　A. 直肠息肉　　　　B. 痔
　　C. 肛裂　　　　　　D. 肛瘘
　　E. 直肠癌

3. 如想进一步明确诊断应选择
　　A. 经肛门取病理检查
　　B. 手术切除病检
　　C. 便常规
　　D. 便肿瘤细胞检查
　　E. X线钡剂灌肠检查

四、B型题

（1～3题共用备选答案）

　　A. X线胸片见单个薄壁空洞
　　B. X线胸片有偏心空洞，内壁凸凹不平
　　C. X线胸片呈大片状阴影，呈肺叶或肺段分布
　　D. X线胸片呈大片状阴影，内为单个空洞伴液平面
　　E. X线胸片上肺有小片状阴影伴空洞

1. 肺癌
2. 肺结核
3. 肺炎球菌肺炎

第四章 合理用药

一、A1 型题

1. 卡托普利常见的不良反应是
   A. 低血钾   B. 刺激性干咳
   C. 多毛   D. 阳痿
   E. 反射性心率加快
2. 下列不属于氨基糖苷类抗生素主要不良反应的是
   A. 耳毒性   B. 肾损害
   C. 神经肌肉阻断   D. 肌痉挛
   E. 变态反应
3. 下列不属于四环素的不良反应的是
   A. 胃肠道反应
   B. 可导致灰婴综合征
   C. 影响婴幼儿牙齿和骨骼发育
   D. 可引起光敏反应
   E. 具有肝肾毒性
4. 小儿常用的给药方法除外以下哪种
   A. 雾化吸入   B. 含漱
   C. 口服法   D. 注射法
   E. 外敷
5. 下列不符合老年人用药原则的有
   A. 大量服用某种维生素
   B. 严格掌握用药适应证
   C. 以小剂量开始，根据对药物的效应逐步调节药物的剂量
   D. 恰当联合用药
   E. 给药方案个体化
6. 不属于时间依赖型药物的是
   A. 青霉素类   B. 头孢菌素类
   C. 氨曲南   D. 大环内酯类
   E. 氨基糖苷类
7. 有关合理用药的下列说法中，错误的是
   A. 对症下药是合理用药的首要原则
   B. 能被充分、快速吸收而无刺激性的药物，可在饭前口服
   C. 一种药物的用量，是经过严格的科学实验和大量的临床研究确定的
   D. OTC 标志为处方药，需凭医师或其他有处方权的医疗专业人员开具处方才能购买
   E. 孕期及哺乳期妇女用药要注意禁忌证
8. 哪一个是与用药剂量无关的不良反应
   A. 副作用   B. 毒性反应
   C. 后遗效应   D. 变态反应
   E. 以上都是
9. 下列哪一种喹诺酮类药是泌尿系统感染的首选药
   A. 诺氟沙星   B. 环丙沙星
   C. 依诺沙星   D. 培氟沙星
   E. 吡哌酸
10. 糖皮质激素不用于下列哪种疾病的治疗
    A. 脑（腺）垂体前叶功能减退
    B. 中毒性休克
    C. 血小板减少症
    D. 急性粟粒性肺结核
    E. 骨质疏松
11. WHO1997 年公布合理用药的生物医学标准不包括
    A. 剂量、用法、疗程适宜
    B. 用药对象适宜，无禁忌证，不良反应小
    C. 用药对象适宜，无禁忌证，无不良反应
    D. 药品调配及提供给患者的药品信息无误
    E. 用药指征适宜

12. 不同给药途径对药物吸收速度快慢的影响，错误的是
    A. 静脉注射＞吸入给药＞肌内注射
    B. 肌内注射＞皮下注射＞直肠黏膜给药
    C. 直肠黏膜给药＞口服给药＞皮肤给药
    D. 肌内注射＞吸入给药＞静脉注射
    E. 静脉注射＞皮下注射＞皮肤给药

13. 使用青霉素发生过敏性休克，治疗用
    A. 肾上腺素　　　B. 糖皮质激素
    C. 氯霉素　　　　D. 大环内酯
    E. 吲哚美辛

14. 牙齿发育期患者使用（　）可产生牙齿着色及牙釉质发育不良
    A. 青霉素　　　　B. 四环素
    C. 氯霉素　　　　D. 克拉霉素
    E. 甲硝唑

15. 关于氯霉素的描述，下列说法错误的是
    A. 氯霉素具有良好的组织体液穿透性
    B. 氯霉素易透过血－脑屏障
    C. 氯霉素易透过血－眼屏障
    D. 氯霉素在国内外的应用非常广泛
    E. 氯霉素对伤寒沙门菌、立克次体等细胞内病原菌有效

16. 可引起脑性核黄疸，禁用于新生儿及2月龄以下婴儿的药物是
    A. 磺胺类　　　　B. 糖肽类
    C. 林可酰胺类　　D. 硝基咪唑类
    E. 喹诺酮类

17. 属于浓度依赖型的药物是
    A. 青霉素G　　　B. 阿莫西林
    C. 头孢克洛　　　D. 红霉素
    E. 左氧氟沙星

18. 下列关于糖皮质激素的描述，说法错误的是
    A. 具有抗炎、免疫抑制与抗过敏、抗毒、抗休克等多种药理作用
    B. 糖皮质激素药物种类繁多，可根据半衰期不同分成短效、中效和长效三种
    C. 长期大剂量服用糖皮质激素类药物极易出现代谢障碍
    D. 患水痘的儿童可以使用糖皮质激素
    E. 老年患者用糖皮质激素易发生高血压

19. 关于特殊人群用药原则与禁忌的描述，下列说法错误的是
    A. 某些药物在乳汁中排泄量较大，如红霉素、地西泮、磺胺甲Ⅱ恶唑和巴比妥类等，母亲服用时应考虑对哺乳婴儿的危害，尽量避免使用
    B. 喹诺酮类抗菌药对骨骼发育可能产生不良影响，该类药物禁用于18岁以下儿童
    C. 应根据患儿年龄选择剂型
    D. 老年人用药应从小剂量开始，以成人用量的1/2、2/3、3/4顺序逐渐增加至个体最合适的获得满意疗效的治疗剂量
    E. 利巴韦林可用于妊娠或将妊娠的患者

20. 关于注射剂的配伍原则，下列说法错误的是
    A. 药物配伍混合时一次只加一种药物到输液中，充分混匀后，经检查无可见变化，再加另一种药物充分混匀
    B. 两种药物在同一输液中配伍时，应先加入浓度较高者，后加浓度较低者
    C. 有色的注射用药物应最后加入，以防有细小沉淀时不易被发现
    D. 注射用药物配制结束后应尽快使用，以缩短药物间的反应时间
    E. 任何药物均可配伍应用

21. 关于药物之间的不良相互作用，下列说法错误的是
    A. 胺碘酮增加血清地高辛浓度，应停用地高辛或减量50%
    B. 胺碘酮可减慢美托洛尔的代谢，有心动过缓的风险
    C. 氟喹诺酮＋胺碘酮：两者均引起Q-T间期延长，合用可发生致死性室性心律失常

D. 胺碘酮减弱辛伐他汀的代谢,使横纹肌溶解的肌病风险增加
E. 胺碘酮降低华法林的血药浓度,出血危险减轻

22. 关于药物与食物之间的不良相互作用,下列说法错误的是
    A. 高脂肪食物可降低铁剂的吸收
    B. 茶中含有鞣酸、咖啡因等,其中的鞣酸能与胃蛋白酶、胰酶、淀粉酶、乳酶生中的蛋白结合,使酶或益生菌失去活性,减弱助消化药效
    C. 华法林是目前使用最广泛的口服抗凝药,为维生素K的竞争性拮抗剂。富含维生素K的食物如动物肝脏、菠菜等,对华法林有直接的拮抗作用而影响其抗凝效果
    D. 吃虾可以促进维生素C的吸收
    E. 在应用甲硝唑、头孢菌素类抗生素等药物期间饮酒会出现戒酒硫样不良反应

23. 下列说法错误的是
    A. 胃肠道反应是所有NSAIDs的常见不良反应
    B. 长期应用阿司匹林,可能出现血小板减少,增加出血的倾向
    C. 长期大量服用阿司匹林、对乙酰氨基酚、双氯芬酸钠等均可引起肝损伤
    D. 长期应用利福平,可能出现"阿司匹林哮喘"
    E. 大量长期用解热镇痛药易引起胃溃疡、胃出血、穿孔

24. 下列说法错误的是
    A. 应用青霉素类药物可能会造成过敏性休克
    B. 氨基糖苷类药物的不良反应主要是耳毒性、肾毒性、神经肌肉阻断及过敏反应
    C. 应用万古霉素可能会导致"红人综合征"或"红颈综合征"
    D. 氯霉素的不良反应有:灰婴综合征、再生障碍性贫血
    E. 大量使用乙胺丁醇会导致步态不稳

25. 下列说法错误的是

    A. 强心苷类药物可发生心脏毒性及胃肠道反应
    B. 普萘洛尔可用于支气管哮喘、心源性休克和心脏传导阻滞
    C. 卡托普利可造成顽固性干咳
    D. 呋塞米具有耳毒性、肾毒性
    E. 肝素、香豆素类可导致自发性出血

26. 关于吗啡的不良反应,下列说法错误的是
    A. 耐受性和依赖性   B. 呼吸深度抑制
    C. 瞳孔极度缩小   D. 瞳孔散大
    E. 血压下降

二、A2型题

1. 男性患儿,2岁。高热,呼吸困难,双肺散在小水泡音,诊断为支气管肺炎,青霉素试敏(+),宜用
    A. 氯霉素   B. 四环素
    C. 头孢唑林   D. 磺胺嘧啶
    E. 红霉素

三、B型题

(1~2题共用备选答案)
    A. 常用量   B. 最大治疗量
    C. 极量   D. 中毒量
    E. 致死量
1. 出现最佳治疗作用的剂量叫作
2. 引起死亡的剂量叫作

(3~4题共用备选答案)
    A. 每日一次   B. 每日二次
    C. 每日三次   D. 每日四次
    E. 每周一次
3. 服药时间qd代表
4. 服药时间qid代表

(5~6题共用备选答案)
    A. 头孢曲松   B. 青霉素
    C. 左氧氟沙星   D. 糖皮质激素
    E. 头孢他啶
5. 肺炎链球菌和脑膜炎球菌所致的化脓性脑膜炎初始经验治疗首选
6. 溶血性链球菌感染首选

第五章　急诊与急救

第一单元　急、危、重症

一、A1 型题

1. 以下不符合抗休克治疗扩容目标的是
   A. 动脉血压接近正常低水平，脉压＞30mmHg
   B. 微循环好转
   C. 尿量＞30mL/h
   D. 中心静脉压上升到 6～10mmH₂O
   E. 心率 100～110 次/分
2. 诊断休克的主要依据
   A. 临床表现
   B. 脉率变快
   C. 血压下降
   D. 动脉氧分压＜60mmHg
   E. 尿少
3. 胸外心脏按压时手掌的正确部位是
   A. 左锁骨中线第四肋间
   B. 剑突与胸骨交界处
   C. 剑突下
   D. 胸骨左缘第四肋间
   E. 胸骨下段 1/2
4. 心肺复苏时，胸外按压与人工呼吸比例为
   A. 15：1　　　　　B. 30：2
   C. 10：2　　　　　D. 15：2
   E. 30：1
5. 热性惊厥持续状态治疗药物是
   A. 苯巴比妥　　　　B. 副醛
   C. 地西泮　　　　　D. 水合氯醛
   E. 苯妥英钠
6. 以下哪项不是单纯性热性惊厥的特点
   A. 在热性惊厥中约占 70%
   B. 短暂发作，多＜10min
   C. 少有惊厥持续状态
   D. 惊厥发作多为局灶性或不对称
   E. 神经系统检查阴性
7. 糖尿病酮症酸中毒的临床表现
   A. 原有症状加重或首次出现"三多"伴乏力
   B. 食欲减退，恶心，呕吐，极度口渴，尿量增多
   C. 有代谢性酸中毒症状
   D. 严重脱水伴循环衰竭体征
   E. 以上都是
8. 闭合性气胸，肺压缩不超过多少，患者可无自觉症状，不需处理
   A. 10%　　　　　　B. 20%
   C. 15%　　　　　　D. 40%
   E. 50%
9. 关于自发性气胸，以下哪项是错误的
   A. 自发性气胸是指非人工因素导致脏层胸膜和肺泡破裂，肺内气体通过裂口进入胸膜腔而产生的气胸
   B. 自发性气胸是指创伤因素导致脏层胸膜和肺泡破裂，肺内气体通过裂口进入胸膜腔而产生的气胸
   C. 外伤造成壁层胸膜破裂，外面空气通过裂口进入胸膜腔而产生的气胸
   D. 按病因自发性气胸可分为：原发性气胸和继发性气胸

E. 按胸膜裂口自发性气胸可分为：闭合性气胸、开放性气胸和张力性气胸

10. 喉异物的临床表现是
   A. 较大异物在声门或声门下可在数分钟内引起窒息死亡
   B. 异物进入喉腔立即引起剧烈咳嗽，伴有呼吸困难、发绀等症状
   C. 常见的尖锐异物包括果核、鱼骨、瓜子等
   D. 不完全堵塞的喉异物，剧烈咳嗽后伴有不同程度的呼吸困难、喉喘鸣
   E. 以上都是

11. 鼻腔异物的现场急救描述错误的是
   A. 可用头端是钩状或环状的器械，从前鼻孔轻轻进入，绕至异物后方再向前钩出
   B. 可用镊子夹取异物
   C. 动物性异物须先用1%丁卡因麻醉鼻腔黏膜，再用鼻钳取出
   D. 无症状的细小金属异物若不在危险部位，可定期观察，不必急于取出
   E. 可以根据异物大小、形状、部位和性质的不同，采用不同的异物取出方法

12. 以下符合急性心肌梗死诊断的是
   A. 无诱因长时间的缺血性胸痛、含硝酸甘油不能缓解
   B. 心电图2个以上相邻导联出现ST段单相曲线性抬高
   C. 多个导联出现明显缺血性ST段下移及T波倒置
   D. 血清心肌坏死物升高超过正常3倍以上并有动态改变
   E. 以上都是

13. 高血压急症的血压控制目标
   A. 140/90mmHg   B. 150/90mmHg
   C. 160/90mmHg   D. 150/100mmHg
   E. 160/100mmHg

14. 关于硝普钠治疗高血压急症描述错误的是
   A. 连续使用不宜超过3天
   B. 常用剂量3μg/（kg·min）
   C. 最大剂量不超过10μg/（kg·min）
   D. 不良反应为心动过速、恶心、呕吐、肌颤
   E. 以上均不正确

15. 以下哪项符合癫痫转诊注意事项
   A. 转诊过程中，要有专人护理，注意生命体征监测
   B. 将患者平卧或侧卧，头部偏向一侧，防止口腔分泌物误吸
   C. 防止抽搐时强力按压致肢体骨折
   D. 给予氧气吸入，就近转入有条件的医院
   E. 以上都正确

16. 癫痫的临床诊断的最主要依据是
   A. 脑电图改变   B. 目睹发作
   C. 确切的病史   D. 家族史
   E. 头颅CT检查

17. 常见的癫痫持续状态是指
   A. 一侧肢体抽搐不止
   B. 长期用药仍不时发作
   C. 抽搐频繁发作，发作间期意识不清
   D. 精神运动发作持续数日
   E. 连续小发作

18. 低血糖的诊断标准是
   A. 糖尿病患者血糖≤2.8mmol/L
   B. 非糖尿病患者血糖≤3.9mmol/L
   C. 糖尿病患者血糖≤3.9mmol/L
   D. 糖尿病患者血糖<2.8mmol/L
   E. 以上都不对

19. 容易引起严重低血糖的药物是
   A. 噻唑烷二酮类
   B. 格列奈类
   C. α-葡萄糖苷酶抑制剂
   D. 磺脲类
   E. 双胍类

20. 不属于休克诊断要点的是
   A. 四肢湿冷，胸骨部位皮肤指压实验阳性（指压后再充盈时间>2秒）
   B. 脉细数，>100次/分
   C. 收缩压<140mmHg
   D. 收缩压<80mmHg
   E. 脉压<20mmHg

21. 治疗休克，液体复苏的原则是
    A. 先快后慢，先晶体后胶体，按需补液
    B. 先快后慢，先胶体后晶体，按需补液
    C. 先慢后快，先晶体后胶体，按需补液
    D. 先慢后快，先胶体后晶体，按需补液
    E. 先快后慢，先胶体后晶体，见尿补液
22. 关于休克的对症治疗，下列说法错误的是
    A. 扩容使脉压 >30mmHg
    B. 使中心静脉压上升到 6～10 cmH₂O
    C. 在补足血容量的基础上纠正酸中毒
    D. 不宜一次完全纠正 pH，主张宁碱勿酸
    E. 使血浆二氧化碳结合力维持在 18～20mmol/L
23. 临床上常用于心搏骤停与过敏性休克抢救的药物是
    A. 肾上腺素   B. 地西泮
    C. 盐皮质激素   D. 多巴胺
    E. 硝酸甘油
24. 下列说法错误的是
    A. 硝酸甘油常用于心源性休克
    B. 莨菪类多用于感染性休克及伴有肺水肿的病人
    C. 糖皮质激素的用药原则为早期、大剂量、短疗程使用
    D. 硝普钠连续应用超过 72 小时应该停药而换成其他类药物，以防止血氰氢酸盐浓度过高而中毒
    E. 多巴酚丁胺常用于急性心肌梗死伴有泵衰竭的心源性休克患者
25. 导致过敏性休克的原因有
    A. 注射破伤风抗毒素
    B. 肠梗阻
    C. 严重呕吐
    D. 急性心肌梗死
    E. 张力性气胸
26. 下列关于休克的一般监测，不正确的是
    A. 精神状态   B. 体重
    C. 皮肤色泽   D. 脉搏和血压
    E. 尿量

27. 气胸做胸腔穿刺排气，其穿刺点应在伤侧
    A. 锁骨中线第 2 肋间
    B. 锁骨中线第 4 肋间
    C. 腋中线第 7 肋间
    D. 腋后线第 7 肋间
    E. 腋后线第 8 肋间
28. 关于气胸，下列说法错误的是
    A. 小量闭合性气胸可有气急，但数小时后逐渐平稳
    B. 张力性气胸病人表情紧张、胸闷，甚至心律失常，常挣扎坐起，烦躁不安，有发绀、冷汗，甚至昏迷
    C. 交通性气胸患者常在伤后迅速出现严重呼吸困难、心悸、血压下降，甚至休克，可见创口，并可听到空气随呼吸进出的"嘶嘶"声
    D. 气胸量大时，气管向患侧移位
    E. 局限性气胸需转动体位透视检查方能发现
29. 气胸的治疗原则是
    A. 排除胸腔气体，闭合漏口，促进患肺复张，消除病因及减少复发
    B. 保持呼吸道通畅，维持血压
    C. 给氧、输血、补液、纠正休克
    D. 排气、排血、排脓
    E. 止痛，固定胸廓，防治并发症
30. 关于气胸的治疗，下列说法错误的是
    A. 胸膜对于气体的吸收能力约每日吸收 1.25%。吸氧可提高吸收率 3～4 倍
    B. 如肺压缩 <15%，无呼吸困难，临床稳定，可密切观察
    C. 肺压缩 >15%，可行胸腔穿刺抽气
    D. 胸刺点常选在患侧胸部锁骨中线第 2 肋间的中间点，而局限性气胸应根据 X 线胸片定位选择最佳穿刺点。每次抽气不宜超过 100mL
    E. 胸腔闭式引流是最常用的治疗方法
31. 下列说法错误的是
    A. 鼻腔外源性异物包括死骨、凝血块、鼻石
    B. 儿童鼻腔异物多表现为单侧鼻阻塞、

流粘脓涕、鼻出血或涕中带血以及呼气有臭味等

C. 鼻腔动物性异物，须先用1%丁卡因麻醉鼻腔黏膜，再用鼻钳取出

D. 鼻腔异物较大嵌顿、鼻腔后部异物估计取出时有可能落入咽部，有误入喉腔或气管的危险时，需转诊

E. 鼻腔异物需手术取出者，需转诊

32. 关于喉异物，下列说法错误的是

A. 喉异物多发生在5岁以上的幼儿

B. 异物进入喉腔立即引起剧烈咳嗽，伴有呼吸困难、发绀等症状

C. 较大异物嵌在声门或声门下可在数分钟内引起窒息死亡

D. 完全堵塞的喉异物，剧烈咳嗽后伴有不同程度的呼吸困难、喉喘鸣等

E. 喉镜检查可发现喉部异物

33. 关于喉异物的现场急救，下列说法错误的是

A. 婴幼儿喉异物伴呼吸困难又没有必要的抢救设备时，可试行站在患儿背后，双手有规律挤压患儿腹部或胸部，利用增强腹压或胸压排出异物

B. 间接喉镜下异物取出术适用于声门上区异物，成人或较大儿童能配合者

C. 直接喉镜下异物取出术适用于儿童及成人的各类异物

D. 纤维喉镜下异物取出术适用于大的喉异物

E. 异物较大、气道阻塞严重、有呼吸困难的病例，估计难以迅速在直接喉镜下取出时，可先行气管切开术

34. 下列说法错误的是

A. 气管、支气管异物先出现剧烈呛咳、面色青紫，随后出现阵发性咳嗽

B. 气管异物在咳嗽或呼气末闻及声门拍击声，听诊器可听到撞击声

C. 气管、支气管异物是危及患者生命的急重症，应尽早取出异物，保持呼吸道通畅

D. 3岁以下伴有严重喉水肿、气管支气管肺炎的患儿，应尽快转诊

E. 多数患者可自行咳出异物

35. 关于心脏骤停的现场急救，下列说法错误的是

A. 胸外按压速率为100～120次/分，按压幅度为5～6cm

B. 胸外按压放松时保证胸廓充分回弹，手掌应离开患者胸壁

C. 口对口人工呼吸禁用于开放性结核、艾滋病活动期患者

D. 开放气道后立即开始2次人工呼吸

E. 进行电除颤时，除颤仪应选择"非同步"状态

36. 下列各项，不属心搏呼吸骤停临床表现的是

A. 突然昏迷

B. 大动脉搏动消失

C. 心音消失

D. 呼吸停止或严重呼吸困难

E. 瞳孔缩小

37. 胸外心脏按压的部位是

A. 胸骨角

B. 胸骨上段

C. 胸骨中、下1/3交界处

D. 胸骨柄

E. 剑突

38. 下列哪项心跳骤停紧急处理原则是错误的

A. 迅速开始人工呼吸

B. 待心电图确诊后开始心脏按摩

C. 立即开放静脉输液通路

D. 心内注射加强心肌张力的药物

E. 准备好电击除颤

39. 一般心肺复苏的正确步骤是

A. 通畅气道，建立呼吸，循环支持，药物治疗

B. 建立呼吸，通畅气道，胸外心脏按压

C. 先口对口人工呼吸，再胸外心脏按压，心腔内注射药物

D. 先胸外按压恢复心跳，再口对口呼

吸及药物治疗
E. 胸外心脏按压，通畅气道，建立呼吸

40. 急性心梗最常见的起始症状是
A. 疼痛　　　　B. 急性左心衰竭
C. 心律失常　　D. 低血压
E. 休克

41. 缓解急性心肌梗死疼痛的最有效药物是
A. 硝酸异山梨醇酯（消心痛）
B. 硝酸甘油
C. 吗啡
D. 安痛定
E. 硝苯地平（心痛定）

42. 下列哪项不是高血压急症的内科治疗静脉常用药
A. 硝普钠　　　B. 硝酸甘油
C. 酚妥拉明　　D. 乌拉地尔
E. 吗啡

43. 糖尿病酮症酸中毒的临床特点是
A. 呼吸浅慢，不规则
B. 呼吸困难伴紫绀
C. 呼吸深快，呼气有烂苹果味
D. 呼吸浅快，呼气有大蒜味
E. 潮式呼吸

44. 关于低血糖的描述，下列说法错误的是
A. 糖尿病治疗过程中，可能发生药物性严重低血糖，会引发心脑血管病而死亡
B. 糖尿病患者出现出汗、恶心、饥饿感、轻微颤动和焦虑，以及快速有力的心跳，为低血糖的警示症状
C. 血糖持续下降，可能出现意识模糊、言语不清和类似醉态的动作不稳，乃至抽搐
D. 糖尿病患者血糖值≤3.9mmol/L，就属于低血糖范畴
E. 非糖尿病患者低血糖的标准为<3.9mmol/L

45. 治疗癫痫持续状态应首选的药物是
A. 苯妥英钠　　B. 鲁米那
C. 丙戊酸钠　　D. 扑痫酮
E. 地西泮

46. 癫痫持续状态是指
A. 癫痫连续发作之间意识未完全恢复又频繁再发，或发作持续30分钟以上不自行停止
B. 短暂的意识障碍，不伴先兆或发作后症状
C. 脑的局部皮质放电而引起的与该部位的功能相对应的症状
D. 是慢性反复发作性短暂脑功能失调综合征
E. 大脑细胞群神经元兴奋性过高，阵发性大量异常放电

47. 关于癫痫持续状态的现场急救，下列说法错误的是
A. 需防止抽搐时强力按压致肢体骨折
B. 地西泮（安定）为终止癫痫发作的首选药物
C. 地西泮单次最大剂量为40mg
D. 利多卡因可用于安定注射无效者
E. 氯硝西泮对各型癫痫状态均有效

二、A2型题

1. 某女孩，6岁。走在路上闻到一种异常的香味，之后突然发生晕厥，最可能的考虑是
A. 低血容量性休克　B. 感染性休克
C. 心源性休克　　　D. 过敏性休克
E. 体质偏弱

2. 患者女性，42岁。腹痛、发热48小时，血压80/60mmHg，意识清楚，面色苍白，四肢湿冷，全腹肌紧张，肠鸣音消失，首先考虑的诊断是
A. 感染性休克　　　B. 神经源性休克
C. 过敏性休克　　　D. 心源性休克
E. 低血容量性休克

3. 患者女性，38岁。患风心病十余年，近来心悸、胸闷痛、气短、下肢水肿、尿少。数分钟前突然晕倒，意识丧失，皮肤苍白，唇绀，大动脉搏动扪不到，呼吸停止，最可能的原因是

A. 癫痫大发作 B. 急性左心衰竭
C. 急性右心衰竭 D. 脑栓塞
E. 心脏性猝死

4. 患者女性,26岁。于2000年4月20日因"出血性休克、宫外孕"急诊手术。入手术室时,神志清,T37.2℃,P92次/分,BP100/60mmHg,硬膜外麻醉成功后,突然出现意识丧失,面色苍白,口唇四肢末梢严重发绀,脉搏、心音、血压均测不出,血氧饱和度迅速下降至20%。该患者可能发生了以下哪种情况

A. 心脏骤停 B. 出血性休克
C. 呼吸衰竭 D. 心源性休克
E. 窒息

5. 46岁男性患者,有糖尿病病史已16年,最近一次发生酮症酸中毒,经医院抢救,病情才稳定。昨日因高热、咳嗽后,突然感到极度口渴、厌食、恶心、呼吸加速,晚上出现四肢厥冷、脉细速、血压下降,随即意识不清。此时应立即

A. 静脉注射500g/L葡萄糖
B. 静脉滴注低渗盐水
C. 静脉滴入正规胰岛素
D. 静脉应用呼吸兴奋剂
E. 加大口服降糖药剂量

6. 男性,20岁。1型糖尿病,2天来出现恶心,面潮红,呼吸深快,渐发生神志模糊,以至昏迷,最可能的诊断是

A. 乳酸性酸中毒
B. 尿毒症酸中毒
C. 呼吸性酸中毒
D. 糖尿病酮症酸中毒
E. 糖尿病高渗昏迷

7. 病人胸部X线片示左5、6肋骨骨折,经吸氧,呼吸困难反而加重,发绀,血压10.7/8.0kPa,气管向右侧移位,叩诊鼓音,伤侧呼吸音消失,处理原则首选是

A. 胸腔穿刺排气减压
B. 输血、补液
C. 送手术室闭式引流
D. 胶布固定
E. 肋骨内固定

8. 男性,22岁。因剧烈运动后,突然出现左胸痛,深吸气时胸痛明显加重,伴有气促。体格检查:气管向右偏移,左胸廓稍膨隆,呼吸音减弱。下列诊断哪项是对的

A. 哮喘
B. 心源性呼吸困难
C. 心绞痛
D. 左侧自发性气胸
E. 以上都不是

9. 男,56岁。既往体健,吸烟三十余年,剧烈咳嗽2天,无咳痰、咯血及发热,半小时前突发胸痛,呼吸困难,不能平卧,伴发绀。体检:呼吸36次/分,左侧语颤减弱,呼吸音降低,心率100次/分。此患者最可能的诊断是

A. 支气管肺癌 B. 急性左心衰竭
C. 肺梗死 D. 自发性气胸
E. 急性心肌梗死

10. 儿童,4岁。在进食瓜子时引起剧烈呛咳,阵发性咳嗽,发绀,该患儿诊断

A. 喉异物
B. 鼻腔异物
C. 气管、支气管异物
D. 吸入性肺炎
E. 肺炎

11. 患者男性,70岁。糖尿病10年,以往无心悸、胸痛史,今日早餐后1小时,突然胸闷明显,面色苍白,烦躁,出汗恐惧感,2小时未缓解。体检:心率100次/分。血压86/70mmHg,最可能诊断为

A. 不典型心绞痛 B. 低血糖
C. 急性心肌梗死 D. 糖尿病酸中毒
E. 变异型心绞痛

12. 患者男性,50岁。急性心肌梗死1个月,今晨再发胸痛,持续8小时不缓解,遂来急诊。查体:BP100/60mmHg,心率95次/分,心肺检查无异常。心电图:Ⅰ、aVL导联ST段弓背向上抬高。血清肌钙蛋白升高。导致该患者胸痛最可能的原因是

A. 心室膨胀瘤 B. 心绞痛
C. 心脏破裂 D. 急性心包炎

E. 再发急性心肌梗死

13. 患者，男，32岁。发现血压增高3年。近1年血压持续为（170～200）/（130～140）mmHg，近1周头痛、视力模糊。眼底检查发现视盘水肿，最可能的诊断为

 A. 急性视盘病变 B. 脑出血
 C. 高血压急症 D. 脑梗死
 E. 高血压脑病

14. 患者，女性，24岁，2年来有发作性神志丧失，四肢抽搐，服药不规则。今日凌晨开始又有发作，意识一直不清醒。来院后又有1次四肢抽搐发作。首先应选用的治疗药物是

 A. 地西泮 10mg 静注
 B. 苯妥英钠 0.25g 肌注
 C. 地西泮 20mg 肌注
 D. 副醛 5mL 灌肠
 E. 苯巴比妥 0.5g 肌注

15. 患者，女性，22岁，患糖尿病7年，一直用胰岛素治疗，1小时前昏迷，检查皮肤湿冷，血压 120/80mmHg，BUN4.3mmol/L，CO_2CP 22.0mmol/L。最可能的诊断是

 A. 糖尿病酮症酸中毒昏迷
 B. 高渗性非酮症性糖尿病昏迷
 C. 乳酸性酸中毒昏迷
 D. 低血糖昏迷
 E. 脑血管疾病

16. 患者，男，25岁。因汽车撞伤致骨盆、膀胱破裂。检查：面色苍白，呼吸急促，四肢厥冷，烦躁不安。血压 90/70mmHg（12/9.3kPa）。心率150次/分，脉细数。应首先考虑的是

 A. 创伤性休克早期 B. 感染性休克
 C. 创伤性休克中期 D. 心源性休克
 E. 失液性休克

17. 患者，男，20岁。肌注青霉素后突然晕倒，血压测不到。应首先采取的抢救措施是

 A. 立即静脉点滴呋塞米（速尿）
 B. 静脉点滴5%碳酸氢钠
 C. 立即皮下注射肾上腺素

D. 静脉注射间羟胺
E. 静脉点滴20%甘露醇

18. 患者，男，50岁。急性心肌梗死第2天，少尿，血压 80/50mmHg（10.7/6.7kPa），烦躁不安，面色苍白，表情淡漠，皮肤湿冷，大汗淋漓，脉细弱无力。应首先考虑的是

 A. 左心衰竭
 B. 急性肾功能衰竭
 C. 心肌梗死后综合征
 D. 低血糖反应
 E. 心源性休克

19. 患者，男，59岁。体胖，多年吸烟，近1年常因劳累致心前区疼痛。目前因丧母而致心前区剧痛，并向左肩放射。入院时检查示神志模糊，心电图示广泛心肌缺血，抢救无效死亡。其死因最大的可能是

 A. 心肌炎
 B. 高血压性心脏病，心力衰竭
 C. 急性心肌梗死
 D. 心肌病
 E. 脑溢血

20. 患者，男，70岁。患糖尿病2年，不规则服用降糖药。突发昏迷2小时，血压 90/60mmHg，心率130次/分，律齐。血钠 l60mmol/L，血糖 34mmol/L，尿酮体（－），动脉血 pH7.3。应首先考虑的治疗药物是

 A. 静脉滴入碳酸氢钠
 B. 静脉滴入低渗盐水
 C. 小剂量胰岛素与低渗盐水静脉滴入
 D. 大剂量胰岛素与低渗盐水静脉滴入
 E. 小剂量胰岛素与等渗盐水静脉滴注

21. 患者，女，24岁。口干渴，消瘦2年，用胰岛素治疗好转。因故停药3天，出现恶心呕吐，神志不清。急查：尿糖（＋＋＋），血糖 28mmoL/L，血液酸碱度 7.20，脱水貌。治疗应首选

 A. 补液，电解质，清开灵注射液
 B. 补液，电解质，安宫牛黄丸
 C. 补液，纠正电解质及酸碱平衡紊乱，胰岛素
 D. 补碱，补液和电解质

E. 中枢兴奋剂，足量胰岛素

22. 患者，男，40岁。癫痫病史多年，今因癫痫持续状态被送入医院。应采取的治疗措施是
    A. 口服苯巴比妥 B. 口服苯妥英钠
    C. 口服丙戊酸钠 D. 静脉注射安定
    E. 肌肉注射氯丙嗪

三、A3/A4型题

（1~3题共用题干）

8个月女婴。突发高热39.8℃，抽搐一次急诊就医。查体：精神可，神清，身上有少许皮疹，前囟平。咽部充血，扁桃体Ⅱ度肿大，心、肺、腹（－），无病理反射。

1. 抽搐可能的原因是
    A. 低血糖
    B. 高热惊厥
    C. 中毒性脑病
    D. 婴儿手足搐搦症
    E. 中枢神经系统感染

2. 下列与诊断无关的表现是
    A. 身上有皮疹 B. 年龄8个月
    C. 突发高热   D. 无脑膜刺激征
    E. 抽风后意识清楚

3. 入院后6小时，又发生惊厥，体温上升到40℃，抢救措施中，暂时不需要的是
    A. 吸氧
    B. 气管插管
    C. 保持呼吸道通畅
    D. 肌注或静注安定
    E. 采取降温措施

四、B型题

（1~2题共用备选答案）
    A. 感染性休克   B. 过敏性休克
    C. 烧伤性休克   D. 溶血性休克
    E. 放射性休克

1. 核爆炸导致的休克是

2. 输血时，血型不合导致的休克是

（3~4题共用备选答案）
    A. 低血容量性休克 B. 中毒性休克
    C. 心源性休克   D. 过敏性休克
    E. 神经源性休克

3. 急性心肌梗死引起的休克，属于

4. 肌注青霉素引起的休克，属于

第二单元 常见损伤与骨折

一、A1型题

1. 关节脱位的分类不正确的是
    A. 按原因分类：外伤性脱位、生理性脱位、病理性脱位、习惯性脱位等
    B. 按远侧骨端移位方向分类：前脱位、后脱位、侧方脱位和中央脱位等
    C. 按脱位发生时间分类：新鲜脱位和陈旧性脱位
    D. 按脱位程度分类：全脱位和半脱位
    E. 按关节腔是否与外界相同分类：闭合脱位和开放性脱位

2. 关节脱位的描述不正确的是
    A. 部分失去正常的对合关系，称为半脱位
    B. 肩、肘关节脱位最常见
    C. 新鲜脱位是指脱位发生未满3周
    D. 关节脱位特殊表现有畸形、弹性固定、关节盂空虚
    E. 关节脱位有功能障碍，但无肿胀、疼痛

3. 髋关节脱位最多见的类型是
    A. 前脱位   B. 后脱位
    C. 下脱位   D. 盂上脱位
    E. 中心型脱位

4. 股骨颈内收型骨折是指Pauwel角
    A. 大于30°   B. 大于50°
    C. 小于20°   D. 小于25°
    E. 小于30°

5. 关于脊柱外伤与脊髓损伤的关系的叙

述，下列哪项是错误的
    A. 脊髓损伤节段与椎骨受伤平面不一致
    B. 胸椎较固定，所以胸椎骨的脱位多无脊髓损伤
    C. 有的病例表现为明显脊髓损伤，但X线片却无骨折脱位
    D. 屈曲型骨折脱位造成骨髓损伤最多见
    E. 椎管狭窄患者，脊柱创伤更易发生脊髓损伤
6. 针对腹部损伤现场急救错误的是
    A. 及时开放静脉输液通道
    B. 及时使用镇痛药物缓解疼痛
    C. 所有诊断和怀疑腹部损伤的病人，初期一律禁饮食
    D. 对于腹壁破裂导致腹腔内脏器脱出者，不能现场将脱出内脏放回腹腔
    E. 严密观察，监测病情，给予相应对症处理
7. 对于怀疑有腹部损伤，又不能确诊的病人，应进行
    A. 腹部平片
    B. 诊断性腹腔穿刺
    C. 腹部CT
    D. 腹部超声
    E. 磁共振检查
8. 肱骨干中段骨折反复手法复位会导致
    A. 桡神经损伤   B. 正中神经损伤
    C. 尺神经损伤   D. 腋神经损伤
    E. 肌皮神经损伤
9. 头皮损伤不包括
    A. 头皮擦伤   B. 头皮挫伤
    C. 头皮裂伤   D. 头皮血肿
    E. 硬膜外血肿
10. 关于脑震荡的临床表现，下列说法错误的是
    A. 伤后立即昏迷，一般不超过半小时
    B. 清醒后不能回忆受伤当时乃至伤前一段时间内的情况
    C. 意识障碍较重，昏迷时间较长
    D. 伤后短时间内出现面色苍白、出汗、血压下降等表现
    E. 脑脊液压力正常

11. 关于脑挫裂伤的临床表现，下列说法错误的是
    A. 颅内压增高
    B. 可能并发颅内血肿
    C. 一侧运动区损伤时有对侧偏瘫
    D. 意识障碍较重
    E. 血压、脉搏和呼吸相对稳定
12. 下丘脑损伤的主要症状是
    A. 体温调节失衡及尿崩症等
    B. 两侧瞳孔不等大
    C. 两眼球位置不一
    D. 体阵发性痉挛
    E. 癫痫
13. 对颅脑损伤的诊断，目前最理想的一项检查方法是
    A. 颅骨X线平片   B. 头颅CT扫描
    C. 头颅MRI扫描   D. 脑脊液培养
    E. 血象检查
14. 关于颅脑损伤，下列说法错误的是
    A. 病人伤后出现明显的意识和生命体征改变、偏瘫、失语等，均属重型颅脑损伤
    B. 伤后有中间清醒期或好转期，呼吸、脉搏、血压的"两慢一高"改变，提示有颅内血肿
    C. 伤后高热是下丘脑损伤或颅内感染的表现
    D. 意识障碍的程度和变化，是判断病情的重要方面
    E. 初次CT检查未发现颅内血肿，以后又出现颅内压增高等迟发性血肿征象者，无须再次行CT复查
15. 关于开放性颅脑损伤，下列说法错误的是
    A. 锐器或钝器造成的头皮、颅骨、脑膜和深达脑组织的损伤，称为开放性颅脑损伤
    B. 颅后凹血肿早期很少出现瞳孔改变而生命体征变化较明显
    C. 重伤员早期常出现呼吸障碍，表现为呼吸深慢、紧迫或间歇性呼吸
    D. 伤员出现高热除下丘脑损伤外，要

警惕有颅内感染、肺炎和泌尿系炎症等并发症发生

E. 脑干损伤时瞳孔一定缩小

16. 下列不属于颅脑损伤现场急救的是
    A. 保持呼吸道通畅
    B. 制止活动性外出血
    C. 维持有效的循环功能
    D. 处理局部创面
    E. 服用止痛药物

17. 病人外伤后,疑为脑震荡,下列临床症状中,哪项最具有诊断意义
    A. 头部有伤痕
    B. 有短暂昏迷和逆行性遗忘
    C. 颅骨有骨折
    D. 有生命体征的改变
    E. 头颅 CT 正常

18. 关于腹部脏器损伤,下列说法错误的是
    A. 有恶心、呕吐、便血、气腹者多为胃肠道损伤
    B. 有排尿困难、血尿、会阴部牵涉痛者,可考虑泌尿系损伤
    C. 有膈面腹膜刺激表现者,提示有心、肺等脏器损伤
    D. 有下位肋骨骨折者,要注意肝、脾破裂的可能
    E. 有骨盆骨折的,提示有直肠、膀胱、尿道等损伤的可能

19. 对于腹部损伤的现场急救,下列说法错误的是
    A. 应及时开放静脉输液通道,及时补充生理盐水、平衡盐等液体,以扩充血容量
    B. 对于腹痛病人在诊断未完全明确、治疗方案没有确定之前,不宜使用强力镇痛药物
    C. 所有诊断和怀疑腹部损伤的病人,初期处置一律禁饮食
    D. 对于腹壁破裂导致腹腔内脏器脱出者,应现场将脱出内脏放回腹腔
    E. 疑有空腔脏器破裂或明显腹胀者,应进行胃肠减压

20. 下列哪条不是肾损伤的主要临床表现
    A. 休克   B. 血尿
    C. 疼痛   D. 腰部肿块
    E. 排尿困难

二、A2 型题

1. 患者男性,50 岁。高空坠落伤。查体:呼吸困难,颈部压痛,双肺闻及痰鸣音,四肢瘫痪。X 线片显示 C4~5 骨折脱位。首先采取的处理措施是
   A. 应用呼吸兴奋剂   B. 气管切开
   C. 颌枕带牵引   D. 手术复位固定
   E. 颈托制动

2. 患者男性,28 岁,高空坠地,现场见:患者清醒,胸 10~11 压痛,剑突以下感觉运动障碍,正确的急救搬运方法是
   A. 二人扶架而走
   B. 一人背运
   C. 患者平卧木板搬运
   D. 一人搂抱
   E. 一人抬头,一人抬足

3. 中年男性,马车翻车时砸伤下腹部。查体:耻骨联合处压痛,挤压试验阳性,膀胱胀满,橡皮导尿管插入一定深度未引出尿液,导尿管尖端见血迹,此时应考虑
   A. 导尿管插入深度不足
   B. 导尿管插入方法不对
   C. 导尿管阻塞
   D. 骨盆骨折合并尿道断裂
   E. 骨盆骨折合并膀胱损伤

4. 患者男性,27 岁,工地高空坠落受伤,出现血压下降,腹胀,腹痛。查体见髂骨挤压分离试验阳性,双下肢不等长,会阴部瘀斑。最可能的诊断是
   A. 股骨干骨折   B. 股骨颈骨折
   C. 脊柱骨折   D. 髋关节脱位
   E. 骨盆骨折

5. 患者,男,38 岁。车祸致伤。查体:骨盆挤压和分离试验阳性,下腹部压痛、腹肌紧张。对腹腔脏器损伤诊断最有价值的检查是
   A. 腹部 X 线平片   B. 血常规

C. 腹部 CT　　　　D. 腹部 B 超
E. 腹腔穿刺

6. 患者，男性，35 岁。因头部受伤昏迷 10min，清醒后在转送途中又昏迷，估计颅内血肿的位置在
   A. 帽状腱膜下　　B. 硬脑膜外
   C. 硬脑膜下　　　D. 脑实质内
   E. 蛛网膜下腔

7. 有一名颅内压增高病人，病情有加剧表现，下一步的关键措施是
   A. 头颅 CT，明确病变的性质和部位
   B. 安静卧床，头高 30°
   C. 保持大便通畅
   D. 20% 甘露醇 250mL，一日 2 次，静点
   E. 限制水、盐入量

8. 患者，男，21 岁。头枕部被铁棍击伤，昏迷约 40 分钟，醒后不能回忆当时受伤情况，并出现躁动，伴有头痛、头晕、恶心、呕吐。检查：神经系统无阳性体征，X 线摄片颅骨正常。其诊断是
   A. 脑震荡　　　　B. 脑干损伤
   C. 头颅软组织挫伤　D. 颅内血肿
   E. 脑挫裂伤

9. 头部外伤后病人当即昏迷，半小时后方苏醒，发现右侧肢体轻瘫，腰穿呈血性脑脊液，以后逐渐好转。最可能的诊断是
   A. 脑震荡
   B. 脑挫裂伤
   C. 急性硬脑膜外血肿
   D. 急性硬脑膜下血肿
   E. 脑内血肿

10. 患者，男，34 岁，左季肋部和左上腹部被汽车撞伤，伤员面色苍白、脉细速、脉搏 140 次／分，血压 80/60mmHg，左季肋部皮肤擦伤、明显肿胀、压痛，全腹轻度压痛、反跳痛、肌紧张，首先应考虑为
    A. 肝破裂　　　　B. 脾破裂
    C. 胃破裂　　　　D. 肠破裂
    E. 严重腹壁软组织伤

第三单元　意　外

一、A1 型题

1. 发生高空坠落后，不应立即进行的处理是
   A. 检查伤者身上是否有硬物
   B. 检查呼吸、心跳是否停止
   C. 检查是否意识丧失
   D. 检查是否有出血
   E. 检查是否有四肢及脊柱骨折

2. 下列对于高空坠落伤的描述中错误的是
   A. 既可见于着地部位，也可以见于远离着力点的部位损伤
   B. 体表损伤轻，而内脏和骨质损伤重
   C. 一次外力往往在头、胸、腹、骨盆、脊柱及四肢同时发生损伤
   D. 坠落伤符合减速运动损伤的特点
   E. 损伤部位常较广泛，同时内外轻重一致

3. 对坠落伤的患者，现场救治中错误的是
   A. 去除伤员身上的用具和口袋中的硬物
   B. 创伤局部妥善包扎，疑有脑脊液漏的患者也应进行填塞
   C. 口腔异物无法清除的患者应行气管切开
   D. 平仰卧位，保持呼吸道通畅
   E. 有条件的应给予静脉补液

4. 中暑的原因不包括
   A. 环境温度过高
   B. 从事重体力劳动
   C. 体型偏瘦
   D. 散热障碍
   E. 汗腺功能障碍

5. 热射病的首要治疗措施是
   A. 降温　　　　　B. 吸氧
   C. 抗休克　　　　D. 治疗脑水肿
   E. 纠正水、电解质紊乱

6. 中暑最危重的临床类型是
   A. 先兆中暑　　　　B. 热痉挛
   C. 热惊厥　　　　　D. 热射病
   E. 热衰竭
7. 患者突发大咯血窒息，最关键的抢救措施是
   A. 立即建立静脉通道
   B. 立即使用呼吸中枢兴奋药
   C. 立即给予鼻导管吸氧
   D. 立即采取解除呼吸道梗阻的措施
   E. 立即准备气管插管
8. 以下有关窒息的临床表现不正确的是
   A. 可有咳嗽
   B. 一定不能呼吸
   C. 脸会短时间内变成红色或青紫色
   D. 瞳孔可能散大
   E. 病人可发生昏迷
9. 下列哪一项不是镇静催眠药物
   A. 安定　　　　　　B. 眠尔通
   C. 阿托品　　　　　D. 苯妥英钠
   E. 水合氯醛
10. 关于镇静催眠药物中毒的治疗错误的是
    A. 经口服中毒，清醒者给予催吐和洗胃，昏迷者宜插管洗胃
    B. 洗胃可以使用硫酸镁
    C. 镇静催眠药物的特效药物是氟马西林
    D. 洗胃后经胃管注入活性炭，并有硫酸钠导泻
    E. 心律失常者应予以心电监护，必要时给予抗心律失常药物治疗
11. 巴比妥类中毒，患者处于深昏迷状态治疗首选是
    A. 辅酶
    B. 吸氧
    C. 甘露醇
    D. 呼吸中枢兴奋剂
    E. 红霉素
12. 对于发生淹溺但是没有心搏的患者应首先使用的现场急救措施是
    A. 控水　　　　　　B. 保暖

C. 心肺复苏术　　　D. 气管插管
E. 面罩吸氧
13. 下列哪项不属于淹溺的分类
    A. 湿性淹溺　　　　B. 淹没综合征
    C. 干性淹溺　　　　D. 淡水淹溺
    E. 海水淹溺
14. 海水淹溺和淡水淹溺均会出现下列哪项改变
    A. 缺氧
    B. 血浆渗透压升高
    C. 血浆渗透压降低
    D. 血容量骤增
    E. 溶血
15. 浅Ⅱ度烧伤创面特征是
    A. 局部红肿
    B. 局部水疱
    C. 红白相间
    D. 可见网状栓塞血管
    E. 焦黄无水疱
16. 一氧化碳中毒最具特征的表现是
    A. 头痛、头晕
    B. 四肢乏力
    C. 口唇黏膜呈樱桃红色
    D. 恶心呕吐
    E. 意识障碍
17. 下列哪项不是急性一氧化碳中毒的临床表现
    A. 昏迷
    B. 口唇黏膜呈樱桃红色
    C. 抽搐
    D. 呼吸困难
    E. 贫血
18. 急性有机磷中毒患者应用阿托品过量引起中毒时，解毒剂是
    A. 依地强钠钙　　　B. 毛果芸香碱
    C. 青霉胺　　　　　D. 亚甲蓝
    E. 二巯基丙醇
19. 重度有机磷农药中毒的表现，下列组合哪项是正确的
    A. 瞳孔明显缩小、大汗、流涎、视力模糊、肌无力
    B. 瞳孔明显缩小、大汗、流涎、神志

模糊、心动过速

C. 瞳孔明显缩小、大汗、流涎、神志不清、紫绀

D. 瞳孔明显缩小、大汗、流涎、神志模糊、惊厥

E. 以上都不正确

20. 病人突然昏迷、抽搐、瞳孔缩小、皮肤湿冷、多汗、呼吸困难，下列哪种疾病可能性大

A. CO 中毒

B. 巴比妥类药物中毒

C. 中暑

D. 阿托品中毒

E. 有机磷农药中毒

21. 治疗急性有机磷农药中毒致肺水肿的主要药物是

A. 西地兰　　　　B. 阿托品

C. 解磷定　　　　D. 安定

E. 地塞米松

22. 若游客被蜂蜇伤，导游人员不能采取的方法是

A. 设法将毒刺拔出

B. 使用马齿苋等药物捣烂敷患处

C. 使用肥皂和清水冲洗伤口

D. 食用含有酒精的食物或饮品

E. 有严重过敏反应的患者可以使用地塞米松静滴

23. 有关蜂蜇伤的描述，错误的是

A. 蜂蜇伤不会使人死亡

B. 轻者引起局部过敏样反应，数小时后症状即消失

C. 重者引起局部和（或）全身的中毒反应

D. 严重时可出现组织坏死

E. 局部出现瘀点、红肿、水疱

24. 关于被毒蛇咬伤后的处理方法不正确的是

A. 需要近心端结扎，过一段时间需放松一下

B. 必须及时火灼伤口

C. 需要尽快吸出毒液

D. 蛇药外敷

E. 在绑扎的同时用冰块敷于伤肢

25. 银环蛇咬伤致死的主要原因是

A. 循环衰竭　　　　B. DIC

C. 呼吸衰竭　　　　D. 肾衰竭

E. 肝功能衰竭

26. 毒蛇咬伤患肢结扎时间应间隔多少时间放松一次

A. 2 分钟　　　　B. 5 分钟

C. 10 分钟　　　D. 15 分钟

E. 20 分钟

27. Ⅲ度冻伤不需采用以下全身治疗措施的是

A. 注射破伤风抗毒素

B. 用改善血循环的药物如小分子右旋糖酐

C. 不必使用抗生素

D. 给予病人高价营养

E. 防治多系统衰竭

28. Ⅱ度冻伤的临床表现正确的是

A. 损伤达皮肤全层

B. 局部红肿，有血性水疱

C. 知觉消失

D. 若无感染，经 2～3 周痂下愈合

E. 治愈后多留有功能障碍或残疾

29. 冻伤人员的冻伤部位在解冻时，应该用

A. 火烤

B. 不低于 50℃的热水浸泡

C. 不超过 40℃的热水浸泡

D. 使用 38～42℃的恒温水浸泡

E. 室内保暖

30. 关于电击伤的介绍，哪项不正确

A. 出现痛性肌肉收缩，惊恐，面色苍白

B. 出现头痛，头晕，心悸

C. 出现心律失常，心脏骤停

D. 出现呼吸极微弱呈"假死状态"，呼吸停止

E. 电击伤部位有出血表现

31. 雷击伤时最常出现

A. 惊恐、面色苍白、头痛、头晕、心悸

B. 意识丧失、心跳和呼吸骤停
C. 低血容量性休克
D. 急性肾衰竭
E. 心肌和传导系统损害

32. 关于电击伤的叙述哪项不正确
    A. 高压交流电损伤更为常见
    B. 交流电的危害性较直流电为大
    C. 电流引起肌肉强烈收缩
    D. 电击伤引起心室颤动
    E. 电击伤累及脑干，呼吸、心跳迅速停止

33. 急性酒精中毒昏迷期最主要的死因是
    A. 共济失调　　　B. 休克
    C. 心律失常　　　D. 呼吸麻痹
    E. 脑水肿

34. 下列各项，不属毒蕈碱样的症状是
    A. 皮肤湿冷　　　B. 呕吐腹痛
    C. 心率增快　　　D. 二便失禁
    E. 面色苍白

35. 轻度有机磷杀虫药中毒瞳孔变化情况是
    A. 瞳孔缩小
    B. 瞳孔扩大
    C. 两侧瞳孔大小不等
    D. 瞳孔形状不规则
    E. 乳白色

36. 临床上首选的 ChE 复能药是
    A. 氯磷定　　　　B. 阿托品
    C. 高锰酸钾　　　D. 碳酸氢钠
    E. 硫酸镁

37. 治疗有机磷农药中毒毒蕈碱样症状的药物是
    A. 阿托品
    B. 氯磷定
    C. 利多卡因
    D. 甲硝唑（灭滴灵）
    E. 双复磷

38. 对口服有机磷农药中毒患者，清除其未被吸收毒物的首要方法是
    A. 催吐和洗胃　　B. 利尿和导泻
    C. 腹膜透析　　　D. 血液净化
    E. 静注 50% 葡萄糖溶液

39. 有机磷农药中毒的毒蕈碱样症状，错误的是
    A. 多汗　　　　　B. 流泪，流涎
    C. 腹泻　　　　　D. 尿频
    E. 肌束颤动

40. 下列各项不是阿托品化指标
    A. 抽搐消失　　　B. 颜面潮红
    C. 瞳孔较前增大　D. 心率增快
    E. 口干、皮肤干燥

41. 有机氟杀鼠药中毒特效解毒剂为
    A. 乙酰胺　　　　B. 解磷定
    C. 阿托品　　　　D. 苯巴比妥
    E. 氟马西尼

42. 关于灭鼠药中毒，下列说法错误的是
    A. 抗凝血杀鼠药中毒可出现皮肤、黏膜、内脏广泛性出血，贫血，严重者可因颅内出血或消化道出血死亡
    B. 毒鼠强中毒表现为阵挛性惊厥、癫痫大发作
    C. 磷化锌中毒者用硫酸镁导泻
    D. 抗凝血杀鼠药中毒者应及早使用维生素 K_1
    E. 灭鼠药中毒重症者可应用血液灌流、血液透析治疗

43. 一般情况下，服用百草枯后，哪一脏器损伤最严重
    A. 肝　　　　　　B. 胃
    C. 肺　　　　　　D. 肾
    E. 胆

44. 关于百草枯中毒的现场急救，下列说法错误的是
    A. 可刺激咽喉部催吐，争分夺秒洗胃，洗胃液首选清水
    B. 上消化道出血可用去甲肾上腺素常温盐水洗胃
    C. 用甘露醇、硫酸钠或硫酸镁等导泻，促进肠道毒物排出
    D. 临床用药主要是防治肾的损伤
    E. 通过补液利尿和血液净化来促进毒物的排出

45. 热痉挛的发病机制是
    A. 缺钙

B. 周围血管扩张
C. 体内热量积蓄，体温过高
D. 大量出汗使水、钠丢失过多
E. 散热障碍

46. 对诊断一氧化碳中毒最有意义的辅助检查是
   A. 高铁血红蛋白浓度测定
   B. 血液碳氧血红蛋白浓度测定
   C. 血氧饱和度测定
   D. 脑电图检查
   E. 头颅CT检查

47. 下列关于一氧化碳叙述错误的是
   A. 是一种无色、无臭、无味的气体
   B. 与血红蛋白结合能力远强于氧气
   C. 中毒早期查血可以查到碳氧血红蛋白明显降低
   D. 可引起机体组织出现缺氧
   E. 中毒患者皮肤黏膜出现樱桃红色

48. 下列有关CO中毒治疗错误的是
   A. 迅速将病人搬离中毒现场
   B. 纠正缺氧
   C. 防治脑水肿
   D. 促进脑细胞恢复
   E. 禁止高压氧治疗

49. 对重症煤气中毒的昏迷患者，最有效的抢救措施是
   A. 鼻导管吸氧
   B. 20%甘露醇快速静脉推入
   C. 冬眠疗法
   D. 血液透析
   E. 送入高压氧舱治疗

50. 关于CO中毒下列哪项是不正确的
   A. 老人和孩子易患
   B. 老人应与脑血管意外鉴别
   C. 严重中毒血液COHb浓度可高于50%
   D. 应立即原地抢救
   E. 迟发脑病恢复较慢

51. 急性酒精中毒共济失调期的血酒精浓度大约是
   A. <11mmol/L   B. <22mmol/L
   C. >33mmol/L   D. >54mmol/L
   E. >87mmol/L

52. 不属于吩噻类药物中毒表现的是
   A. 震颤麻痹综合征   B. 休克
   C. 心律失常   D. 视物模糊
   E. 呼出气体有特异性的大蒜味

53. 下列不属于镇静催眠药的是
   A. 苯巴比妥   B. 安定
   C. 氯丙嗪   D. 氟西泮
   E. 美托洛尔

54. 长期服用大剂量镇静催眠药患者，突然停药或迅速减少药量时，可发生
   A. 戒断综合征   B. 代谢综合征
   C. 红人综合征   D. 肾病综合征
   E. 帕金森病

55. 苯二氮䓬类拮抗剂是
   A. 氟马西尼   B. 阿托品
   C. 纳洛酮   D. 地西泮
   E. 氯丙嗪

56. 重症中暑类型不包括
   A. 热痉挛   B. 热衰竭
   C. 日射病   D. 热射病
   E. 热烧伤

57. 对于中暑重症高热患者，最重要的急救措施是
   A. 降温   B. 吸氧
   C. 扩充血容量   D. 补充体液
   E. 补充电解质

58. 下列属于病理性窒息的是
   A. 脑循环障碍引起的中枢性呼吸停止
   B. CO中毒导致组织缺氧造成的窒息
   C. 新生儿窒息
   D. 空气中缺氧的窒息
   E. 肺炎引起的呼吸面积的丧失

59. 关于淹溺，下列说法错误的是
   A. 淹溺分为湿性淹溺和干性淹溺
   B. 湿性淹溺约占淹溺者的80%~90%
   C. 按溺水环境分为淡水淹溺和海水淹溺
   D. 淹溺后短暂恢复数分钟到数日，最终死于淹溺并发症者为近乎淹溺
   E. 浸没冰水后的猝死称为淹没综合征

60. 关于淹溺的现场急救，下列说法错误

的是
    A. 通过观察并大声呼唤及拍打患者肩部的方法确认患者的意识状态
    B. 除了炎热的夏季，在其他季节抢救溺水患者时都应采取保暖措施
    C. 对意识丧失但有呼吸心跳患者的现场急救除保暖外，主要是供氧
    D. 对有心跳无呼吸的淹溺患者最佳的方法是抡臂人工呼吸
    E. 对无心搏的淹溺患者应立即行心肺复苏术
61. 下列属于热烧伤的是
    A. 酸烧伤   B. 碱烧伤
    C. 电烧伤   D. 放射烧伤
    E. 水蒸气烧伤
62. 关于烧伤的现场急救，下列说法错误的是
    A. 热力致伤者，可行"创面冷却疗法"
    B. 磷烧伤时，用过锰酸钾液浸湿的布掩盖口鼻能防止磷化物吸入呼吸道
    C. 烧伤后疼痛是很剧烈的，必须及时予止痛剂
    D. 合并呼吸道烧伤或颅脑损伤者忌用吗啡，以免抑制呼吸
    E. 烧伤出现大水疱可在高位剪破引流或用空针抽出疱液
63. 按中国新九分法计算，成人双下肢及臀部烧伤，其面积是
    A. 30%   B. 46%
    C. 9%   D. 18%
    E. 27%
64. Ⅱ度烧伤面积为15%，属于
    A. 轻度
    B. 轻度与中度之间
    C. 中度
    D. 重度
    E. 特重度
65. 按中国九分法计算烧伤面积，双上肢的面积为
    A. 9%   B. 18%
    C. 27%   D. 36%
    E. 46%

66. 以下浅Ⅱ度烧伤的表现，哪项正确
    A. 皮肤发红、灼痛、无水泡
    B. 有水泡，水泡下创面红白相间、感觉稍迟钝
    C. 有水泡，水泡下创面鲜红、湿润、剧痛
    D. 有水泡，水泡下创面红白相间、无痛觉、拔毛也无痛
    E. 创面蜡白、无水泡、无感觉
67. Ⅱ度烧伤面积为40%，属于
    A. 轻度
    B. 轻度与中度之间
    C. 中度
    D. 重度
    E. 特重度
68. 下列不属于Ⅰ度冻伤表现的是
    A. 伤及表皮层
    B. 局部红肿
    C. 有发热、痒、刺痛的感觉
    D. 表皮干脱而愈
    E. 局部可成痂
69. 关于冻伤的现场急救，下列说法错误的是
    A. 快速复温，使用38～42℃恒温水浸泡伤肢，冻僵者全身浸泡
    B. 快速复温后，应在22～25℃室内继续保暖，卧床休息
    C. Ⅰ度冻伤应保持创面干燥，数日可愈
    D. Ⅲ度、Ⅳ度冻伤使用干敷料保暖性包扎
    E. 对Ⅱ度以上冻伤需全身治疗
70. 关于坠落伤，下列说法错误的是
    A. 坠落伤的损伤程度受坠落高度、体重、坠落中有无阻挡物、人体着地方式、着地部位，及接触地面与其他物体性状等因素的影响
    B. 损伤发生的部位常较广泛但内轻外重
    C. 体表损伤主要是大片状擦伤及挫伤
    D. 坠落伤常伤及生命的重要器官，因此死亡率很高

E. 坠落伤既可见于人体着地部位，也可发生于远离着力点的部位
71. 关于电击伤，下列说法错误的是
    A. 电击伤分为全身性损伤和局部损伤
    B. 220～380V 低压交流电触电最为常见，可引起触电者因室颤而死亡
    C. 接触高压电后被弹出，可有肢体骨折和内脏损伤等表现
    D. 低压电灼伤局部表现常较轻微，仅表现为白色或黄色烧焦皮肤的斑点
    E. 高压电引起的电灼伤常表现为有多个进口和一个出口
72. 下列以神经毒为主的毒蛇是
    A. 金环蛇   B. 竹叶青
    C. 蝮蛇   D. 眼镜蛇
    E. 龟壳花蛇

二、A2 型题

1. 患者，女性，32 岁，咯血约 250mL，突然中断，呼吸极度困难，喉部有痰鸣音，表情恐怖，两手乱抓，护士首先应该
    A. 立即通知医生
    B. 给予低流量吸氧
    C. 立即气管插管
    D. 建立静脉通道
    E. 清除呼吸道积血
2. 患者，男性，10 岁，右手烧伤，有水疱，剧痛，在现场急救中，为减轻疼痛，最恰当的处理方法是
    A. 肌注地西泮   B. 肌注哌替啶
    C. 将手浸入冷水中   D. 抽吸水疱
    E. 安慰和鼓励受伤者
3. 患者，男性，55 岁，厨师，右上肢烫伤，创面与本人手指并拢时的 2 只手掌等大，相当于其体表面积的百分比为
    A. 1.5%   B. 2.0%
    C. 3.0%   D. 1.0%
    E. 2.5%
4. 患者，男性，18 岁。右足和右小腿被开水烫伤，有水疱伴剧痛。创面基底部肿胀发红，该病人烧伤面积和深度的诊断为
    A. 5% 深Ⅱ度   B. 10% 浅Ⅱ度
    C. 15% 浅Ⅱ度   D. 5% 浅Ⅱ度
    E. 10% 深Ⅱ度
5. 某地因工业事故，使多人 CO 中毒，其中昏迷者被送到医院。此时最有效的抢救措施是
    A. 鼻导管吸氧
    B. 20% 甘露醇快速静脉滴入
    C. 亚冬眠治疗
    D. 高压氧治疗
    E. 血液透析
6. 一农民师傅诊断为急性有机磷农药中毒，该患者的临床表现除哪项外，均可诊断为重度中毒
    A. 呼吸麻痹   B. 肺水肿
    C. 昏迷   D. 瞳孔缩小
    E. 脑水肿
7. 患者，男性，38 岁。因与朋友聚会大量饮酒后，被送入医院，表现为昏睡、瞳孔散大，血酒精浓度为 280mg/dL，此时患者处于
    A. 嗜睡   B. 戒断综合征
    C. 共济失调期   D. 昏迷期
    E. 兴奋期
8. 患者男性，28 岁。参加同事聚会饮酒后，被送入医院，表现为呼吸慢而有鼾音，伴有呕吐，心率快，132 次/分，血压 80/50mmHg，血酒精超过 90mmol/L。目前患者处于
    A. 深昏迷   B. 浅昏迷
    C. 嗜睡   D. 兴奋期
    E. 共济失调期
9. 某同学郊游时不慎被蜜蜂蜇伤，该同学随身携带的物品有苹果汁、酸橙汁、矿泉水、柠檬汁和香皂，为了减轻蜇伤处的疼痛，应涂抹
    A. 苹果汁   B. 酸橙汁
    C. 矿泉水   D. 柠檬汁
    E. 香皂水
10. 患者，男，25 岁。因昏迷而送来急诊。查体：深昏迷状态，呼吸有轻度大蒜味，疑为有机磷中毒。下列哪项对诊断最有帮助

A. 瞳孔缩小
B. 呕吐物有大蒜臭味
C. 大小便失禁
D. 肌肉抽动
E. 全血胆碱酯酶活力降低

11. 患者，女，23岁。被人发现时呈昏迷状态。查体：神志不清，两侧瞳孔呈针尖样大小，呼吸有大蒜臭味。应首先考虑的是
A. 急性安眠药物中毒
B. 急性毒蕈中毒
C. 急性有机磷农药中毒
D. 亚硝酸盐中毒
E. 一氧化碳中毒

三、B型题

（1～2题共用备选答案）
A. 细胞色素C　　　B. 纳洛酮
C. 甘露醇　　　　D. 安易醒
E. 抗生素

1. 治疗急性酒精中度中毒选用
2. 治疗镇静催眠药物中毒选用

（3～4题共用备选答案）
A. 共济失调
B. 癔症性瘫痪
C. 流涎
D. 横纹肌肌束颤动
E. 精神抑郁

3. 有机磷杀虫药中毒毒蕈碱样的症状是
4. 有机磷杀虫药中毒烟碱样的症状是

（5～6题共用备选答案）
A. 清水
B. 生理盐水
C. 2%碳酸氢钠溶液
D. 高锰酸钾溶液（1∶5000）
E. 0.45%氯化钠

5. 口服敌百虫急性中毒时洗胃液忌用

6. 口服有机磷乐果农药急性中毒时洗胃液忌用

（7～8题共用备选答案）
A. 由于人体受外界环境中热原作用和体内热量不能通过正常生理性散热达到热平衡，导致体内热蓄积，引起体温升高
B. 在高温环境中，由于大量出汗，使水和盐丢失过多，如仅补充大量水而补盐不足造成低钠、低氯血症，则可导致肌肉痉挛，并可引起疼痛
C. 因过多出汗，导致失盐失水均较严重
D. 由于人体对热环境不适应，从而引起周围血管过度扩张，循环血量不足
E. 通气不足、弥散障碍、通气/血流比例失调及氧耗量增加

7. 热射病的机制
8. 热痉挛的机制

（9～11题共用备选答案）
A. Ⅰ度烧伤　　　B. Ⅱ度烧伤
C. Ⅲ度烧伤　　　D. 轻度烧伤
E. 重度烧伤

9. 红斑性烧伤又称为
10. 水疱性烧伤又称为
11. 焦痂性烧伤又称为

（12～13题共用备选答案）
A. Ⅰ度冻伤　　　B. Ⅱ度冻伤
C. Ⅲ度冻伤　　　D. Ⅳ度冻伤
E. 全身冻伤

12. 伤及皮肤真皮层，局部水肿，水疱损害，知觉迟钝，属于
13. 伤及皮肤全层及皮下组织，局部由苍白转为黑褐色，可出现血性水疱，知觉消失，属于

第六章 中医辨证施治和适宜技术应用

第一单元 中医学基本概念

一、A1 型题

1. 下列表述中属于证的是
   A. 胸痛
   B. 水痘
   C. 恶心
   D. 风热感冒
   E. 恶寒发热

2. 下列表述中不属于症的是
   A. 胸闷
   B. 恶寒
   C. 口苦
   D. 发热
   E. 消渴

3. 事物或现象的阴阳属性的特征不包括
   A. 普遍性
   B. 相关性
   C. 整体性
   D. 相对性
   E. 可分性

4. 中医学整体观念的内涵是
   A. 人体是一个整体，人与自然、社会相互统一
   B. 人体是一个有机整体
   C. 自然界是一个整体
   D. 人体三焦是一个整体
   E. 五脏与六腑是一个整体

5. 中医学的基本特点是
   A. 阴阳五行与藏象经络
   B. 整体观念与辨证论治
   C. 以五脏为主的整体观
   D. 望闻问切与辨证论治
   E. 辨证求因与审因论治

6. 证候的概念是
   A. 四诊所得症状，内外致病因素，疾病的特征、性质和在此阶段的主要症结的高度概括
   B. 是对疾病症状与体征的鉴别概括
   C. 是对疾病症状与体征的分析概括
   D. 对疾病表现症状的综合概括
   E. 对阴阳气血失调临床表现的概括

7. 下列表述中属于证的是
   A. 肝阳上亢
   B. 水痘
   C. 感冒
   D. 头痛
   E. 恶寒

8. 下列各项，属于证候的是
   A. 头痛如劈
   B. 阴虚火旺
   C. 肢冷腰痛
   D. 感冒咽痛
   E. 舌红发热

9. 证候不包括以下哪种
   A. 四诊检查所得
   B. 内外致病因素
   C. 疾病的特征
   D. 疾病的性质
   E. 疾病的全过程

10. 中医建立治则治法的主要依据是
    A. 症状
    B. 证候
    C. 疾病
    D. 病因
    E. 病机

11. 下列各项中，属于中医学理论体系主要特点的是
    A. 同病异治
    B. 辨病论治
    C. 标本论治
    D. 辨证论治
    E. 审因论治

12. 中医学认识疾病和治疗疾病的基本原则是
    A. 整体观念
    B. 辨证论治
    C. 辨病论治
    D. 标本论治

E. 对症治疗
13. 事物或现象阴阳属性的征兆是
   A. 寒热　　　　　B. 上下
   C. 水火　　　　　D. 晦明
   E. 动静
14. 对自然界相互关联的某些事物或现象对立双方属性的概括是
   A. 五行　　　　　B. 阴阳
   C. 精气　　　　　D. 矛盾
   E. 奇正
15. 阴阳学说较准确的说法是
   A. 中医的经典理论
   B. 我国古代的一种哲学思想
   C. 对立统一的世界观
   D. 唯物论

E. 我国古代朴素的唯物论和辩证法思想
16. 下列属阳的事物是
   A. 青、白　　　　B. 晦暗
   C. 黄、赤　　　　D. 呼吸微弱
   E. 声音低怯

二、B 型题

（1～2题共用备选答案）
   A. 疾病　　　　　B. 证候
   C. 症状　　　　　D. 病症
   E. 体征
1. 机体阴阳失调后的一个完整的异常生命过程，指的是
2. 疾病过程中某一阶段或某一类型的病理概括，指的是

第二单元　诊　法

一、A1 型题

1. 面色黧黑，肌肤甲错的病机是
   A. 肾虚　　　　　B. 水饮
   C. 寒证　　　　　D. 瘀血
   E. 痛证
2. 脾胃气虚的面色是
   A. 面黄虚浮　　　B. 面色萎黄
   C. 面目俱黄　　　D. 面色青黄
   E. 以上都不是
3. 满面通红者多属于
   A. 阴虚火旺　　　B. 虚阳上越
   C. 外感发热　　　D. 真寒假热
   E. 阳气暴脱
4. 以下不属于五色中白色主病的是
   A. 气虚　　　　　B. 血虚
   C. 寒邪　　　　　D. 阳虚
   E. 湿邪
5. 阳气暴脱的面色是
   A. 面白无华　　　B. 面色淡白
   C. 面色苍白　　　D. 面色青紫
   E. 面色青黑
6. 以下哪项不是面色发黑所属病证

   A. 水饮　　　　　B. 湿证
   C. 肾虚　　　　　D. 寒证
   E. 瘀血
7. 以下哪项不是面色发青所属病证
   A. 痛证　　　　　B. 寒证
   C. 惊风　　　　　D. 水饮
   E. 血瘀
8. 下列各项中，不属于病色表现的是
   A. 面色淡青　　　B. 面色淡黄
   C. 面色淡白　　　D. 面色红赤
   E. 红黄隐隐
9. 戴阳证患者的表现为
   A. 面黄隐隐　　　B. 面色红赤
   C. 面色淡白　　　D. 面色淡青
   E. 面色苍白，颧颊部嫩红如妆
10. 青紫舌的临床意义是
    A. 血气瘀滞　　　B. 里热亢盛
    C. 阴虚火旺　　　D. 脏腑热极
    E. 水湿内盛
11. 舌色稍红，或仅舌边尖略红，多属
    A. 实热证　　　　B. 心火上炎
    C. 肝经有热　　　D. 虚热证
    E. 外感风热表证初起

12. 舌边有点刺，多属
    A. 胃肠热盛　　　　B. 气分热盛
    C. 肝胆火盛　　　　D. 心火亢盛
    E. 气血壅滞
13. 苔黄而干燥，甚至苔干而硬，颗粒粗大，扪之糙手者，称
    A. 黄瓣苔　　　　　B. 焦黄苔
    C. 黄腻苔　　　　　D. 黄糙苔
    E. 类剥苔
14. 可以作为判断邪正的盛衰和邪气之深浅的是
    A. 厚薄苔　　　　　B. 润燥苔
    C. 真假苔　　　　　D. 剥落苔
    E. 腐腻苔
15. 咳声短促，连续不断，咳后有鸡鸣样回声称为
    A. 顿咳　　　　　　B. 肺痨
    C. 肺痈　　　　　　D. 肺痿
    E. 白喉
16. 寒痰停肺咳嗽的特点是
    A. 咳声轻清低微
    B. 咳声重浊沉闷
    C. 咳声不扬，痰黄稠
    D. 阵发性痉挛性咳嗽
    E. 干咳无痰或少痰
17. 喘证的临床表现应除外哪一项
    A. 呼吸困难　　　　B. 鼻翼煽动
    C. 张口抬肩　　　　D. 喉中痰鸣
    E. 难以平卧
18. 以下哪项不是实喘的特征
    A. 发作急骤　　　　B. 呼吸深长
    C. 息粗声高　　　　D. 深吸为快
    E. 呼出为快
19. 呕吐呈喷射状者多为
    A. 热伤胃肠　　　　B. 脾胃阳虚
    C. 热扰神明　　　　D. 食滞胃脘
    E. 饮邪犯胃
20. 热邪犯胃其呕吐的特点是
    A. 呕声壮厉，吐黏稠黄水
    B. 呕吐呈喷射状
    C. 呕吐酸腐食糜
    D. 朝食暮吐
    E. 暮食朝吐
21. 水逆呕吐的特点是
    A. 吐势徐缓，吐物清稀
    B. 呕吐黏稠苦水
    C. 口干欲饮，饮后则吐
    D. 喷射状呕吐
    E. 朝食暮吐，暮食朝吐
22. 咳声不扬，痰黄难咳者属
    A. 痰湿阻肺　　　　B. 热邪犯肺
    C. 燥邪犯肺　　　　D. 肺肾阳虚
    E. 寒邪犯肺
23. 导致出现咳声如犬吠，声音嘶哑，吸气困难的病因是
    A. 风邪与痰热搏结
    B. 久病肺气虚损
    C. 燥邪犯肺
    D. 寒痰湿浊停肺
    E. 肺肾阴虚，疫毒攻喉
24. 尿液散发烂苹果味多见于
    A. 消渴病　　　　　B. 失血
    C. 脏腑败坏　　　　D. 瘟疫
    E. 水肿病晚期
25. 病人口气酸臭，脘腹胀满者属
    A. 肝胃蕴热　　　　B. 胃肠蕴热
    C. 食积胃肠　　　　D. 内有脓疡
    E. 口腔不洁
26. 病人口气腐臭或吐脓血多为
    A. 牙疳　　　　　　B. 内有脓疡
    C. 胃热　　　　　　D. 口腔不洁
    E. 龋齿
27. 嗳声低沉断续，无酸腐气味，兼见纳呆食少者，为
    A. 宿食内停　　　　B. 肝气犯胃
    C. 寒邪犯胃　　　　D. 胃虚气逆
    E. 胃阳亏虚
28. 带下臭秽而黄稠者，多属
    A. 实热　　　　　　B. 寒湿
    C. 实寒　　　　　　D. 癌病
    E. 湿热
29. 大便泄泻臭如败卵，多为
    A. 伤食　　　　　　B. 肝失疏泄
    C. 阴血亏虚　　　　D. 脾胃虚寒

E. 肠中郁热

30. 下列哪项不是月经先期的常见病因
   A. 气虚 B. 阴虚火旺
   C. 营血亏损 D. 阳盛血热
   E. 肝郁血热

31. 妇女带下色白，清稀如涕，无臭味，多属
   A. 热毒侵袭 B. 冲任亏虚
   C. 寒湿下注 D. 肝经郁热
   E. 湿热下注

32. 带下色黄，质黏臭秽，多属
   A. 脾气虚弱 B. 湿热下注
   C. 脾肾阳虚 D. 寒湿下注
   E. 以上都不是

33. 小儿夏季长期发热，秋凉自愈，其病机是
   A. 气虚 B. 血虚
   C. 阴虚 D. 气血两虚
   E. 气阴两虚

34. 长期低热，以午后或夜间低热为主，其病机是
   A. 气虚 B. 血虚
   C. 阴虚 D. 阳虚
   E. 气阴两虚

35. 恶寒战栗与高热交替发作，发有定时，此为
   A. 少阳病 B. 疟疾
   C. 热入血室 D. 阳明病
   E. 表寒证

36. 久病畏寒见于
   A. 里实寒证 B. 里虚寒证
   C. 风寒表证 D. 伤风表证
   E. 风热表证

37. 目赤肿痛，羞明多眵者，多因
   A. 肝火上炎 B. 阴虚火旺
   C. 阴虚血少 D. 肾精亏虚
   E. 风热上袭

38. 饥不欲食，兼脘痞，干呕呃逆者，多属
   A. 胃强脾弱 B. 胃阴虚证
   C. 胃阳虚证 D. 肝胃不和
   E. 脾气虚弱

39. 下列说法错误的是
   A. 悲则气消 B. 怒则气上
   C. 惊则气乱 D. 恐则气脱
   E. 思则气结

40. 月经后期或行经后小腹隐痛、空痛，多属
   A. 湿热蕴结 B. 气滞
   C. 寒凝 D. 气血两虚
   E. 血瘀

41. 风寒表证的特征是
   A. 恶寒重发热轻 B. 恶寒轻发热轻
   C. 发热重恶寒轻 D. 发热重恶寒重
   E. 发热轻而恶风自汗

42. 风热表证的特征是
   A. 恶寒重发热轻 B. 恶寒轻发热轻
   C. 发热重恶寒轻 D. 发热重恶寒重
   E. 发热轻而恶风自汗

43. 伤风表证的特征是
   A. 恶寒重发热轻 B. 恶寒轻发热轻
   C. 发热重恶寒轻 D. 发热重恶寒重
   E. 发热轻而恶风自汗

44. 突发耳鸣，声大如潮，按之不减者属
   A. 肾精亏损 B. 阴虚火旺
   C. 肝肾阴虚 D. 肝胆火盛
   E. 肝血不足

45. 下列哪项不是失眠的病因
   A. 营血亏虚 B. 痰湿困脾
   C. 心胆气虚 D. 食积胃脘
   E. 阴虚火旺

46. 精神疲惫，神识朦胧，困倦嗜睡，肢冷脉微，多见于
   A. 心肾阳衰 B. 痰湿困脾
   C. 脾虚不运 D. 邪闭心神
   E. 营血亏虚

47. 常见饭后嗜睡，其原因多为
   A. 脾气虚弱 B. 湿邪困脾
   C. 心肾阳虚 D. 邪闭心神
   E. 以上都不是

48. 下列哪项不是目眩的常见原因
   A. 风热上袭 B. 痰蒙清窍
   C. 肝火上炎 D. 肝阳上亢
   E. 肝阳化风

49. 疼痛不剧，尚可忍耐，绵绵不休，此为
    A. 酸痛　　　　　B. 隐痛
    C. 空痛　　　　　D. 窜痛
    E. 胀痛
50. 常见于头、胸、脘、腹等处的疼痛为
    A. 隐痛　　　　　B. 酸痛
    C. 重痛　　　　　D. 灼痛
    E. 冷痛
51. 自汗的病机是
    A. 气虚　　　　　B. 阴虚
    C. 血虚　　　　　D. 痰盛
    E. 气滞
52. 手足心汗出量多见于
    A. 阳气内郁　　　B. 气血失和
    C. 阴虚发热　　　D. 虚阳上越
    E. 上焦热盛
53. 下述何证可以出现自汗与盗汗并见
    A. 气虚证　　　　B. 气滞证
    C. 阴虚证　　　　D. 血瘀证
    E. 气阴两虚证
54. 下列哪项不是出现头汗的常见原因
    A. 虚阳上越　　　B. 阳气内郁
    C. 上焦热盛　　　D. 中焦湿热
    E. 进食辛辣热汤
55. 肾气不固所导致的小便改变是
    A. 小便短赤　　　B. 小便频数而清
    C. 小便浑浊　　　D. 小便涩痛
    E. 小便频数而短少
56. 大便溏结不调多见于
    A. 脾虚　　　　　B. 肾虚
    C. 脾肾阳虚　　　D. 肝郁脾虚
    E. 食滞胃肠
57. 大便先干而后稀多见于
    A. 命门火衰　　　B. 脾虚
    C. 肾虚　　　　　D. 湿邪困脾
    E. 肝郁脾虚
58. 以下哪项不是便秘的常见原因
    A. 胃肠积热　　　B. 食滞胃肠
    C. 阳虚寒凝　　　D. 阴津亏损
    E. 腹内癥块
59. 脾肾阳虚大便的特点是
    A. 泻下黄糜　　　B. 完谷不化
    C. 泻下腐臭　　　D. 溏结不调
    E. 便下脓血
60. 尿后余沥不尽的病机是
    A. 肾精亏虚　　　B. 肾阴亏虚
    C. 肾气不固　　　D. 膀胱湿热
    E. 肾不纳气
61. 久病小便频数，色清量多，夜间明显者多见于
    A. 膀胱湿热　　　B. 热盛伤津
    C. 中气下陷　　　D. 肾阳不足
    E. 以上都不是
62. 下述哪项不是由肾气不足所致
    A. 小便失禁　　　B. 小便频数
    C. 小便涩痛　　　D. 遗尿
    E. 小便余沥不尽
63. 口干，但欲漱水不欲咽，兼面色黧黑多见于
    A. 营分热盛　　　B. 湿热内蕴
    C. 阴虚津亏　　　D. 痰饮内停
    E. 瘀血内停
64. 渴喜热饮而量不多，或水入即吐多为
    A. 湿热内蕴　　　B. 痰饮内停
    C. 营分热盛　　　D. 阴虚津亏
    E. 瘀血内阻
65. 厌食油腻，脘闷呕恶，便溏不爽多见于
    A. 湿热蕴脾　　　B. 食滞胃脘
    C. 肝胆湿热　　　D. 妊娠反应
    E. 以上都不是
66. 下列哪项是血瘀致痛的特点
    A. 胀痛　　　　　B. 刺痛
    C. 重痛　　　　　D. 空痛
    E. 走窜痛
67. 前额头痛连及眉棱骨属于
    A. 阳明头痛　　　B. 少阳头痛
    C. 厥阴头痛　　　D. 太阳头痛
    E. 太阴头痛
68. 巅顶部位头痛属于
    A. 太阳头痛　　　B. 阳明头痛
    C. 少阳头痛　　　D. 厥阴头痛
    E. 少阴头痛
69. 胁痛与下列哪项无关
    A. 饮停胸胁　　　B. 肝郁气滞

C. 肝胆火盛　　　D. 寒滞肝脉
E. 肝胆湿热
70. 酸痛的常见原因是
　A. 火邪窜至经络　B. 寒邪阻滞经络
　C. 湿浸肌肉关节　D. 瘀血阻滞经络
　E. 阳气精血亏虚
71. 过度悲伤对气机的影响是
　A. 气乱　　　　　B. 气结
　C. 气下　　　　　D. 气上
　E. 气消
72. 迟脉的主病是
　A. 虚热证　　　　B. 痰饮
　C. 寒证　　　　　D. 血瘀
　E. 气滞
73. 下列与滑脉的主证无关的是
　A. 痰湿　　　　　B. 阳虚
　C. 实热　　　　　D. 食积
　E. 妊娠
74. 痰饮证的脉象多见
　A. 弦脉　　　　　B. 细脉
　C. 芤脉　　　　　D. 革脉
　E. 缓脉
75. 肝胆病的脉象常为
　A. 长脉　　　　　B. 滑脉
　C. 洪脉　　　　　D. 弦脉
　E. 数脉
76. 痛证与痰饮均可见的脉象是
　A. 滑脉　　　　　B. 紧脉
　C. 动脉　　　　　D. 牢脉
　E. 弦脉
77. 下列各项中，不属于沉脉的脉象特征的是
　A. 轻取不应　　　B. 按之有余
　C. 重按始得　　　D. 脉来急促
　E. 举之不足
78. 数脉一息是
　A. 五到七至　　　B. 四到七至
　C. 六到七至　　　D. 五到六至
　E. 六到八至
79. 主水饮，肾虚水泛，气血受困的面色特点是
　A. 面色白　　　　B. 面色黧黑

C. 眼眶黑　　　　D. 面色紫黑
E. 黄如烟熏
80. 虚热证的面色表现是
　A. 满面通红　　　B. 两颧潮红
　C. 面青颊赤　　　D. 面黄晦暗
　E. 面赤如妆
81. 下列各项，不属面色青主病的是
　A. 寒证　　　　　B. 惊风
　C. 湿证　　　　　D. 气滞
　E. 血瘀
82. 以下是面现青色的病机的是
　A. 寒凝气滞，经脉瘀阻
　B. 邪热亢盛，血色上荣
　C. 脾失健运，水湿内停
　D. 肾阳虚衰，水饮不化
　E. 心脾两虚，气血虚衰
83. 实热证面色常见
　A. 面色青紫　　　B. 面色红赤
　C. 面色萎黄　　　D. 面色淡白
　E. 面色黧黑
84. 面色淡黄，枯槁无华称为
　A. 黄胖　　　　　B. 萎黄
　C. 阴黄　　　　　D. 阳黄
　E. 黄疸
85. 戴阳证的病机是
　A. 阴虚内热　　　B. 虚阳浮越
　C. 脏腑实热　　　D. 外感风热
　E. 阴虚火旺
86. 以下是戴阳证的表现的是
　A. 两颧潮红娇嫩
　B. 满面通红
　C. 面色苍白，时而泛红如妆
　D. 红黄隐隐
　E. 面色青赤
87. 面色黄的主要病机是
　A. 寒邪凝滞　　　B. 心脾两虚
　C. 脾虚湿蕴　　　D. 气血不足
　E. 肾阳虚衰
88. 以下不属于白色主病的是
　A. 虚证　　　　　B. 寒证
　C. 水饮　　　　　D. 脱血
　E. 夺气

89. 肾虚水饮的面色特征是
   A. 面色暗淡　　　　B. 面黑干焦
   C. 眼眶周围色黑　　D. 面色黧黑
   E. 面色晦暗如烟熏
90. 面色黄而虚浮，多见于
   A. 寒湿郁滞　　　　B. 湿热交蒸
   C. 脾虚湿蕴　　　　D. 气血两虚
   E. 以上都不是
91. 实热证的面色是
   A. 满面通红　　　　B. 两颧潮红
   C. 面色青灰　　　　D. 面红如妆
   E. 面黄带晦
92. 下列各项，不属望苔质内容的是
   A. 厚薄　　　　　　B. 润燥
   C. 腐腻　　　　　　D. 裂纹
   E. 剥落
93. 气血两虚证的舌象是
   A. 舌体淡瘦　　　　B. 舌淡有齿痕
   C. 舌尖芒刺　　　　D. 舌暗有瘀点
   E. 舌红有裂纹
94. 患者腹部痞胀，纳呆呕恶，肢体困重，身热起伏，汗出热不解，尿黄便溏。其舌象应是
   A. 舌红苔黄腻　　　B. 舌红苔黄糙
   C. 舌绛苔少而干　　D. 舌绛苔少而润
   E. 舌红苔白而干
95. 舌淡白胖嫩，苔白滑者，常提示的是
   A. 阴虚夹湿　　　　B. 脾胃湿热
   C. 气分有湿　　　　D. 阳虚水停
   E. 瘀血内阻
96. 下列各项，不属正常舌象的是
   A. 舌体荣活　　　　B. 舌质淡红
   C. 舌苔薄白　　　　D. 舌体淡嫩少苔
   E. 舌体柔软
97. 阳虚湿盛的舌象是
   A. 舌红苔白厚而干　B. 舌淡嫩苔白滑
   C. 舌边红苔黑润　　D. 舌红瘦苔黑
   E. 舌绛苔黏腻
98. 以下不是望舌质的内容是
   A. 舌神　　　　　　B. 舌色
   C. 舌形　　　　　　D. 舌态
   E. 偏全
99. 舌色淡红中泛现青紫多为
   A. 寒凝血瘀　　　　B. 酒毒内蕴
   C. 瘀血内阻　　　　D. 脾胃湿热
   E. 肺气壅滞
100. 舌红胖大多见于
   A. 脾肾阳虚　　　　B. 心脾热盛
   C. 水湿内停　　　　D. 脾胃湿热
   E. 阴虚火旺
101. 以下项目中不属于望苔质内容者为
   A. 腐腻　　　　　　B. 润燥
   C. 剥落　　　　　　D. 老嫩
   E. 厚薄
102. 舌苔苔质粗大疏松而厚，揩之易去为
   A. 滑苔　　　　　　B. 糙苔
   C. 腻苔　　　　　　D. 腐苔
   E. 无根苔
103. 腻苔的主要特征为
   A. 苔质颗粒细腻致密
   B. 苔质颗粒疏松，粗大而厚
   C. 舌苔水分过多，扪之湿而滑
   D. 苔质颗粒不清
   E. 苔质燥裂如沙石，扪之粗糙
104. 下列病证，不可见腻苔的是
   A. 食积　　　　　　B. 痰饮
   C. 阳虚　　　　　　D. 湿热
   E. 顽痰
105. 脓腐苔主病是
   A. 食积　　　　　　B. 痰饮
   C. 内痈　　　　　　D. 湿热
   E. 顽痰
106. 舌上黏厚一层，有如疮脓，称为
   A. 白腻苔　　　　　B. 黄腻苔
   C. 脓腐苔　　　　　D. 灰黑苔
   E. 白碱苔
107. 外感秽浊不正之气，热毒内盛的初期舌苔是
   A. 白腻苔　　　　　B. 黄腻苔
   C. 积粉苔　　　　　D. 灰黑苔
   E. 白碱苔
108. 苔黑而滑润者多属
   A. 阴虚火旺　　　　B. 寒盛阳衰
   C. 热盛伤津　　　　D. 湿热郁蒸

E. 痰火内蕴

109. 温病热入营血的舌色是
    A. 红舌　　　　　B. 紫舌
    C. 绛舌　　　　　D. 青舌
    E. 淡红舌

110. 舌体胖大有齿痕常见于
    A. 心血不足　　　B. 肝血亏虚
    C. 肺阴不足　　　D. 肾阴不足
    E. 脾虚湿盛

111. 表示热极津枯的舌象多为
    A. 苔黄干燥　　　B. 苔灰而干
    C. 苔灰而润　　　D. 苔黑燥裂
    E. 苔黑而润

112. 舌中部点刺者多为
    A. 肝胆火盛　　　B. 心火亢盛
    C. 肺热壅盛　　　D. 胃肠热盛
    E. 大肠湿热

113. 阴虚内热的舌象为
    A. 舌红绛苔灰而干
    B. 舌红绛苔黄腻
    C. 舌红绛苔黄而燥
    D. 舌红绛苔黑而干
    E. 舌红绛少苔或无苔

114. 苔白如积粉，扪之不燥者多见于
    A. 湿浊中阻　　　B. 脾肾阳虚
    C. 食积化热　　　D. 风热表证
    E. 外感瘟疫

115. 阴寒内盛，血行瘀滞的舌象表现是
    A. 舌淡红润泽　　B. 舌红绛少苔
    C. 舌绛紫而干　　D. 舌淡白光莹
    E. 舌淡紫湿润

116. 舌体小，有裂纹，舌鲜红少苔，其临床意义是
    A. 虚热证　　　　B. 湿热证
    C. 热极津伤　　　D. 风热表证
    E. 寒邪入里化热

117. 舌质淡白而有裂纹，其临床意义是
    A. 脾虚湿侵　　　B. 寒邪凝滞
    C. 阴液亏虚　　　D. 热盛伤津
    E. 血虚不润

118. 舌苔干燥，扪之无津，甚则干裂的舌象是
    A. 滑苔　　　　　B. 燥苔
    C. 糙苔　　　　　D. 润苔
    E. 腻苔

119. 毒热内盛可见
    A. 苔白而湿润
    B. 薄白苔
    C. 苔白如积粉
    D. 苔黄滑润而舌质淡胖嫩
    E. 腻苔

120. 舌色白，几无血色者，称为
    A. 枯白舌　　　　B. 淡红舌
    C. 淡白舌　　　　D. 胖嫩舌
    E. 薄白舌

121. 枯白舌主
    A. 脱血夺气　　　B. 气血两虚
    C. 血脉瘀滞　　　D. 血虚不润
    E. 阳虚水停

122. 舌体局部出现青紫色斑点，大小不等，不高于舌面者，称为
    A. 斑点舌　　　　B. 淡紫舌
    C. 紫红舌　　　　D. 绛紫舌
    E. 点刺舌

123. 关于黄苔，下列说法错误的是
    A. 一般来说，苔色愈黄，说明热邪愈甚
    B. 淡黄苔为热轻，深黄苔为热甚，焦黄苔为热极
    C. 舌苔由白转黄，或呈黄白相兼，为外感表证处于化热入里、表里相兼阶段
    D. 苔黄而干燥，甚至苔干而硬，颗粒粗大，扪之糙手者，称黄糙苔
    E. 苔黄黑相兼，如烧焦的锅巴，称黄瓣苔

124. 关于真苔、假苔，下列说法错误的是
    A. 舌苔不紧贴舌面，苔易刮脱，刮后无垢而舌质光洁者，称为无根苔，即是假苔
    B. 病之初期，舌见真苔且厚，为胃气壅实，病较深重
    C. 久病见真苔，说明胃气匮乏，病情危重

D. 新病出现假苔，乃邪浊渐聚，病情较轻
E. 久病出现假苔，是胃气匮乏，病情危重

125. 胃热患者，其口气为
   A. 酸臭　　　　B. 奇臭
   C. 臭秽　　　　D. 腥臭
   E. 腐臭

126. 咳嗽阵发，连声不绝，咳嗽终止时有一声深吸气声，如鹭鸶叫，这是
   A. 白喉　　　　B. 顿咳
   C. 燥咳　　　　D. 寒咳
   E. 痰饮

127. 嗳气、呕吐的共同病机是
   A. 肺气上逆　　B. 肝气上逆
   C. 胃气上逆　　D. 肝郁气滞
   E. 脾失健运

128. 食后嗳气，得温症减，并无酸腐气味者为
   A. 寒邪客胃　　B. 湿困脾胃
   C. 胃热上逆　　D. 肝气犯胃
   E. 食滞胃脘

129. 下列除哪项外，均可出现口臭
   A. 龋齿　　　　B. 心火
   C. 胃热　　　　D. 宿食
   E. 内痈

130. 情志郁结不舒所致胸痛的特点是
   A. 胸背彻痛　　B. 胸痛喘促
   C. 胸痛咯血　　D. 胸痛走窜
   E. 胸部刺痛

131. 下列各项，属痰湿内阻头晕临床表现的是
   A. 头晕胀痛　　B. 头晕昏沉
   C. 头晕眼花　　D. 头晕耳鸣
   E. 头晕欲仆

132. 视物旋转动荡，如在舟车之上，称为
   A. 目昏　　　　B. 目痒
   C. 目眩　　　　D. 雀目
   E. 内障

133. 病人口淡乏味，常提示的是
   A. 痰热内盛　　B. 湿热蕴脾
   C. 肝胃郁热　　D. 脾胃虚弱

E. 食滞胃脘

134. 大便中夹有不消化的食物，酸腐臭秽，其常见病因是
   A. 肝脾不调　　B. 寒湿内盛
   C. 大肠湿热　　D. 脾胃虚弱
   E. 食滞胃肠

135. 下列各项，可见口干但欲漱水不欲咽症状的是
   A. 湿热　　　　B. 阴虚
   C. 痰饮　　　　D. 瘀血
   E. 温病营分证

136. 头脑空痛，腰膝酸软者属于
   A. 风寒头痛　　B. 气虚头痛
   C. 血虚头痛　　D. 肾虚头痛
   E. 风热头痛

137. 自觉身冷，得衣近火则缓解者为
   A. 寒厥　　　　B. 恶寒
   C. 畏寒　　　　D. 寒栗
   E. 寒战

138. 湿温潮热的特点是
   A. 至夏则热，秋凉则止
   B. 身热不扬，午后热甚
   C. 午后发热，入夜尤甚
   D. 入夜发热，天明热退
   E. 长期发热，劳必益甚

139. 午后或入夜发热，似有热发自骨内之感，伴颧红、盗汗等症，属于
   A. 日晡潮热　　B. 湿温潮热
   C. 气虚发热　　D. 阴虚发热
   E. 热入营血

140. 寒热往来，发无定时，伴口苦、咽干、目眩、胁痛、脉弦，属于
   A. 疟疾　　　　B. 湿温病
   C. 少阳病　　　D. 外感表证
   E. 阳明病

141. 睡时汗出，醒则汗止，称为
   A. 盗汗　　　　B. 绝汗
   C. 自汗　　　　D. 大汗
   E. 战汗

142. 先恶寒战栗，继而汗出者，称为
   A. 自汗　　　　B. 盗汗
   C. 蒸汗　　　　D. 冷汗

E. 战汗

143. 战汗后仍发高热，脉来急疾，提示
 A. 邪去正安　　B. 表邪入里
 C. 伏邪不去　　D. 邪盛正衰
 E. 邪气独居

144. 手足心汗出，与之相关的脏是
 A. 心　　　　　B. 肝
 C. 脾　　　　　D. 肺
 E. 肾

145. 以下不是引起眩晕的常见原因的是
 A. 肺阴不足　　B. 肾精不足
 C. 痰湿内阻　　D. 气血两亏
 E. 肝阳上亢

146. 胸痛憋闷，痛引肩臂者为
 A. 胸痹　　　　B. 真心痛
 C. 肺痈　　　　D. 肺胀
 E. 肺痨

147. 酸痛的常见原因是
 A. 火邪窜至经络　B. 寒邪阻滞经络
 C. 湿浸肌肉关节　D. 瘀血阻滞经络
 E. 阳气精血亏虚

148. 耳聋逐渐加重且有腰酸眩晕者，属
 A. 伤寒耳聋　　B. 温病耳聋
 C. 肾虚耳聋　　D. 痰浊耳聋
 E. 血瘀耳聋

149. 以下不是目眩的病因的是
 A. 气虚　　　　B. 血虚
 C. 阴虚　　　　D. 阳虚
 E. 肝阳上亢

150. 口干但不欲多饮，兼见潮热、盗汗、颧红等症，属
 A. 内有瘀血　　B. 内有痰饮
 C. 内有食积　　D. 阴液耗伤
 E. 内有积热

151. 消谷善饥的病机为
 A. 胃火炽盛　　B. 胃阴不足
 C. 脾胃虚弱　　D. 脾阳虚衰
 E. 脾胃湿热

152. 消谷善饥，兼大便溏泄者，属
 A. 胃火炽盛　　B. 胃阴不足
 C. 胃强脾弱　　D. 脾阳虚衰
 E. 脾胃湿热

153. 妇女怀孕厌食、呕恶称为
 A. 厌食　　　　B. 少食
 C. 恶阻　　　　D. 恶食
 E. 纳呆

154. 口中泛酸，属于
 A. 脾胃湿热　　B. 胃肠积滞
 C. 脾胃虚寒　　D. 肝胆湿热
 E. 肝胃郁热

155. 下列不可导致失眠的是
 A. 心神失养　　B. 心脾两虚
 C. 胆郁痰扰　　D. 食滞内停
 E. 肺阴不足

156. 完谷不化多见于
 A. 肝脾不调　　B. 伤食
 C. 湿热下注　　D. 痢疾
 E. 脾肾阳虚

157. 以下不是阳虚小便异常的特点的是
 A. 尿清而长　　B. 夜尿频数
 C. 尿急而痛　　D. 多尿遗尿
 E. 尿少浮肿

158. 小便频数，量少色赤刺痛属
 A. 膀胱湿热　　B. 肾阳不足
 C. 肾气不固　　D. 膀胱失约
 E. 结石阻塞

159. 以下不是形成癃闭的病因病机的是
 A. 湿热蕴结膀胱
 B. 瘀血内结
 C. 结石阻塞
 D. 肾阳不足，气化不利
 E. 肾气不固

160. 疾病初期恶寒与发热同时并见，其证属
 A. 风寒表证　　B. 外感表证
 C. 表热里寒证　D. 半表半里证
 E. 表寒里热证

161. 下列各项，属阳明潮热发热特点的是
 A. 低热，食后发作
 B. 夏季长期低热
 C. 热势较低，午后或夜间发生
 D. 身热不扬，午后热甚
 E. 热势较高，日晡为甚

162. 患者身热不扬，午后热甚，头身困

重，舌红苔黄腻，脉濡数。此证之发热属于
   A. 阴虚潮热　　　B. 阳明潮热
   C. 湿温潮热　　　D. 气虚发热
   E. 阳明经热
163. 寒热往来见于下列哪种证候
   A. 表寒　　　　　B. 里寒
   C. 表热　　　　　D. 里热
   E. 半表半里
164. 外感热病中，正邪相争，提示病变发展转折点的是
   A. 战汗　　　　　B. 自汗
   C. 盗汗　　　　　D. 冷汗
   E. 热汗
165. 有形实邪闭阻气机所致疼痛的性质是
   A. 胀痛　　　　　B. 灼痛
   C. 冷痛　　　　　D. 绞痛
   E. 隐痛
166. 肾精不足所致头痛的特点是
   A. 重痛　　　　　B. 绞痛
   C. 胀痛　　　　　D. 刺痛
   E. 空痛
167. 少阳经头痛的特征是
   A. 前额连眉棱骨痛
   B. 两侧太阳穴处痛
   C. 后头部连项痛
   D. 头痛连齿
   E. 头痛晕沉
168. 下列可导致嗜睡的是
   A. 心脾两虚　　　B. 心肾阳衰
   C. 营血亏虚　　　D. 心肾不交
   E. 胆郁痰扰
169. 下列哪项不会出现口渴多饮
   A. 热盛伤津　　　B. 汗出过多
   C. 剧烈呕吐　　　D. 泻下过度
   E. 湿热内阻
170. 口中黏腻不爽，其临床意义是
   A. 胃火炽盛　　　B. 湿热蕴脾
   C. 胆火上炎　　　D. 心火上炎
   E. 脾胃气虚
171. 下列各项，口苦的临床意义是
   A. 湿热蕴脾　　　B. 痰热内盛
   C. 心血不足　　　D. 心火上炎
   E. 胃火炽盛
172. 月经先期的临床意义是
   A. 血海空虚　　　B. 阴寒凝滞
   C. 瘀血阻滞　　　D. 肝郁化热
   E. 阳气虚衰
173. 因情志不舒而时有微热，兼胸闷，急躁易怒等症者，多属
   A. 气虚发热　　　B. 气郁发热
   C. 血虚发热　　　D. 阴虚发热
   E. 气阴两虚发热
174. 口渴多饮，小便量多，而形体消瘦者，此属
   A. 消渴病　　　　B. 癃闭
   C. 泄泻　　　　　D. 水肿
   E. 痰饮
175. 数情交织，多伤
   A. 心肝脾　　　　B. 心肝肾
   C. 心肝肺　　　　D. 肺脾肾
   E. 心脾肾
176. 弦脉的脉象是
   A. 脉气紧张，端直而长
   B. 脉来绷急，状如牵绳
   C. 浮而搏指，滑数有力
   D. 沉按实大，弦长有力
   E. 状如波涛，来盛去衰
177. 滑脉的脉象是
   A. 轻取即得，举之泛泛
   B. 往来流利，应指圆滑
   C. 厥厥动摇，滑数有力
   D. 状如波涛，来盛去衰
   E. 脉短如豆，滑数有力
178. 细脉的脉象是
   A. 举之无力，按之空虚
   B. 沉细而软，应指无力
   C. 极细极软，似有似无
   D. 脉体如线，应指明显
   E. 浮而细软，应指无力
179. 举之无力，按之空虚，为
   A. 弱脉　　　　　B. 虚脉
   C. 涩脉　　　　　D. 微脉
   E. 濡脉

180. 主气血两虚的脉象是
    A. 弦脉、实脉   B. 细脉、虚脉
    C. 实脉、沉脉   D. 浮脉、数脉
    E. 滑脉、数脉
181. 三部脉充实有力,其势来去皆盛,应指幅幅,为
    A. 沉脉   B. 弦脉
    C. 实脉   D. 数脉
    E. 滑脉

二、A2 型题

1. 患者干咳无痰,胸痛,午后颧红,夜间低热,盗汗,口干咽燥,形体消瘦,脉细数。其典型舌象应是
    A. 舌红苔黄   B. 舌红少苔
    C. 舌绛苔黄   D. 舌紫苔黄
    E. 舌淡少苔
2. 患儿,3 岁。形体消瘦,面色不华,山根青筋显露,容易感冒,腹泻,食欲不佳,舌淡红。其舌苔应见
    A. 白厚   B. 薄白
    C. 黄腻   D. 花剥
    E. 白腻
3. 患者,女,23 岁,未婚。患带下病 3 个月,带下量多、色黄、质稠、有臭气,少腹痛,阴痒,口腻纳呆,舌红苔黄腻,脉弦数。其证候是
    A. 脾虚   B. 湿热
    C. 瘀热   D. 热毒
    E. 阴虚

三、B 型题

(1～2 题共用备选答案)
    A. 青色、赤色   B. 青色、黑色
    C. 黄色、黑色   D. 赤色、黑色
    E. 赤色、白色
1. 主瘀血证的面色为
2. 主水湿内停证的面色为

(3～4 题共用备选答案)
    A. 短气   B. 夺气
    C. 少气   D. 喘

    E. 哮
3. 呼吸急迫困难,张口抬肩,难以平卧的是
4. 呼吸急促困难,喉中痰鸣的是

(5～6 题共用备选答案)
    A. 咳声不扬,痰黄质稠
    B. 咳声重浊紧闷
    C. 干咳少痰或无痰
    D. 咳有痰声,痰多易咳
    E. 咳声如犬吠,声音嘶哑
5. 痰湿阻肺的特征是
6. 燥邪犯肺的特征是

(7～8 题共用备选答案)
    A. 口腔不洁   B. 食积胃肠
    C. 胃热   D. 牙疳
    E. 内有溃腐脓疡
7. 口气臭秽者多属于
8. 口臭难闻,牙龈腐烂者多属于

(9～10 题共用备选答案)
    A. 气上   B. 气乱
    C. 气缓   D. 气结
    E. 气消
9. 情志为病,过思则
10. 情志为病,过惊则

(11～12 题共用备选答案)
    A. 肝阳上亢   B. 痰湿内阻
    C. 气血亏虚   D. 肾精不足
    E. 肝火上炎
11. 头晕昏沉,痰多苔腻多为
12. 头晕面白,神疲乏力,舌淡脉弱者多为

(13～14 题共用备选答案)
    A. 口苦   B. 口咸
    C. 口甜   D. 口淡
    E. 口酸
13. 肝胆火热之证多见
14. 伤食、肝胃郁热多见

(15～16题共用备选答案)
　　A. 自汗　　　　　B. 盗汗
　　C. 大汗　　　　　D. 战汗
　　E. 头汗
15. 上焦热盛可见于
16. 中焦湿热可见于

(17～18题共用备选答案)
　　A. 口淡　　　　　B. 口苦
　　C. 口涩　　　　　D. 口甜
　　E. 口咸
17. 燥热伤津常见口味为
18. 心火上炎常见口味为

(19～20题共用备选答案)
　　A. 舌色淡红　　　B. 舌质淡白
　　C. 舌质绛红　　　D. 舌质紫暗
　　E. 舌起粗大红刺
19. 邪入营血证的舌象是
20. 气血瘀滞证的舌象是

(21～22题共用备选答案)
　　A. 舌苔的润燥　　B. 舌苔的腐腻
　　C. 舌苔的颜色　　D. 舌苔的偏全
　　E. 舌苔的薄厚
21. 判断邪气在表在里，主要观察的是
22. 判断津液盈亏，主要观察的是

(23～24题共用备选答案)
　　A. 舌苔白厚而干　B. 积粉苔
　　C. 舌苔薄白而滑　D. 舌苔薄白而干
　　E. 糙裂苔
23. 阳虚水停的舌象是
24. 痰浊湿热内蕴的舌象是

(25～26题共用备选答案)
　　A. 心火上炎　　　B. 胃火炽盛
　　C. 肝经有热　　　D. 脾虚湿蕴
　　E. 阴虚火旺
25. 舌尖红，多表示
26. 舌两边红，多表示

(27～28题共用备选答案)
　　A. 苍老舌　　　　B. 瘦薄舌
　　C. 芒刺舌　　　　D. 娇嫩舌
　　E. 肿胀舌
27. 舌质纹理粗糙或皱缩，坚敛而不柔软，舌质暗红者，称为
28. 舌体肿大满嘴，甚至不能闭口，不能缩回，称为

(29～30题共用备选答案)
　　A. 心脾热盛　　　B. 胃火炽盛
　　C. 肝经有热　　　D. 脾虚湿蕴
　　E. 阴虚火旺
29. 舌肿胀色红绛，多表示
30. 舌体瘦薄而色红绛干燥者，多表示

(31～32题共用备选答案)
　　A. 类剥苔　　　　B. 地图舌
　　C. 镜面舌　　　　D. 花剥苔
　　E. 假苔
31. 舌苔全部剥脱，舌面光洁如镜者，称为
32. 舌苔不规则地剥脱，边缘凸起，界限清楚，形似地图，部位时有转移者，称为

(33～34题共用备选答案)
　　A. 宿食内停　　　B. 胃阴虚
　　C. 肝脾不调　　　D. 肝气犯胃
　　E. 胃阳虚
33. 嗳气酸腐，兼脘腹胀满者，多因
34. 嗳气后脘腹胀减，嗳气发作因情志变化而增减者，多因

(35～36题共用备选答案)
　　A. 咳声重浊，痰白清稀
　　B. 咳声终止有鸡鸣样回声
　　C. 咳声如犬吠
　　D. 咳声低微无力
　　E. 咳有痰声，痰多易咳
35. 百日咳咳嗽的特点是
36. 白喉咳嗽的特点是

（37～38题共用备选答案）
    A. 口气臭秽   B. 口气酸臭
    C. 口气酒臭   D. 口气腐臭
    E. 尿中散发烂苹果气味
37. 胃有宿食，可闻到
38. 消渴重证，可闻到

（39～40题共用备选答案）
    A. 寒痰阻肺
    B. 肺气虚损
    C. 热邪犯肺，肺津被灼
    D. 痰湿阻肺
    E. 燥邪犯肺
39. 咳声不扬，痰稠色黄，不易咳出，多属
40. 干咳无痰，多属

（41～42题共用备选答案）
    A. 脾胃虚寒   B. 胃肠积热
    C. 胃气上逆   D. 肝胃不和
    E. 伤食
41. 大便溏泄而腥者，多为
42. 大便泄泻臭如败卵，矢气酸臭者，多为

（43～44题共用备选答案）
    A. 寒湿   B. 湿热
    C. 风寒   D. 风湿
    E. 肾虚
43. 带下臭秽而黄稠者，多属
44. 带下腥而清稀者，多属

（45～46题共用备选答案）
    A. 恶寒重发热轻   B. 发热重恶寒轻
    C. 发热轻而恶风   D. 但寒不热
    E. 但热不寒
45. 风寒表证的表现
46. 伤风表证的表现

（47～48题共用备选答案）
    A. 气虚阳虚   B. 邪正俱衰
    C. 邪正俱盛   D. 邪去正复
    E. 邪盛正衰

47. 战汗后身热不退，烦躁不安，脉来急疾的临床意义是
48. 战汗后汗出热退，脉静身凉的临床意义是

（49～50题共用备选答案）
    A. 气虚发热   B. 气郁发热
    C. 血虚发热   D. 阴虚发热
    E. 气阴两虚发热
49. 长期微热，劳累则甚，兼疲乏、少气、自汗等症者，多属
50. 时有低热，兼面白、头晕、舌淡、脉细等症者，多属

（51～52题共用备选答案）
    A. 肾虚不固   B. 寒湿阻络
    C. 瘀血阻络   D. 结石阻滞
    E. 带脉损伤
51. 腰部刺痛，痛连下肢者，其病机是
52. 腰部突然剧痛，向少腹部放射，尿血者，其病机是

（53～54题共用备选答案）
    A. 寒水上泛   B. 寒湿阻络
    C. 瘀血阻络   D. 燥热伤津
    E. 带脉损伤
53. 口有涩味，如食生柿子，其病机是
54. 口中有咸味，其病机是

（55～56题共用备选答案）
    A. 湿热蕴结大肠   B. 寒湿阻络
    C. 瘀血阻络   D. 燥热伤津
    E. 肝郁脾虚
55. 泻下如黄糜而黏滞不爽者，其病机是
56. 腹痛欲便而排出不爽，抑郁易怒者，其病机是

（57～58题共用备选答案）
    A. 上   B. 缓
    C. 下   D. 乱
    E. 消
57. 惊则气

58. 喜则气

（59～60 题共用备选答案）
   A. 崩中　　　　　B. 漏下
   C. 闭经　　　　　D. 痛经
   E. 子淋
59. 月经来势迅猛，出血量多者，谓之
60. 月经来势缓而量少，淋漓不断者，谓之

（61～62 题共用备选答案）
   A. 浮脉　　　　　B. 沉脉
   C. 迟脉　　　　　D. 数脉
   E. 滑脉
61. 轻取即得，重按稍减而不空，举之有余，按之不足，为
62. 轻取不应，重按始得，举之不足，按之有余，为

第三单元　八纲辨证

一、A1 型题

1. 下列哪项不是表证必备的特点
   A. 感受外邪所致　　B. 起病急
   C. 病位浅　　　　　D. 病程短
   E. 必发展为里证
2. 下列哪项不是里证的临床表现
   A. 恶寒发热　　　　B. 口渴饮冷
   C. 胃痛喜按　　　　D. 舌质红苔黄
   E. 脉洪大
3. 表证与里证最主要的鉴别点是
   A. 寒热是否并见　　B. 是否有汗
   C. 舌苔是黄是白　　D. 是否头身疼痛
   E. 是否咳嗽有痰
4. 下列不属于半表半里证表现的是
   A. 往来寒热　　　　B. 胸胁苦满
   C. 默默不欲饮食　　D. 口苦咽干
   E. 浮脉
5. 下列哪项不是鉴别寒证与热证的要点
   A. 身热与身冷　　　B. 面赤与面白
   C. 口渴与不渴　　　D. 舌苔黄与白
   E. 头痛与不痛
6. 以下哪一项不是热证的表现
   A. 面赤　　　　　　B. 小便短赤
   C. 大便秘结　　　　D. 口淡不渴
   E. 咳痰黄稠
7. 热证临床表现不包括的是
   A. 恶热喜冷　　　　B. 口渴欲饮
   C. 小便短黄　　　　D. 脉紧迟
   E. 舌红苔黄
8. 下列各项中不属于寒证临床表现的是
   A. 小便清长　　　　B. 恶寒畏寒
   C. 脉紧迟　　　　　D. 舌淡苔白
   E. 口渴欲饮
9. 下列症状哪项不是实证的临床表现
   A. 五心烦热　　　　B. 大便秘结
   C. 小便不通　　　　D. 痰涎壅盛
   E. 腹痛拒按
10. 关于虚证的说法错误的是
    A. 声低息微
    B. 精神萎靡
    C. 舌苔厚腻
    D. 五心烦热，午后微热
    E. 按之不痛，胀满时减
11. 关于实证的说法错误的是
    A. 体质多壮实　　　B. 气粗声高
    C. 疼痛喜按　　　　D. 蒸蒸壮热
    E. 恶寒，添加衣被不减
12. 以下哪项不是虚证的临床表现
    A. 五心烦热　　　　B. 舌嫩少苔
    C. 腹胀满不减　　　D. 声低息微
    E. 怕冷喜加衣
13. 下列哪项应归属于阳证
    A. 里虚寒证　　　　B. 表实热证
    C. 里实寒证　　　　D. 表实寒证
    E. 里虚热证
14. 下列不属于阴证的临床表现是
    A. 恶寒畏冷　　　　B. 狂躁不安

C. 语声低微　　　　D. 小便清长
   E. 舌淡胖嫩
15. 下列不属于阳证的临床表现是
   A. 口干渴饮饮　　　B. 语声壮厉
   C. 呼吸气促　　　　D. 脉沉细
   E. 大便秘结不通
16. 下列哪项不属于八纲辨证的内容
   A. 病性寒热　　　　B. 病变吉凶
   C. 邪正盛衰　　　　D. 病变类别
   E. 病变部位
17. 表证与里证最主要的区别是
   A. 寒热　　　　　　B. 汗出
   C. 口渴　　　　　　D. 头痛
   E. 二便
18. 下列症状中，与表证无关的是
   A. 发热恶寒　　　　B. 苔薄白
   C. 头身疼痛　　　　D. 脉浮缓
   E. 尿清便溏
19. 以下不为半表半里证的临床特征的是
   A. 寒热往来　　　　B. 胸胁苦满
   C. 口中黏腻　　　　D. 不欲饮食
   E. 呕吐心烦
20. 以下不是导致虚证的常见原因的是
   A. 先天不足　　　　B. 久病劳损
   C. 房劳过度　　　　D. 情志失调
   E. 后天失养
21. 下列不属于实证范畴的是
   A. 食积　　　　　　B. 内燥
   C. 气滞　　　　　　D. 水湿
   E. 瘀血
22. 虚证的病理特点是
   A. 正邪交争　　　　B. 正邪相持
   C. 正虚邪少　　　　D. 邪盛伤正
   E. 邪盛正衰
23. 下列不属于阳证的是
   A. 面红目赤　　　　B. 疼痛喜按
   C. 口渴引饮　　　　D. 脉数有力
   E. 发热口苦
24. 寒证可见
   A. 面色白　　　　　B. 烦躁不安
   C. 呼吸气短　　　　D. 少气懒言

   E. 脉细无力
25. 下列对表证和里证鉴别的叙述，正确的是
   A. 表证多见腹痛，里证多见头痛
   B. 表证多见浮脉，里证多见沉脉
   C. 表证舌苔滑腻，里证舌苔薄白
   D. 表证多见外感，里证全属内伤
   E. 表证但热不寒，里证但寒不热
26. 下列各项，一般不属于寒证的是
   A. 面色㿠白，大便稀溏
   B. 口淡不渴，小便清长
   C. 大便秘结，口臭咽干
   D. 苔白而润，舌淡胖大
   E. 脉象沉紧
27. 寒热证的鉴别要点中不包括下列哪项
   A. 面色　　　　　　B. 口渴与不渴
   C. 大便　　　　　　D. 病程长短
   E. 舌象
28. 下列关于实证和虚证的鉴别，错误的是
   A. 实证疼痛拒按，虚证疼痛喜按
   B. 实证多发热，虚证多恶寒
   C. 实证声高气粗，虚证声低息微
   D. 实证舌质老，虚证舌质嫩
   E. 实证脉有力，虚证脉无力
29. 下列各项，不属虚证临床表现的是
   A. 声低气弱　　　　B. 体质虚弱
   C. 舌质淡嫩　　　　D. 疼痛拒按
   E. 病程较长
30. 下列各项，属阳证范围的是
   A. 寒证　　　　　　B. 血虚证
   C. 精虚证　　　　　D. 表证
   E. 里证
31. 下列属阳的症状为
   A. 语声低微　　　　B. 语声高亢
   C. 面色苍白　　　　D. 脉沉迟
   E. 畏寒肢冷

二、B 型题

（1～2 题共用备选答案）
   A. 阴证　　　　　　B. 阳证

C. 寒证　　　　D. 热证
E. 表证

1. 卧时向外，身轻自能转侧，语声高亢，属于
2. 蜷卧少动，精神萎靡，倦怠无力，属于

第四单元　脏腑辨证

一、A1 型题

1. 下列肝胆病中，哪项不会出现眩晕症状
   A. 肝血虚证　　　B. 肝阴虚证
   C. 胆郁痰扰证　　D. 肝阳上亢证
   E. 肝郁气滞证
2. 肝阳上亢与肝火炽盛的主要区别症状是
   A. 面红目赤　　　B. 失眠多梦
   C. 眩晕耳鸣　　　D. 头重脚轻
   E. 急躁易怒
3. 下列不属于肝胆湿热证的临床表现的是
   A. 舌红苔黄　　　B. 脉洪数
   C. 外阴瘙痒　　　D. 右胁胀痛
   E. 黄疸
4. 肝血虚证最不可能出现的症状是
   A. 眩晕　　　　　B. 视力减退
   C. 月经减少　　　D. 肢麻手颤
   E. 手足蠕动
5. 心气虚证除心悸气短外，还具有的临床表现是
   A. 面色苍白　　　B. 眩晕健忘
   C. 胸闷自汗　　　D. 失眠多梦
   E. 头晕头痛
6. 痰火扰神证当是神昏与下列哪项同见
   A. 高热抽搐　　　B. 口吐涎沫
   C. 舌红苔黄腻　　D. 溲赤便秘
   E. 脉象洪数
7. 心脉痹阻证以心胸闷痛为特点者，属于
   A. 气滞心脉　　　B. 热郁心脉
   C. 瘀阻心脉　　　D. 寒凝心脉
   E. 痰阻心脉
8. 下列哪项是心热下移小肠最主要的表现
   A. 面赤口渴　　　B. 口舌生疮
   C. 小便赤涩灼痛　D. 心烦失眠
   E. 大便秘结
9. 下述症状不属于脾阳虚证的是
   A. 食少、腹胀　　B. 大便稀溏
   C. 肢体浮肿　　　D. 头晕目眩
   E. 腹痛绵绵
10. 下列对诊断脾虚气陷证最有意义的是
    A. 食少腹胀，大便稀溏
    B. 头晕目眩，舌淡脉细
    C. 身疲乏力，少气懒言
    D. 五更泄泻，便质清冷
    E. 脘腹重坠，食入更甚
11. 下列对诊断寒湿困脾证最无意义的是
    A. 面目鲜黄　　　B. 腹胀便溏
    C. 泛恶欲呕　　　D. 肢体困重
    E. 脉象濡缓
12. 胃阳虚证与胃阴虚证均会出现的症状是
    A. 饥不欲食　　　B. 胃脘嘈杂
    C. 胃痛痞胀　　　D. 干呕呃逆
    E. 畏寒肢冷
13. 下列哪项是燥邪犯肺证与肺阴虚证的鉴别要点
    A. 有无发热恶寒　B. 有无胸痛咳血
    C. 有无口干咽燥　D. 痰量的多少
    E. 咳痰的难易
14. 下列不属于肾气不固证表现的是
    A. 神疲耳鸣　　　B. 腰膝酸软
    C. 小便频数而痛　D. 尿后余沥不尽
    E. 胎动易滑
15. 下列不属于膀胱湿热证表现的是
    A. 尿频　　　　　B. 尿急
    C. 尿痛　　　　　D. 遗尿
    E. 尿黄赤
16. 下列属于肾虚水泛证临床表现的是
    A. 身体浮肿，下肢为甚
    B. 心悸，气短

C. 畏寒肢冷，小便短少
D. 腰膝酸软，耳鸣
E. 以上皆是

二、A2型题

1. 患者，男，56岁。睾丸坠胀冷痛，右侧少腹时痛，痛引会阴部，畏寒肢冷，舌淡苔白，脉弦有力。其证候是
   A. 肾阳虚证　　　B. 肾气不固证
   C. 寒滞肝脉证　　D. 肝郁气滞证
   E. 寒湿下注证

2. 患者，女，43岁。近来失眠多梦，胆怯易惊，惊悸不宁，胸胁闷胀，善太息，口苦，舌红苔白腻，脉弦缓。其证候是
   A. 肝郁气滞证　　B. 肝血虚证
   C. 胆郁痰扰证　　D. 肝风内动证
   E. 肝火炽盛证

3. 患者，女，50岁。心悸怔忡，失眠多梦，夜间盗汗，手足心热，舌红少津，脉细数。其病机是
   A. 心血虚　　　　B. 肝血虚
   C. 心阳虚　　　　D. 心阴虚
   E. 心脉痹阻

4. 患者咳嗽声音重浊，痰白清稀，兼鼻塞不通，恶寒发热，苔薄白，脉浮紧。其病机为
   A. 风热犯肺　　　B. 寒痰阻肺
   C. 风寒犯肺　　　D. 肺气虚
   E. 肺阴虚

5. 患者日晡潮热，汗多，口渴，腹满拒按，大便臭秽秘结，小便短黄，舌红苔黄厚，脉数有力。此证型为
   A. 肠燥精亏证　　B. 肠道湿热证
   C. 肠热腑实证　　D. 小肠实热证
   E. 胃肠气滞证

6. 患者月经量过多，面色萎黄，神疲乏力，气短，舌淡，脉细无力。最宜诊断为
   A. 阴虚火旺证　　B. 脾肺气虚证
   C. 心阳虚证　　　D. 肾阳虚证
   E. 脾不统血证

三、B型题

（1～2题共用备选答案）
   A. 手足抽搐，角弓反张，牙关紧闭
   B. 眩晕欲仆，肢麻震颤，语言謇涩
   C. 手足蠕动，五心烦热，眩晕耳鸣
   D. 手足震颤，关节拘急，肢体麻木
   E. 眩晕耳鸣，面红目赤，头重脚轻

1. 属于肝阳化风证临床表现的是
2. 属于热极生风证临床表现的是

（3～4题共用备选答案）
   A. 发热咳喘，痰多黄稠
   B. 咳嗽痰白，恶寒发热
   C. 干咳无痰，鼻燥咽干
   D. 咳嗽痰多，色白质稠
   E. 干咳少痰，颧红潮热

3. 痰热壅肺证的常见症状是
4. 寒痰阻肺证的常见症状是

第五单元　经络腧穴总论

一、A1型题

1. 胸剑联合中点至脐中的骨度分寸是
   A. 4寸　　　　　B. 6寸
   C. 8寸　　　　　D. 9寸
   E. 12寸

2. 肘横纹（平肘尖）至腕掌（背）侧横纹的骨度分寸是
   A. 6寸　　　　　B. 8寸
   C. 9寸　　　　　D. 12寸
   E. 13寸

3. 耻骨联合上缘至股骨内上髁上缘的骨度分寸是
   A. 13寸　　　　 B. 14寸
   C. 16寸　　　　 D. 18寸
   E. 19寸

4. 肩胛骨内缘（近脊柱侧点）至后正中线的骨度分寸是
   A. 1.5寸　　　　　　B. 3寸
   C. 4寸　　　　　　　D. 6寸
   E. 8寸
5. 耳后两乳突之间的骨度分寸是
   A. 4寸　　　　　　　B. 6寸
   C. 8寸　　　　　　　D. 9寸
   E. 12寸
6. 除近治作用、远治作用外，腧穴的主治特点还包括
   A. 调和作用　　　　　B. 特殊作用
   C. 平衡作用　　　　　D. 疏通作用
   E. 扶正作用
7. 足三阴经在内踝尖上8寸以上的分布规律是
   A. 厥阴在前、少阴在中、太阴在后
   B. 少阴在前、厥阴在中、太阴在后
   C. 厥阴在前、太阴在中、少阴在后
   D. 太阴在前、厥阴在中、少阴在后
   E. 太阴在前、少阴在中、厥阴在后
8. 足三阴经在内踝尖上8寸以下的分布规律是
   A. 厥阴在前、太阴在中、少阴在后
   B. 少阴在前、厥阴在中、太阴在后
   C. 厥阴在前、少阴在中、太阴在后
   D. 太阴在前、厥阴在中、少阴在后
   E. 太阴在前、少阴在中、厥阴在后
9. 足三阳经在下肢的分布规律是
   A. 太阳在前，阳明在中，少阳在后
   B. 太阳在前，少阳在中，阳明在后
   C. 少阳在前，太阳在中，阳明在后
   D. 阳明在前，太阳在中，少阳在后
   E. 阳明在前，少阳在中，太阳在后
10. 足太阳膀胱经分布于
    A. 下肢内侧后缘　　　B. 下肢外侧后缘
    C. 下肢内侧前缘　　　D. 下肢内侧中线
    E. 下肢外侧中线
11. 循行于上肢内侧中线的经脉是
    A. 手太阳经　　　　　B. 手少阳经
    C. 手厥阴经　　　　　D. 手少阴经
    E. 手太阴经
12. 三焦经在上肢的循行部位是
    A. 外侧前缘　　　　　B. 内侧中线
    C. 外侧后缘　　　　　D. 内侧前缘
    E. 外侧中线
13. 循行于下肢外侧中线的经脉是
    A. 胆经　　　　　　　B. 脾经
    C. 胃经　　　　　　　D. 膀胱经
    E. 三焦经
14. 分布于上肢内侧前缘的经脉是
    A. 手太阴肺经　　　　B. 手阳明大肠经
    C. 手厥阴心包经　　　D. 手少阴心经
    E. 手太阳小肠经
15. 足三阳经在四肢的排列从前到后是
    A. 阳明、少阳、太阳
    B. 少阳、太阳、阳明
    C. 太阳、阳明、少阳
    D. 少阳、阳明、太阳
    E. 太阳、少阳、阳明
16. 手三阴经在四肢的排列从前到后是
    A. 厥阴、少阴、太阴
    B. 少阴、太阴、厥阴
    C. 太阴、厥阴、少阴
    D. 厥阴、太阴、少阴
    E. 太阴、少阴、厥阴
17. 下列腧穴中有明显远治作用的是
    A. 合谷　　　　　　　B. 大横
    C. 风门　　　　　　　D. 天柱
    E. 阳池
18. 股骨大转子至腘横纹间骨度分寸为
    A. 12寸　　　　　　　B. 14寸
    C. 15寸　　　　　　　D. 16寸
    E. 19寸
19. 根据常用骨度分寸，印堂穴至后发际正中的距离是
    A. 12寸　　　　　　　B. 14寸
    C. 15寸　　　　　　　D. 16寸
    E. 19寸
20. 正确的骨度分寸是
    A. 肘横纹至腕横纹12寸
    B. 脐中至横骨上廉6寸
    C. 髀枢至膝中16寸
    D. 臀横纹至膝中19寸

E. 膝中至外踝高点13寸
21. 下列不属于近治作用的是
    A. 睛明治疗眼疾
    B. 中脘治疗胃痛
    C. 膝眼治疗膝关节疼痛
    D. 至阴穴矫正胎位
    E. 攒竹治疗眼疾

二、B 型题

（1～2题共用备选答案）
    A. 睛明治疗眼病
    B. 下脘治疗胃痛
    C. 大椎退热
    D. 合谷治疗五官病
    E. 听宫治疗耳鸣
1. 属于腧穴特殊作用的是
2. 属于腧穴远治作用的是

（3～4题共用备选答案）
    A. 下肢外侧后缘   B. 上肢内侧中线
    C. 下肢外侧前缘   D. 上肢外侧中线
    E. 上肢内侧后缘
3. 患者疼痛沿三焦经放散，其病变部位在
4. 患者病发心绞痛，沿手少阴经放散，其病变部位在

（5～6题共用备选答案）
    A. 中脘治疗呕吐
    B. 承泣治疗眼病
    C. 内关既治疗心动过速又可治疗心动过缓
    D. 合谷治疗牙痛
    E. 阿是穴治疗局部疼痛
5. 属远治作用的是
6. 属特殊作用中双向调节作用的是

（7～8题共用备选答案）
    A. 3寸   B. 5寸
    C. 8寸   D. 9寸
    E. 12寸
7. 天突至歧骨的骨度分寸是
8. 脐中至曲骨的骨度分寸是

（9～10题共用备选答案）
    A. 13寸   B. 12寸
    C. 9寸   D. 6寸
    E. 5寸
9. 前发际至后发际的骨度分寸是
10. 两肩胛骨内缘之间的骨度分寸是

第六单元 常见病、多发病

一、A1 型题

1. 风寒和风热的辨证依据，下列哪项是错误的
    A. 恶寒、发热的轻重
    B. 渴与不渴
    C. 舌苔黄与白
    D. 脉浮与不浮
    E. 咽喉红肿疼痛与否
2. 治疗风寒感冒，常用的中成药是
    A. 银翘解毒丸   B. 正柴胡饮颗粒
    C. 通宣理肺丸   D. 川芎茶调散
    E. 藿香正气片

3. 风热感冒的治法是
    A. 疏风清热，宣肺止咳
    B. 辛温解表，宣肺散寒
    C. 滋阴润肺，化痰止咳
    D. 清热祛湿解表
    E. 辛凉解表，宣肺清热
4. 风热咳嗽选用的中成药为
    A. 橘红痰咳液
    B. 半夏糖浆
    C. 急支糖浆
    D. 蛇胆川贝枇杷膏
    E. 十味龙胆花颗粒
5. 痰热咳嗽的治法是

A. 燥湿化痰，理气止咳
B. 滋阴润肺，化痰止咳
C. 疏风清热，肃肺化痰
D. 疏风散寒，宣肺止咳
E. 清热肃肺，豁痰止咳

6. 气滞胸痹的治法是
   A. 疏肝理气，活血通络
   B. 疏肝理气，化瘀止痛
   C. 疏肝理气，通阳散结
   D. 活血化瘀，通脉止痛
   E. 通阳泄浊，豁痰宣痹

7. 不寐之心脾两虚证的常用中成药是
   A. 归脾丸   B. 参苓白术丸
   C. 八珍颗粒   D. 天王补心丹
   E. 酸枣仁汤

8. 下列选项中不属于不寐心胆气虚证临床表现的是
   A. 触事易惊   B. 气短自汗
   C. 倦怠乏力   D. 虚烦不寐
   E. 脉细数

9. 下列哪项不是中风的主症
   A. 猝然昏仆   B. 半身不遂
   C. 口眼㖞斜   D. 四肢抽搐
   E. 言语不利

10. 中风气虚血瘀证选用的中成药是
    A. 通塞脉片   B. 杞菊地黄丸
    C. 血府逐瘀胶囊   D. 华佗再造丸
    E. 天麻钩藤颗粒

11. 中风阴虚瘀阻证的治法是
    A. 滋阴养血，破血通络
    B. 益气养血，化瘀通络
    C. 滋养肝肾，化瘀通络
    D. 滋阴降火，活血化瘀
    E. 补益气血，清热化瘀

12. 下列各项中不属于风寒头痛的临床表现的是
    A. 头痛连及项背
    B. 恶风畏寒
    C. 舌淡红，苔薄
    D. 头晕胀痛，两侧为重
    E. 脉浮紧

13. 肝阳头痛选用的中成药是

A. 银翘散   B. 头风痛胶囊
C. 川芎茶调散   D. 天麻钩藤颗粒
E. 养血清脑颗粒

14. 风寒头痛选用的中成药是
    A. 银翘散   B. 羚角钩藤饮
    C. 川芎茶调散   D. 天麻钩藤颗粒
    E. 养血清脑颗粒

15. 按摩法治疗头痛，后头痛选用的穴位是
    A. 风池   B. 大椎
    C. 风府   D. 天柱
    E. 翳风

16. 下列哪项不是眩晕肝阳上亢证的主症
    A. 头痛   B. 面赤
    C. 烦躁   D. 口苦
    E. 呕吐

17. 眩晕的特点是
    A. 坐立不安   B. 头重如蒙
    C. 头痛头胀   D. 头晕眼花
    E. 恶心呕吐

18. 下列各项中不属于眩晕肝阳上亢证的临床表现的是
    A. 眩晕欲仆，耳鸣
    B. 面红，急躁易怒
    C. 舌红苔薄，脉弦
    D. 动则加剧，劳累则发
    E. 因劳烦或恼怒而头晕加剧

19. 下列哪一项不是肝络失养胁痛的特点
    A. 胁肋灼热疼痛   B. 悠悠不休
    C. 遇劳加重   D. 舌红少苔
    E. 头晕目眩

20. 下列哪一项不是瘀血阻络胁痛的特点
    A. 胁肋刺痛   B. 胸闷腹胀
    C. 痛有定处   D. 入夜痛甚
    E. 舌质紫暗

21. 下列哪一项不是肝郁气滞胁痛的特点
    A. 胁肋胀痛   B. 走窜不定
    C. 入夜痛甚   D. 苔白脉弦
    E. 疼痛每因情志变化而增减

22. 胁痛肝郁气滞证选用的中成药是
    A. 逍遥丸   B. 柴胡疏肝散
    C. 丹栀逍遥丸   D. 六味地黄丸

E. 左金丸
23. 胁痛肝络失养证选用的中成药是
    A. 六味地黄丸   B. 柴胡疏肝丸
    C. 清肝明目丸   D. 血府逐瘀丸
    E. 逍遥丸
24. 胃痛肝气犯胃证的治法是
    A. 疏肝理气，和胃降逆
    B. 疏肝解郁，理气止痛
    C. 消食导滞，和胃止痛
    D. 温胃散寒，行气止痛
    E. 疏肝理气，解郁泄热
25. 哪项不是肝气犯胃型呕吐的主症
    A. 呕吐吞酸   B. 嗳气频作
    C. 胸胁胀满   D. 舌红苔薄
    E. 脉沉细
26. 湿热伤中的泄泻粪便特点是
    A. 泄泻清稀甚至如水样
    B. 泄下粪色黄褐而臭
    C. 泄泻如水
    D. 泻下粪便臭如败卵，伴有不消化之物
    E. 时溏时泄，水谷不化
27. 泄泻食滞肠胃证选用的中成药为
    A. 四神丸   B. 保和丸
    C. 香连片   D. 枳实导滞丸
    E. 香砂养胃丸
28. 热秘型便秘，应选何药
    A. 半硫丸   B. 青麟丸
    C. 麻仁丸   D. 六磨汤
    E. 以上均非
29. 气虚秘型便秘，应选何药
    A. 麻子丸   B. 更衣丸
    C. 六磨汤   D. 补中益气丸
    E. 香砂六君丸
30. 麻仁丸主治
    A. 热秘   B. 冷秘
    C. 气秘   D. 气虚秘
    E. 阴虚秘
31. 热秘的特征为
    A. 大便干结，小便短赤
    B. 大便秘结，欲便不得
    C. 虽有便意，努挣乏力

D. 大便艰涩，排出困难
E. 大便不干，小便清长
32. 治疗内伤发热之阴虚发热证，最佳选方为
    A. 一贯煎   B. 麦味地黄丸
    C. 知柏地黄丸   D. 当归六黄丸
    E. 左归丸
33. 下列不是湿热腰痛特点的是
    A. 腰部重着而热
    B. 暑湿阴雨天气症状加重
    C. 身体困重
    D. 腰部冷痛
    E. 活动后或可减轻
34. 瘀血腰痛，治宜选用
    A. 舒筋活血片   B. 小活络丸
    C. 血府逐瘀胶囊   D. 膈下逐瘀汤
    E. 补阳还五汤
35. 下列不是寒湿腰痛特点的是
    A. 腰部冷痛重着
    B. 腰痛如刺
    C. 静卧痛不减
    D. 寒冷阴雨天气加重
    E. 转侧不利，逐渐加重
36. 针灸治疗腰痛，寒湿腰痛加
    A. 肾俞   B. 膈俞
    C. 昆仑   D. 腰阳关
    E. 腰夹脊
37. 治疗行痹，应首选
    A. 乌头汤   B. 薏苡仁汤
    C. 九味羌活丸   D. 宣痹汤
    E. 尪痹颗粒
38. 下列各项，属着痹特点的是
    A. 疼痛游走不定
    B. 痛势较剧，痛有定处
    C. 关节酸痛、重着
    D. 关节肿胀局限，见皮下结节
    E. 关节肿胀僵硬，疼痛不移
39. 疖之热毒蕴结证的治法是
    A. 清热解毒   B. 清热化湿解毒
    C. 养阴清热解毒   D. 健脾清化湿热
    E. 活血化瘀解毒
40. 疖病的好发部位是

A. 头面　　　　　　B. 四肢
C. 胸部　　　　　　D. 项后发际
E. 身体内侧

41. 内痔的好发部位是
    A. 膀胱截石位 3、7、11 点
    B. 膀胱截石位 6、12 点
    C. 膀胱截石位 3、9 点
    D. 膀胱截石位 5、7 点
    E. 膀胱截石位 2、5 点

42. 注射法治疗痔疮的禁忌证是
    A. 内痔伴肛门周围急慢性炎症
    B. 外痔伴肛门周围急慢性炎症
    C. 内痔伴有严重肺结核或高血压
    D. 腹腔肿瘤引起的内痔
    E. 以上都是

43. 湿疮根据发病部位不同，其名称也不同，不包括
    A. 脐疮　　　　　　B. 肾囊风
    C. 四弯风　　　　　D. 乳头风
    E. 粟疮

44. 气滞血瘀型痛经的主症是
    A. 经行小腹胀痛拒按，乳胀胁痛，经行量少
    B. 经行小腹冷痛，喜按喜揉，得热则舒，畏寒肢冷
    C. 经行小腹疼痛，有灼热感，低热起伏
    D. 经行小腹隐痛，头晕耳鸣，腰膝酸软
    E. 经行小腹绵绵作痛，经血量少，色淡，质稀

45. 寒凝血瘀型痛经的临床特点是
    A. 经行小腹绵绵作痛，小腹空坠喜按揉
    B. 经后小腹隐隐作痛，腰骶酸胀，头晕耳鸣
    C. 经期小腹冷痛拒按，得热痛减，行经量少，色暗有块
    D. 经后小腹冷痛喜按，得热则舒
    E. 经行小腹胀痛拒按，经色紫暗有块，血块排出后痛减

46. 哪一项不是寒凝血瘀型痛经的主要证候
    A. 经行小腹冷痛，得热痛减
    B. 经行小腹疼痛，拒按
    C. 经行量少，色淡红，质稀薄
    D. 面色青白，肢冷畏寒
    E. 舌暗，苔白，脉沉紧

47. 因气滞血瘀而致痛经，最佳选方是
    A. 痛经丸　　　　　B. 血府逐瘀胶囊
    C. 少腹逐瘀颗粒　　D. 柴胡疏肝丸
    E. 开郁种玉汤

48. 气滞血瘀而致痛经，最佳治法是
    A. 理气行滞，调经止痛
    B. 理气行滞，化瘀止痛
    C. 疏肝理气，行滞止痛
    D. 理气行滞，活血调经
    E. 疏肝理气，活血行滞

49. 肝郁型月经先后无定期的主要证候中，错误的是
    A. 月经周期或先或后
    B. 经量或多或少
    C. 经行不畅，色黯有块
    D. 胸胁、乳房胀痛
    E. 小腹绞痛，拒按

50. 下列哪项不属肾虚型月经先后无定期的主症
    A. 经行乳胀
    B. 月经量少、色淡暗、质清
    C. 腰骶酸痛
    D. 头晕耳鸣
    E. 脉细弱

51. 肾虚型月经先后无定期的首选方是
    A. 右归丸　　　　　B. 左归丸
    C. 定经汤　　　　　D. 知柏地黄丸
    E. 补肾地黄丸

52. 湿热下注证带下过多的主症哪一项是错的
    A. 带下量多，色黄，质黏腻，有臭气
    B. 带下色白质黏如豆腐渣样，阴痒
    C. 胸闷口腻，纳食较差，小腹作痛
    D. 面部烘热，五心烦热，失眠多梦
    E. 舌苔黄腻，脉滑数

53. 肾阳虚带下过多的主症哪一项是错

误的
- A. 带下量多，质清稀如水，淋漓不断
- B. 腰酸如折，小腹冷感
- C. 小便频数清长，夜间尤甚，大便溏薄
- D. 畏寒肢冷，面色晦暗
- E. 烘热汗出，头晕耳鸣

54. 小儿肺炎喘嗽痰热闭肺证的临床表现为
- A. 恶寒发热，呛咳不爽，呼吸气急，痰白而稀
- B. 发热恶风，咳嗽气急，痰黄而黏，口渴咽红
- C. 发热烦躁，咳嗽痰多，色黄黏稠，难以咳出
- D. 低热盗汗，干咳无痰，面色潮红，舌红少苔
- E. 面白少华，动则汗出，咳嗽无力，纳差便溏

55. 藿香正气液适用于小儿泄泻的哪种证型
- A. 脾虚泄泻
- B. 伤食泄泻
- C. 风寒泄泻
- D. 风热泄泻
- E. 湿热泄泻

56. 与面瘫关系密切的经穴是
- A. 足太阳、足阳明经穴
- B. 手阳明、足太阳经穴
- C. 手足阳明经穴
- D. 足厥阴、手阳明经穴
- E. 手少阳、足太阳经穴

57. 面瘫风热证的配穴是
- A. 风池、列缺
- B. 外关、曲池
- C. 水沟、翳风
- D. 迎香、颊车
- E. 足三里、气海

58. 漏肩风手阳明经证的针灸配穴是
- A. 外关
- B. 后溪
- C. 合谷
- D. 列缺
- E. 内关

59. 漏肩风的针灸治法是
- A. 祛风寒湿，温经通脉
- B. 祛风止痛，散寒除湿
- C. 散寒止痛，通经活络
- D. 祛湿止痛，温经散寒
- E. 通经活络，祛风止痛

60. 风热感冒宜选用
- A. 荆防达表汤
- B. 银翘解毒丸
- C. 新加香薷饮
- D. 参苏饮
- E. 加减葳蕤汤

61. 感冒时刮痧的部位一般是
- A. 头部
- B. 颈部
- C. 腹部
- D. 背部
- E. 上臂

62. 治疗风寒咳嗽证的常用药是
- A. 桑菊饮
- B. 通宣理肺丸
- C. 桑杏汤
- D. 荆防达表汤
- E. 沙参麦冬汤

63. 治疗咳嗽之阴虚咳嗽证，应首选
- A. 三拗汤
- B. 桑菊饮
- C. 养阴清肺丸
- D. 桑杏汤
- E. 清金化痰丸

64. 治疗咳嗽，常用的推拿腧穴不包括
- A. 肺俞
- B. 大肠俞
- C. 风门
- D. 大椎
- E. 合谷

65. 胸痹急性发作时的常用药物是
- A. 麝香保心丸
- B. 丹参滴丸
- C. 通心络胶囊
- D. 苏合香丸
- E. 逍遥丸

66. 胸痹的常用按压穴位是
- A. 膻中、内关、足三里
- B. 肺俞、风门、大椎
- C. 大椎、大杼、肺俞
- D. 印堂、安眠、照海
- E. 风池、肩井、天宗

67. 不寐肝火扰心的治法是
- A. 清心安神，养阴除烦
- B. 养阴生津，除烦宁神
- C. 疏肝泄火，镇心安神
- D. 滋阴降火，交通心肾
- E. 滋肾宁心，镇惊安神

68. 下列不会导致失眠的是
- A. 痰湿内盛
- B. 心脾两虚
- C. 心肾不交
- D. 肝火扰心
- E. 心胆气虚

69. 耳针治疗头痛，常用
    A. 王不留行籽　　　B. 车前子
    C. 牛蒡子　　　　　D. 苍耳子
    E. 蔓荆子
70. 眩晕肝阳上亢的主症是
    A. 眩晕动则加剧，劳累即发，面色淡白
    B. 眩晕日久不愈，精神萎靡，腰膝酸软
    C. 眩晕，头重昏蒙
    D. 眩晕，耳鸣，头目胀痛
    E. 眩晕时作，头痛如刺
71. 治疗胃痛食滞胃脘证，应首选
    A. 良附丸　　　　　B. 黄芪建中汤
    C. 保和丸　　　　　D. 小建中汤
    E. 大建中汤
72. 灸法治疗胃痛常用的腧穴有
    A. 中脘、足三里、内关
    B. 胆俞、阳陵泉
    C. 百会、太阳
    D. 太阳、太冲
    E. 照海、申脉
73. 泄泻脾肾阳虚证，其治法是
    A. 温胃散寒，行气止痛
    B. 温肾健脾，固涩止泻
    C. 消食导滞，和胃止痛
    D. 清热燥湿，分利止泻
    E. 疏邪解表，化浊和中
74. 治疗泄泻寒湿内盛证，应首选
    A. 补中益气汤　　　B. 小建中汤
    C. 藿香正气水　　　D. 参苓白术散
    E. 痛泻要方
75. 血虚发热证宜选
    A. 金匮肾气丸　　　B. 补中益气丸
    C. 清骨散　　　　　D. 血府逐瘀汤
    E. 归脾丸
76. 治疗血瘀发热证，常用中成药是
    A. 清骨散　　　　　B. 归脾汤
    C. 金匮肾气丸　　　D. 补中益气丸
    E. 血府逐瘀胶囊
77. 治疗湿热腰痛，应首选
    A. 甘姜苓术汤　　　B. 四妙丸
    C. 羌活胜湿汤　　　D. 薏苡仁汤
    E. 乌头汤
78. 针灸治疗腰痛的常用穴位是
    A. 阿是穴、大肠俞、委中
    B. 期门、行间、三阴交
    C. 大肠俞、天枢、归来
    D. 支沟、上巨虚
    E. 天枢、足三里、脾俞
79. 湿疮发于阴囊部者，称为
    A. 旋耳疮　　　　　B. 肾囊风
    C. 脐疮　　　　　　D. 四弯风
    E. 乳头风
80. 亚急性湿疮的外治原则是
    A. 消炎、止痒、干燥、收敛
    B. 抗病毒、止痛
    C. 活血、消炎、止痛
    D. 抗过敏、止痒
    E. 预防感染、止痒
81. 痛经寒凝血瘀证的治法是
    A. 理气化瘀止痛
    B. 温经暖宫止痛
    C. 温经活血，调经止痛
    D. 温经散寒，化瘀止痛
    E. 温经化痰，利湿止痛
82. 寒凝血瘀型痛经首选
    A. 膈下逐瘀汤　　　B. 少腹逐瘀颗粒
    C. 血府逐瘀胶囊　　D. 金匮温经汤
    E. 胶艾四物汤
83. 痛经气滞血瘀证的临床表现是
    A. 经期或经后小腹绵绵作痛
    B. 经期或经后小腹胀痛
    C. 经期或经前小腹冷痛
    D. 经期或经后小腹隐痛
    E. 经前或经期小腹胀痛
84. 治疗带下病肾阳虚证，常用的中成药是
    A. 妇科千金片　　　B. 艾附暖宫丸
    C. 易黄汤　　　　　D. 参苓白术丸
    E. 萆薢渗湿丸
85. 治疗小儿肺炎喘嗽风寒闭肺证，应首选
    A. 银翘解毒丸　　　B. 通宣理肺丸

C. 麻杏石甘汤　　　D. 桑杏汤
E. 沙参麦冬汤

86. 治疗小儿肺炎喘嗽风热闭肺证，其治法是
A. 疏风清热，润燥化痰
B. 疏风解表，宣肺止咳
C. 清肝泄肺，化痰止咳
D. 燥湿化痰，理气止咳
E. 滋阴润肺，化痰止咳

87. 拔罐治疗小儿肺炎喘嗽，常取的穴位是
A. 大椎、风门、肺俞
B. 神阙、中极、气海
C. 阴陵泉、肝俞、脾俞
D. 中极、气海、八髎
E. 膈俞、期门、关元

88. 健脾八珍糕治疗小儿泄泻的证候是
A. 风寒泻　　　B. 湿热泻
C. 伤食泻　　　D. 脾虚泻
E. 脾肾阳虚泻

89. 不属于小儿脾虚泄泻粪便特点的是
A. 大便稀溏　　B. 大便色淡
C. 臭味不甚　　D. 食后作泻
E. 大便中多黏液

90. 治疗小儿风寒泄泻的首选方剂是
A. 藿香正气液　B. 参苏饮
C. 杏苏散　　　D. 保和丸
E. 荆防败毒散

91. 下列不是小儿脾虚泄泻的临床表现的一项是
A. 大便稀溏　　B. 色黄而臭
C. 面色萎黄　　D. 神疲倦怠
E. 舌淡苔白

92. 小儿伤食泄泻症见
A. 大便酸臭，腹痛即泻，泻后痛减
B. 便下急迫，便色黄褐，气味秽臭
C. 大便稀溏，色淡不臭，食后易泻
D. 大便清稀，完谷不化，澄澈清冷
E. 便稀多沫，臭气不重，肠鸣腹痛

93. 小儿湿热泻的推拿疗法是
A. 清补脾土，清大肠，清小肠，退六腑
B. 揉外劳宫，推三关，摩腹，揉龟尾
C. 推板门，清大肠，补脾土，摩腹，逆运外八卦
D. 推三关，补脾土，补大肠，摩腹，推上七节骨，捏脊
E. 推三关，清大肠，补脾土，逆运外八卦

94. 针灸治疗面瘫的常用主穴，不包括
A. 阳白　　　　B. 颊车
C. 地仓　　　　D. 合谷
E. 环跳

二、A2 型题

1. 患者，男性，43 岁，身热，汗少，头昏重胀而痛，心烦口渴，胸闷恶心，小便短赤，舌苔薄黄腻，脉濡数。此患者应诊断为
A. 风寒感冒　　B. 风热感冒
C. 暑湿感冒　　D. 时行感冒
E. 体虚感冒

2. 患者咳嗽痰稀薄色白，咽痒，常伴鼻塞，恶寒，发热，苔薄白，脉浮紧。属咳嗽之何证
A. 风寒咳嗽　　B. 风热咳嗽
C. 燥热咳嗽　　D. 凉燥咳嗽
E. 肝火犯肺

3. 患者，女性，60 岁，有冠心病病史半年，昨日与邻居发生口角后即感觉心痛阵作，痛无定处，脘腹胀闷，嗳气较舒，苔薄，脉细弦。治疗主方选
A. 柴胡疏肝丸　B. 丹栀逍遥散
C. 当归四逆散　D. 甘麦大枣汤
E. 栝蒌薤白半夏汤

4. 患者胸痛部位固定不移，入夜尤甚，伴胸闷心悸、面色晦暗。舌紫暗，脉沉涩结代。证属
A. 痰浊痹阻　　B. 寒凝心脉
C. 气滞心胸　　D. 心血瘀阻
E. 心阳不振

5. 患者不寐多梦，甚则彻夜不眠，急躁易怒，伴头晕头胀，目赤耳鸣，口干而苦，不思饮食，便秘溲赤，舌红苔黄，脉弦而

数。其治法是
　　A. 清化痰热，和中安神
　　B. 补益心脾，养血安神
　　C. 疏肝泄火，镇心安神
　　D. 清肝利胆，安神定志
　　E. 清心凉肝，镇惊宁神
6. 患者突发眩晕，耳鸣，头目胀痛，口苦，失眠多梦，遇烦劳、郁怒而加重，颜面潮红，急躁易怒，肢麻震颤，舌红苔黄，脉弦。证属
　　A. 肝肾亏虚　　　B. 痰火上扰
　　C. 痰瘀阻窍　　　D. 肝阳上亢
　　E. 气血亏虚
7. 患者，男性，31岁，胃痛暴作，恶寒喜暖，脘腹得温则痛减，口淡不渴，喜热饮，舌苔薄白，脉弦紧。治疗应首选
　　A. 藿朴夏苓汤　　B. 桂枝合剂
　　C. 小建中颗粒　　D. 黄芪建中汤
　　E. 良附丸
8. 男性，29岁，近3天因生气后出现胃脘胀痛，攻窜不定，嗳气频作，大便不畅，舌苔薄白，脉弦。治宜选用
　　A. 逍遥丸　　　　B. 化肝煎
　　C. 胃苏颗粒　　　D. 大柴胡汤
　　E. 以上均不是
9. 患者突然呕吐，脘闷不舒，兼见恶寒发热，头身疼痛，舌苔白，脉濡缓。治宜选用
　　A. 保和丸　　　　B. 小半夏汤
　　C. 香苏散　　　　D. 平胃散
　　E. 藿香正气丸
10. 患者呕吐吞酸，嗳气频繁，胸胁胀满，每因情志不遂而呕吐吞酸加重，舌边红，苔薄腻，脉弦。治法宜用
　　A. 消食化滞，和胃降逆
　　B. 温中化饮，和胃降逆
　　C. 疏肝理气，和胃降逆
　　D. 温养脾胃，降逆止呕
　　E. 疏肝解郁，理气止痛
11. 患者呕吐酸腐，脘腹胀满，嗳气厌食，大便不爽，气味臭秽。苔厚腻，脉滑实。此属何型呕吐

　　A. 胃阴不足　　　B. 热邪犯胃
　　C. 肝郁化火　　　D. 肝气犯胃
　　E. 食滞胃脘
12. 患者泄泻清稀，甚者如水样，腹痛肠鸣，脘闷纳少，苔白腻，脉濡缓。应诊为何种证候
　　A. 湿热伤中　　　B. 脾虚泄泻
　　C. 脾肾阳虚　　　D. 食滞胃肠
　　E. 寒湿内盛
13. 某患者，大便干结，排解困难数月，伴身热心烦，腹胀满痛，口干口臭，小便短赤，舌红，苔黄燥，脉滑数。最佳选方为
　　A. 麻仁丸　　　　B. 更衣丸
　　C. 大承气汤　　　D. 增液汤
　　E. 润肠丸
14. 患者70岁，临厕大便，努挣乏力，挣则短气汗出，便后疲乏，大便不干结，舌淡苔白，脉弱。治法宜
　　A. 补肾助阳　　　B. 温阳益气
　　C. 益气润肠　　　D. 养血润肠
　　E. 滋阴通便
15. 患者常在劳累之后低热，伴有头晕乏力，气短懒言，食少纳呆，大便溏薄，舌淡苔白，脉细弱。其治法是
　　A. 滋阴清热　　　B. 活血化瘀
　　C. 清肝泄热　　　D. 甘温除热
　　E. 益气养血
16. 患者发热，热势不高，常在劳累后加剧，身倦乏力，气短懒言，自汗，易于感冒，食少便溏，舌质淡，苔白薄，脉细弱。辨证应属
　　A. 阴虚发热证　　B. 气虚发热证
　　C. 血虚发热证　　D. 血瘀发热证
　　E. 气郁发热证
17. 患者发热，热势较低，头晕眼花，身倦乏力，心悸不宁，面色少华，唇甲色淡，舌质淡，脉细弱。辨证应属
　　A. 阴虚发热证　　B. 气虚发热证
　　C. 血虚发热证　　D. 血瘀发热证
　　E. 气郁发热证
18. 患者夜间发热，自觉身体某些部位发

热,口燥咽干,但不欲多饮,肢体疼痛,面色萎黄,舌有瘀点,脉弦。辨证应属
A. 阴虚发热证 B. 气虚发热证
C. 血虚发热证 D. 血瘀发热证
E. 气郁发热证

19. 患者低热,热势随情绪而起伏,精神抑郁,胁肋胀满,烦躁易怒,口干而苦,舌质红,苔黄,脉弦数。辨证应属
A. 阴虚发热证 B. 气虚发热证
C. 血虚发热证 D. 血瘀发热证
E. 气郁发热证

20. 患者午后发热,不欲近衣,手足心热,烦躁,少寐多梦,盗汗,口干咽燥,舌质红,苔少,脉细数。辨证应属
A. 阴虚发热证 B. 气虚发热证
C. 血虚发热证 D. 血瘀发热证
E. 气郁发热证

21. 患者腰部疼痛,重着而热,暑湿阴雨天气加重,身体困重,舌苔黄腻,脉濡数,治宜
A. 清热化痰,舒筋通络
B. 清热利湿,舒筋止痛
C. 利水消肿,舒筋通络
D. 活血化瘀,通络止痛
E. 健脾渗湿,舒筋止痛

22. 腰痛患者,腰部冷痛重着,静卧痛不减,遇阴雨天疼痛加重,舌苔白腻,脉沉缓。其证候是
A. 寒湿腰痛 B. 风寒腰痛
C. 瘀血腰痛 D. 湿热腰痛
E. 肾虚腰痛

23. 患者肢体关节酸楚,重着,疼痛,关节活动不利,麻木不仁,舌苔白腻,脉濡缓。治疗应首选
A. 独活寄生丸 B. 小活络丸
C. 木瓜丸 D. 乌头汤
E. 祖师麻片

24. 某患者,肢体关节疼痛较剧,部位固定,遇寒痛甚,得热则痛缓,关节屈伸不利,舌质淡,苔薄白,脉弦紧,治疗选用的中成药是
A. 防风汤 B. 双合汤

C. 薏苡仁汤 D. 小活络丸
E. 宣痹汤

25. 8月上旬,一男性儿童前额部出现2个红肿结块,约2cm×2cm,中央有一个脓头未溃,疼痛拒按,伴口渴便秘,尿短赤,舌苔薄腻。应选用
A. 清热解毒丸 B. 仙方活命饮
C. 六神丸 D. 防风通圣丸
E. 黄连解毒丸

26. 患者,痔疮病史10年,现大便带血,喷射状出血,血色鲜红,大便秘结,肛门瘙痒。舌质红,苔薄黄,脉数。可以判断证型为
A. 脾虚气陷证 B. 气滞血瘀证
C. 湿热下注证 D. 风热肠燥证
E. 热毒蕴结证

27. 患者,女,26岁,平素喜食辛辣刺激食物,在暑夜吃了火锅之后,两手突起丘疱疹,灼热瘙痒无休,抓破渗液流脂水;伴心烦口渴,身热不扬,大便干,小便短赤;舌红,苔薄黄,脉滑。其治法为
A. 健脾利湿止痒 B. 清热利湿止痒
C. 凉血清火止痒 D. 清热解毒止痒
E. 清暑利湿解毒

28. 朱某,经前小腹胀痛拒按,经血量少,色紫暗有块;胸胁、乳房胀痛不适;舌质暗,有瘀点,脉弦。诊断痛经,辨证属
A. 肝郁气滞 B. 肝脾不调
C. 肾虚肝郁 D. 寒凝血瘀
E. 气滞血瘀

29. 冯某,经期小腹冷痛,得热痛减,月经推后,量少,色暗有块;面色青白,肢冷畏寒;舌暗苔白,脉沉紧。最佳治法是
A. 温肾助阳,暖宫止痛
B. 温经散寒,养血止痛
C. 滋肾养血,缓急止痛
D. 温经散寒,化瘀止痛
E. 散寒利湿,化瘀止痛

30. 患儿,2岁。发热咳嗽3天。症见恶寒发热,无汗,鼻流清涕,咳嗽频作,咽痒声重,舌淡红,苔薄白,指纹浮红。其证候是

A. 风寒闭肺 B. 风热闭肺
C. 痰热闭肺 D. 肺脾气虚
E. 阴虚肺热

31. 患儿，6岁。发热咳嗽5天。症见发热，无汗，咳嗽频作，咽痒声重，痰白清稀，鼻流清涕，舌淡红，苔薄白，脉浮紧。治疗首选方
A. 桑菊饮
B. 通宣理肺丸
C. 清金化痰丸
D. 小儿咳喘灵颗粒
E. 清宣止咳颗粒

32. 患儿，9岁。发热咳嗽2天。症见发热恶风，咳嗽不爽，痰黄黏稠，不易咳出，咽痛，鼻流浊涕，舌红，苔薄黄，脉浮数。其治法是
A. 辛温宣肺，化痰止咳
B. 疏风解表，宣肺止咳
C. 清热涤痰，开肺定喘
D. 清热解毒，泻肺开闭
E. 养阴清肺，润肺止咳

33. 患儿，2岁。昨晚吃鸡腿3只，夜间阵阵哭闹，呕吐2次，至今晨大便3次，便稀薄，夹有食物残渣，气味酸臭，不思进食，舌苔厚腻。其治法是
A. 消食化滞，运脾和胃
B. 运脾和胃，清肠化湿
C. 运脾和胃，祛风散寒
D. 运脾和胃，健脾益气
E. 运脾和胃，温补脾肾

34. 患儿，17个月。病起1天，发热，泄泻9次，大便稀薄如水，泻下急迫，呈蛋花汤样，恶心呕吐，阵阵啼哭，小便短黄。治疗应首选
A. 保和丸 B. 平胃散
C. 参苓白术丸 D. 藿香正气丸
E. 葛根芩连微丸

35. 某女，20岁，2天前受风后出现左侧面部麻木，额纹消失，眼裂变大，鼻唇沟变浅，口角下垂歪向左侧，舌淡，苔薄白。针刺面部穴位应采用
A. 直刺深刺 B. 多穴重刺

C. 轻刺浅刺 D. 提插泻法
E. 电针强刺激

36. 患者，男，23岁。恶寒，发热，鼻塞声重，流清涕，头痛，咳嗽，口不渴，舌苔薄白，脉浮紧。其治法是
A. 清暑解表 B. 益气解表
C. 滋阴解表 D. 辛温解表
E. 辛凉解表

37. 患者，男，23岁。发热，微恶风，鼻塞喷嚏，流稠涕，咽痛，咳嗽痰稠，舌苔薄黄，脉浮数。其治法是
A. 辛温解表 B. 辛凉解表
C. 清暑解表 D. 益气解表
E. 滋阴解表

38. 患者，女，27岁，发热，汗出不解，鼻塞流浊涕，头昏胀痛，身重倦怠，心烦口渴，胸闷欲呕，苔黄而腻，脉濡数，其治法是
A. 清暑祛湿解表 B. 辛温解表
C. 辛凉解表 D. 宣肺止咳
E. 滋阴润肺

39. 患者李某，咳嗽反复发作，咳声重浊，痰多，痰稠厚成块，色白，进甘甜油腻食物加重，胸闷，脘痞，舌苔白腻，脉象滑。当选用
A. 橘红痰咳液 B. 三仁汤
C. 养阴清肺丸 D. 清金化痰汤
E. 沙参麦冬汤

40. 患者，男，40岁。咳嗽气促，咳痰量多，痰质黏稠而黄，咳吐不爽，胸胁胀满，面赤身热。口干，舌红苔黄腻，脉滑数。治疗应首选
A. 止嗽散 B. 桑菊饮
C. 二陈汤 D. 橘红丸
E. 加减泻白散

41. 患者咳嗽，咳痰色黄黏稠，咳之不爽，伴鼻流黄涕，汗出恶风，舌苔薄黄，脉浮数。治疗应首选
A. 杏苏散 B. 连花清瘟颗粒
C. 止嗽散 D. 二陈汤
E. 清金化痰汤

42. 患者胸闷重而心痛微，痰多气短，肢

体沉重，形体肥胖，倦怠乏力，纳呆便溏，舌体胖大，苔白滑，脉滑。其治法为
  A. 温补阳气，振奋心阳
  B. 疏肝理气，活血通络
  C. 通阳泄浊，豁痰宣痹
  D. 辛温散寒，宣通心阳
  E. 益气养阴，活血通脉

43. 胸痹患者，女，45岁。胸闷如窒而痛，气短喘促，肢体沉重，体胖痰多，舌苔浊腻，脉滑。其证候
  A. 饮邪上犯   B. 痰浊胸痹
  C. 心血瘀阻   D. 寒凝气滞
  E. 气虚血瘀

44. 患者，男，60岁。胸闷疼痛，痰多气短，肢体沉重，形体肥胖。倦怠乏力，纳呆便溏，苔浊腻，脉滑。治疗应首选
  A. 丹蒌片
  B. 枳实薤白桂枝汤
  C. 血府逐瘀汤
  D. 栝蒌薤白白酒汤
  E. 柴胡疏肝散

45. 妇人产后，心烦不寐，心悸多梦，伴头晕耳鸣，腰膝酸软，潮热盗汗，五心烦热，咽干少津，舌红少苔，脉细数，治疗首选
  A. 天王补心丹合朱砂安神丸
  B. 天王补心丹
  C. 归脾汤
  D. 苓桂术甘汤
  E. 黄连温胆汤

46. 患者不寐多梦，甚则彻夜不眠，急躁易怒，伴头晕头胀，目赤耳鸣，口干而苦，不思饮食，便秘溲赤，舌红苔黄，脉弦而数，治疗首选
  A. 黄连温胆汤
  B. 龙胆泻肝丸
  C. 六味地黄丸合交泰丸
  D. 安神定志丸合酸枣仁汤
  E. 朱砂安神丸

47. 患者，男，60岁。失眠多梦，心悸健忘，面色不华，舌质淡，脉细。其治法是

  A. 滋阴养心   B. 滋补肝肾
  C. 益气养阴   D. 养血安神
  E. 清胃泻火

48. 患者心烦不寐，心悸不安，头晕，耳鸣，健忘，腰酸梦遗，五心烦热，口干津少，舌红，脉细数。其治法是
  A. 清心安神，养阴除烦
  B. 养阴生津，除烦宁神
  C. 清火除烦，宁心安神
  D. 滋阴降火，交通心肾
  E. 滋阴宁心，镇惊安神

49. 患者，女，45岁。不寐多梦，易惊，胆怯心悸，遇事善惊，舌淡苔白，脉虚弦。其治法是
  A. 交通心肾   B. 养血安神
  C. 益气镇惊   D. 清心安神
  E. 育阴潜阳

50. 患者，男，35岁。头痛连及项背，恶风畏寒，口不渴，舌苔薄白，脉浮紧。治疗应首选
  A. 瓜蒌桂枝汤   B. 川芎茶调散
  C. 天麻钩藤饮   D. 防风汤
  E. 增液汤

51. 患者眩晕耳鸣，头胀痛，每因烦劳或恼怒而增剧，急躁易怒，少寐多梦，舌红苔黄，脉弦。治疗应首选
  A. 柴胡疏肝散   B. 当归芍药散
  C. 天麻钩藤颗粒   D. 丹栀逍遥散
  E. 黄连温胆汤

52. 患者眩晕，动则加剧，劳则即发，面色㿠白，唇甲不华，心悸少寐，神疲懒言，饮食减少。舌质淡，脉细。其治法是
  A. 健脾益气，益肾温中
  B. 温补脾肾，通络宁心
  C. 健脾益肾，活血化瘀
  D. 补益肝肾，化瘀通络
  E. 补益气血，调养心脾

53. 患者，男，55岁。3个月前因胸胁部撞伤后，而出现胁肋刺痛，痛有定处，入夜痛甚，舌质紫暗，脉沉涩。治疗应首选
  A. 血府逐瘀胶囊   B. 少腹逐瘀汤
  C. 膈下逐瘀汤   D. 调营饮

E. 香附旋覆花汤

54. 患者，男，60岁。久患胁痛，悠悠不休，遇劳加重，头晕目眩，口干咽燥，舌红少苔，脉弦细。治疗应首选
    A. 柴胡疏肝散　　B. 逍遥散
    C. 杞菊地黄丸　　D. 六味地黄丸
    E. 二阴煎

55. 患者胃痛暴作，恶寒喜暖，脘腹得温则痛减，口干不渴，喜热饮，舌苔薄白，脉弦紧。治疗应首选
    A. 藿朴夏苓汤　　B. 桂枝汤
    C. 小建中汤　　　D. 黄芪建中汤
    E. 良附丸

56. 王某，女，33岁，有胃脘部疼痛史5年，其主要表现为胃脘胀痛，痛连两胁，遇烦恼即发加重，嗳气矢气则舒，喜长叹息，大便不畅，脉弦。其治疗宜选
    A. 藿香正气散　　B. 气滞胃痛颗粒
    C. 四逆散　　　　D. 逍遥散
    E. 丹栀逍遥散

57. 患者，女，30岁。饱食后出现呕吐，气味酸腐，脘腹胀满，嗳气厌食，大便干结，舌苔厚腻，脉滑实。其证候是
    A. 脾胃虚寒证　　B. 食滞胃脘证
    C. 痰饮内阻证　　D. 外邪犯胃证
    E. 肝气犯胃证

58. 患者，女，29岁。外感后，突发呕吐，恶寒头痛，胸脘满闷，舌苔白腻，脉濡缓。治疗应首选
    A. 左金丸　　　　B. 白虎汤
    C. 小柴胡汤　　　D. 藿香正气丸
    E. 龙胆泻肝汤

59. 患者泄泻清稀，脘闷食少，腹痛肠鸣，恶寒，发热，头痛，肢体酸痛，舌苔白，脉濡缓，首选
    A. 参苓白术散　　B. 痛泻要方
    C. 保和丸　　　　D. 葛根芩连汤
    E. 藿香正气胶囊

60. 患者泄泻腹痛，泻下急迫，粪色黄褐，气味臭秽，肛门灼热，烦热口渴，舌质红，苔黄腻，脉滑数。治疗应首选
    A. 藿香正气散　　B. 保和丸

C. 香连丸　　　　D. 白头翁汤
E. 芍药汤

61. 患者泄泻腹痛，泻下急迫，粪色黄褐而臭，肛门灼热，烦热口渴，小便短赤，舌苔黄腻，脉滑数。其治法是
    A. 消食导滞　　　B. 泄热导滞
    C. 清热燥湿　　　D. 通腑泄热
    E. 通腑消食

62. 患者腹痛肠鸣，泻下粪便臭如败卵，但泻而不爽。脘腹胀满，舌苔白厚而腐，脉滑。治疗应首选
    A. 保和丸　　　　B. 藿香正气散
    C. 葛根芩连汤　　D. 参苓白术汤
    E. 龙胆泻肝汤

63. 患者，男，60岁。黎明之前泄泻，腹痛肠鸣即泻，泻后则安，形寒怕冷。舌淡苔白，脉沉细。其病机
    A. 食滞肠胃　　　B. 脾肾阳虚
    C. 寒湿客脾　　　D. 湿热伤脾
    E. 肝气乘脾

64. 患者大便并不干硬，虽有便意，但排便困难，用力努挣则汗出短气，便后乏力，面白神疲，肢倦懒言，舌淡苔白，脉弱。其治法是
    A. 温阳通便　　　B. 滋阴通便
    C. 养血润燥　　　D. 益气润肠
    E. 温里散寒

65. 患者李某，大便干结，排解困难数月，伴身热心烦，腹胀满痛，口干口臭，小便短赤，舌红，苔黄燥，脉滑数。最佳选方为
    A. 麻仁丸　　　　B. 更衣丸
    C. 大承气汤　　　D. 增液汤
    E. 小承气汤

66. 患者午后潮热，不欲近衣，手足心热，烦躁，少寐多梦，盗汗，口渴咽干，口干咽燥，舌红少苔，脉细数，其治法是
    A. 活血化瘀　　　B. 解郁泄热
    C. 益气养血　　　D. 滋阴清热
    E. 和中益气

67. 患者经常发低热，头晕眼花，身倦乏力。心悸不宁，面白少华，唇甲色淡。舌

质淡，脉细。其治法是
A. 滋阴清热　　B. 益气养血
C. 活血化瘀　　D. 温补肾阳
E. 清肝泄热

68. 患者发热，热势低，常在劳累后发作，乏力气短，自汗，食少便溏，舌质淡，苔薄白，脉细弱。治疗应首选
A. 清骨散　　　B. 归脾汤
C. 金匮肾气丸　D. 补中益气丸
E. 中和汤

69. 患者低热，热势常随情绪波动而变化，胸胁胀痛，烦躁易怒，口干而苦，舌苔黄，脉弦数。治疗应首选
A. 柴胡疏肝散　B. 四逆散
C. 丹栀逍遥丸　D. 木香顺气散
E. 龙胆泻肝汤

70. 患者腰部冷痛重着，转侧不利，逐渐加重。遇阴雨天加重，静卧痛不减，舌苔白腻，脉沉。其证候是
A. 肾虚　　　　B. 气滞
C. 寒湿　　　　D. 湿热
E. 瘀血

71. 患者腰痛如刺，痛有定处，痛处拒按，日轻夜重，舌质紫暗，脉涩，治疗当
A. 活血化瘀，通络止痛
B. 益气健脾，甘温除热
C. 理气行滞，祛风除湿
D. 温经散寒，活血通络
E. 清热利湿，舒筋止痛

72. 患者肢体关节疼痛较剧，痛有定处，得热痛减，遇寒痛增，疼痛局部皮色不红，触之不热，舌苔薄白，脉弦紧。治疗应首选
A. 独活寄生汤　B. 蠲痹汤
C. 薏苡仁汤　　D. 小活络丸
E. 白虎加桂枝汤

73. 患者肢体关节疼痛重着，痛处不移，局部微肿，扪之无灼热感，四肢沉重，肌肤麻木，接近关节处尤为明显，舌淡胖边有齿痕，苔白腻，脉濡缓，治当选用
A. 乌头汤　　　B. 防风汤
C. 木瓜丸　　　D. 三痹汤

E. 双合汤

74. 患者，男，28岁，背部、臀部疖肿此愈彼起。伴发热，口渴，溲赤，便秘。苔黄，脉数。治疗应选用
A. 仙方活命饮　B. 连翘败毒丸
C. 清暑汤加减　D. 五神汤
E. 参苓白术散

75. 夏秋季节，患者皮肤红肿结块，灼热疼痛，跟脚很浅，伴发热，口干，便秘，舌苔薄腻，脉滑数，诊断为疖，属于什么证型
A. 热毒蕴结证　B. 暑热浸淫证
C. 脾虚气陷证　D. 湿热下注证
E. 血虚风燥证

76. 患者，女，30岁。有内痔史，近日大便带血，血色鲜红，间或有便后滴血，舌淡红，苔薄黄，脉数。其治法是
A. 清热利湿　　B. 补气升提
C. 清热凉血祛风　D. 通腑泄热
E. 润肠通便

77. 患者Ⅱ期内痔，便血鲜红，量多，便时有物脱出，可自行还纳，肛门灼热，舌红苔黄腻，脉弦数。治疗应首选
A. 增液承气汤　B. 知柏地黄丸
C. 龙胆泻肝丸　D. 五神汤
E. 痔康片

78. 患者Ⅱ期内痔，便血鲜红，便时有物脱出，肛门瘙痒，舌红苔薄黄，脉数。治疗应首选
A. 龙胆泻肝丸　B. 五神汤
C. 归脾丸　　　D. 小承气汤
E. 地榆槐角丸

79. 患者，女，25岁，已婚。月经周期或先或后，经量或多或少，色黯有小块，经行不畅，乳房作胀，舌苔薄白，脉弦。其证型是
A. 寒湿　　　　B. 肝郁
C. 肾虚　　　　D. 湿热
E. 肾虚肝郁

80. 患者，女，30岁，已婚。月经先后无定期，质稀、量少，腰痛，头晕，舌淡少苔，脉沉细尺弱。其证候是

A. 肝郁　　　　　B. 肝血不足
C. 阴虚　　　　　D. 肾虚
E. 气血虚弱

81. 患者，女，40岁，已婚。月经规律，平时带下量多，色黄，黏稠，有臭气，纳呆，大便黏腻不爽，舌苔黄腻，脉滑数。治疗应首选
A. 妇科千金片　　B. 内补丸
C. 易黄汤　　　　D. 参苓白术丸
E. 萆薢渗湿丸

82. 患者带下量多，色黄，质黏稠，有臭气，胸闷口腻，纳差，舌苔黄腻，脉濡数。治法应是
A. 清热解毒止带
B. 滋阴清热，除湿止带
C. 清热利湿，佐以解毒杀虫
D. 益肾滋阴，清热止带
E. 健脾益气，升阳除湿

83. 带下量多，清冷质稀，绵绵不断，腰痛如折，便溏尿清，舌淡苔薄白，脉沉迟。治应
A. 温肾扶阳，利湿止带
B. 补肾益气，利湿止带
C. 健脾益气，升阳除湿
D. 温肾培元，固涩止带
E. 温化寒湿，固涩止带

84. 患儿流涕、咳嗽3天后，高热不退，咳嗽喘促，鼻煽，喉中痰声辘辘，口唇发绀，咽红肿，面色红赤，口渴欲饮，大便干结，小便短黄，舌质红，苔黄，脉滑数，指纹紫滞，显于气关。其证候是
A. 风寒闭肺　　　B. 风热闭肺
C. 痰热闭肺　　　D. 痰热咳嗽
E. 心阳虚衰

85. 患儿咳嗽气喘，形寒肢冷，鼻流清涕，面色淡白，恶寒无汗，舌淡红，苔白滑，脉浮紧。其证候是
A. 风寒闭肺　　　B. 痰热阻肺
C. 外寒内热　　　D. 肺实肾虚
E. 肺肾阴虚

86. 患儿，2岁，起病1天，大便如蛋花汤样，日行十余次，泻下急迫，气味秽臭，恶心，呕吐，腹痛时作，小便短黄，舌质红，苔黄腻。其证候是
A. 伤食泻　　　　B. 湿热泻
C. 风寒泻　　　　D. 脾虚泻
E. 脾肾阳虚泻

87. 患儿，6岁。泄泻1天，泻下稀薄如水注，粪色深黄臭秽，夹有少量黏液。腹部时感疼痛，食欲减退，恶心欲吐，口渴引饮，舌红苔黄腻。其证候是
A. 脾肾阳虚泻　　B. 伤食泻
C. 风寒泻　　　　D. 湿热泻
E. 脾虚泻

88. 患儿，11个月。泄泻2周。起病时每日泻十多次，经治疗大减，但近日仍日行3～4次，大便稀溏色淡，每于食后作泻，面色萎黄，神疲倦怠，舌质淡，苔薄白。其证候是
A. 风寒　　　　　B. 湿热
C. 伤食　　　　　D. 脾虚
E. 脾肾阳虚

89. 病儿腹泻1天，大便清稀，中多泡沫，不甚臭，肠鸣腹痛，恶寒发热，舌质淡，苔白。其治法应为
A. 消食化滞　　　B. 清热利湿
C. 疏风散寒　　　D. 疏风清热
E. 健脾利湿

90. 病儿昨晚进食过多过杂，今早腹泻数次，脘腹胀满，肚腹作痛，粪便酸臭，嗳气酸馊，不欲食，苔厚腻。应诊断为泄泻之
A. 风寒泻　　　　B. 伤食泻
C. 湿热泻　　　　D. 脾肾阳虚泻
E. 脾虚泻

91. 病儿腹泻2天，泻下如注，粪色黄臭，夹有黏液，发热体倦，口渴喜饮。治疗首选
A. 保和丸　　　　B. 藿香正气液
C. 葛根芩连微丸　D. 白头翁汤
E. 芍药汤

92. 病儿反复腹泻2个月，稍多进食则腹泻发作，大便稀溏，色淡不臭，面黄神倦，舌淡苔白。治疗首选

A. 沙参麦冬汤　　B. 健脾八珍糕
C. 黄芪汤　　　　D. 附子理中丸
E. 小建中汤

三、A3/A4 型题

（1～2题共用题干）

患者，女，40岁，近2年来月经或提前或延后，经量或多或少，色暗红，胸胁、乳房、少腹胀痛，脘闷不舒，时叹息，嗳气食少；苔薄黄，脉弦。确诊为月经先后无定期。

1. 根据患者的临床表现，可以判断为哪种证型
A. 肝郁型　　　　B. 肾虚型
C. 脾虚型　　　　D. 血瘀型
E. 气虚型

2. 治疗选用的中成药是
A. 右归丸　　　　B. 左归丸
C. 逍遥丸　　　　D. 柴胡疏肝丸
E. 补肾地黄丸

（3～5题共用题干）

患者，女，48岁，带下量多，质清稀如水；腰酸如折，畏寒肢冷，小腹冷感，面色晦暗，小便清长，夜尿多，大便溏薄；舌质淡，苔白润，脉沉迟。

3. 根据临床表现，确诊为带下病的哪种证型
A. 肾阳虚　　　　B. 肾阴虚
C. 脾阳虚　　　　D. 湿热下注
E. 阴阳两虚

4. 最佳治法是
A. 温肾健脾，固涩止带
B. 温补肝肾，固涩止带
C. 温肾培元，固涩止带
D. 清热利湿，固涩止带
E. 温补肾阳，固涩止带

5. 应首选的中成药是
A. 艾附暖宫丸　　B. 完带汤
C. 知柏地黄汤　　D. 止带方
E. 肾气丸

（6～8题共用题干）

患儿，12岁。发热咳嗽3天，症见高热烦躁，咳嗽痰多，色黄黏稠，难以咳出，喉间痰鸣，面赤口渴，大便干燥，舌红，苔黄腻，脉滑数。

6. 根据患儿的表现，属于何种证型
A. 风寒闭肺　　　B. 肺热闭肺
C. 痰热闭肺　　　D. 毒热闭肺
E. 阴虚肺热

7. 最佳治法是
A. 辛温宣肺，化痰止咳
B. 辛凉宣肺，清热化痰
C. 开肺化痰，止咳平喘
D. 清热化痰，宣肺止咳
E. 清热解毒，泻肺开闭

8. 治疗首选方
A. 华盖散
B. 通宣理肺丸
C. 清金化痰丸
D. 小儿咳喘灵颗粒
E. 清宣止咳颗粒

四、B 型题

（1～3题共用备选答案）
A. 感冒清热颗粒　　B. 银翘解毒丸
C. 藿香正气水　　　D. 参苏饮
E. 午时茶颗粒

1. 暑湿感冒的代表方是
2. 风热感冒的代表方是
3. 风寒感冒的代表方是

（4～5题共用备选答案）
A. 阴虚咳嗽　　　B. 痰热咳嗽
C. 痰湿咳嗽　　　D. 风热咳嗽
E. 风寒咳嗽

4. 患者干咳，咳声短促，痰少黏白，痰中带血丝，舌质红少苔，脉细数。证型诊断为

5. 患者咳嗽痰黏稠色黄，常伴咽痛，涕黄，发热。苔薄白，脉浮数。证型诊断为

（6～7题共用备选答案）

A. 柴胡疏肝丸　　　B. 通心络胶囊
C. 丹蒌片　　　　　D. 麝香保心丸
E. 复方丹参滴丸

6. 治疗血瘀胸痹常选用的中成药是
7. 治疗痰浊胸痹选用的中成药是

（8～9题共用备选答案）
A. 肝火扰心　　　B. 心脾两虚
C. 心肾不交　　　D. 心胆气虚
E. 阴虚血瘀

8. 复方枣仁胶囊适用于不寐的哪种证型
9. 天王补心丹适用于不寐的哪种证型

（10～11题共用备选答案）
A. 太溪
B. 大陵
C. 曲泽
D. 腰阳关、白环俞
E. 地仓、颊车

10. 拔罐法治疗中风口眼㖞斜配
11. 拔罐法治疗中风腕部拘挛配

（12～13题共用备选答案）
A. 脑安胶囊　　　B. 归脾丸
C. 八珍汤　　　　D. 羚角钩藤饮
E. 养血清脑颗粒

12. 眩晕肝阳上亢证选用的中成药是
13. 眩晕气血亏虚证选用的中成药是

（14～15题共用备选答案）
A. 金津、玉液　　B. 肝俞、太冲
C. 梁门、天枢　　D. 商阳、内庭
E. 上脘、公孙

14. 针灸治疗呕吐，食滞胃脘需要选用
15. 针灸治疗呕吐，肝气犯胃需要选用

（16～20题共用备选答案）
A. 丹栀逍遥丸　　B. 金匮肾气丸
C. 补中益气丸　　D. 血府逐瘀胶囊
E. 归脾丸

16. 治疗气郁发热证的代表方是
17. 治疗血瘀发热证的代表方是
18. 治疗阳虚发热证的代表方是
19. 治疗气虚发热证的代表方是
20. 治疗血虚发热证的代表方是

（21～23题共用备选答案）
A. 腰部疼痛，重着而热
B. 腰痛如刺，痛有定处
C. 腰部冷痛重着
D. 腰部隐痛
E. 腰部酸软无力

21. 寒湿腰痛的特点是
22. 湿热腰痛的特点是
23. 瘀血腰痛的特点是

（24～25题共用备选答案）
A. 左归丸　　　　B. 独活寄生丸
C. 四妙丸　　　　D. 小活络丸
E. 益肾蠲痹丸

24. 肾虚腰痛，治宜
25. 湿热腰痛，治宜

（26～27题共用备选答案）
A. 关节疼痛，局部灼热红肿
B. 肢体关节重着、酸痛，或肿胀
C. 关节酸痛，游走不定，屈伸不利
D. 关节肿痛，屈伸不利，周围结节，皮肤瘀斑
E. 关节疼痛较剧，痛有定处，得热痛减，遇寒痛增

26. 行痹的主要症状是
27. 着痹的主要症状是

（28～29题共用备选答案）
A. 祖师麻片　　　B. 小活络丸
C. 薏苡仁汤　　　D. 蠲痹汤
E. 双合汤

28. 痛痹的代表方宜选
29. 行痹的代表方宜选

（30～31题共用备选答案）
A. 连翘败毒丸　　B. 防风通圣丸
C. 参苓白术丸　　D. 六神丸

E. 六味地黄丸

30. 患者，疖肿常此愈彼起，不断发生，伴口干唇燥。舌质红苔薄，脉细数。宜选用的中成药是

31. 患者，疖肿泛发全身各处，成脓、收口时间均较长，脓水稀薄，伴面色萎黄，神疲乏力，纳少便溏，苔薄，脉濡。宜选用的中成药是

（32～33题共用备选答案）
A. 脾虚气陷证　　B. 气滞血瘀证
C. 湿热下注证　　D. 风热肠燥证
E. 热毒蕴结证

32. 地榆槐角丸适用于治疗痔疮的哪种证型
33. 痔速宁片适用于治疗痔疮的哪种证型

（34～35题共用备选答案）
A. 消风散　　　　B. 皮肤病血毒丸
C. 龙胆泻肝丸　　D. 参苓白术丸
E. 黄连解毒丸

34. 湿疮血虚风燥证首选的中成药是
35. 湿疮湿热蕴肤证首选的中成药是

（36～37题共用备选答案）
A. 疏风清热，润燥止咳
B. 疏风清热，肃肺化痰
C. 清肝泄肺，化痰止咳
D. 燥湿化痰，理气止咳
E. 滋阴润肺，化痰止咳

36. 咳嗽，咳痰不爽，痰黄，喉燥咽痛，伴恶风发热，头痛肢楚，鼻流黄涕，口渴。舌苔薄黄，脉浮数。其治法是
37. 咳嗽，咳声重浊，痰多，进食加重，胸闷脘痞，苔白腻，脉滑。其治法是

（38～39题共用备选答案）
A. 疏风清热，润燥止咳
B. 疏风清热，肃肺化痰
C. 清热肃肺，豁痰止咳
D. 燥湿化痰，理气止咳
E. 滋阴润肺，化痰止咳

38. 痰热咳嗽的治法
39. 阴虚咳嗽的治法

（40～41题共用备选答案）
A. 活血化瘀，通脉止痛
B. 疏肝理气，活血通络
C. 通阳泄浊，豁痰宣痹
D. 辛温散寒，宣通心阳
E. 益气养阴，活血通脉

40. 气滞胸痹的治法
41. 血瘀胸痹的治法

（42～43题共用备选答案）
A. 龙胆泻肝汤　　B. 天王补心丹
C. 归脾丸　　　　D. 苓桂术甘汤
E. 复方枣仁胶囊

42. 治疗不寐心脾两虚证，常用中成药是
43. 治疗不寐心胆气虚证，常用中成药是

（44～45题共用备选答案）
A. 活血化瘀，通脉止痛
B. 疏肝理气，活血通络
C. 滋养肝肾，化瘀通络
D. 辛温散寒，宣通心阳
E. 益气养血，化瘀通络

44. 中风气虚血瘀证的治法是
45. 中风阴虚瘀阻证的治法是

（46～47题共用备选答案）
A. 温胃散寒，行气止痛
B. 疏肝解郁，理气止痛
C. 消食导滞，和胃止痛
D. 消食化滞，和胃降逆
E. 疏邪解表，化浊和中

46. 胃痛寒邪客胃，其治法是
47. 胃痛肝气犯胃，其治法是

（48～49题共用备选答案）
A. 呕　　　　　　B. 吐
C. 干呕　　　　　D. 呃逆
E. 嗳气

48. 有物有声谓之

49. 有物无声谓之

（50～51题共用备选答案）
    A. 左金丸　　　　B. 保和丸
    C. 藿香正气丸　　D. 良附丸
    E. 四神丸
50. 治疗呕吐食滞胃脘证，常用中成药是
51. 治疗呕吐肝气犯胃证，常用中成药是

（52～54题共用备选答案）
    A. 中脘、胃俞、内关、足三里
    B. 梁门、天枢
    C. 肝俞、太冲
    D. 上脘、公孙
    E. 商阳、内庭
52. 针灸治疗呕吐，常用穴位是
53. 食滞胃脘所致呕吐，配穴有
54. 肝气犯胃所致呕吐，配穴有

（55～56题共用备选答案）
    A. 泄　　　　B. 泻
    C. 癃　　　　D. 闭
    E. 溏
55. 大便溏薄而势缓者称为
56. 大便清稀如水而势急者称为

（57～58题共用备选答案）
    A. 合谷、内庭　　B. 脾俞、气海
    C. 大椎、内关　　D. 气海、关元
    E. 期门、行间
57. 针灸治疗热秘，配穴是
58. 针灸治疗气虚秘，配穴是

（59～60题共用备选答案）
    A. 黄连温胆汤　　B. 丹栀逍遥散
    C. 知柏地黄丸　　D. 金匮肾气丸
    E. 血府逐瘀汤
59. 阳虚发热首选
60. 阴虚发热首选

（61～62题共用备选答案）
    A. 血府逐瘀汤　　B. 黄连温胆汤

C. 补中益气丸　　D. 金匮肾气丸
    E. 丹栀逍遥丸
61. 治疗气郁发热证，应首选
62. 治疗气虚发热证，应首选

（63～64题共用备选答案）
    A. 大椎、内关、间使
    B. 期门、行间、三阴交
    C. 大肠俞、天枢、归来
    D. 支沟、上巨虚
    E. 天枢、足三里、脾俞
63. 针灸治疗气虚发热，常用穴位是
64. 针灸治疗气郁发热，常用穴位是

（65～66题共用备选答案）
    A. 小活络丸　　　B. 四妙丸
    C. 舒筋活血片　　D. 益肾蠲痹丸
    E. 九味羌活丸
65. 治疗寒湿腰痛常用的中成药是
66. 治疗肾虚腰痛常用的中成药是

（67～68题共用备选答案）
    A. 腰阳关　　　　B. 膈俞
    C. 肾俞　　　　　D. 足三里
    E. 环跳
67. 寒湿腰痛常用的配穴是
68. 瘀血腰痛常用的配穴是

（69～70题共用备选答案）
    A. 腰夹脊、后溪　　B. 志室、昆仑
    C. 次髎、腰俞　　　D. 足三里、腰眼
    E. 环跳、肾俞
69. 腰脊两侧痛常用配穴是
70. 腰骶部痛常用配穴是

（71～73题共用备选答案）
    A. 肢体关节疼痛，痛势较剧，部位固定，遇寒则痛甚，得热则痛缓
    B. 肢体关节、肌肉疼痛酸楚，屈伸不利，疼痛呈游走性
    C. 游走性关节疼痛，局部灼热红肿，痛不可触，得冷则舒

D. 痹证日久不愈，关节屈伸不利，肌肉瘦削，腰膝酸软
E. 肢体关节、肌肉酸楚、重着、疼痛，肿胀散漫，关节活动不利

71. 行痹的主症是
72. 着痹的主症是
73. 痛痹的主症是

（74～75题共用备选答案）
   A. 腰痛　　　　　B. 痹证
   C. 痿证　　　　　D. 厥证
   E. 虚劳

74. 因外感、内伤或挫闪导致腰部气血运行不畅，或失于濡养，引起腰脊或脊旁部位疼痛为主要症状的一种病证，称为
75. 由于风、寒、湿、热等邪气闭阻经络，影响气血运行，导致肢体筋骨、关节、肌肉等处发生疼痛、重着、酸楚、麻木，或关节屈伸不利、僵硬、肿大、变形等症状的一种疾病，称为

（76～78题共用备选答案）
   A. 祛风通络，散寒除湿
   B. 散寒通络，祛风除湿
   C. 除湿通络，祛风散寒
   D. 活血化瘀，通络止痛
   E. 清热利湿，疏筋止痛

76. 行痹的治法是
77. 痛痹的治法是
78. 着痹的治法是

（79～80题共用备选答案）
   A. 连翘败毒丸　　B. 六神丸
   C. 防风通圣丸　　D. 参苓白术丸
   E. 补中益气丸

79. 治疗体虚毒恋，阴虚内热证的疖，常用中成药是
80. 治疗体虚毒恋，脾胃虚弱证的疖，常用中成药是

（81～82题共用备选答案）
   A. 自觉肛门坠胀、疼痛，有异物感
   B. 便血，痔核脱出，肛门不适感
   C. 红肿灼热有压痛
   D. 排尿困难，肛门疼痛，里急后重
   E. 尾骨与肛门之间有明显的深部压痛

81. 内痔的特点
82. 外痔的特点

（83～84题共用备选答案）
   A. 龙胆泻肝丸　　B. 补中益气丸
   C. 归脾丸　　　　D. 痔速宁片
   E. 地榆槐角丸

83. 治疗内痔气滞血瘀证，常用中成药是
84. 治疗内痔脾虚气陷证，常用中成药是

（85～86题共用备选答案）
   A. 贯穿结扎
   B. 胶圈套扎
   C. 外痔切除术
   D. 血栓外痔剥离术
   E. 静脉丛剥离术

85. 治疗静脉曲张性外痔采用的手术方法是
86. 治疗结缔组织外痔采用的手术方法是

（87～88题共用备选答案）
   A. 清热利湿止痒
   B. 养血润肤，祛风止痒
   C. 补中益气，升阳举陷
   D. 清热利湿，行气活血
   E. 清热凉血祛风

87. 湿疮湿热蕴肤证的治法是
88. 湿疮血虚风燥证的治法是

（89～90题共用备选答案）
   A. 健脾八珍糕　　B. 附子理中丸
   C. 藿香正气液　　D. 保和丸
   E. 四神丸

89. 患儿，男，12岁。大便清稀，夹有泡沫，臭气不甚，肠鸣腹痛，伴有恶寒发热，鼻流清涕，舌质淡，苔薄白，脉浮紧。治疗应首选
90. 患儿，男，12岁。大便稀溏，臭气不

甚，食后作泻，面色萎黄，形体消瘦，神疲倦怠，舌质淡，苔白，脉缓。治疗应首选

（91～93题共用备选答案）
　　A. 风池、列缺　　B. 外关、曲池
　　C. 足三里、气海　D. 水沟、迎香
　　E. 翳风、合谷
91. 针灸治疗面瘫风热证，常用配穴有
92. 针灸治疗面瘫风寒证，常用配穴有
93. 针灸治疗面瘫气血不足证，常用配穴有

（94～96题共用备选答案）
　　A. 后溪　　　　B. 合谷
　　C. 列缺　　　　D. 内关
　　E. 外关
94. 针灸治疗漏肩风手太阳经证，常用配穴是
95. 针灸治疗漏肩风手少阳经证，常用配穴是
96. 针灸治疗漏肩风手太阴经证，常用配穴是

第七单元　中医的基本技能

一、A1型题

1. 下列哪项不是灸法的治疗作用
　　A. 温经散寒　　B. 扶阳固脱
　　C. 泻热解毒　　D. 消瘀散结
　　E. 防病保健
2. 下列哪项不属于艾灸
　　A. 瘢痕灸　　　B. 隔蒜灸
　　C. 蒜泥灸　　　D. 实按灸
　　E. 温针灸
3. 属于直接灸的是
　　A. 瘢痕灸　　　B. 蒜泥灸
　　C. 隔姜灸　　　D. 实按灸
　　E. 温灸器灸
4. 属于间接灸的是
　　A. 无瘢痕灸　　B. 隔附子饼灸
　　C. 蒜泥灸　　　D. 太乙针灸
　　E. 温灸器灸
5. 下列哪项不属于艾条灸
　　A. 温和灸　　　B. 雀啄灸
　　C. 回旋灸　　　D. 无瘢痕灸
　　E. 实按灸
6. 属于艾炷灸的是
　　A. 温针灸　　　B. 隔盐灸
　　C. 回旋灸　　　D. 温和灸
　　E. 蒜泥灸

7. 下列关于孕妇针刺注意描述错误的是
　　A. 妇女怀孕3个月以内者，不宜针刺小腹部的腧穴
　　B. 三阴交、合谷、昆仑、至阴等腧穴，在怀孕期应予禁刺
　　C. 有习惯性流产史的孕妇应慎用针刺
　　D. 怀孕期需要针刺治疗者，应注意精简针刺穴位
　　E. 可使用强刺激手法
8. 下列属于艾条灸的是
　　A. 瘢痕灸　　　B. 无瘢痕灸
　　C. 隔姜灸　　　D. 雀啄灸
　　E. 温针灸
9. 属于直接灸的是
　　A. 瘢痕灸　　　B. 蒜泥灸
　　C. 隔姜灸　　　D. 实按灸
　　E. 温灸器灸
10. 属于间接灸的是
　　A. 无瘢痕灸　　B. 隔附子饼灸
　　C. 蒜泥灸　　　D. 太乙神灸
　　E. 温灸器灸
11. 属于艾条灸的是
　　A. 无瘢痕灸　　B. 隔盐灸
　　C. 蒜泥灸　　　D. 温和灸
　　E. 瘢痕灸
12. 属于艾炷灸的是

A. 温针灸　　　　　B. 隔盐灸
C. 回旋灸　　　　　D. 温和灸
E. 蒜泥灸

二、A2 型题

1. 老年患者，症见排尿无力，甚则点滴不出，小腹胀满，精神不振，面色㿠白，少气懒言，舌淡，脉细缓。治疗宜采用
   A. 毫针深刺　　　　B. 温灸疗法
   C. 放血疗法　　　　D. 电针疗法
   E. 叩刺疗法

三、B 型题

（1～2 题共用备选答案）
   A. 直接灸　　　　　B. 非化脓灸
   C. 艾条灸　　　　　D. 回旋灸
   E. 雷火灸
1. 无瘢痕灸属于
2. 回旋灸属于

第八单元　中成药应用

一、A1 型题

1. 感冒清热颗粒的功效是
   A. 疏风解表，散寒除湿
   B. 解肌发表，调和营卫
   C. 发散风热，解表清热
   D. 发散风寒，解热止痛
   E. 疏风散寒，解表清热
2. 治风寒束表咳嗽宜用
   A. 通宣理肺丸　　　B. 养阴清肺膏
   C. 蛇胆川贝散　　　D. 杏苏止咳颗粒
   E. 苏子降气丸
3. 散寒止咳的代表中成药是
   A. 降气定喘丸　　　B. 通宣理肺丸
   C. 藿香正气水　　　D. 养阴清肺膏
   E. 清肺抑火丸
4. 口服银翘解毒丸应用的药引是
   A. 姜片汤　　　　　B. 淡盐水
   C. 芦根汤　　　　　D. 米汤
   E. 清茶
5. 银翘解毒丸的主治是
   A. 风热感冒
   B. 外感风热夹湿
   C. 感冒风寒表实证
   D. 外感风寒挟湿感冒
   E. 感冒风寒表虚证
6. 疏风解表，清热解毒的是
   A. 荆防颗粒　　　　B. 正柴胡饮颗粒
   C. 银翘解毒丸　　　D. 桑菊感冒片
   E. 参苏丸
7. 通宣理肺丸的主治病证是
   A. 风热感冒　　　　B. 肺热咳喘
   C. 湿热阻肺　　　　D. 痰火上扰
   E. 风寒束肺
8. 玉屏风颗粒的服用方法是
   A. 开水冲服　　　　B. 芦根汤送服
   C. 米汤送服　　　　D. 黄酒送服
   E. 直接口服
9. 下列能益气、固表、止汗的中成药为
   A. 橘红丸　　　　　B. 玉屏风颗粒
   C. 防风通圣丸　　　D. 板蓝根颗粒
   E. 银翘解毒丸
10. 下列能清肺、化痰、止咳的中成药为
    A. 感冒清热颗粒　　B. 连花清瘟胶囊
    C. 双黄连合剂　　　D. 养阴清肺丸
    E. 橘红丸
11. 速效救心丸的功效不包括
    A. 行气活血　　　　B. 祛瘀止痛
    C. 理气宽胸　　　　D. 缓解心绞痛
    E. 增加冠脉血流量
12. 用于治疗气滞血瘀型冠心病的中成药为
    A. 血府逐瘀丸　　　B. 速效救心丸
    C. 安宫牛黄丸　　　D. 麝香保心丸
    E. 华佗再造丸
13. 内服开窍剂中不含有朱砂的是

A. 安宫牛黄丸　　B. 紫雪散
C. 局方至宝散　　D. 清开灵口服液
E. 苏合香丸

14. 安宫牛黄丸既能清热解毒，又能
A. 止痉安神　　B. 镇惊开窍
C. 镇惊安神　　D. 平肝潜阳
E. 开窍醒神

15. 苏合香丸的功效为
A. 清热解毒、镇静安神
B. 芳香温通、益气强心
C. 活血化瘀、行气止痛
D. 疏风止痛、开窍醒神
E. 芳香开窍、行气止痛

16. 可以治疗中暑、心胃气痛的是
A. 安宫牛黄丸
B. 清开灵口服液
C. 局方至宝散
D. 万氏牛黄清心丸
E. 苏合香丸

17. 下列功效为芳香温通、益气强心的中成药为
A. 苏合香丸　　B. 麝香保心丸
C. 华佗再造丸　　D. 天王补心丸
E. 丹参注射液

18. 下列不属于苏合香丸中君药的是
A. 冰片　　B. 苏合香
C. 安息香　　D. 麝香
E. 沉香

19. 下列不属于地奥心血康胶囊功效的是
A. 改善心肌缺血　　B. 活血化瘀
C. 补心安神　　D. 行气止痛
E. 扩张冠脉血管

20. 下列属于丹参注射液的功效的是
A. 改善血液循环
B. 活血化瘀，通脉养心
C. 活血化瘀，行气止痛
D. 活血化瘀，疏风止痛
E. 芳香开窍，行气止痛

21. 善于治疗中气下陷的是
A. 六君子丸　　B. 参苓白术散
C. 补中益气丸　　D. 启脾丸
E. 薯蓣丸

22. 附子理中丸的组成不包括
A. 干姜　　B. 党参
C. 苍术　　D. 甘草
E. 附子

23. 消炎利胆片不宜久服的原因是方中含有
A. 朱砂　　B. 雄黄
C. 苦木　　D. 麻黄
E. 穿心莲

24. 全方配伍，体现三补三泻，共奏滋阴补肾之功的是
A. 四物合剂　　B. 六味地黄丸
C. 知柏地黄丸　　D. 杞菊地黄丸
E. 麦味地黄丸

25. 五苓散中君药为
A. 泽泻　　B. 茯苓
C. 猪苓　　D. 白术
E. 苍术

26. 五苓散的功能不包括
A. 温阳　　B. 化气
C. 利湿　　D. 行气
E. 行水

27. 尪痹颗粒的功效不包括
A. 补肝肾　　B. 强筋骨
C. 祛风湿　　D. 清湿热
E. 通经络

28. 既补气养血，又调经止带的常用中成药是
A. 四物合剂　　B. 益母草膏
C. 更年安片　　D. 乌鸡白凤丸
E. 艾附暖宫丸

29. 艾附暖宫丸除了暖宫调经外，还可
A. 散寒止痛　　B. 补气养血
C. 散寒活血　　D. 理气养血
E. 调经止带

30. 益母草颗粒的功能是
A. 活血调经　　B. 养血疏肝
C. 通经消癥　　D. 暖宫调经
E. 固经止带

31. 七厘散的功效是
A. 活血化瘀，接骨续筋
B. 活血散瘀，消肿止痛

C. 活血止痛，解毒消肿
D. 舒经活络，活血散瘀
E. 化瘀消肿，止痛止血

32. 下列不宜与西药氢氧化铝凝胶、氨茶碱同时服用的是
    A. 黄连上清丸　　B. 麻杏止咳露
    C. 防风通圣丸　　D. 六味地黄丸
    E. 止咳定喘丸

33. 下列不宜与酶制剂合用的是
    A. 牛黄解毒丸　　B. 桂枝合剂
    C. 感冒清热颗粒　D. 银翘解毒丸
    E. 双黄连口服液

34. 下列与普罗帕酮同服，可导致心搏骤停的是
    A. 荆防颗粒　　　B. 六一散
    C. 六神丸　　　　D. 六合定中丸
    E. 双清口服液

35. 属于妊娠禁用的中药是
    A. 商陆　　　　　B. 艾片
    C. 牛黄　　　　　D. 牛膝
    E. 常山

36. 属于妊娠慎用中药的是
    A. 当归　　　　　B. 槟榔
    C. 全蝎　　　　　D. 红花
    E. 香附

37. 服用茯苓，忌
    A. 苋菜　　　　　B. 生葱
    C. 萝卜　　　　　D. 鳖肉
    E. 陈醋

38. 服用麦冬，忌
    A. 鲫鱼　　　　　B. 生菜
    C. 茶　　　　　　D. 猪肉
    E. 海菜

39. 采用直接吞服法的制剂是
    A. 蜜丸剂　　　　B. 滴丸剂
    C. 糊丸剂　　　　D. 糖浆剂
    E. 散剂

40. 午时茶采用的服用方法是
    A. 煎服法　　　　B. 开水送服法
    C. 直接吞服法　　D. 沸水冲服法
    E. 药汁送服法

41. 胃活散采用的服用方法是
    A. 调服法　　　　B. 煎服法
    C. 舔服法　　　　D. 含化法
    E. 炖服法

42. 下列属于儿童常用的服药法是
    A. 煎服法　　　　B. 调服法
    C. 直接吞服法　　D. 吸入法
    E. 药汁送服法

43. 阿胶单服时的服用方法为
    A. 调服法　　　　B. 煎服法
    C. 舔服法　　　　D. 含化法
    E. 炖服法

44. 生肌散采用的外用法是
    A. 调敷法　　　　B. 吹敷法
    C. 点入法　　　　D. 撒敷法
    E. 涂敷法

45. 用茶水调敷的是
    A. 七厘散　　　　B. 九分散
    C. 五虎丹　　　　D. 青蛤散
    E. 如意金黄散

46. 感冒清热颗粒与通宣理肺丸共有的药物是
    A. 紫苏叶、苦杏仁　B. 荆芥穗、桔梗
    C. 麻黄、桔梗　　　D. 柴胡、防风
    E. 葛根、黄芩

47. 通宣理肺丸中黄芩的功效
    A. 防肺气郁久化热　B. 疏散风热
    C. 止血　　　　　　D. 安胎
    E. 杀虫利尿

48. 银翘解毒丸的君药是
    A. 金银花、连翘　　B. 薄荷、牛蒡子
    C. 荆芥穗、淡豆豉　D. 桔梗、甘草
    E. 薄荷、淡豆豉

49. 治疗流行性感冒热毒袭肺证，用
    A. 感冒清热颗粒　　B. 通宣理肺丸
    C. 连花清瘟胶囊　　D. 银翘解毒丸
    E. 防风通圣丸

50. 双黄连合剂的药物组成
    A. 金银花、黄芩、连翘
    B. 黄连、黄柏
    C. 黄芩、丹参
    D. 陈皮、黄柏
    E. 藿香、黄柏

51. 双黄连合剂的功效是
    A. 疏风解表，清热解毒
    B. 清热解毒，凉血利咽
    C. 解表化湿，理气和中
    D. 解表通里，清热解毒
    E. 疏风散寒，解表清热
52. 藿香正气水的功效是
    A. 解表化湿，理气和中
    B. 解表通里，清热解毒
    C. 疏风散寒，解表清热
    D. 疏风解表，清热解毒
    E. 清热解毒，凉血利咽
53. 藿香正气水的臣药
    A. 紫苏、白芷   B. 藿香、厚朴
    C. 半夏、陈皮   D. 苍术、茯苓
    E. 陈皮、茯苓
54. 玉屏风颗粒的药物组成
    A. 防风、黄芪、白术
    B. 白术、茯苓、人参
    C. 防风、茯苓、当归
    D. 黄芪、党参、茯苓
    E. 当归、白术、防风
55. 养阴清肺丸的君药是
    A. 地黄   B. 麦冬
    C. 牡丹皮   D. 川贝母
    E. 白芍
56. 血府逐瘀丸除活血祛瘀外，还具有的功效是
    A. 散结消痞   B. 温经散寒
    C. 补气通络   D. 行气止痛
    E. 疏肝解郁
57. 复方丹参滴丸的功效是
    A. 活血化瘀，理气止痛
    B. 芳香温通，益气强心
    C. 清热解毒，镇静安神
    D. 清热解毒，镇惊开窍
    E. 芳香开窍，行气止痛
58. 血府逐瘀丸中具有活血通经，祛瘀止痛，引血下行功效的药物是
    A. 牛膝   B. 桃仁
    C. 红花   D. 枳壳
    E. 桔梗

59. 麝香保心丸的功效是
    A. 活血化瘀，理气止痛
    B. 芳香温通，益气强心
    C. 清热解毒，镇静安神
    D. 清热解毒，镇惊开窍
    E. 芳香开窍，行气止痛
60. 清开灵口服液的功效是
    A. 活血化瘀，理气止痛
    B. 芳香温通，益气强心
    C. 清热解毒，镇静安神
    D. 清热解毒，镇惊开窍
    E. 芳香开窍，行气止痛
61. 关于安宫牛黄丸的用药注意事项，下列说法错误的是
    A. 本品含朱砂、雄黄，不宜过量久服
    B. 本品不宜与硝酸盐、硫酸盐类同服
    C. 口服本品困难者，当鼻饲给药
    D. 适用于中风脱证神昏，寒痰阻窍者
    E. 肝肾功能不全者慎用
62. 川芎茶调丸中擅治少阳、厥阴经头痛的药物是
    A. 川芎   B. 白芷
    C. 羌活   D. 细辛
    E. 藁本
63. 华佗再造丸的功效是
    A. 活血化瘀，化痰通络
    B. 芳香温通，益气强心
    C. 清热解毒，镇静安神
    D. 滋阴养血，补心安神
    E. 芳香开窍，行气止痛
64. 参苓白术丸中具有芳香醒脾之功的药物是
    A. 桔梗   B. 砂仁
    C. 藿香   D. 佩兰
    E. 厚朴
65. 补中益气丸的药物组成不含
    A. 人参、甘草   B. 升麻、柴胡
    C. 黄芪、白术   D. 茯苓、砂仁
    E. 当归、陈皮
66. 补中益气丸中的君药是
    A. 人参   B. 炙甘草
    C. 炙黄芪   D. 当归

E. 白术

67. 补中益气丸中黄芪的作用是
   A. 益气升阳举陷   B. 补气固表止汗
   C. 益气活血   D. 益气行水消肿
   E. 益气生血

68. 下列组成中无茯苓的方剂是
   A. 参苓白术丸   B. 归脾丸
   C. 补中益气丸   D. 保和丸
   E. 香砂养胃丸

69. 生脉饮的功效是
   A. 益气复脉，养阴生津
   B. 益气固表，敛肺止咳
   C. 益气生津，养血复脉
   D. 益气温阳，滋阴复脉
   E. 益气固表，敛阴止汗

70. 生脉饮的组方特点是
   A. 补、清、养   B. 补、清、润
   C. 补、清、敛   D. 补、敛、润
   E. 补、滋、清

71. 桔梗在参苓白术丸中的作用是
   A. 引药上行益肺
   B. 宣肺止咳
   C. 清肺利咽
   D. 升降气机以宽胸
   E. 清利咽喉

72. 参苓白术丸的药物组成是
   A. 四君子汤加半夏、陈皮
   B. 四君子汤加砂仁、桔梗、扁豆、薏苡仁、山药、莲子
   C. 四君子汤加四物汤
   D. 四君子汤加陈皮
   E. 四君子汤加半夏、陈皮、香附、砂仁

73. 生脉饮中五味子的功效是
   A. 敛肺宁心，止汗生津
   B. 养阴生津，清心除烦
   C. 益气生津，养血复脉
   D. 益气温阳，滋阴复脉
   E. 益气固表，敛阴止汗

74. 心脾两虚之失眠症治疗应选用
   A. 酸枣仁汤   B. 天王补心丹
   C. 归脾丸   D. 温胆汤

E. 甘麦大枣汤

75. 归脾丸可治
   A. 腹泻   B. 黄疸
   C. 失眠   D. 咳嗽
   E. 自汗

76. 气滞胃痛颗粒的功效是
   A. 疏肝理气，和胃止痛
   B. 温中和胃
   C. 益气健脾，养血安神
   D. 温肾散寒，涩肠止泻
   E. 疏肝健脾，养血调经

77. 保和丸中的"消补"配伍关系是
   A. 但消不补
   B. 只补不消
   C. 消补兼施，以消为主
   D. 消补兼施，以补为主
   E. 消中寓补，使消不伤正

78. 保和丸中清热散结的药物是
   A. 神曲   B. 莱菔子
   C. 栀子   D. 连翘
   E. 麦芽

79. 四神丸的功效是
   A. 疏肝理气，和胃止痛
   B. 温中和胃
   C. 益气健脾，养血安神
   D. 温肾散寒，涩肠止泻
   E. 疏肝健脾，养血调经

80. 逍遥丸中薄荷的作用是
   A. 襄助解表   B. 条达肝气
   C. 清热解毒   D. 清利头目
   E. 宣肺利咽

81. 逍遥丸的组成中含有
   A. 苏叶   B. 桔梗
   C. 防风   D. 荆芥
   E. 茯苓

82. 逍遥丸所主证候的病机要点是
   A. 阴虚肝郁，横犯脾胃
   B. 肝血不足，疏泄失常
   C. 肝气郁滞，耗伤阴血
   D. 肝郁血虚，脾失健运
   E. 营血虚滞，肝失疏泄

83. 含有活血祛瘀，通经止痛，清心除烦，

凉血消痈功效的药物是
    A. 地奥心血康胶囊
    B. 血栓通注射液
    C. 华佗再造丸
    D. 丹参注射液
    E. 安宫牛黄丸
84. 具有疏肝健脾，养血调经作用的方剂是
    A. 橘皮竹茹汤   B. 吴茱萸汤
    C. 左金丸   D. 逍遥丸
    E. 丁香柿蒂汤
85. 具有降低转氨酶作用的药物是
    A. 逍遥丸   B. 茵栀黄颗粒
    C. 消炎利胆片   D. 护肝片
    E. 知柏地黄丸
86. 下列不属六味地黄丸的主治证候的是
    A. 腰膝酸软，盗汗遗精
    B. 耳鸣耳聋，头目眩晕
    C. 脑中热痛，面色如醉
    D. 骨蒸潮热，手足心热
    E. 牙齿动摇，口燥咽干
87. 六味地黄丸针对肾阴虚的补泻药对是
    A. 山萸肉与丹皮   B. 山药与泽泻
    C. 熟地黄与泽泻   D. 丹皮与茯苓
    E. 山药与茯苓
88. 金匮肾气丸不适宜下列何症
    A. 小便频数   B. 小便清长
    C. 小便量多   D. 小便涩痛
    E. 小便不利
89. 金匮肾气丸的君药是
    A. 附子、桂枝、牛膝
    B. 地黄、山茱萸、山药
    C. 茯苓、泽泻、车前子
    D. 牡丹皮、茯苓、泽泻
    E. 附子、桂枝、地黄
90. 五苓散中肉桂的作用是
    A. 助卫阳，通经络，解肌发表
    B. 温中阳而祛虚寒
    C. 温经散寒，养血通脉
    D. 温阳化气，以助膀胱气化
    E. 温通血脉，行滞消瘀
91. 杞菊地黄丸中属平补气阴之要药的是
    A. 枸杞子   B. 菊花
    C. 山药   D. 山茱萸
    E. 泽泻
92. 五苓散的功效是
    A. 温阳化气，利湿行水
    B. 清热利水，通淋排石
    C. 解表化湿，理气和中
    D. 发汗解表，兼清里热
    E. 宣畅气机，清热利湿
93. 排石颗粒的功效是
    A. 温阳化气，利湿行水
    B. 清热利水，通淋排石
    C. 解表化湿，理气和中
    D. 发汗解表，兼清里热
    E. 宣畅气机，清热利湿
94. 消渴丸的功效是
    A. 温阳化气，利湿行水
    B. 滋肾养阴，益气生津
    C. 解表化湿，理气和中
    D. 发汗解表，兼清里热
    E. 舒筋活络，散风止痛
95. 艾附暖宫丸的君药是
    A. 艾叶   B. 醋香附
    C. 当归   D. 炙黄芪
    E. 地黄
96. 更年安片的功效是
    A. 补气养血，调经止带
    B. 理气养血，暖宫调经
    C. 活血调经
    D. 滋阴清热，除烦安神
    E. 活血，化瘀，消癥
97. 妇科千金片的功效是
    A. 清热除湿，益气化瘀
    B. 滋阴清热，除烦安神
    C. 理气养血，暖宫调经
    D. 补气养血，调经止带
    E. 清热解毒，燥湿止带，祛瘀止痛
98. 花红颗粒的功效
    A. 清热除湿，益气化瘀
    B. 滋阴清热，除烦安神
    C. 理气养血，暖宫调经
    D. 补气养血，调经止带

E. 清热解毒，燥湿止带，祛瘀止痛

99. 小儿肺咳颗粒的功效是
   A. 健脾益肺，止咳平喘
   B. 疏风散寒，解表清热
   C. 解表散寒，宣肺止嗽
   D. 疏风解表，清热解毒
   E. 疏风解表，清热解毒

100. 治疗小儿慢性腹泻，常用
   A. 小儿化食丸   B. 四神丸
   C. 小儿泻速停颗粒 D. 参苓白术丸
   E. 附子理中丸

101. 小儿泻速停颗粒的功效是
   A. 消食化滞，泻火通便
   B. 健脾益胃，理气消食
   C. 补中益气，升阳举陷
   D. 益气复脉，养阴生津
   E. 清热利湿，健脾止泻，缓急止痛

102. 治疗热毒蕴结肌肤所致的疮疡，用
   A. 连翘败毒丸
   B. 防风通圣丸
   C. 京万红软膏
   D. 马应龙麝香痔疮膏
   E. 紫草膏

103. 防风通圣丸的功效是
   A. 疏风解表，清热解毒
   B. 清热解毒，凉血利咽
   C. 解表化湿，理气和中
   D. 解表通里，清热解毒
   E. 疏风散寒，解表清热

104. 治疗湿热瘀阻所致的痔疮，常用
   A. 连翘败毒丸
   B. 防风通圣丸
   C. 京万红软膏
   D. 马应龙麝香痔疮膏
   E. 紫草膏

105. 七厘散与跌打丸共有的药物是
   A. 乳香、没药   B. 血竭、儿茶
   C. 桃仁、红花   D. 三七、当归
   E. 续断、苏木

106. 云南白药的功效是
   A. 化瘀止血，活血止痛，解毒消肿
   B. 清热解毒，宣肺通窍，消肿止痛
   C. 疏风清热，化痰散结，利咽开音
   D. 清热，消肿，止痛
   E. 化瘀利水，消肿止痛

107. 鼻炎康片的功效是
   A. 化瘀止血，活血止痛，解毒消肿
   B. 清热解毒，宣肺通窍，消肿止痛
   C. 疏风清热，化痰散结，利咽开音
   D. 清热，消肿，止痛
   E. 化瘀利水，消肿止痛

108. 黄氏响声丸的功效是
   A. 化瘀止血，活血止痛，解毒消肿
   B. 清热解毒，宣肺通窍，消肿止痛
   C. 疏风清热，化痰散结，利咽开音
   D. 清热，消肿，止痛
   E. 化瘀利水，消肿止痛

109. 治疗火热内蕴所致的口舌生疮，常用
   A. 明目地黄丸   B. 口腔溃疡散
   C. 黄氏响声丸   D. 金匮肾气丸
   E. 六味地黄丸

二、A2型题

1. 治疗肺胃热盛所致的咽喉肿痛、口咽干燥、腮部肿胀，用
   A. 板蓝根颗粒   B. 防风通圣丸
   C. 藿香正气水   D. 通宣理肺丸
   E. 玉屏风颗粒

2. 治疗恶寒壮热，头痛咽干，小便短赤，大便秘结，瘰疬初起，风疹湿疮，用
   A. 板蓝根颗粒   B. 防风通圣丸
   C. 藿香正气水   D. 通宣理肺丸
   E. 玉屏风颗粒

3. 治疗痰热咳嗽，痰多，色黄黏稠，胸闷口干，用
   A. 板蓝根颗粒   B. 防风通圣丸
   C. 橘红丸   D. 通宣理肺丸
   E. 玉屏风颗粒

4. 患者胸胁疼痛如针刺，痛有定处，舌边有瘀点，脉弦涩者，治宜用
   A. 十枣汤   B. 血府逐瘀汤
   C. 越鞠丸   D. 一贯煎
   E. 复元活血汤

5. 治疗心阴不足，心悸健忘，失眠多梦，

大便干燥，用
  A. 天王补心丸　　　B. 速效救心丸
  C. 复方丹参滴丸　　D. 麝香保心丸
  E. 华佗再造丸
6. 治疗视网膜中央静脉阻塞、眼前房出血，可用
  A. 地奥心血康胶囊　B. 血栓通注射液
  C. 华佗再造丸　　　D. 丹参注射液
  E. 天王补心丹
7. 患者，男，41岁。久泻脱肛，体倦肢软，自汗出，渴喜热饮，少气懒言，舌淡苔薄白，脉洪而虚。治疗应选用
  A. 参苓白术散　　　B. 补中益气丸
  C. 真人养脏汤　　　D. 四神丸
  E. 理中丸
8. 患者脘腹胀痛，嗳腐吞酸，恶食呕逆，舌苔厚腻，脉滑，治宜用
  A. 健脾丸　　　　　B. 保和丸
  C. 藿香正气水　　　D. 枳实导滞丸
  E. 枳实消痞丸
9. 治疗肠胃积热，胸腹胀满，大便秘结，用
  A. 健脾丸　　　　　B. 保和丸
  C. 麻仁润肠丸　　　D. 枳实导滞丸
  E. 枳实消痞丸
10. 病人肝郁血虚而致两胁作痛，寒热往来，头痛目眩，口燥咽干，神疲食少，脉弦而虚，治宜用
  A. 小柴胡汤　　　　B. 龙胆泻肝汤
  C. 蒿芩清胆汤　　　D. 四逆散
  E. 逍遥丸
11. 患者头目眩晕，耳鸣耳聋，腰膝酸软，盗汗遗精，口燥咽干，舌红少苔，脉细数。治疗应首选
  A. 六味地黄丸　　　B. 肾气丸
  C. 左归丸　　　　　D. 大补阴丸
  E. 地黄饮子
12. 患者以口渴，小便频数为主症，伴下肢冰冷，腰痛脚软，舌淡而胖，苔薄白，脉沉弦。治疗应选用
  A. 玉液汤　　　　　B. 左归丸
  C. 麦门冬汤　　　　D. 清燥救肺汤
  E. 金匮肾气丸

13. 因水饮内停，气化失职而致水肿，小便不利，头痛发热，口渴欲饮，苔白脉浮者，治宜用
  A. 十枣汤　　　　　B. 五苓散
  C. 真武汤　　　　　D. 实脾散
  E. 猪苓汤
14. 治疗阴虚火旺，潮热盗汗，口干咽痛，耳鸣遗精，小便短赤，用
  A. 知柏地黄丸　　　B. 五苓散
  C. 真武汤　　　　　D. 实脾散
  E. 金匮肾气丸
15. 治疗肝肾阴亏，眩晕耳鸣，迎风流泪，视物昏花，用
  A. 知柏地黄丸　　　B. 杞菊地黄丸
  C. 真武汤　　　　　D. 实脾散
  E. 金匮肾气丸
16. 治疗肝肾阴虚，目涩畏光，视物模糊，迎风流泪，常用
  A. 明目地黄丸　　　B. 五苓散
  C. 黄氏响声丸　　　D. 金匮肾气丸
  E. 六味地黄丸

三、A3/A4 型题

（1～2题共用题干）
患者，男，27岁。换季受寒，症见发热、恶寒、咳嗽、鼻塞流涕、头痛、无汗、肢体酸痛。治疗宜选用通宣理肺丸。
1. 通宣理肺丸功能是
  A. 宣肺散寒，止咳祛痰
  B. 清肺止咳，化痰通便
  C. 燥湿祛痰，化湿和胃
  D. 解表散寒，宣肺止嗽
  E. 清热燥湿，止咳平喘
2. 通宣理肺丸的主治是
  A. 风热感冒　　　　B. 肺热咳喘
  C. 湿热阻肺　　　　D. 痰火上扰
  E. 风寒束肺

（3～4题共用题干）
患者，25岁，夏季之后，身体局部出现红肿热痛，但是没有溃烂，临床上首选的是连翘败毒丸。

3. 连翘败毒丸的药物组成不包括
   A. 金银花　　　B. 蒲公英
   C. 栀子　　　　D. 苍术
   E. 当归
4. 连翘败毒丸方中引药直达肌肤的药物是
   A. 蝉蜕　　　　B. 木通
   C. 桔梗　　　　D. 苦参
   E. 甘草

四、B 型题

（1～2 题共用备选答案）
   A. 开水送服法　　B. 药汁送服法
   C. 舔服法　　　　D. 调服法
   E. 吸入法
1. 胃活散的服用方法是
2. 儿童常用的服药法是

（3～4 题共用备选答案）
   A. 洗擦剂　　　B. 栓剂
   C. 线剂　　　　D. 条剂
   E. 钉剂
3. 结扎痔核瘘管时用的剂型是
4. 用于痈疽化脓引流的剂型是

（5～6 题共用备选答案）
   A. 解表化湿，理气和中
   B. 清热化痰，宣肺止咳
   C. 疏风散寒，解表清热
   D. 养阴润燥，清肺利咽
   E. 清热解毒，凉血利咽
5. 急支糖浆的功效是
6. 养阴清肺丸的功效是

（7～8 题共用备选答案）
   A. 川芎、冰片
   B. 丹参、三七、冰片
   C. 人工麝香、冰片
   D. 蟾酥、冰片
   E. 丹参、红花
7. 速效救心丸的药物组成
8. 复方丹参滴丸的药物组成

（9～10 题共用备选答案）
   A. 活血化瘀，理气止痛
   B. 芳香温通，益气强心
   C. 清热解毒，镇静安神
   D. 清热解毒，镇惊开窍
   E. 芳香开窍，行气止痛
9. 安宫牛黄丸的功效是
10. 苏合香丸的功效是

（11～12 题共用备选答案）
   A. 麝香保心丸　　B. 清开灵口服液
   C. 安宫牛黄丸　　D. 苏合香丸
   E. 天王补心丹
11. 治疗热病，邪入心包，高热惊厥，神昏谵语，用
12. 治疗痰迷心窍所致的痰厥昏迷、中风偏瘫、肢体不利，用

（13～14 题共用备选答案）
   A. 川芎　　　　B. 白芷
   C. 羌活　　　　D. 细辛
   E. 藁本
13. 川芎茶调丸中治太阳经头项强痛的药物是
14. 川芎茶调丸中主治阳明经头痛的药物是

（15～16 题共用备选答案）
   A. 补中益气丸　　B. 参苓白术丸
   C. 生脉饮　　　　D. 归脾丸
   E. 四神丸
15. 治疗脾胃虚弱、中气下陷所致的泄泻、脱肛、阴挺，用
16. 治疗脾胃虚弱，食少便溏，气短咳嗽，肢倦乏力，用

（17～18 题共用备选答案）
   A. 归脾丸　　　　B. 附子理中丸
   C. 香砂养胃丸　　D. 参苓白术丸
   E. 气滞胃痛颗粒
17. 治疗脾胃虚寒，脘腹冷痛，呕吐泄泻，手足不温，用

18. 治疗胃阳不足、湿阻气滞所致的胃痛、痞满，用

（19～20题共用备选答案）
　　A. 健脾丸　　　　B. 保和丸
　　C. 复方黄连素片　D. 四神丸
　　E. 归脾丸
19. 治疗大肠湿热、赤白下痢、里急后重、肛门灼热，用
20. 治疗肾阳不足所致的泄泻，用

（21～22题共用备选答案）
　　A. 疏肝健脾，养血调经
　　B. 清热解毒，利湿退黄
　　C. 清热，祛湿，利胆
　　D. 疏肝理气，健脾消食
　　E. 滋补肝肾
21. 茵栀黄颗粒的功效是
22. 消炎利胆片的功效是

（23～24题共用备选答案）
　　A. 复方小活络丸　B. 尪痹颗粒
　　C. 消渴丸　　　　D. 六味地黄丸
　　E. 金匮肾气丸
23. 治疗风寒湿邪引起的风寒湿痹，肢节疼痛，麻木拘挛，半身不遂，行步艰难，用
24. 治疗肝肾不足、风湿阻络所致的尪痹，用

（25～26题共用备选答案）
　　A. 乌鸡白凤丸　　B. 艾附暖宫丸
　　C. 益母草膏　　　D. 更年安片
　　E. 桂枝茯苓丸
25. 治疗气血两虚，身体瘦弱，腰膝酸软，月经不调，崩漏带下，用
26. 治疗血虚气滞、下焦虚寒所致的月经不调、痛经，用

（27～28题共用备选答案）
　　A. 补气养血，调经止带
　　B. 理气养血，暖宫调经
　　C. 活血调经
　　D. 滋阴清热，除烦安神
　　E. 活血，化瘀，消癥
27. 益母草膏的功效是
28. 桂枝茯苓丸的功效是

（29～30题共用备选答案）
　　A. 消食化滞，泻火通便
　　B. 健脾益胃，理气消食
　　C. 补中益气，升阳举陷
　　D. 益气复脉，养阴生津
　　E. 益气健脾，养血安神
29. 小儿化食丸的功效是
30. 健儿消食口服液的功效是

（31～32题共用备选答案）
　　A. 小儿化食丸
　　B. 健儿消食口服液
　　C. 补中益气丸
　　D. 参苓白术丸
　　E. 附子理中丸
31. 治疗食滞化热所致的积滞，用
32. 治疗小儿饮食不节损伤脾胃引起的纳呆食少，脘胀腹满，用

（33～34题共用备选答案）
　　A. 活血解毒，消肿止痛，去腐生肌
　　B. 清热燥湿，活血消肿，去腐生肌
　　C. 化瘀消肿，止痛止血
　　D. 活血散瘀，消肿止痛
　　E. 化瘀止血，活血止痛，解毒消肿
33. 京万红软膏的功效是
34. 马应龙麝香痔疮膏的功效是

答案与解析

第一部分　医学人文

第一章　医学心理

一、A1 型题

1. E。解析：医学心理的研究对象是针对人的疾病和健康及其相互转化过程中涉及的各种心理行为问题及其解决这些问题的方法和措施。

2. E。解析：生物-心理-社会医学模式认为，对于疾病和健康问题来说，无论是致病、治病、预防及康复，都应将人视为一个整体，充分考虑到病人的心理因素和社会因素的特点，综合考虑各方面因素的交互作用，而不能机械地将它们分割开。

3. A。解析：医学心理学的研究对象是人的疾病和健康及其相互转化过程中涉及的各种心理行为问题，及其解决这些问题的方法和措施。

4. C。解析：恋物癖患者的问题是迷恋于社会习俗所不能接受的事物，因此治疗的目标是要使患者远离该事物。当患者出现迷恋该物品的欲望时给予电击，使之产生负性的条件反射，逐渐对原来迷恋的事物产生厌恶情绪，故此题正确选择为 C。脱敏疗法是使患者逐步能接受原来害怕、敏感的事物，但方式是一步步进行的。而冲击疗法是一下到达害怕或敏感的事物，不是分步骤进行。以上都属行为治疗，但原理不同，注意区分其差别。

5. C。解析：依从性低的常见原因有两个方面。一方面是病人的原因：①病人对病情的认知与医务人员不同，由于症状不明显或自以为病情已好转时，病人常不愿意执行医嘱；②医嘱的经济费用过高或对病人的工作造成不良影响时，病人往往不遵医嘱；③医嘱过于复杂，病人难以理解，导致文化水平较低的病人不遵从；④病人不遵医嘱最常见的原因是医疗措施和药物治疗给病人带来较大的痛苦和不良反应，导致病人拒绝治疗。依从性低的另一个常见原因来自于医务人员的行为。①医务人员冷漠、粗暴等态度引起病人不信任，这是病人不遵医的主要原因；②医嘱要求不易执行，如服药的种类较多，时间不一，病人难以把握。

6. B。解析：保密原则是心理治疗的原则，而不是心理治疗关系的建立原则。

7. D。解析：自由联想与梦的分析属于精神疗法，行为疗法包括：系统脱敏法、冲击疗法、厌恶疗法。在系统脱敏疗法实施的程序包括制定焦虑等级值、放松训练、脱敏治疗。

8. B。解析：应激的消极意义：①频繁、强烈而突发过度的应激可造成机体唤醒障碍（唤醒不足或过度），耗损过度，适应能力减弱，使心身功能和社会活动障碍，作业能力受损，工作、学习效率下降，引发事故和车祸。②持久和慢性应激，使机体处于适应不良和易感状态，耗竭机体储备，神经内分泌功能紊乱，免疫功能下降，导致心身疾病，引发精神障碍，加重原有的躯体和精神疾病。③应激引起适应不良，造成个体认知上的悲观预测，社会适应功能下降，出现行为障碍。

9. B。解析：最早提出的心身疾病称为"神圣七病"，包括溃疡病、溃疡性结肠炎、甲状腺功能亢进、局限性肠炎、类风湿性关节炎、原发性高血压及支气管哮喘。

二、A2型题

1. C。解析：心理治疗的目的是要帮助病人自我成长，心理治疗师不是"救世主"，因此在心理治疗过程中，不能替病人做任何选择，而应保持某种程度的"中立"。

2. E。解析：弗洛伊德所创立的精神分析理论强调许多心理障碍的患者的症状是潜意识冲突的反应，而这种冲突往往来自于童年期的创伤性经历。所以此题的正确选项为E。其他心理治疗学派的理论观点各有不同，所关注的侧重点及技术方法各有千秋。

3. C。解析：此医生遵循的是保密原则，为了替患者就诊信息与心理情况保密。回避原则一般是指心理医生不为认识的人提供咨询与治疗。

第二章 医学伦理

一、A1型题

1. E。解析：患者被迫送红包时保证不给医生宣扬属于不正确做法。

2. D。解析：医患关系是建立在平等基础上的契约关系。

3. D。解析：共同参与型模式中，医患双方有近乎同等的权利，共同参与医疗方案的决定与实施。这种模式适用于具有一定医学背景知识或长期的慢性病患者，它类似于成人与成人之间的关系，医生的责任是"帮助患者自疗"。

4. E。解析：本规范适用于各级各类医疗机构内所有从业人员，包括：①在医疗机构及其内设备部门、科室从事计划、组织、协调、控制、决策等管理工作的人员。②依法取得执业医师、执业助理医师资格，经注册在医疗机构从事医疗、预防、保健等工作的人员。③经执业注册取得护士执业证书，依法在医疗机构从事护理工作的人员。④依法经过资格认定，在医疗机构从事药学工作的药师及技术人员。⑤医技人员。指医疗机构内除医师、护士、药学技术人员之外从事其他技术服务的卫生专业技术人员。⑥其他人员。指除以上五类人员外，在医疗机构从业的其他人员，主要包括物资、总务、设备、科研、教学、信息、统计、财务、基本建设、后勤等部门工作人员。

5. E。解析：医疗机构从业人员基本行为规范有：①以人为本，践行宗旨；②遵纪守法，依法执业；③尊重生命，关爱生命；④优质服务，医患和谐；⑤廉洁自律，恪守医德；⑥严谨求实，精益求精；⑦爱岗敬业，团结合作；⑧乐于奉献，热心公益。

6. D。解析：正确处理医务人员之间关系的道德原则：①共同维护患者利益和社会公益；②彼此平等、互相尊重；③彼此独立、互相支持和帮助；④彼此信任、互相协作和监督；⑤相互学习、共同提高和发挥优势。维护病人利益和社会公益是医务人员的神圣职责和奋斗目标，在维护病人利益时要注意维护社会公益。

7. D。解析：医生必须对病人和社会都负责任。

8. B。解析：虽然要尊重患者的自主权利，但是患者的自主性不是绝对的，而是有条件的，不可一味地无条件遵从。

9. E。解析：在医学实践中，不伤害是指在诊治、护理过程中不使患者的身心受到损伤。

10. E。解析：有利原则要求医务人员的行为能减轻或解除患者的痛苦，显然E不可以。

11. D。解析：造成有意伤害时主动积极赔偿，不属于有利原则。

12. D。解析：尊重原则，要求尊重的是自主的人和他的自主决定。自主的人不完全以是否达到法定年龄来定，有的达到法定年龄，但没有自主能力的人的决定也不能尊重。所以要根据病人的自主能力情况来定尊重的是什么。

13. B。解析：不伤害原则不是绝对的。但在医务人员的观念中，应该首先考虑到不能对病人造成伤害，包括生理和心理的伤害。临床中客观存在的很多的对病人造成伤害的情况是可以避免的。

14. C。解析：医学伦理学属于应用伦理学。

15. E。解析：医务人员的医疗技术水平的提高不属于医学伦理学的研究任务。

16. B。解析：医生在询问病史时应遵循的道德要求有：①举止端庄，态度热情；②全神贯注，语言得当；③耐心倾听，正确引导。

17. E。解析：医生在体格检查时遵循的道德要求有：全面系统，认真细致；关心体贴，减少痛苦；尊重患者，心正无私。

18. B。解析：在药物治疗中，临床医生应遵循的道德要求有：合理配伍，细致观察；节约费用，公正分配；对症下药，剂量安全；严格用药，避免滥用。

19. E。解析：E选项属于职业性损害防控的伦理要求。

20. A。解析：A选项属于慢性非传染病疾病防控的伦理要求。

二、A2型题

1. C。解析：截肢对患者的身体造成伤害但是可以保证患者的生命安全。

2. D。解析：人类生存的权利是平等的，享有医疗保健的权利也是平等的。患者都享有基本的、合理的诊治、护理的权利和获得健康的权利，有权得到公正的、一视同仁的待遇。与患者基本的医疗权相对应的是医生为患者诊治疾病的基本义务。当患者因为经济等原因无法支付医疗费用时，在急诊的情况下，医生应当先抢救病人；在非急诊的情况下患者的这项权利受到限制，应考虑患者支付医疗费用等义务。

3. D。解析：医生在使用药物进行治疗时，应该遵循的伦理要求是：对症下药，剂量安全；合理配伍，细致观察；节约费用，公正分配；严格用药，避免滥用。因此医生向患者解释权力受限，是不符合此部分的伦理要求的。

4. C。解析：在医疗实践中，不伤害是在诊治、护理过程中不使患者的身心受到损伤。为预防对患者的蓄意伤害，或为使伤害减少到最低限度，对医务人员有以下要求：①培养为患者利益和健康着想的动机和意向，杜绝有意和责任伤害；②尽力提供最佳的诊治、护理手段，防范无意但却可知的伤害，把不可避免但可控的伤害控制在最低限度；③对有危险或有伤害的医护措施要进行评价，要选择利益大于危险或伤害的措施等。

5. A。解析：医务人员要尊重患者知情同意权和选择的权利。

三、B 型题

1. A。解析：在医疗实践中，不伤害是在诊治、护理过程中不使患者的身心受到损伤。

2. C。解析：此题用排除法。

3. B。解析：知情同意权由知情权和同意权两个密切相连的权利组成，知情权是同意权得以存在的前提和基础，同意权又是知情权的价值体现，强调患者的知情同意权，主要目的在于通过赋予医疗机构及其医务人员相应的告知义务，使患者在了解自己将面临的风险、付出的代价和可能取得的收益的基础上自由做出选择，从而维护患者的利益，改变患者相对弱势的地位。

4. D。解析：在医疗实践中，不伤害是在诊治、护理过程中不使患者的身心受到损伤。相反，如果实施的诊治、护理手段对患者造成了伤害，也就违背了不伤害原则。

5. B。解析：有利原则是医务人员的行为使患者受益而不会给他人带来太大的伤害等。

6. E。解析：尊重原则是指对患者的人格尊严及其自主性的尊重。

7. A。解析：儿童公共卫生服务的伦理要求包括：关爱儿童，树立对儿童终身负责的精神；细致入微，一丝不苟；精益求精，努力提高业务能力。

8. D。解析：老年人健康管理服务中的伦理要求包括：充分认识老年人的健康权利，积极开展老年人的健康管理工作；理解和尊重老年人；关心和帮助老年人。

9. B。解析：严重精神障碍患者健康管理服务中的伦理要求包括：尊重患者的人格和权利；同情和关怀患者；关心和帮助患者家属；培养认真负责的态度和奉献精神。

第三章　卫生法规

一、A1 型题

1. E。解析：《中医药条例》规定，中医医疗机构违反规定的，由县级以上地方人民政府负责中医药管理的部门责令限期改正；逾期不改正的，责令停业整顿，直至由原审批机关吊销其医疗机构执业许可证、取消其城镇职工基本医疗保险定点医疗机构资格，并对负有责任的主管人员和其他直接责任人员依法给予纪律处分。

2. D。解析：对于保障中医药事业的发展，其保障措施不包括西药的管理和保护。

3. C。解析：《中医药法》自 2017 年 7 月 1 日起施行。

4. D。解析：中医诊所违反《中医药法》的规定，超出备案范围开展医疗活动的，由所在地县级人民政府中医药主管部门责令改正，没收违法所得，并处一万元以上三万元以下罚款；情节严重的，责令停止执业活动。中医诊所被责令停止执业活动的，其直接负责的主管人员自处罚决定作出之日起五年内不得在医疗机构内从事管理工作。

5. C。解析：参见《执业医师法》第二十六条：医师应当如实向患者或者其家属介绍病情，但应注意避免对患者产生不利后果。第二十四条：对急危患者，医师应当采取紧急措施进行诊治；不得拒绝急救处置。第十六条：医师注册后有下列情形之一的，卫生行政部门应当注销注册，收回医师执业证书：①死亡或者被宣告失踪的……第二十三条：……医师不得出具与自己执业范围无关或者与执业类别不相符的医学证明文件。

  6. C。解析：医师在执业活动中享有的权利：①在注册的执业范围内，进行医学诊查、疾病调查、医学处置、出具相应的医学证明文件，选择合理的医疗、预防、保健方案；②按照国务院卫生行政部门规定的标准，获得与本人执业活动相当的医疗设备基本条件；③从事医学研究、学术交流，参加专业学术团体；④参加专业培训，接受继续医学教育；⑤在执业活动中，人格尊严、人身安全不受侵犯；⑥获取工资报酬和津贴，享受国家规定的福利待遇；⑦对所在机构的医疗、预防、保健工作和卫生行政部门的工作提出意见和建议。依法参与所在机构的民主管理。

  7. E。解析：中止医师执业活动2年以上以及不予注册的形式消失的，申请重新执业，应当依法重新注册。《医师执业注册暂行办法》规定，重新申请注册人员，应当首先到县级以上卫生行政部门指定的医疗、预防、保健机构或组织，接受3至6个月的培训，并经考核合格，方可依照相关规定重新申请执业注册。

  8. D。解析：医师在执业活动中履行下列义务：①遵守法律、法规，遵守技术操作规范；②树立敬业精神，遵守职业道德，履行医师职责，尽职尽责为患者服务；③关心、爱护、尊重患者，保护患者的隐私；④努力钻研业务，更新知识，提高专业技术水平；⑤宣传卫生保健知识，对患者进行健康教育。

  9. C。解析：同第6题。

  10. A。解析：医师在执业活动中，有下列行为之一的，由县级以上人民政府卫生行政部门给予警告或者责令暂停六个月以上一年以下执业活动，情节严重的，吊销其执业证书，构成犯罪的，依法追究其法律责任：①违反卫生行政规章制度或者技术操作规范，造成严重后果的；②由于不负责任延误急危患者的抢救和诊治，造成严重后果的；③造成医疗责任事故的；④未经亲自诊查、调查，签署诊断、治疗、流行病学等证明文件或者有关出生、死亡等证明文件的；⑤隐匿、伪造或者擅自销毁医学文书及有关资料的；⑥使用未经批准使用的药品、消毒药剂和医疗器械的；⑦不按照规定使用麻醉药品、医疗用毒性药品、精神药品和放射性药品的；⑧未经患者或者其家属同意，对患者进行实验性临床医疗的；⑨泄露患者隐私，造成严重后果的；⑩利用职务之便，索取、非法收受患者财物或者牟取其他不正当利益的；⑪发生自然灾害、传染病流行、突发重大伤亡事故以及其他严重威胁人民生命健康的紧急情况时，不服从卫生行政部门调遣的；⑫发生医疗事故或者发现传染病疫情，患者涉嫌伤害事件或者非正常死亡，不按照规定报告的。

  11. C。解析：同上题。

  12. A。解析：具有下列条件之一的，可以参加执业医师资格考试：①具有高等学校医学专业本科以上学历，在医师指导下，在医疗、预防、保健机构中试用期满1年的；②取得助理医师资格证书后，具有高等学校医学专科学历，在医疗、预防、保健机构中工作满2年；③具有中等专业学校医学专业学历，在医疗、预防、保健机构中工作满5年的。

  13. D。解析：同上题。

  14. E。解析：同上题。

  15. A。解析：取得医师资格的，可以向所在地县级以上人民政府卫生行政部门申请注册。

  16. D。解析：受理执业医师注册申请的卫生行政部门应当自收到申请之日起30日内，对申请人提交的材料进行审核，除有《执业医师法》规定的不予注册的情形外，准予注册，并发给由国务院卫生行政部门统一印制的医师执业证书。

17. E。解析：医师经注册后，可以在医疗、预防、保健机构中按照注册的执业地点、执业类别、执业范围执业，从事相应的医疗、预防、保健业务。

18. A。解析：未经医师注册取得执业证书的不得从事医师执业活动。注册的时限为两年。

19. C。解析：《执业医师法》第十五条：有下列情形之一的，不予注册：①不具有完全民事行为能力的；②因受刑事处罚，自刑罚执行完毕之日起至申请注册之日止不满二年的；③受吊销医师执业证书行政处罚，自处罚决定之日起至申请注册之日止不满二年的；④有国务院卫生行政部门规定不宜从事医疗、预防、保健业务的其他情形的。

受理申请的卫生行政部门对不符合条件不予注册的，应当自收到申请之日起三十日内书面通知申请人，并说明理由。申请人有异议的，可以自收到通知之日起十五日内，依法申请复议或者向人民法院提起诉讼。

20. C。解析：同上题。
21. E。解析：同上题。
22. C。解析：同上题。
23. E。解析：《执业医师法》第十三条：医师注册后有下列情形之一的，其所在的医疗、预防、保健机构应当在30日内报告注册主管部门，办理注销注册：①死亡或者被宣告失踪的；②受刑事处罚的；③受吊销《医师执业证书》行政处罚的；④因考核不合格，暂停执业活动期满，经培训后再次考核仍不合格的；⑤中止医师执业活动满二年的；⑥身体健康状况不适宜继续执业的；⑦有出借、出租、抵押、转让、涂改《医师执业证书》行为的；⑧卫生部规定不宜从事医疗、预防、保健业务的其他情形的。

注册主管部门对具有前款规定情形的，应当予以注销注册，收回《医师执业证书》。

24. C。解析：同上题。

25. E。解析：申请个体行医的执业医师，须经注册后在医疗、预防、保健机构中执业满五年，并按照国家有关规定办理审批手续。

26. E。解析：目前国家免疫规划的疫苗（即第一类疫苗）包括：麻疹疫苗、脊髓灰质炎疫苗、百白破联合疫苗、卡介苗、乙型肝炎疫苗（不包括成人预防用乙型肝炎疫苗）以及各省、自治区、直辖市人民政府增加的免费向公民提供的疫苗。甲肝疫苗属于第二类疫苗。

27. D。解析：预防接种异常反应，是指合格疫苗在实施规范接种过程中或者实施规范接种后造成机体组织、器官功能损害，相关各方均无过错的药品不良反应。

28. D。解析：儿童出生后1个月内，其监护人应当到儿童居住地承担预防接种工作的接种单位为其办理预防接种证。

29. E。解析：依据卫生部医院感染诊断标准（试行），下列情况不属于医院感染：①皮肤黏膜开放性伤口只有细菌定殖而无炎症表现；②由于创伤或非生物性因子刺激而产生的炎症表现；③新生儿经胎盘获得（出生后48小时内发病）的感染，如单纯疱疹、弓形体、水痘等；④患者原有的慢性感染在医院内急性发作。

30. B。解析：医院感染，是指住院病人在医院内获得的感染，包括在住院期间发生的感染和在医院内获得出院后发生的感染，但不包括入院前已开始或者入院时已处于潜伏期的感染。医院工作人员在医院内获得的感染也属医院感染。

31. A。解析：进入人体组织、无菌器官的医疗器械、器具和物品都必须达到灭菌水平，A是错误的。

32. B。解析：《医疗事故处理条例》规定，有下列情形之一的，不属于医疗事故：①在紧急情况下为抢救垂危患者生命而采取紧急医学措施造成不良后果的；

②在医疗活动中由于患者病情异常或者患者体质特殊而发生医疗意外的；③在现有医学科学技术条件下，发生无法预料或者不能防范的不良后果的；④无过错输血感染造成不良后果的；⑤因患方原因延误诊疗导致不良后果的；⑥因不可抗力造成不良后果的。

无过错输血感染造成不良后果才是确切说法。

33. E。解析：尸检应当经死者近亲属同意并签字。

34. C。解析：《医疗事故处理条例》规定，患者死亡，医患双方当事人不能确定死因或者对死因有异议的，应当在患者死亡后48小时内进行尸检；具备尸体冻存条件的，可以延长至7日。

35. E。解析：患者有权复印或者复制其门诊病历、住院志、体温单、医嘱单、化验单（检验报告）、医学影像检查资料、特殊检查同意书、手术同意书、手术及麻醉记录单、病理资料、护理记录以及国务院卫生行政部门规定的其他病历资料。

《医疗事故处理条例》规定，发生医疗事故争议时，死亡病例讨论记录、疑难病例讨论记录、上级医师查房记录、会诊意见、病程记录应当在医患双方在场的情况下封存和启封。这些是无权复印的。

36. D。解析：因抢救急危患者，未能及时书写病历的，有关医务人员应当在抢救结束后6小时内据实补记，并加以注明。

37. A。解析：施行手术、特殊检查，或者特殊治疗时，必需取得患者同意，并应当取得其家属或者关系人同意并签字；无法取得患者同意时，应当取得家属或者关系人同意并签字；无法取得患者意见时又无家属或者关系人在场，或者遇到其他特殊情况时，经治医师应当提出医疗处置方案，在取得医疗机构负责人或者被授权负责人员的批准后实施。

38. E。解析：未经医师（士）亲自诊查或亲自接产，医疗机构不得出具疾病诊断书、健康证明书或者死亡证明书等证明文件；未经医师（士）、助产人员亲自接产，医疗机构不得出具出生证明书或者死产报告书。

39. D。解析：工作人员上岗工作，必须佩带载有本人姓名、职务或者职称的标牌。

40. D。解析：参见《医疗机构管理条例》第三十一条：医疗机构对危重病人应当立即抢救。对限于设备或者技术条件不能诊治的病人，应当及时转诊。

41. C。解析：参见《医疗机构管理条例》第二十六条：医疗机构必须将《医疗机构执业许可证》、诊疗科目、诊疗时间和收费标准悬挂于明显处所。

42. C。解析：《医疗机构管理条例》第十五条：医疗机构执业，必须进行登记，领取《医疗机构执业许可证》。

43. B。解析：《医疗机构管理条例》第三十一条：医疗机构对危重病人应当立即抢救。对限于设备或者技术条件不能诊治的病人，应当及时转诊。

44. B。解析：盛装的医疗废物达到包装或容器的3/4时，应当使用有效的封口方式。

45. E。解析：自行处置医疗废物的，应当符合下列基本要求：①使用后的一次性医疗器具和容易致人损伤的医疗废物，应当消毒并做毁形处理；②能够焚烧的，应当及时焚烧；③不能焚烧的，消毒后集中填埋。故E是错误的。

46. B。解析：医疗废物暂时贮存的时间不得超过2天。

47. E。解析：发现严重不良反应的药品，国家及省级药监局可采取停止生产、销售、使用的紧急控制措施，并应当在5日内组织鉴定，自鉴定结论做出之日起15日内依法做出行政处理决定。

48. A。解析：假药：成分不符；非药品冒充药品；禁药；未批准（生产、进口、无批号）；变质、污染；超范围。

49. C。解析：乡村医生应当如实向

患者或者其家属介绍病情，对超出一般医疗服务范围或者限于医疗条件和技术水平不能诊治的病人，应当及时转诊；情况紧急不能转诊的，应当先行抢救并及时向有抢救条件的医疗卫生机构求助。故C是错误的。

50. A。解析：A属于乡村医生在执业活动中享有的权利。

《乡村医生从业管理条例》规定，乡村医生在执业活动中应当履行下列义务：①遵守法律、法规、规章和诊疗护理技术规范、常规；②树立敬业精神，遵守职业道德，履行乡村医生职责，为村民健康服务；③关心、爱护、尊重患者，保护患者的隐私；④努力钻研业务，更新知识，提高专业技术水平；⑤向村民宣传卫生保健知识，对患者进行健康教育。

51. E。解析：E项属于乡村医生在执业活动中履行的义务。

《乡村医生从业管理条例》规定，乡村医生在执业活动中享有下列权利：①进行一般医学处置，出具相应的医学证明；②参与医学经验交流，参加专业学术团体；③参加业务培训和教育；④在执业活动中，人格尊严、人身安全不受侵犯；⑤获取报酬；⑥对当地的预防、保健、医疗工作和卫生行政主管部门的工作提出意见和建议。

52. D。解析：医疗卫生机构对突发事件发生时的应急措施包括提供医疗救治、防止交叉感染和污染、采取医疗观察措施、依法报告。

53. C。解析：突发事件监测机构、医疗卫生机构和有关单位发现突发公共卫生事件，应当在2小时内向所在地县级人民政府卫生行政主管部门报告。

54. D。解析：突发公共卫生事件，是指突然发生，造成或者可能造成社会公众健康严重损害的重大传染病疫情、群体性不明原因疾病、重大食物和职业中毒以及其他严重影响公众健康的事件。

55. D。解析：D选项属于计划生育技术服务人员的法律责任而非国家机关工作人员的。

56. E。解析：《人口与计划生育法》规定，计划生育技术服务机构和从事计划生育技术服务的医疗、保健机构应当在各自的职责范围内，针对育龄人群开展人口与计划生育基础知识宣传教育，对已婚育龄妇女开展孕情检查、随访服务工作，承担计划生育、生殖保健的咨询、指导和技术服务。

57. A。解析：实行计划生育的夫妻免费使用国家发放的避孕药具。

58. C。解析：患者要求查阅、复制住院志、医嘱单、检验报告、手术及麻醉记录、病理资料、护理记录、医疗费用等病历资料的，医疗机构应当提供。

59. E。解析：《侵权责任法》规定医疗机构承担赔偿责任的情形包括：①未尽到说明义务；②未尽到与当时医疗水平相应的诊疗义务；③泄露患者隐私。

60. D。解析：《母婴保健法》规定，从事规定的遗传病诊断、产前诊断的人员，必须经过省、自治区、直辖市人民政府卫生行政部门的考核，并取得相应的合格证书。从事规定的婚前医学检查、施行结扎手术和终止妊娠手术的人员以及从事家庭接生的人员，必须经过县级以上地方人民政府卫生行政部门的考核，并取得相应的合格证书。

61. B。解析：《母婴保健法》规定，医疗保健机构依照规定开展婚前医学检查、遗传病诊断、产前诊断以及施行结扎手术和终止妊娠手术的，必须符合国务院卫生行政部门规定的条件和技术标准，并经县级以上地方人民政府卫生行政部门许可。

62. D。解析：《母婴保健法》第十四条规定，医疗保健机构应当为育龄妇女和孕产妇提供孕产期保健服务。

孕产期保健服务包括下列内容：①母婴保健指导：对孕育健康后代以及严重遗传性疾病和碘缺乏病等地方病的发病原因、治疗和预防方法提供医学意见；②孕妇、产妇保健：为孕妇、产妇提供卫生、营养、心理等方面的咨询和指导以及产前定期检查等医疗保健服务；③胎儿保健：为胎儿生长发育进行监护，提供咨询和医学指导；④新生儿保健：为新生儿生长发育、哺乳和护理提供医疗保健服务。

63. E。解析：受县级卫生行政部门委托，乡镇卫生院负责对辖区内村卫生室抗菌药物使用量、使用率等情况进行排名并予以公示，并向县级卫生行政部门报告。

64. A。解析：特殊使用级抗菌药物是指具有以下情形之一的抗菌药物：①具有明显或者严重不良反应，不宜随意使用的抗菌药物；②需要严格控制使用，避免细菌过快产生耐药的抗菌药物；③疗效、安全性方面的临床资料较少的抗菌药物；④价格昂贵的抗菌药物。故A是错误的。

65. A。解析：抗菌药物，是指治疗细菌、支原体、衣原体、立克次体、螺旋体、真菌等病原微生物所致感染性疾病病原的药物；不包括治疗结核病、寄生虫病和各种病毒所致感染性疾病的药物以及具有抗菌作用的中药制剂。

66. A。解析：精神障碍的住院治疗实行自愿原则。

67. B。解析：自愿住院治疗的精神障碍患者可以随时要求出院，医疗机构应当同意。

68. D。解析：《中华人民共和国精神卫生法》已由中华人民共和国第十一届全国人民代表大会常务委员会第二十九次会议于2012年10月26日通过，现予公布，自2013年5月1日起施行。

69. C。解析：为了发展精神卫生事业，规范精神卫生服务，维护精神障碍患者的合法权益，2012年10月26日第十一届全国人大常委会第29次会议通过了《中华人民共和国精神卫生法》，自2013年5月1日起施行。

70. B。解析：甲类传染病（2种）是指：鼠疫、霍乱。

71. B。解析：非典、炭疽中的肺炭疽和人感染高致病性禽流感这三种传染病虽然只被纳入乙类，但由于其传染性强、危害大，如果先要报批、公布才能实施，难免贻误时机，导致严重后果。因此法律特别授权，这三种乙类传染病可以直接采取甲类传染病的预防、控制措施。

72. A。解析：《传染病防治法》第四十二条规定，传染病暴发、流行时，县级以上地方人民政府应当立即组织力量，按照预防、控制预案进行防治，切断传染病的传播途径。

73. C。解析：国务院卫生行政部门主管全国传染病防治及其监督管理工作。县级以上地方人民政府卫生行政部门负责本行政区域内的传染病防治及其监督管理工作。县级以上人民政府其他部门在各自的职责范围内负责传染病防治工作。军队的传染病防治工作，依照《传染病防治法》和国家有关规定办理，由中国人民解放军卫生主管部门实施监督管理。

74. B。解析：《传染病防治法》规定的传染病分为甲类、乙类和丙类。

甲类传染病（2种）是指鼠疫、霍乱。

乙类传染病（26种）是指传染性非典型肺炎（严重急性呼吸综合征）、艾滋病、病毒性肝炎、脊髓灰质炎、人感染高致病性禽流感、甲型H1N1流感、麻疹、流行性出血热、狂犬病、流行性乙型脑炎、登革热、炭疽、细菌性和阿米巴性痢疾、肺结核、伤寒和副伤寒、流行性脑脊髓膜炎、百日咳、白喉、新生儿破伤风、猩红热、布鲁氏菌病、淋病、梅毒、钩端螺旋体病、血吸虫病、疟疾。

丙类传染病（11种）是指：流行性感冒、流行性腮腺炎、风疹、急性出血性结膜炎、麻风病、流行性和地方性斑疹伤寒、黑热病、包虫病、丝虫病，除霍乱、细菌性和阿米巴性痢疾、伤寒和副伤寒以外的感染性腹泻病、手足口病。

上述规定以外的其他传染病，根据其暴发、流行情况和危害程度，需要列入乙类、丙类传染病的，由国务院卫生行政部门决定并予以公布。

75. C。解析：同上题。

76. C。解析：《处方管理办法》第十九条规定，处方一般不得超过7日用量；急诊处方一般不得超过3日用量；对于某些慢性病、老年病或特殊情况，处方用量可适当延长，但医师应当注明理由。

77. B。解析：《处方管理办法》第十八条规定，处方开具当日有效。特殊情况下需延长有效期的，由开具处方的医师注明有效期限，但有效期最长不得超过3天。

78. A。解析：医师应当根据医疗、预防、保健需要，按照诊疗规范、药品说明书中的药品适应证、药理作用、用法、用量、禁忌、不良反应和注意事项等开具处方。开具医疗用毒性药品、放射性药品的处方应当严格遵守有关法律、法规和规章的规定。

79. B。解析：具有下列条件之一的，可以参加执业医师资格考试：①具有高等学校医学专业本科以上学历，在医师指导下，在医疗、预防、保健机构中试用期满1年的；②取得助理医师资格证书后，具有高等学校医学专科学历，在医疗、预防、保健机构中工作满2年；③具有中等专业学校医学专业学历，在医疗、预防、保健机构中工作满5年的。

二、A2 型题

1. B。解析：对考核不合格的医师，县级以上人民政府卫生行政部门可以责令其暂停执业活动3～6个月，并接受培训和继续医学教育，经考核仍不合格的，则注销注册，收回医师执业证书。

2. B。解析：同上题。

3. C。解析：医师注册后有下列情况之一的，其所在的医疗、预防、保健机构应当在30日内报注册主管部门备案：①调离、退休、退职；②被辞退、开除；③省级以上卫生行政部门规定不宜从事医疗、预防、保健业务的其他情形的。

4. C。解析：终止医师执业活动2年以上以及不予注册的形式消失的，申请重新执业，应当依法重新注册。《医师执业注册暂行办法》规定，重新申请注册人员，应当首先到县级以上卫生行政部门指定的医疗、预防、保健机构或组织，接受3至6个月的培训，并经考核合格，方可依照相关规定重新申请执业注册。

5. B。解析：根据《执业医师法》第十五条规定，有下列情形之一的，不予注册：①不具有完全民事行为能力的；②因受刑事处罚，自刑罚执行完毕之日起至申请注册之日止不满二年的；③受吊销医师执业证书行政处罚，自处罚决定之日起至申请注册之日止不满二年的；④有国务院卫生行政部门规定不宜从事医疗、预防、保健业务的其他情形的。

6. B。解析：同上题。

7. B。解析：依据《中华人民共和国执业医师法》相关规定，内容如下：

第九条规定，具有下列条件之一的，可以参加执业医师资格考试：①具有高等学校医学专业本科以上学历，在执业医师指导下，在医疗、预防、保健机构中试用期满一年的；②取得执业助理医师执业证书后，具有高等学校医学专科学历，在医疗、预防、保健机构中工作满二年；具有中等专业学校医学专业学历，在医疗、预防、保健机构中工作满五年的。

第十条规定，具有高等学校医学专科学历或者中等专业学校医学专业学历，在执业医师指导下，在医疗、预防、保健机构中试用期满一年的，可以参加执业助理医师资格考试。

8. B。解析：县级以上人民政府卫生行政部门应当制定医师培训计划，对医师进行多种形式的培训，为医师接受继续医学教育提供条件。

9. B。解析：取得助理医师资格证书后，具有中等专业学校医学专业学历，在医疗、预防、保健机构中工作满5年的，可以参加执业医师资格考试。

10. D。解析：医疗机构对危重病人应

当立即抢救。

11. D。解析：有下列情形之一的药品，按劣药论处：①未标明有效期或者更改有效期的；②不注明或者更改生产批号的；③超过有效期的；④直接接触药品的包装材料和容器未经批准的；⑤擅自添加着色剂、防腐剂、香料、矫味剂及辅料的；⑥其他不符合药品标准规定的。

12. A。解析：《传染病防治法》第四十六条规定，患甲类传染病、炭疽死亡的，应当将尸体立即进行卫生处理，就近火化。患其他传染病死亡的，必要时应当将尸体进行卫生处理后火化或者按照规定深埋。

第二部分　公共卫生

第一章　卫生管理与政策

一、A1 型题

1. B。解析：中医预防与养生保健的主要内容不包括精神病患者的康复指导。

2. C。解析：C 项属于中医预防与养生保健的服务方式内容，不属于基本原则。

3. A。解析：不包括卵巢癌。包含农村妇女乳腺癌、宫颈癌检查项目。

4. D。解析：急性病不属于重大公共卫生服务人群。

5. A。解析：一级预防是在疾病发生的危险因素已存在的情况下，预防疾病的发生，通过避免接触危险因素和提高抵抗疾病能力来实现，例如不吸烟、体育锻炼、接种疫苗、合理营养、健康的性生活等，是个人最佳的预防。

6. E。解析：社区诊断是借用临床诊断这个名词，运用社会学、人类学和流行病学的研究方法，通过一定的方式和手段，收集必要的资料，通过科学、客观的方法确定，并得到社区人群认可的该社区主要的公共卫生问题及其影响因素的一种调查研究方法。

7. D。解析：社区诊断可达到的目标：①明确社区存在的卫生问题；②明确优先解决的卫生问题及其涉及的范围和严重程度；③明确该优先的问题所涉及的目标人群及其有关特征；④明确优先问题的必需和辅助的原因；⑤获得有关组织或机构的支持和必需的资源。

8. D。解析：卫生服务的目的和任务决定了卫生计划的内容。一般来说，社区卫生服务的可持续性，应作为主要内容。例如，社区卫生服务体系和机构建设、卫生人力配置和全科医学教育、经济补偿机制的建立与配套政策、社区卫生资源的合理配置、社区卫生服务需求及其影响因素的控制、卫生管理信息现代化、社区卫生问题及其社区干预，以及形势分析中所提及的其他问题等。

9. B。解析：社区卫生服务是社区建设的重要组成部分，是在政府领导、社区参与、上级卫生机构指导下，以基层卫生机构为主体、全科医生为骨干，合理使用社区资源和适宜技术，以人的健康为中心、家庭为单位、社区为范围、需求为导向，以妇女、儿童、老年人、慢性病人、残疾人等为重点，以解决社区主要卫生问题，满足基本医疗卫生服务需求为目的，融预防、医疗、保健、康复、健康教育、计划生育技术指导等为一体的，有效的、经济的、方便的、综合的、连续的基层卫生服务。

10. E。解析：社区卫生服务是多方面的，本题全科医生协调整个医疗保健体系和社会其他力量，体现了社区卫生服务的协调性。

11. B。解析：二级预防指的是早期发现、早期诊断和早期治疗，防患于开端。常用的二级预防方法有筛检普查。

12. C。解析：社区经济状况不属于社区保健中社区诊断内容。

13. E。解析：第三级预防亦称康复治疗，是对疾病进入后期阶段的预防措施，此时机体对疾病已失去调节代偿能力，将出现伤残或死亡的结局。此时应采取对症治疗，减少痛苦、延长生命，并实施各种康复工作，力求病而不残，残而不废，促进康复。

14. B。解析：筛检属于三级预防中的第二级预防。

15. E。解析：乡（镇）卫生院按功能分为一般卫生院和中心卫生院。一般卫生院功能是提供预防、康复、保健、健康教育、基本医疗、中医、计划生育技术指导等综合服务，承担辖区内公共卫生管理和突发公共卫生事件的报告任务，负责对村级卫生组织的技术指导和村医的培训等。中心卫生院除具有一般卫生院的功能外，还是一定区域范围内的医疗服务和技术指导中心。

16. E。解析：第一级预防又称病因（发病前期）预防，是最积极的预防措施。其内容包括特殊预防、增进机体健康、改善生活和生产环境三个方面。第二级预防即临床前期（发病期）预防，即在疾病的临床前期做好早期发现、早期诊断、早期治疗（"三早"），从而使疾病能够得到尽早治愈而不致加重和发展。第三级预防又称临床（发病后期）预防。针对发病后期采取治疗措施，防止疾病恶化，预防并发症和病残。

17. B。解析：第一级预防又称病因（发病前期）预防，是最积极的预防措施。其内容包括特殊预防、增进机体健康、改善生活和生产环境三个方面。

18. D。解析：第三级预防又称临床（发病后期）预防。针对发病后期采取治疗措施，防止疾病恶化，预防并发症和病残，故D是错的。

19. A。解析：当前，影响人们健康的最主要因素是人们的行为生活方式。

20. E。解析：现今社会，慢性非传染病对人类健康的危害越来越大。

21. D。解析：社区诊断侧重于在病前进行健康干预，防止发生疾病，而临床诊断指发生疾病后去医院做出的诊断。

22. A。解析：早期诊断性试验灵敏度越高检出率越大。

23. E。解析：心脑血管疾病发病后给病人带来的伤害及治疗费用都是非常大的，阿司匹林能控制和预防这种疾病，减少发病率，并且用于预防的费用还非常低。所以，这项的疾病负担和费用效果都是最佳的。

24. C。解析：健康危险（度）评价（HRA）是利用现有的毒理学、流行病学及实验研究等最新成果，按一定准则，对有害环境因素作用于特定人群的有害健康效应（伤、残、病、出生缺陷、死亡等）进行综合定性与定量评价的过程。通常包括危害鉴定、暴露评价、剂量-反应关系评价及危险特征分析四个步骤。其结果不能用于预测病死率。

25. A。解析：社区卫生诊断的首要流程是设计准备，具体包括组织设计、技术设计、制订实施方案以及实施前的各项准备。

26. C。解析：三级预防策略：根据疾病发生发展过程以及健康决定因素的特点，把预防策略按等级分类，称为三级预防策略。

①第一级预防：是针对病因所采取的预防措施。它既包括针对健康个体的措施，也包括针对整个公众的社会措施。在第一级预防中，如果在疾病的因子还没有进入环境之前就采取预防性措施，则称为根本性预防。

②第二级预防：在疾病的临床前期做好早期发现、早期诊断、早期治疗的"三早"预防工作，以控制疾病的发展和恶化。对于传染病，除了"三早"，尚需做到疫情早报告及患者早隔离，即"五早"。

③第三级预防：对已患某些疾病者，

采取及时的、有效的治疗和康复措施，使患者尽量恢复生活和劳动能力，能参加社会活动并延长寿命。

三级预防措施的落实，可根据干预对象是群体或个体，分为社区预防服务和临床预防服务。社区预防服务是以社区为范围，以群体为对象开展的预防工作。临床预防服务是在临床场所，以个体为对象实施个体的预防干预措施。

27. C。解析：第一级预防：病因预防，是在无病期针对病因或致病因素所采取的预防措施，主要是消除或减少控制各种危害健康的因素，并采取增进健康的各种措施，以防止健康人群发病。如针对病因明确的传染病（预防接种）、职业病（改善劳动环境）和某些地方病（食盐加碘预防碘缺乏病）等。

28. C。解析：医疗保健体系：三级医疗——疑难危重症者；二级医疗——需专科照顾的病人；一级医疗——常见健康问题、高危人群、健康人群。

29. E。解析：确定优先解决问题的原则包括：问题的重要性（影响范围的大小），严重性（最危险的），群众关注程度，问题的常见性、发生频率、频率是否随时间有上升趋势（时间趋势），可防治性（对干预的敏感程度），社会、经济影响，可行性（技术、经济、人力、物质资源）。

30. E。解析：社区诊断的目的：①确定社区的主要公共卫生问题；②寻找造成这些公共卫生问题的可能原因和影响因素；③确定本社区卫生服务要解决的健康优先问题与干预重点人群及因素；④为社区卫生服务效果的评价提供基线数据。

31. A。解析：定期体检，见微知著的核心含义就是"早发现"，从细微的表现中发现重大疾病，以便于及时治疗，及时用药。

32. E。解析：两癌筛查属于重大公共卫生服务的内容，其他选项均是基本公共卫生服务内容，本题题眼是"基本"公共卫生工作服务，是我们乡镇医师平时经常从事的工作内容，对于我们陌生的内容，必定不属于"基本"公共卫生服务内容。

33. A。解析：所有疾病并不是都能治愈的。

34. C。解析：家庭医生团队为签约居民提供基本医疗、公共卫生和约定的健康管理服务。基本医疗服务涵盖常见病和多发病的中西医诊治、合理用药、就医路径指导和转诊预约等。公共卫生服务包括建立电子健康档案、优先预约就诊、转诊绿色通道、慢性病长处方、健康教育和健康促进、预防接种、重点疾病健康管理，以及儿童、老年人、孕产妇重点人群健康管理等服务。约定的健康管理服务包括健康评估、康复指导、家庭病床服务、家庭护理、远程健康监测以及特定人群和特殊疾病健康管理等服务。

35. E。解析：社区参与是实施初级卫生保健的基本原则，人人享有卫生保健的价值准则指包含 ABCD 这四项内容。

36. D。解析：以解决社区主要卫生问题、满足基本卫生服务要求为目的。

37. D。解析：社区卫生服务从以疾病为中心，转变为以人为中心的生物-心理-社会医学的全科医学模式。

38. E。解析：卫生部门在费用分配时应首先注意的是费用在各类部门间的配比。

39. D。解析：全科医疗是可及的、方便的基层医疗照顾，它对其服务对象应体现出地理上的接近、使用上的方便、关系上的亲切、结果上的有效以及价格上的合理等一系列使人易于利用的特点。

40. D。解析：与"卫生保健系统不健全"相对应的自我保健方式是个人参与、自助。

二、A2 型题

1. B。解析：一级预防：就是病因预防，比如环境改善、增强体质、免疫接种等；二级预防：就是临床前预防，在疾病的前期早发现、早诊断、早治疗，这样可以避免疾病加重，早治愈；三级预防：就是临床预防，对疾病及时有效的治疗，防止恶化，预防并发症，促进康复，延长寿命。

2. E。解析：造成颈-肩-腕综合征的直接原因就是长时间电脑前的强迫体位姿势，这属于不良作业方式。

三、A3/A4 型题

1. E。解析：吸烟史及肥胖均为冠心病的高发因素，所以应戒烟，适当运动，合理饮食。

2. A。解析：中年男性，经理职务，考虑平时饮食不健康，且有吸烟史，BMI 是与体内脂肪总量密切相关的指标，此人的 BMI 为 27.9，属于超重的行列，为心血管疾病的易发因素。

3. D。解析：BMI 指数（身体质量指数，简称体质指数，又称体重指数，英文为 Body Mass Index，简称 BMI），是用体重公斤数除以身高米数平方得出的数字，是目前国际上常用的衡量人体胖瘦程度以及是否健康的一个标准。计算得出该患者的 BMI 为 27.9，故选 D。

4. A。解析：改变不良行为和生活方式属于一级预防。

5. E。解析：E 项属于三级预防。

6. E。解析：社区卫生服务的对象包括健康人群、亚健康人群、患者、高危人群和重点保护人群。

7. D。解析：WHO 根据"生命的准备、生命的保护和晚年的生活质量"三个不同阶段，提出"健康新地平线"预防策略。

8. B。解析：一级预防又称病因预防，通过切断危害因素及病因，提高人群健康水平。

四、B 型题

1. D。解析：通过病例的筛查，早期发现，早期诊断，早期治疗，属于二级预防。

2. A。解析：以群体为对象，按照社区卫生原则，确定人群的健康问题，决定干预目标和策略，为社区人群提供综合性预防服务，属于群体预防。

3. C。解析：卫生资源利用效率指标包括每医生日门诊量、每医生日负担床位数、平均住院日、病床使用率、门诊次均费用、住院次均费用、平均处方费用、仪器设备年开机率、大型设备年时间利用率。

4. A。解析：预防保健等卫生服务利用常用"四苗"接种率，儿童、孕产妇系统保健覆盖率评价卫生服务利用。

第二章 卫生统计学和流行病学基础知识

一、A1 型题

1. C。解析：血小板数所得资料结果如果用具体数目（如 $10^9/L$）表示的，即为计量资料，但如果用"正常""异常"来表示结果的就不是计量资料；统计工作中最重要的是设计；样本不一定都有随机性，在我们的科研工作中是希望具有随机性；描述总体特征的指标称为参数，所以只有 C 是正确的。

2. D。解析：定量指标又叫数值变量，其特征是连续的，通常有衡量单位。

3. C。解析：定量资料是连续的，通常有度量衡单位。所以，细胞突变率（%）不是定量资料。

4. E。解析：统计设计、收集资料、整理资料和分析资料是统计工作的四个基本步骤。

5. E。解析：μ是总体的指标。

6. B。解析：统计分析一般包括统计设计、收集资料、整理资料和分析资料四个步骤，无论哪一步，均需要追求真实性，所以原始资料要正确最为重要。

7. D。解析：总体是根据研究目的确定的同质研究对象（或观察单位、个体）某种变量值的总和，所以，1998年某地正常成年男子的红细胞数的总体是该年该地的全部正常成年男子的红细胞数的集合。

8. C。解析：样本是从总体随机抽取的部分个体。随机抽取的意义在于使样本对总体具有代表性，所以样本是总体有代表性的部分。

9. A。解析：一般来说，一个基本的简单统计表有1个标题，2个标目，3条横线。

10. B。解析：统计表中，横标目是研究对象，列在表格左侧。

11. E。解析：一般放在统计表中的项目有横标目、纵标目、线条、数字，而备注一般不放在统计表中，一般位于表格下方。

12. C。解析：统计表的主语是指横标目，通常放在统计表的左侧。

13. E。解析：统计表通常由标题、标目、线条、数字和备注5部分组成，多采用3条线，即顶线、底线以及纵标目下横线，其他竖线和斜线一概省去，故选项E正确，选项A、B错误。统计表要求同一指标小数位数一致，位次对齐，故选项C错误。制作统计表要求重点突出，即一张表一般只表达一个中心内容，尽量避免把过多的内容放在同一张表里，故选项D错误。

14. C。解析：若X值的均数等于7，则X+3的均数等于10。

15. C。解析：原始数据都变为k倍，则均数亦同样变为k倍。

16. A。解析：若资料呈偏态分布，当某指标过高异常时，其95%参考值范围单侧上限为P_{95}。

17. A。解析：医学参考值范围是指大多数"正常人"的人体形态、功能和代谢产物等各种生理、生化指标的波动范围，所谓"正常人"不是指完全健康的人，而是指排除了影响所研究指标的疾病和有关因素的同质人群。

18. A。解析：算术平均数简称均数，均数适用于描述单峰对称分布资料，特别是正态分布或近似正态分布资料的集中位置。

19. D。解析：对称分布是指集中位置在中间，左右两侧的频数基本对称。偏态分布，又称不对称型分布，指频数分布不对称，集中位置偏向一侧。若集中位置偏向数值较小的一侧，称为正偏态；若集中位置偏向数值较大的一侧，称为负偏态。

20. C。解析：从频数表便于观察离群值和异常值，还可以看出频数分布的两个重要特征：集中趋势和离散趋势。平均值不能通过观察得出，需要进行计算，所以C选项的说法是错误的。

21. E。解析：流行病学的概念是研究人群中疾病与健康状况的分布及其影响因素，并研究防制疾病及促进健康的策略和措施的科学。

22. B。解析：流行病学的研究对象是一个群体，研究的内容包括疾病、伤害和健康。

23. C。解析：流行病学的研究对象是人群，包括各型病人和健康人，可以小到一个家庭，大到全人类。

24. A。解析：流行病学的概念是研究人群中疾病与健康状况的分布及其影响因素，并研究防治疾病的策略和措施的科学。流行病学的研究对象是一个群体，研究的内容包括疾病、伤害和健康。

25. B。解析：流行病学的着眼点是一个国家或一个地区的人群健康状况，它所关心的通常是人群中的大多数，而不仅仅注意个体的健康状况。

26. E。解析：流行病学是从以传染病为主要研究对象发展过来的，目前已经扩大到所有的疾病和健康状态，包括疾病、伤害和健康三个层次。疾病包括传染病、寄生虫病、地方病和非传染病等一切疾病，伤害包括意外、残疾、弱智等，健康状态包括身体生理生化的各种功能状态、疾病前状态和长寿。

27. A。解析：流行病学首要任务是要揭示人群中疾病流行与相关健康状况分布情况，基本上是描述性工作，这由描述性流行病学来完成。

28. B。解析：流行病学任务分三个阶段：第一阶段的任务是"揭示现象"，即揭示流行（主要是传染病）或分布（其他疾病、伤害与健康）的现象。第二阶段为"找出原因"，即从分析现象入手找出流行与分布的规律与原因。第三阶段为"提供措施"，即合理利用前两阶段的结果，导出预防或处置的策略与措施。

29. B。解析：疾病的时间分布通常包括短期波动、季节性、周期性和长期变异，流行是描述疾病流行强度的指标。

30. C。解析：普查是为了解某病的患病率或健康状况，于一定时间内对一定范围的人群中每一个成员所做的调查，因此对高血压的普查，可计算当地高血压的患病率。罹患率指标常适用于局部地区疾病的暴发，或食物中毒、传染病暴发等情况；发病率表示一定时期内、一定人群中某病新病例出现的频率，观察的时间单位通常是以年为单位；续发率指在某些传染病最短潜伏期到最长潜伏期之间，易感接触者中发病的人数占所有易感接触者总数的百分率；病死率通常用于急性传染病，较少用于慢性病。

31. A。解析：描述流行病学定义——利用现有的资料或调查的资料，包括实验室检查结果，描述疾病或健康状况在不同地区、时间及人群中的分布特征（三间分布），为进一步开展分析流行病学提供病因或流行因素的线索，即提出假设。

32. A。解析：所谓疾病的三间分布是指时间分布、地区分布和人群分布。传染病流行病学旨在研究人群中传染病的发生、发展和传播规律，探索传染病的临床识别标志，评价影响传染病流行的因素，提出预防和控制传染病流行的措施和策略，有效地控制和消灭传染病。对疾病的三间分布可做出具体的描述。

33. A。解析：病死率是指患疾病的人中的死亡强度；患病率是某特定时间内总人口中曾患有某病病例所占的比例；死亡率是在总人群中特定疾病的死亡强度；发病率是指在一定时间内，某病新病例出现的频率。

34. A。解析：疾病流行强度有散发、暴发、流行。

35. C。解析：我国最基本、最主要的疾病监测系统是法定传染病报告系统。
监测的主要传染病有：①检疫传染病：鼠疫、霍乱、黄热病。②监测传染病：流行性斑疹伤寒、流行性回归热、疟疾、脊髓灰质炎、登革热、流行性感冒。③禁止外国人入境的疾病：严重精神病、传染性肺结核病或者有可能对公共卫生造成重大危害的其他传染病。④禁止从事食品、饮用水工作的疾病：痢疾、伤寒、病毒性肝炎、活动性肺结核、化脓性或渗出性皮肤病。⑤《中华人民共和国传染病防治法》中规定的传染病。⑥国家质检总局和卫生行政部门指定的其他传染病。

36. A。解析：疾病监测是指长期、连续、系统地收集疾病的动态分布及其影响因素的资料，经过分析将信息上报和反馈，传达给所有应当知道的人，以便及时采取干预措施并评价其效果。疾病监测既是预防和控制疾病的重要对策，也是很具体的重要措施。疾病监测本身是客观地收集资料，属于观察性研究；同时它又不建立假设和检验假设，不属于分析性研究。实验性研究要有干预措施；理论性研究是利用数学模型表达疾病的规律；生态学研究是同时收集疾病和因素的资料，然后进行相关分析。因此，疾病监测属于描述性研究。

37. E。解析：E选项为第二级预防的内容。

38. E。解析：公共卫生监测的种类与内容如下：

传染病监测	疾病的发生和诊断、病例三间分布的动态变化、人群免疫水平的血清学监测、病原体、动物宿主和媒介昆虫
慢性非传染病监测	恶性肿瘤、心脑血管病、糖尿病、出生缺陷
死因监测	人群的死亡率和死因分布
症状监测	流感监测、发热监测、胃肠监测
行为危险因素监测	公共卫生事件原因的监测
其他公共卫生监测	环境监测、食品卫生监测、学校卫生监测

39. C。解析：粗出生率与粗死亡率计算公式的分母相同，都是"某年的平均人口数"。所以答案选C。

40. E。解析：粗出生率是反映人口生育状况的统计指标，而非"精确"。

41. C。解析：死亡率的分母为某年平均人口数，分子为同年内死亡总数，从本资料只能得知少年儿童人口数增加，故死亡率的大小变化无法确定，选项A、B、E均不正确。出生率的分母为某年平均人口数，分子为同年内活产总数，从本资料得知少年儿童人口数增加，故未来的出生率增加，故选项C正确。

42. B。解析：自然增长率是粗出生率与粗死亡率之差。

43. C。解析：病例对照研究属于分析性研究。

二、A2型题

1. A。解析：病率呈历年一般水平，各病例间在发生时间和地点方面无明显联系，表现为散在发生，俗称散发。

2. E。解析：患病率指某一时点每1000人中患某种疾病的人数，某一段时期内某一特定风险人群发生某病的比率，调查时期常为1年；风险人群专指未患过该病因而缺乏特异抵抗力而有患该病风险的人群。

3. E。解析：流行即超过历年散发发病率。

4. B。解析：发病率是指一定期间内，一定人群中（同时期平均人口数）某病新发生的病例出现的频率。患病率是指某特定时间内一定人群（同时期平均人口数）中某病新旧病例所占的比例。死亡率是指一定期间内，一定人群中，死于某病（或死于所有原因）的频率。病死率是指一定时期内，患某病的全部患者中因该病死亡者所占的比例。

5. B。解析：暴发是指在一个局部地区或集体单位中，短时间内突然发生很多症状相同的病人。这些病人多有相同的传染源或传播途径。大多数病人常同时出现在该病的最短和最长潜伏期之间。

6. B。解析：疾病监测是长期、连续、系统地收集、分析、解释、反馈及利用疾病信息的过程，可了解疾病的流行趋势及其影响因素，为决策者提供决策依据。

7. C。解析：该市的粗死亡率为2000/200000。

8. B。解析：本研究没有根据暴露或疾病状态设立对照组，没有进行干预，以个体为单位，故排除其他选项，答案选B。

9. E。解析：生态学研究是描述性研究的一种类型。它是在群体的水平上研究某种因素与疾病之间的关系，以群体为观察和分析的单位，通过描述不同人群中某因素的暴露状况与疾病的频率，分析该暴露因素与疾病之间的关系。疾病测量的指标可以是发病率、死亡率等；暴露也可以用一定的指标来测量，例如各个地区人群的烟草消耗量可以从烟草局等有关部门获得。

10. B。解析：生态学研究的特点是在群体的水平上研究某种暴露因素与疾病之间的关系，以群体为观察和分析的单位。生态学研究通过描述不同人群中某因素的暴露状况与疾病的频率，分析该暴露因素与疾病之间的关系。

三、B 型题

1. E。解析：原始数据是统计工作的基本依据，及时、准确、完整地收集足够数量的原始数据是收集资料的基本原则。

2. A。解析：统计工作的前提和基础是及时收集完整、准确的资料。

3. D。解析：统计工作的基本步骤是设计、收集资料、整理资料、分析资料。

4. A。解析：病例-对照研究属于分析性研究，以是否患病作为分组原则。

5. C。解析：流行病学研究分为描述性研究、分析性研究和实验性研究。流行病学实验研究是将研究对象随机分为实验组和对照组。

6. E。解析：现况调查属于描述性研究，通常用于描述疾病或健康状况的三间分布状况。

7. B。解析：队列研究也属于分析性研究，以是否暴露于某因素作为分组原则。

8. B。解析：研究的首要工作是做科研设计。

9. A。解析：病例对照研究亦称回顾性研究，是以现在确诊的患有某特定疾病的病人为病例，以不患有该病但具有可比性的个体作为对照，通过询问、实验室检查或复查病史，搜集既往各种可疑致病因素的暴露史，测量并比较病例组和对照组中各种因素的暴露比例。

第三章　健康教育与健康促进

一、A1 型题

1. D。解析：有规律中等强度的有氧耐力运动是预防高血压风险的良好方法之一。

2. A。解析：叶酸有助于胎儿神经系统发育，建议准备怀孕的妇女在孕前3个月和早孕3个月连续每日服用0.4mg叶酸。

3. E。解析：艾滋病健康教育的目标人群为：①艾滋病病毒感染者、艾滋病患者；②高危人群，一般指卖淫嫖娼者、吸毒者、同性恋者、受劳动教养的人员以及性病患者、艾滋病病毒感染者和艾滋病患者的亲属；③重点人群，指年轻人、流动人口、宾馆或服务行业人员、长途汽车司机；其余则属一般人群。

4. B。解析：艾滋病主要是通过性传播、血液传播和母婴传播。不能通过消化道进行传播，所以不需要进行消化道传播的预防教育。

5. D。解析：烟草中有害成分主要包

括尼古丁、焦油、潜在性致癌物、一氧化碳和烟尘。

6. C。解析：健康教育是指通过信息传播和行为干预，帮助个人和群体掌握卫生保健知识，树立健康观念，自愿采取有利于健康的行为和生活方式的教育活动。

7. B。解析：影响健康的四大因素不包括资源因素。

8. E。解析：健康教育的核心是帮助人们建立健康行为和生活方式，它追求的是"知-信-行"的统一，知识是基础，信念是动力，行为是目标。

9. A。解析：健康教育是以传播、教育、干预为手段，以帮助个体和群体改变不健康行为和建立健康行为为目标，以促进健康为目的所进行的系列活动及其过程。因此健康教育的对象是全体人群。

10. A。解析：健康教育的常用方式：讲座、小组讨论、同伴教育、演示/示范、门诊个体健康教育、入户健康教育、电话和网络咨询。而标语属于健康教育材料的一种形式。

11. C。解析：健康教育处方适用于门诊病人，住院病人出院指导和社区健康教育。

二、A2型题

1. C。解析：危险行为包括有不良生活方式与习惯、致病行为模式、不良疾病行为和违反社会法律、道德的危害健康行为，其中讳疾忌医、疑病行为、瞒病行为都属于不良疾病行为。

2. D。解析：因为已经引起群众重视了，但还不了解，所以此时最重要的就是让群众去了解，进行知识的普及教育。

第四章 传染病及突发公共卫生事件

一、A1型题

1. B。解析：B选项正确的说法是体温超过37.5℃，有腋下淋巴结肿大的小儿不宜接种。其他选项都是正确的。

2. C。解析：2007年在十届全国人大五次会议上提出的"扩大国家免疫规划范围，将甲肝、流脑等15种可以通过接种疫苗有效预防的传染病纳入国家免疫规划"。

3. E。解析：减毒活疫苗是用弱毒但免疫原性强的病原微生物及其代谢产物，经培养繁殖，或接种于动物、鸡胚、组织、细胞生长繁殖后制成的疫苗。目前使用的减毒活疫苗有：卡介苗、脊髓灰质炎、麻疹、风疹、腮腺炎、甲型肝炎、乙脑等活疫苗。

4. C。解析：皮下注射时，应使针头斜面向上与皮肤呈30°～40°角进针。

5. A。解析：臀大肌注射，患者可取侧卧位，上腿伸直，下腿屈曲；取或俯卧位，足尖相对，足跟分开；或取坐位，注射侧大腿伸直放松，使臀部肌肉放松。

6. E。解析：卡介苗是一种经过人工培养的无毒牛型结核杆菌悬液制剂减毒活疫苗，无致病性，有免疫原性。接种后可以替代结核杆菌的初次感染而获得特异性细胞免疫。

7. D。解析：预防接种是根据疾病预防控制规划，利用疫苗，按照国家规定的免疫程序，由合格的接种技术人员，给适宜的接种对象进行接种，提高人群免疫水平，以达到预防和控制疫苗针对传染病发生和流行的目的。

8. A。解析：百白破三联疫苗，由百日咳疫苗、白喉类毒素及破伤风类毒素制成。

9. E。解析：紫外线消毒灯有下述几种：①普通直管热阴极低压汞紫外线消毒灯：灯管采用石英玻璃或其他对紫外线透过率高的玻璃制成，功率为40W、30W、20W、15W等。②高强度紫外线消毒灯：功率30W灯。

10. A。解析：林丹的防治对象为室内灭蚊、蝇、臭虫、滋生地灭蛆。

11. D。解析：乙醇皮肤消毒，将消毒剂均匀喷雾于物体表面，使其保持湿润或擦拭物体表面2遍，作用3分钟。

12. C。解析：有机磷类杀虫剂：敌敌畏、敌敌畏钙、二溴磷、马拉硫磷、倍硫磷、辛硫磷、双硫磷、杀螟松、地亚农、皮蝇磷、毒死蜱、蝇毒磷、蝇硫磷等。

13. D。解析：疫点随时消毒要求"三分开""六消毒"。三分开：分住室、分饮食、分生活用具。六消毒：消毒分泌物或排泄物、生活用具、双手、衣服被单、患者居室、生活污水污物。

14. A。解析：餐具消毒首选煮沸消毒15～30分钟。

15. E。解析：传染源、传播途径和易感者是传染病流行的三个基本环节，任何一个环节的变化都可能影响传染病的流行和消长。然而，三个环节中的每一个环节本身以及它们之间的连接都受到自然因素和社会因素的影响和制约。

16. B。解析：潜伏性感染指病原体侵入机体至最早出现临床症状的这段时间，病原体长期潜伏于机体内，一旦人体免疫功能下降，就可能引起显性感染，如单纯疱疹、带状疱疹、疟疾、结核等。潜伏性感染一般不排出病原体，因此与病原携带状态不同。

17. C。解析：一般构成流行过程必须具备传染源、传播途径和易感人群三个基本环节。

18. A。解析：传染过程是指病原体进入宿主机体后，与机体相互作用、相互斗争的过程，亦即传染发生、发展直至结束的整个过程。所以传染过程必备的因素为病原体和宿主（易感机体）。

19. B。解析：感染病原体后是否发病，主要取决于人体的抗病能力。

20. A。解析：可引起人群易感性降低的主要因素包括：①计划免疫：预防接种可提高人群对传染病的特异性免疫力，是降低人群易感性的重要措施。预防接种必须按程序规范实施。②传染病流行：一次传染病流行后，有相当一部分人因发病或隐性感染而获得免疫，但其免疫力持续时间因病种而定。

21. D。解析：疫源地消灭必须具备三个条件：①传染源已被移走（住院或死亡）或不再排出病原体（治愈）；②通过各种措施消灭了传染源排于外环境的病原体；③所有的易感接触者，经过该病最长潜伏期而未出现新病例或证明未受感染。

22. B。解析：流行性感冒属于丙类传染病，其他选项都属于乙类传染病。

23. E。解析：早期诊断能够及时发现传染病，在第一时间内采取有效预防措施，有助于防止传染病的传播。

24. C。解析：根据《中华人民共和国传染病防治》及国家卫生和计划生育委员会相关法律法规规定，法定传染病分甲类、乙类和丙类共39种。

25. E。解析：传染病的预防主要包括加强健康教育、人群免疫、身体锻炼及改善卫生条件等。

26. D。解析：根据传染病防治法，甲类传染病是指鼠疫、霍乱。

27. D。解析：卫生行政部门在接到突发公共卫生事件报告后，应在2小时内向同级人民政府报告。

28. B。解析：流行性腮腺炎是指一周

内，同一学校、幼儿园等集体单位中发生10例及以上流行性腮腺炎病例。

29. C。解析：根据突发公共卫生事件性质、危害程度、设计范围，将突发公共卫生事件划分为特别重大、重大、较大和一般四级。

30. E。解析：报告内容包括事件名称、类别，发生时间、地点、涉及的地域范围，发病及死亡人数、年龄、性别、职业分布，主要症状、体征，可能的原因，已经采取的措施，事件的发展趋势等。

第五章 居民健康管理

一、A1型题

1. C。解析：随访内容包括：①确定督导人员：优先为医务人员，也可为患者家属。②对患者的居住环境进行评估。③对患者及家属进行结核病防治知识宣传教育。④告诉患者出现病情加重、严重不良反应、并发症等异常情况时，要及时就诊。⑤若72小时内2次访视均未见到患者，则将访视结果向上级专业机构报告。

2. A。解析：慢性咳嗽、咳痰≥2周，咯血、血痰，或发热、盗汗、胸痛或不明原因消瘦等属于肺结核的可疑症状。

3. D。解析：结核病患者对出现药物不良反应、并发症或合并症的患者，要立即转诊，2周内随访。

4. A。解析：病情不稳定是指危险性3～5级，或者患者的精神症状、自知力、社会功能状况、躯体状态等多方面均较差，如存在明显的精神病性症状、自知力缺乏、有急性药物不良反应或严重躯体疾病。

5. D。解析：危险性评估共分为6级。
①0级：无符合以下1～5级中的任何行为。
②1级：口头威胁，喊叫，但没有打砸行为。强调危险性仅限口头，无具体的攻击行为。
③2级：打砸行为，局限在家里，针对财物，能被劝说制止。重点在患者虽然有攻击行为，但仅在自己家中，未到公共场合，同时仅针对财物，未攻击人。
④3级：明显打砸行为，不分场合，针对财物，不能接受劝说而停止。重点在患者的攻击行为已经发生在家庭以外的场合，同时劝说无效。
⑤4级：持续的打砸行为，不分场合，针对财物或人，不能接受劝说而停止。包括自伤、自杀。伤害自身的行为均属于危险性4级。
⑥5级：持管制性危险武器的针对人的任何暴力行为，或者纵火、爆炸等行为，无论在家里还是公共场合。如患者发生持械伤害他人的行为，即使在家中、针对家人，同样属于危险性5级。

6. D。解析：严重精神障碍患者的服务对象应为辖区常住患者，即在本辖区内有固定居所，并且连续居住半年以上，不论是否具有辖区户籍。固定居所包括家庭、疗养院、养老院、护理院等康复与照料机构等，但不包括精神专科医院和综合医院。

7. B。解析：基本公共卫生服务中所指的严重精神障碍，是指临床表现有幻觉、妄想、严重思维障碍、行为紊乱等精神病性症状，且患者社会生活能力严重受损的一组精神疾病。具体包括精神分裂症、分裂情感性障碍、偏执性精神病、双相障碍、癫痫所致精神障碍、精神发育迟滞伴发精神障碍等6种精神疾病。

8. E。解析：孕早期是指孕13周之前的妊娠。孕早期保健至少1次。孕早期保健的主要目的是确定宫内妊娠及孕周，全面评价孕妇与胎儿健康状况，筛查不宜妊娠者，提供孕产期保健指导。

9. B。解析：我国采用的围生期是妊娠满28周到产后1周。

10. E。解析：本题问的是"最不准确"，体重是最不准确的，它受孕妇的营养状况、进食量等影响很大。自觉胎动虽然是主观感觉，但它也是推断预产期的方法之一，D与E相比，最佳答案是E。

11. D。解析：产后3~4天的低热称为泌乳热，是正常的生理现象。乳胀时首选频繁哺乳、排空乳房。

12. E。解析：产褥期保健的目的是防止产后出血、感染等并发症的发生，促进产后生理功能恢复。产褥期保健包括适当活动及做产后健身操、计划生育指导、产后检查，包括产后访视和产后健康检查，产妇应于产后6周去医院做产后健康检查。

13. E。解析：从确诊早孕时开始建立孕产妇系统保健手册，系统管理直至产褥期结束（产后满6周），为的是降低孕产妇死亡率和病残儿出生率。手册应记录每次产前检查时的结果及处理情况，在医院住院分娩时必须交出保健手册，出院时需将住院分娩及产后母婴情况填写完整后将手册交还给产妇，由产妇交至居住的基层医疗保健组织，以便进行产后访视（共2次，产后3~7天、产后28日），访视结束将保健手册汇交至县、区妇幼保健所进行详细的统计分析。

14. A。解析：晚期产后出血的病因：①胎盘、胎膜残留，蜕膜残留——最常见；②子宫胎盘附着面感染或复旧不全；③剖宫产术后子宫伤口裂开；④产后子宫滋养细胞肿瘤、子宫黏膜下肌瘤。

15. C。解析：子宫增大：腹部检查时见增大子宫，子宫底高度因孕妇的脐耻间距离、胎儿发育情况、羊水量、单胎、多胎等而产生差异。不同孕周的子宫底增长速度不同，妊娠20~24周时增长速度较快，平均每周增长1.6cm，而36~40周增长速度减慢，平均每周增长0.25cm。正常情况下子宫高度在妊娠36周时最高，而后略有下降。

16. A。解析：心脏病产妇胎儿娩出后，为防止腹压突然降低，产生回心血量突然降低，加重心衰，临床上一般腹部放置沙袋处理。

B项麦角新碱适应证：①主要用在产后或流产后预防和治疗由于子宫收缩无力或缩复不良所致的子宫出血；②用于产后子宫复原不全，加速子宫复原。

C项产后应卧床休息两周，有心衰者应酌情延长。

D项心脏病产妇应在产程开始后即应给予抗生素预防感染，而不是在胎儿娩出后。

E项绝育手术只适用于不宜再妊娠的心脏病孕产妇，并不是所有的心脏病孕产妇。

17. D。解析：正确的措施应该是：新生儿接受主动和被动免疫，不需要隔离，但应避免与母亲接触传染。

18. B。解析：胎儿期自妊娠第3个月初直至妊娠终止，器官的分化已基本完成。随着妊娠月数的增加，对致畸的敏感性则逐渐下降，即使受有害因素的影响，一般都不引起畸胎。但此时期内生殖器官的分化尚未完成，中枢神经系统仍在继续分化，因此仍有可能出现形态学异常。所以当受到有害因素影响时，仍可导致生理功能缺陷及发育迟缓。出生时常为低体重儿或出生后行为发生异常。

19. D。解析：产妇产褥期保健要点：

①预防产后出血,产后出血是引起产妇死亡的主要原因,必须加强防治。②卫生指导为了预防感染。产褥期保健主要是针对母亲。

20. D。解析:孕中期保健指导包括提供营养、心理及卫生指导,告知产前筛查及产前诊断的重要性等。提倡适量运动,预防及纠正贫血。有口腔疾病的孕妇,建议到口腔科治疗。

21. A。解析:婴儿期来自母体的免疫抗体逐渐消失,自身免疫系统尚未完全成熟,易患传染病和感染性疾病。保健重点在于提倡母乳喂养、指导及时合理添加辅食、实施预防接种和预防感染、指导适宜心理发育的养育方法、早期各类发育迟缓与残疾筛查和早期干预。良好生活习惯培养和心理卫生的养成需要从此期开始。

22. B。解析:学龄前儿童的保健要点:①合理膳食:供给平衡膳食,养成良好饮食习惯;②学前教育:通过游戏培养学习能力,分辨是非的能力,品格毅力,培养、发展儿童的好奇心与探索精神,并要注意培养健康的儿童心理;③合理安排日常活动;④定期健康检查:加强口腔、眼保健,以预防龋齿,矫治视力不良;⑤预防疾病和意外事故。

23. C。解析:此时期神经精神发育迅速,语言、动作能力明显,因此应加强动作、语言的训练。活动增多,易发生意外。应定期体检,防止营养缺乏、预防龋齿。

24. C。解析:自出生后脐带结扎起到生后28天称为新生儿期。此期在生长发育和疾病方面具有其特殊性,生理调节和适应能力不够完善,发病率及死亡率与其他阶段相比均较高。对新生儿进行入户访视的目的是宣传普及科学育儿知识,指导家长做好新生儿喂养、护理及疾病预防工作,降低患病率和死亡率。正常足月新生儿访视次数不少于2次。首次访视应在出院后7日之内进行,如发现问题应酌情增加访视次数,必要时转诊。

25. A。解析:青春期又称为少年期,

中学学龄期,从第二性征出现到生殖功能基本发育成熟、身高停止增长的时期称为青春期。特点:①是第二个体格生长高峰,身高增长显著加速;②第二性征及生殖系统迅速发育并逐渐成熟,性别差异明显;③至本期末各系统发育成熟,体格生长停止;④青春期发育存在明显个体差异及种族差异,可相差达2~4年;⑤发病率低,但可出现心理、生理、行为问题及神经内分泌紊乱性疾病。其中最显著最有特征性的特点是第二性征及生殖系统迅速发育并逐渐成熟,性别差异明显。

26. D。解析:从受精卵形成到胎儿娩出前,称为胎儿期。胎儿的周龄即为胎龄,正常孕期约为40周。

27. C。解析:自胎儿娩出至生后28天,属于婴儿期的一个阶段。此期在生长发育和疾病方面具有其特殊性,发病率及死亡率与其他阶段相比均较高。

28. D。解析:新生儿期是自胎儿娩出脐带结扎开始至生后28天内,此期实际包含在婴儿期之内。特点:①是人类独立生活的开始阶段。②新生儿机体发育尚未成熟,适应外界环境的能力较差。③发病率及死亡率高,尤以早期新生儿(第一周新生儿)最高。应加强护理,注意保暖,细心喂养,预防各种感染。

29. C。解析:食物优质蛋白含量最高的为大豆,其次为肉类。

30. E。解析:合理营养的基本原则:能供给食用者必需的热量和各种营养素;各种营养素间的比例均衡,可维持和调节各种生理活动,适应各种环境和条件下的机体需要;食物的储存,加工烹调合理;食物应对人体无毒害;膳食制度合理,一日三餐定时定量,且热量分配比例适宜。

31. E。解析:老年人要合理选择用药,补药也需要合理选择,不能滥用。

32. A。解析:老年人运动要注意运动强度,心脏能否供应充足的血液。

33. A。解析:脉搏在运动后30分钟即恢复正常速度不是运动适量的衡量标准。

34. C。解析：在帮助老年人戒烟的健康教育项目中，不应该采用认同的方法。

35. A。解析：记忆性试题。老人生活能力评定用生活能力量表。

36. B。解析：人体的老化使脏器组织中细胞数量减少，表现不同程度的萎缩，特别突出表现为肌肉组织的重量减少而出现肌肉萎缩。

37. A。解析：老年人口系数为反映人口老龄化的主要指标，WHO建议，按照60岁以上老年人口系数达到10%以上为老年型社会。

38. C。解析：随着年龄增大，最主要的器官生理功能老化过程是器官储备功能下降。

39. E。解析：脂肪与肌肉的比值下降与老年人对药物的反应无关。

40. C。解析：由于老年人促进蛋白质合成的激素如雄激素、生长激素等分泌减少，体内分泌代谢大于合成代谢，基础代谢率下降15%～20%。

41. A。解析：老年人发生药物不良反应的常见原因包括：诊断、治疗不正确，处方过大，长期用药管理不当，未严格遵从医嘱，因老年人记忆力差，吃错药的事时有发生。

42. D。解析：按揉四神聪穴具有醒神益智的作用。按揉足三里穴具有健脾益胃、强壮体质的作用。按揉迎香穴具有宣通鼻窍的作用。摩腹具有改善脾胃功能，促进消化吸收的作用。捏脊具有消食积、健脾胃、通经络的作用。

43. A。解析：在儿童6、12月龄时，向家长传授摩腹和捏脊的方法；在18、24月龄时，向家长传授按揉迎香、足三里穴的方法；在30、36月龄时，向家长传授按揉四神聪穴的方法。

44. D。解析：痰湿质（E型）。

总体特征：痰湿凝聚，以形体肥胖、腹部肥满、口黏苔腻等痰湿表现为主要特征。

形体特征：体形肥胖，腹部肥满松软。

常见表现：面部皮肤油脂较多，多汗且黏，胸闷，痰多，口黏腻或甜，喜食肥甘甜黏，苔腻，脉滑。

发病倾向：易患消渴、中风、胸痹等病。

对外界环境适应能力：对梅雨季节及湿重环境适应能力差。

45. E。解析：湿热质（F型）。

总体特征：湿热内蕴，以面垢油光、口苦、苔黄腻等湿热表现为主要特征。

形体特征：形体中等或偏瘦。

常见表现：面垢油光，易生痤疮，口苦口干，身重困倦，大便黏滞不畅或燥结，小便短黄，男性易阴囊潮湿，女性易带下增多，舌质偏红，苔黄腻，脉滑数。

发病倾向：易患疮疖、黄疸、热淋等病。

对外界环境适应能力：对夏末秋初湿热气候，湿重或气温偏高环境较难适应。

46. E。解析：阳虚质（C型）发病倾向：易患痰饮、肿胀、泄泻等病；感邪易从寒化。

47. C。解析：痰湿质（E型）发病倾向：易患消渴、中风、胸痹等病。

平和质（A型）发病倾向：平素患病较少。

气虚质（B型）发病倾向：易患感冒、内脏下垂等病；病后康复缓慢。

阳虚质（C型）发病倾向：易患痰饮、肿胀、泄泻等病；感邪易从寒化。

阴虚质（D型）发病倾向：易患虚劳、失精、不寐等病；感邪易从热化。

湿热质（F型）发病倾向：易患疮疖、黄疸、热淋等病。

血瘀质（G型）发病倾向：易患癥瘕及痛证、血证等。

气郁质（H型）发病倾向：易患脏躁、梅核气、百合病及郁证等。

特禀质（I型）发病倾向：过敏体质者易患哮喘、荨麻疹、花粉症及药物过敏等；遗传性疾病如血友病、唐氏综合征等；胎传性疾病如五迟（立迟、行迟、发迟、齿迟和语迟）、五软（头软、项软、手足软、肌肉软、口软）、解颅、胎惊等。

48. B。解析：体质是在遗传变异的基础上，人体所表现出来的形态和功能方面相对稳定的特征。具体指：①身体形态发育水平；②生理生化功能水平；③身体素质和运动能力；④心理状态；⑤适应能力。

49. E。解析：痹症的治疗以祛邪通络为基本原则，并根据邪气的偏盛，分别予以祛风、散寒、胜湿、清热、祛痰、化瘀。痹症的治疗，还宜重视养血活血，久痹正虚者，应重视扶正，补肝肾、益气血是常用之法。

50. E。解析：中风多是在内伤积损的基础上，复因劳逸失度、情志不遂、饮酒饱食或外邪侵袭等原因，引起脑脉痹阻或血溢脑脉之外，最终导致脑髓神机受损，从而发生猝然昏仆、半身不遂诸症。

51. D。解析：痹症的常见病因：①外邪侵袭，久处寒冷潮湿或阴雨潮湿季节感受风寒湿邪则成风寒湿痹。风寒湿痹，郁久化热，而致风湿热合邪，亦可痹阻经络为患。②正气不足素体虚弱，或病后产后气血亏虚，或劳倦过度，正气不足，卫外不固，外邪乘虚而入致病。

52. E。解析：糖尿病的治疗原则有5个：糖尿病教育、饮食治疗、运动治疗、合理用药及自我监测，所谓"五驾马车"，缺一不可。

53. E。解析：对于紧急转诊者应在2周内主动随访转诊情况。

54. E。解析：2型糖尿病的健康体检，对确诊的患者每年组织或协助组织1次较全面的健康体检。体检可与随访结合。体检包括体温、脉搏、呼吸、血压、身高、体重、腰围、皮肤、浅表淋巴结、心脏、腹部等常规体格检查。对口腔、视力、听力和运动功能进行初步判断。需要参照《城乡居民健康档案管理服务规范》。

55. E。解析：2型糖尿病的随访：对确诊的患者每年提供4次免费空腹血糖检测，每年至少进行4次面对面随访，每3个月至少随访1次。①测量空腹血糖和血压，并评估是否存在紧急情况需转诊，村医应在2周内主动随访。②若不需紧急转诊，询问上次随访至此次随访期间的症状。③测量体重，计算体质指数，检测足背动脉搏动。④询问患者疾病情况和生活方式，包括心脑血管疾病、吸烟、饮酒、运动、主食摄入情况等。⑤了解患者服药情况。

56. E。解析：高血压患者的分类干预：①对血压控制不满意、无药物不良反应、无新发并发症或原有并发症无加重的患者，预约进行下一次随访时间。②对第一次血压控制不满意的或出现药物不良反应的，结合其服药依从性，必要时增加现用药物剂量、更换或增加不同类的降压药物，2周内随访。③对连续2次出现血压控制不满意或药物不良反应难以控制以及出现新的并发症或原有并发症加重的患者，建议其转诊。④对所有的患者进行针对性教育，与患者一起制定生活方式改进目标并在下一步随访时评估进展，需要告诉患者出现哪些异常要就诊。

57. E。解析：原发性高血压患者每年要提供至少4次面对面随访，每3个月至少随访1次。①测量患者血压并评估是否存在违纪情况。对于紧急情况需转诊者，村医应在2周内主动随访转诊情况。②若不需紧急转诊，询问上次随访到此次随访期间的症状。③测量体重、心率，计算体质指数。④询问患者疾病情况和生活方式。⑤了解患者服药情况。

58. E。解析：在我国，随着社会经济发展、生活方式改变、城市化进展及危险因素暴露水平增加，慢性非传染性疾病的发病、患病、死亡呈现增长趋势。

二、A2型题

1. C。解析：预产期日期为月份＝最后月经月份+9（或-3），日期＝最后月经日期+7。本题算得的结果是1月32日，1月份只有31天，故要将多出来的这一天转移到下一月，即1月32日就是2月1日。预产期为2月1日。

2. E。解析：题干问不应该作为处理的是，选E，产后流血较多，应小心的输血，挽救患者生命。A.因为患者有风心病，怕生产时候感染，引起感染性心内膜炎，因此考虑使用抗生素。B.主要是为了维持心率才使用镇静剂。C.多不主张预防性应用洋地黄。对有早期心衰表现的孕妇，常选用作用和排泄较快的地高辛口服，不主张长期应用维持剂量，病情好转后停药。D.产程进展慢，估计有头盆不称可能时，应早做剖宫产。

三、A3/A4型题

1. E。解析：患儿有低热病史，颈部淋巴结肿大，并且PPD阳性，肺门有团块阴影，首先考虑是原发性肺结核。支原体是以刺激性咳嗽为主，肺炎和感染会出现高热等。

2. A。解析：化学治疗的原则是：早期治疗、联合用药、剂量适宜、规律用药、坚持全程。要遵从医嘱，严格坚持规律服药，出现并发症要及时上报，不能盲目停药，不完成全疗程治疗，就会导致初次治疗失败。严重者会发展为耐多药结核病。

3. A。解析：2～12岁：体重（kg）＝年龄×2+7（或8）；身高（cm）＝年龄×6+77，通过计算可得知应该选择A。

4. C。解析：1～9岁骨龄简易计算法：腕部骨化中心的数目约为小儿的年龄加1。

5. D。解析：1岁时头围达46cm，2岁时48cm，15岁时接近成人头围，约54～58cm。

四、B型题

1. E。解析：碳水化合物主要指"谷类"，人体所需的能量主要来源于食物中的碳水化合物、脂肪和蛋白质，三者统称为能源质或生能营养素。

2. A。解析：食物中含铁丰富的有动物肝脏、肾脏；其次是瘦肉、蛋黄、鸡、鱼、虾和豆类。

3. B。解析：钙的主要食物来源主要有以下几种：①奶及奶制品中钙含量丰富，摄入后吸收率高，是最好的食物来源；②含钙丰富的食品有豆类和豆制品，以及虾皮、海带、芝麻酱、发菜、银耳等；③绿色蔬菜；④骨粉、牡蛎也是钙的较好来源。

第六章 卫生监督协管

一、A1型题

1. E。解析：职业肿瘤的发病条件包括：致癌物的性质、接触途径、剂量和机体对致癌物的敏感性。

2. E。解析：确定致癌因素单靠临床观察、实验研究还不足，必须通过流行病学调查在人群中取得证据，这是识别和判定某种物质对人的致癌性的最确切证据。由于存在种属差别，确定对人致癌与否主要依据人群流行病学调查的结果。

3. E。解析：职业性肿瘤预防原则：①加强对职业性致癌因素控制和管理；②建立预测致癌危险性的制度；③健全医学监护制度；④加强宣传教育，提高自我防护能力。

4. E。解析：土壤污染是指在人类生产和生活活动中排出的有害物质进入土壤中，超过一定限量，直接或间接地危害人畜健康的现象。土壤污染的来源有：农业污染、工业污染、生活污染、交通污染、灾害污染、电子垃圾污染。

5. A。解析：地面水主要注重的是水质卫生，对于水量是否丰富并没有规定和要求。

6. C。解析：食物中毒现场处理时，①采取控制措施：首先对中毒人员进行抢救，在经过初步调查，确认为疑似食物中毒后，调查人员应依法及时采取控制措施，以防止食物中毒蔓延、扩大。②追回、销毁导致中毒的食物。③中毒场所处理：根据不同性质的食物中毒，调查人员应指导相关单位和个人，对中毒场所采取相应的处理措施，以消除污染。

7. E。解析：同上题。

8. D。解析：蔬菜、水果的主要卫生问题包括：

（1）细菌及寄生虫的污染。

（2）有害化学物质对蔬菜、水果的污染：①农药污染；②工业废水；③其他有害物质：如蔬菜、水果在不恰当的存放、贮藏或腌制时，亚硝酸盐的量即可增加。

第七章　公共卫生基本技能

1. B。解析：手卫生是洗手、卫生手消毒和外科手消毒的总称。卫生手消毒方法是取适量的手消毒剂于掌心，严格按照医务人员洗手方法中的揉搓步骤进行揉搓，保证手消毒剂完全覆盖手部皮肤，直至手部干燥。当手部没有肉眼可见污染时，宜使用速干手消毒剂消毒双手代替洗手。医务人员在下列2种情况下应先洗手，然后进行卫生手消毒：接触患者的血液、体液和分泌物以及被传染性致病微生物污染的物品后；直接为传染病患者进行检查、治疗及护理，或处理传染患者的污物后。

2. D。解析：使用后的锐器直接放入锐器盒（要求：材质坚硬，防刺穿；避免开口过大，防止溅洒；一经封口不能打开），避免二次分拣，严禁徒手弯曲或掰断针头。使用具有安全性能的注射器、输液器等医用锐器，以防刺伤。纠正不安全行为（回套针帽、徒手传递锐器、持锐器随意走动等）。

第三部分　全科医疗

第一章　全科医学基础知识

一、A1型题

1. D。解析：长期负责式照顾是全科医学最大的特点之一，也是全科医学区别专科医学的显著特色。

2. C。解析：全科医疗提供六位一体的服务，主要为门诊服务。目前可保留病床，但从长远看，要逐步转为以老人护理和康复等职能为主的综合性病床。

3. D。解析：一个家庭中只有父母其中一方和孩子共同生活，属于单亲家庭。

4. B。解析：力量抗衡，试图否定对方，缺少家庭支持属于减弱因素。

5. A。解析：全科医生又称家庭医生，是全科医疗服务的提供者。在英联邦国家如英国、澳大利亚等国家，多数称为全科医生。而美国、加拿大等国家，则称为家庭医生。

6. D。解析：全科医生需要具备特定的专业素质，要有强烈的人文情感，具有与人交流的强烈愿望和需求。

7. B。解析：《国务院关于建立全科医生制度的指导意见》指出，要改革全科医生执业方式。引导全科医生以多种方式执业。全科医生可以在基层医疗卫生机构（或医院）全职或兼职工作，也可以独立开办个体诊所或与他人联合开办合伙制诊所。鼓励组建由全科医生和社区护士、公共卫生医生或乡村医生等人员组成的全科医生团队，划片为居民提供服务。推行全科医生与居民建立契约服务关系。

8. E。解析：临床预防包括：①健康教育与咨询；②筛检与周期性健康检查；③免疫预防；④化学预防；⑤临床营养指导。

9. B。解析：红斑狼疮患病率低，尚无特效的治疗方法，检测技术复杂，检验费用较高，不适合作为社区人群筛检项目。

10. E。解析：家系图一般由三代组成。长辈在上，子孙在下；同辈中，长者在左，幼者在右；夫妇双方的家庭都应包含在内。个人的符号旁边，可按需要加注年龄、病历、婚姻、死亡等生活事件。一般可在5～15分钟内完成。其使用的符号有一定的格式。

11. D。解析：家庭的功能包括抚养和赡养、满足感情需要、满足生殖和性需要、社会化、经济功能及赋予成员地位。

二、A2型题

1. D。解析：结构支持指家庭住所或设施的改变，以适应患者成员需求。

三、B型题

1. A。解析：不给无细菌感染的感冒患者使用抗生素既能治愈疾病又减少了不必要的经济浪费，对患者有利，遵循的是有利于患者的原则。

2. D。解析：由于人力资源有限，不可能同时满足所有的需要，医生首先抢救最危重者是实质性公正原则。

第二章 常见症状

一、A1 型题

1. E。解析：诊断不清的，需要进一步检查的需转诊。
2. E。解析：阴道出血是除正常月经外，来自女性生殖道任何部位出血的统称，绝大多数出血来自宫体。
3. D。解析：产后出血最常见的原因是宫缩乏力。
4. D。解析：对各种刺激无反应是中、重度昏迷的临床表现，其他均为谵妄表现。
5. D。解析：关系妄想不是脑病引起的意识障碍，而是多见于精神分裂症，多是心理因素。
6. E。解析：昏迷分为轻度、中度、重度，没有极重度。
7. D。解析：深昏迷时脑膜刺激征常消失。
8. A。解析：意识障碍包括意识清醒水平的障碍和（或）意识内容的障碍两方面。
9. E。解析：慢性腰腿痛的临床特点是：①病程时间长，多在3个月以上，患者往往有职业特点；②各个年龄段均可见，但以中老年人为多；③疼痛局限，两侧交替出现，叩痛、压痛明显，一般疼痛不太剧烈，反复发作；用止痛药物可以缓解，但不能巩固，易复发。
10. E。解析：急性腰腿痛可出现"4"字试验阳性，直腿抬高试验阳性。

11. E。解析：上肢骨折不会引起腰腿痛。
12. E。解析：咽痛的处理：咽部感染主要应用抗生素治疗，咽部脓肿需切开引流，全身症状重者需对症支持治疗，局部可应用漱口液，咽部异物要取出，急性会厌炎早期要抗生素与糖皮质激素联合治疗。
13. E。解析：急性会厌炎起病急，进展快，可有发热，可引起剧烈咽痛，吞咽困难，发声含糊，严重病例可有呼吸困难。
14. E。解析：E选项应该是局部应用漱口液。
15. E。解析：慢性咽炎为咽部黏膜、黏膜下的慢性炎症性疾病。治疗方面以病因治疗及局部对症治疗为主，抗生素非首选治疗方案。
16. E。解析：根尖周病临床分为急性根尖周炎和慢性根尖周炎。急性根尖周炎分为急性根尖周炎浆液期，根尖脓肿阶段，骨膜下脓肿阶段，黏膜下脓肿阶段。慢性根尖周炎一般无自觉症状。
17. E。解析：乳牙急性根尖周炎的应急处理：

①建立髓腔引流、开髓：清除髓室和根管内感染坏死组织，开放髓腔，使炎性渗出物或脓液通过根管引流，以缓解根尖部压力和疼痛。急性炎症消退后进行常规治疗。

②切开排脓：已经形成黏膜下脓肿者应该在局麻下进行肿胀部位的局部切开

排脓。

③给予抗菌药物的全身治疗：可采用口腔或注射途径给予抗菌药，加速炎症消退。

18. A。解析：急性牙髓炎的特点：①阵发性的自发性痛；②温度刺激引起或加重疼痛；③疼痛不能定位，有发散性痛；④疼痛常在夜间发作或加重。

19. D。解析：已形成龋洞的浅龋、中龋和深龋均应采取充填法治疗。尚未形成龋洞的可用氟化物治疗。

20. A。解析：泌尿系肿瘤血尿为无痛性肉眼血尿。

21. D。解析：泌尿系结石血尿是疼痛伴血尿。

22. B。解析：尿红细胞位相有助于鉴别肾小球源性血尿与非肾小球源性血尿。

23. A。解析：血尿是尿液离心后沉渣在显微镜下检查，红细胞≥3个/高倍视野。

24. A。解析：肉眼血尿是尿液呈洗肉水样或血色者，1L尿中含1mL血。

25. E。解析：女性月经期尿液颜色加深与经血污染有关，属于干扰检查的时期，应避免行尿常规等检查。

26. E。解析：引起眩晕发作的因素包括梅尼埃病、迷路炎、药物中毒、椎-基底动脉供血不足、晕动病等。

27. D。解析：周围性眩晕可不伴听力障碍，如变压性眩晕。

28. B。解析：前庭周围性眩晕常呈发作性，突然发生，患者感觉周围环境环绕自己旋转或向上、下、左、右摇晃，眩晕严重程度与眼震一致，眩晕是迷走神经兴奋。

29. C。解析：40岁以上者多考虑心绞痛、心梗、支气管肺癌。

30. E。解析：胸痛的常见病因不包括妇科疾病。

31. B。解析：引起胸壁痛的原因包括胸壁软组织、骨骼和神经病变。

32. B。解析：胸膜性胸痛来源于壁层胸膜，一般良性胸痛为针刺样或锐痛，心绞痛除出现在心前区、胸骨后疼痛外可放射至左肩、左臂内侧或左颈、左侧面颊部。有相当数量的胸痛与精神因素有关。

33. E。解析：对于未能排除心律失常者，如发作时伴有黑蒙、头晕等，建议到综合医院进一步检查。

34. D。解析：心悸时心率可快、可慢，也可有心律失常，心率和心律正常者亦可有心悸。

35. A。解析：心悸最常见的原因是各种心律失常。

36. A。解析：心悸可为生理性的，饮酒、喝浓茶或咖啡后可出现，精神过度紧张时也可出现。

37. E。解析：吞咽困难转诊指征：①口咽部炎症经常规消炎治疗无明显好转；②神经系统病变所致；③疑为肿瘤病变所致需进一步确诊；④其他：食管憩室、贲门失弛缓症、膈疝、食管异物等。神经系统病变所致应转诊。

38. D。解析：食管癌的典型症状为进行性吞咽困难。

39. C。解析：吞咽困难伴呃逆见于贲门失弛缓症、膈疝等。

40. C。解析：胃癌中尤其是贲门癌可侵犯食管下段，造成食管狭窄，出现吞咽困难。

41. E。解析：吞咽困难常见病因有食团过大或食管异物，炎症，肿瘤，吞咽启动困难，咽、食管横纹肌、平滑肌功能障碍等。

42. D。解析：头痛发病时间与持续时间：某些头痛可发生在特定时间，如颅脑占位性病变往往清晨加剧；鼻窦炎的头痛也常发生于清晨或上午；丛集性头痛常在晚间发生；脑肿瘤的头痛多为持续性可有长短不等的缓解期；女性偏头痛常与月经期有关。

43. D。解析：偏头痛属于血管性头痛。

44. E。解析：关于水肿的处理是治疗原发病、对症利尿处理、低白蛋白血症者可输注白蛋白、严重水肿利尿效果不佳者可行血液透析治疗。转诊指征：水肿进展迅速伴生命体征不稳定者；不明原因水肿者；病因明确但水肿进行性加重者；经治疗后水肿症状无明显好转者。

45. A。解析：肾源性水肿发生速度多较快，肾源性水肿从眼睑或足部开始，水肿形成机制包括血浆胶体渗透压降低，心源性水肿常见于右心衰竭、缩窄性心包炎。

46. E。解析：营养不良性水肿呈上行性。

47. C。解析：肾源性水肿开始水肿的部位是眼睑、颜面。

48. B。解析：通常意义下的水肿不包括脑水肿、肺水肿等内脏器官的局部水肿，包括胸腔积液、腹腔积液、心包积液等，象皮腿为局限性水肿。

49. E。解析：失眠会表现为入睡困难、清晨早醒、睡眠不深或减少、多梦、易觉醒、惊醒、有时可通宵不眠。失眠患者会引起精神不振、烦躁不安、疲乏无力、全身不适、反应迟缓、头痛、记忆力减退等。

50. E。解析：正常人每日所需睡眠时间：新生儿18～20小时、儿童12～14小时、青壮年7～9小时、老年人5～6小时。

51. B。解析：失眠是常见症状，是最常见的睡眠障碍，应该治疗。

52. E。解析：睡眠呼吸暂停所致机体病理生理改变主要有反复发作夜间低氧血症，长期缺氧可导致心律失常，如室性期前收缩、室性心动过速及间歇等，严重者可发生猝死。随着血氧饱和度下降可出现睡眠结构紊乱，导致白天嗜睡，疲乏。低氧可使脑损伤，使记忆力减退，智力降低及性格改变。低氧可使交感神经兴奋，中心静脉血回流增加，小动脉收缩，从而使心排血量增加，血压上升，开始血压上升持续时间短，当血压恢复不能至原有水平时，则产生持续高血压。

53. E。解析：肺癌患者声嘶是最常见症状。控制左侧发音功能的喉返神经由颈部下行至胸部，绕过心脏的大血管返行向上至喉，从而支配发音器官的左侧，肿瘤压迫喉返神经即引起声音嘶哑。

54. A。解析：急性喉炎多继发于上呼吸道感染，其主要临床表现为：①声嘶：是急性喉炎的主要症状，轻者发音时音质圆润，清亮，音调变低，变粗，重者发音嘶哑，严重者只能做耳语，甚至完全失音；②喉痛：患者感喉部不适，干燥，异物感，喉部及气管前有疼痛，发声时喉痛加重，但不妨碍吞咽；③咳嗽多痰：因喉部黏膜发炎时，分泌物增多，常有咳嗽，初起干燥无痰，至晚期则有黏液脓性分泌物，因较稠厚，常不易咳出，黏附于声带表面而加重声嘶，急性喉炎无咯血，因喉部疾病引起咯血的有：喉血管病、喉癌、喉结核等，但多数咯血是由支气管扩张、支气管癌、肺结核、肺脓肿等疾病所引起。

55. E。解析：皮疹经过初期治疗效果不佳者需转诊。

56. A。解析：伴有皮疹的急性传染疾病及特点：①麻疹：6个月～5岁小儿＋口腔颊黏膜科氏斑＋耳后出现淡红色斑丘疹；②风疹：有耳后、枕部淋巴结肿大；③猩红热：草莓样舌、杨梅样舌；④流行性脑脊髓膜炎：紫红色瘀点或瘀斑＋颈项强直、凯尔尼格征、布鲁津斯基征阳性；⑤水痘：低热、头痛、乏力、全身不适＋水疱。

57. E。解析：急性期渗出多，选用溶液湿敷，湿敷期间可用油剂保护皮疹；仅有红斑、丘疹，无糜烂渗出，选用粉剂、洗剂；急性期忌用软膏或有刺激性药物。

58. D。解析：皮疹的内科治疗药物包括：抗组胺药物、糖皮质激素、抗生素、抗病毒类药物、抗真菌药物、维生素类药物。

59. B。解析：呕血在胃十二指肠疾病中最常见于消化性溃疡。

60. B。解析：当出血量达到血容量的20%以上，则出现急性失血症状的表现，表现为冷汗、四肢厥冷、心慌、脉搏增快等。

61. D。解析：肠道肿瘤一般引起便血。

62. C。解析：肠套叠为末端回肠套入回盲部，归类为小肠疾病引起的便血。

63. D。解析：尿路感染的患者尿常规检查白细胞增多，尿中可以找到致病微生物。

64. A。解析：尿频是单位时间内排尿次数增多，每日排尿>8次。

65. E。解析：老年男性，尿频伴尿线细，进行性排尿困难见于前列腺增生。

66. A。解析：前列腺增生最重要的症状是进行性排尿困难。

67. E。解析：复发性口腔溃疡表现为反复发作的圆形或椭圆形溃疡，具有"黄、红、凹、痛"的临床特征（即病损面覆盖黄色假膜，周边有充血红晕带，中央凹陷，灼痛明显）和长短不一的"发作期、愈合期、间歇期"周期规律，并且有不治而愈的自限性。临床分为轻型口疮、重型口疮、口炎型口疮。

68. C。解析：创伤性溃疡是由于长期慢性机械刺激或压迫而产生的口腔软组织损害。特点是慢性、深大的溃疡，周围有炎症增生反应，黏膜水肿明显。

69. D。解析：复发性口腔溃疡具有周期性、复发性和自限性的特征。

70. D。解析：目前对复发性口疮的确切病因尚不清楚，为多种因素，如病毒细菌感染、消化系统疾病、内分泌改变、免疫功能变化、精神因素等都可能与其发病有关。

71. E。解析：咳嗽咳痰的转诊指征：①有危险的症状或体征者；②诊断不明确或对症治疗效果不佳的严重咳嗽；③怀疑结核或肿瘤；④怀疑哮喘、胃食管反流、鼻窦炎等；⑤患者及家属要求的。

72. E。解析：咳嗽与咳痰为呼吸系统疾病，腹部CT没有必要。

73. C。解析：铁锈色痰——肺炎链球菌肺炎。

74. E。解析：亚急性咳嗽原因复杂，慢性咳嗽常见原因是慢性支气管炎。

75. D。解析：当"眼红"的患者在检查、治疗的过程中发现眼痛加重、视力下降时，可能出现比较严重的眼部疾病，要注意及时转诊。

76. D。解析：病毒性结膜炎，分泌物是水样或浆液性，涂片淋巴细胞占多数。

77. A。解析：A为结膜充血的表现，其他选项是睫状充血的表现。结膜充血形态为网状，颜色为鲜红色，愈近穹窿部充血越明显，而愈近角膜缘充血愈轻，这些表层血管可随结膜机械性移动而移动，并于局部滴用肾上腺素等血管收缩剂后血管消失。而睫状充血的特点是血管走形围绕角膜缘呈放射状，颜色为暗红色，愈近角膜缘充血愈重，愈近穹窿部充血愈不明显，推动结膜时血管不移动，滴用肾上腺素充血不消失。

78. E。解析：正常情况下血胆红素最高为17.1μmol/L。

79. C。解析：新生儿生理性黄疸为非结合胆红素升高为主。

80. A。解析：新生儿病理性黄疸出现过早（出生后24小时内）。

81. B。解析：吸气性呼吸困难严重者可见"三凹征"，表现为胸骨上窝、锁骨上窝和肋间隙凹陷，此为典型表现。

82. E。解析：ABCD是呼吸困难的常见病因，而肝源性不是。

83. A。解析：三凹征是指吸气时，胸骨上窝、锁骨上窝和肋间隙明显凹陷，查体见吸气相延长，是因为吸气时，呼吸肌用力收缩而使胸腔压力增大而出现。

84. B。解析：吸气性呼吸困难，常见于大气道堵塞，比如气管异物、喉头水肿等。

85. C。解析：混合性呼吸困难的主要发生机制为气体交换面积减少、弥散功能下降等换气功能障碍。

86. E。解析：COPD应给予低流量

吸氧。

87. C。解析：夜间阵发性呼吸困难是慢性充血性心力衰竭的特征性表现。

88. E。解析：弥漫性结缔组织病多引起慢性关节痛。

89. A。解析：由于腰椎间盘突出多发生在腰部4～5或5～骶椎间隙，正是坐骨神经根处。所以，腰椎间盘突出患者多有坐骨神经痛或先由臀部开始，逐渐放射到大腿后外侧、小腿外侧、足背及足底外侧和足趾。中央型突出常引起双侧坐骨神经痛。当咳嗽、打喷嚏及大小便等腹内压力增高时有传电般的下肢放射性疼痛加重。

90. E。解析：肩周炎一般在1年左右能自愈。但若不配合治疗和功能锻炼，将遗留不同程度的功能障碍。

91. B。解析：系统性红斑狼疮其关节表现为压痛、肿胀或积液，关节炎为非侵蚀性的。

92. E。解析：发生窒息应该取头低足高位。咯血的处理对于基层医疗机构初步治疗目标是预防血液吸入健侧肺导致窒息和预防持续出血导致的休克，具体措施包括：①一般治疗：吸氧、监护、开通静脉通道；②止血：可试用云南白药等口服止血药，有条件的可以用静脉止血药；③体位：由于出血部位不明，宜采取坐位或半卧位，如为卧位则头偏向一侧；一旦出血部位明确（如单侧支气管扩张或肿瘤），可让患者保持患侧卧位，防止窒息；④保持呼吸道通畅：如患者感觉胸闷、气短、喘憋，需要帮助患者清除口鼻分泌物；保持室内空气流通，给予吸氧；⑤严密观察病情：密切观察患者呼吸、脉搏、血压、心率等生命体征及咯血情况，防止休克的发生；⑥慎重给以镇咳药：咳嗽剧烈可慎重适量使用，但禁用剧烈的镇静止咳药，以免过度抑制咳嗽中枢，使血液淤积气道引起窒息；⑦勿用力排便：防止用力大便而加重咯血；⑧镇静：避免精神紧张，给予言语安慰，必要时可予弱的镇静药如地西泮等；⑨窒息患者的抢救：若发生窒息，立即体位引流，取头低足高位（可床尾抬高45°左右），或侧头拍背；心脏骤停应立即给予心肺复苏。

93. D。解析：咯血的临床表现：咯血特点为出血前感咽喉痒、胸闷、咳嗽。继而咳出鲜红色含泡沫痰，鲜血经酸碱测定呈碱性。血痰持续数日。

94. D。解析：大量咯血短时间内咯血不止。

95. A。解析：24小时咯血量500mL以上为大咯血，100～500mL为中量咯血。

96. B。解析：支气管扩张、肺结核和肺脓肿所致的咯血，其颜色为鲜红色。

97. E。解析：怀疑为传染病，应转至传染病医院进行诊断治疗。

98. E。解析：慢性腹泻分为：

（1）消化系统疾病：①胃部疾病：慢性萎缩性胃炎等；②肠道感染：肠结核、慢性细菌性痢疾、慢性阿米巴痢疾、血吸虫病等；③肠道非感染性病变：克罗恩病、溃疡性结肠炎、结肠多发性息肉等；④肠道肿瘤；⑤胰腺疾病：慢性胰腺炎等；⑥肝胆疾病：肝硬化、胆汁淤积性黄疸。

（2）全身性疾病：①内分泌及代谢疾病：甲亢、肾上腺皮质功能减退等；②其他系统疾病：系统性红斑狼疮、硬皮病、尿毒症等；③药物副作用：利血平、甲状腺素、洋地黄等；④神经功能紊乱等。

急性中毒引起的腹泻属于急性腹泻。

99. E。解析：腹泻伴腹部包块常见于胃肠恶性肿瘤、肠结核、克罗恩病及血吸虫病，腹泻伴重度失水者见于分泌性腹泻如：霍乱、细菌性食物中毒等。

100. E。解析：腹痛转诊指征：①需要手术治疗时；②有危及生命的腹痛如主动脉夹层或腹部动脉瘤破裂、心肌梗死、内出血（如创伤、子异位妊娠等）；③有休克现象，如低血压合并组织灌流不良、异常呼吸及意识变化等，应在积极建立静脉通路、抗休克及监测的情况下通过急救机构转院；④无法提供设备做进一步检查来明确诊断。譬如长期上腹部痛患者需做胃镜排除肿瘤或溃疡的可能。慢性胆囊炎不需要转诊。

101. A。解析：油腻饮食或暴饮暴食、酗酒可引发胆囊炎、胆石症、急性胰腺炎；腹部术后可引起肠粘连、机械性肠梗阻；腹外伤可引起肝、脾破裂；剧烈运动可引起肠套叠、肠扭转、阑尾炎。

102. E。解析：不同的腹部疾患引起的腹痛性质有所区别。管道及空腔脏器梗阻所引起的疼痛常为绞痛。绝大多数胆总管结石的病人发作时的疼痛为阵发性剧烈的胆绞痛，是因胆管内结石向下移动时常嵌于胆总管下端壶腹部，造成胆总管的阻塞，并刺激括约肌和胆管平滑肌使其痉挛所致。

103. E。解析：持续性全腹痛伴腹肌紧张提示急性弥漫性腹膜炎，转移性右下腹痛为急性阑尾炎的典型症状。

104. C。解析：躯体性腹痛：定位准确，可发生在腹部一侧，腹痛程度剧烈而持续，可出现腹肌强直，可因咳嗽、体位变化而加重。内脏性腹痛：疼痛部位不明确，疼痛感觉模糊，常伴恶心、呕吐、出汗等其他自主神经兴奋症状。急性阑尾炎早期为内脏性疼痛进一步发展为躯体性疼痛。

105. E。解析：对超高热或高热伴惊厥、谵妄者，能用冬眠疗法。

106. C。解析：稽留热：体温恒定地维持在39～40℃以上的高水平，达数天或数周，24h内体温波动范围不超过1℃。

107. C。解析：疟疾和急性肾盂肾炎发热是间歇热最典型的疾病；稽留热体温常在39℃以上，昼夜体温变动范围较小，一般上午体温较下午低，但24小时内波动不超过1℃，可持续数天或数周，体温可渐退或骤退，临床上常见于大叶性肺炎、肠伤寒等疾病的急性期。弛张热又称败血症热型，是指体温常在39℃以上，波动幅度大，24小时内波动范围超过1℃，但最低体温仍高于正常体温。常见于败血症、化脓性炎症、重症肺结核、川崎病、晚期肿瘤等。不规则热，指发热时体温波动的范围极不规则，持续时间也不一定，体温曲线毫无规律。体温常在38℃左右或波动于37～40℃之间。临床可见于多种疾病，如上呼吸道感染、支原体肺炎、肺结核、胸膜炎、感染性心内膜炎、风湿热、白血病等。波状热是由布鲁氏菌引起的人畜共患性传染病的典型热型。

108. A。解析：B、C两项，引起发热主要是病原体所致，属于感染性发热；D项脱水引起发热属于内分泌、代谢障碍所致；E项血栓引起发热属于无菌性坏死物质吸收所致；中暑可直接损害体温调节中枢，导致发热。

109. A。解析：低热：温度为37.3～38℃；中度热：温度为38～39℃；高热：温度为39～41℃；超高热：温度为41℃以上。

110. B。解析：发热的临床过程自发病期可分为前驱期、体温上升期、高热期、体温下降期，无低热期。

111. A。解析：发绀的转诊指征：生命体征不稳定；发绀较前进行性加重；异常血红蛋白衍生物增加；发绀原因不明确。

112. C。解析：发绀是由于血液中还原血红蛋白的绝对量增加所致。

113. A。解析：混合型发绀是中心型和周围型发绀同时存在，多见于全心衰竭。

114. A。解析：发绀是血液中还原血红蛋白增多或异常血红蛋白衍生物增多使皮肤、黏膜呈青紫色，常发生在毛细血管丰富皮肤较薄、色素较少的口唇、指端等部位。发绀的严重程度不能完全反映动脉血氧下降的严重程度。

115. E。解析：耳聋分为5级：轻度耳聋、中度耳聋、中重度耳聋、重度耳聋、极重度耳聋。

116. E。解析：新版教材耳鸣分型已

无急性、亚急性之分。

117. C。解析：重度耳聋，需在耳旁大声说话才能听到，语频听阈在71～90dB。

118. C。解析：突发性耳聋是突然发生的原因不明的感音神经性耳聋，多在72小时内听力急剧下降，无明显波动，多单耳发病，常伴耳鸣，也可伴有眩晕。

119. A。解析：链霉素、万古霉素可引起听神经损害。

120. A。解析：严密观察属于一般治疗。

121. D。解析：餐后呕吐见于幽门梗阻。

122. B。解析：晨起呕吐常见于早期妊娠、肾衰竭等。

123. C。解析：呕吐伴头痛及喷射性呕吐需考虑颅内高压症或青光眼。

124. A。解析：呕吐物不含胆汁说明梗阻平面多在十二指肠乳头以上，呕吐物含多量胆汁则提示梗阻平面在十二指肠乳头以下，呕吐物含有大量酸性液体者多有十二指肠溃疡，呕吐物无酸味者可能为贲门失弛缓症所致，呕吐物为咖啡渣样多提示上消化道出血。

125. E。解析：颅脑外伤属于中枢性呕吐。

126. E。解析：发作控制后可使用苯巴比妥巩固维持疗效，逐渐加用口服抗癫痫药物。

127. D。解析：高热惊厥是小儿惊厥最常见的原因。

128. B。解析：惊厥持续状态指惊厥持续30分钟以上，或两次发作间歇期意识不能完全恢复者。

129. C。解析：停药综合征如苯巴比妥、甲丙氨酯等可引起抽搐。

130. B。解析：B是引起功能性便秘的原因，引起器质性便秘的原因有：①直肠与肛门病变引起肛门括约肌痉挛，造成恐惧排便；②局部病变导致排便无力；③结肠完全或不完全性梗阻；④全身性疾病引起的便秘；⑤腹腔或盆腔肿瘤的压迫；⑥应用吗啡类药、抗胆碱药、钙通道阻滞剂、神经阻滞药、镇静药、抗抑郁药以及含钙、铝的抗酸剂等使肠肌松弛引起便秘。

131. E。解析：局部病变导致排便无力是器质性便秘。

132. D。解析：肠梗阻时常出现排便障碍、呕吐、腹胀、肠绞痛等。

133. A。解析：腹泻与便秘交替是溃疡型肠结核的主要临床表现之一。排便次数因为病变严重程度和范围不同而异，一般每日2～4次，重者每日达十余次。不伴有里急后重。粪便呈糊样，一般不含黏液或脓血，重者含少量黏液、脓液，但便血少见。有时会出现腹泻与便秘交替，与病变引起的胃肠功能紊乱有关。

134. E。解析：填塞法适用于出血较剧、渗血面较大或出血部位不明者。

135. E。解析：鼻出血的临床特点主要就是鼻腔出血，可以单侧出血，亦可以双侧出血，可表现为间歇性反复鼻出血，亦可为持续性出血，出血量多少不一，轻者仅涕中带血或倒吸血涕，重者可达数百毫升以上，甚至危及生命。

136. D。解析：出血较剧、渗血面较大或出血部位不明者，应行鼻腔可吸收性材料填塞。

137. B。解析：鼻出血伴有头晕、头痛需注意心血管疾病。

138. A。解析：儿童和青少年的鼻出血部位多数在鼻中隔前下方的易出血区，中、老年者的鼻出血则发生在鼻腔后段。

139. E。解析：ABCD均为晕厥的分类，E选项不对。

140. A。解析：血管舒缩障碍见于单纯性晕厥、体位性低血压、颈动脉窦综合征、排尿性晕厥、咳嗽性晕厥及疼痛性晕厥等。

141. C。解析：一侧颈动脉缺血不会引起意识丧失。

142. A。解析：稽留热指体温持续于

39～40℃，24小时波动范围不超过1℃，达数日或数周。见于肺炎链球菌性肺炎、伤寒、斑疹伤寒等的发热极期。

143. E。解析：肺结核、肺炎、急性肾盂肾炎和伤寒均为细菌或病毒等引起，发热为感染性发热。血清病为抗原-抗体反应，属于非感染发热。

144. E。解析：弛张热，体温在39℃以上，但波动幅度大，24小时内体温差达2℃以上，最低时仍高于正常水平。常见于败血症、风湿热、重症肺结核、化脓性炎症等。

145. D。解析：间歇热是高热期与无热期交替出现，常见于疟疾、急性肾盂肾炎。

146. E。解析：感染性发热：临床最多见，各种病原体所引起的急、慢性感染均能引起感染性发热。包括细菌、病毒、支原体、立克次氏体、螺旋体、真菌、寄生虫等。流行性出血热是一种由病毒所致的经鼠传播的急性病毒性传染病，临床表现以发热、出血倾向及肾脏损害为主要临床特征。

147. E。解析：回归热：体温骤升达39℃以上，持续数天后又骤降至正常水平，数天后又骤升，持续数天后又骤降，如此反复发作。

148. B。解析：限局性、实质性、隆起性损害，一般直径不超过1cm的皮疹是丘疹。

149. C。解析：累及真皮及皮下组织的限局性、实质性损害，多呈圆形或椭圆形的皮疹是结节。

150. A。解析：真皮浅层水肿性、暂时性、限局性、隆起性损害，颜色可呈淡红色或苍白色，大小不等，形态不一，边缘不规则，周围有红晕，常突然发生，短时间内消退，消退后不留痕迹，自觉剧痒的皮疹是风团。

151. C。解析：溃疡是深达真皮、皮下组织的限局性缺损。

152. E。解析：风团最常见于荨麻疹。

153. D。解析：急性期：有糜烂渗出多，选用溶液湿敷，湿敷期间可用油剂保护皮疹；仅有红斑、丘疹，无糜烂渗出，选用粉剂、洗剂；急性期忌用软膏或有刺激性药物。

154. A。解析：斑块是丘疹扩大或融合而成，扁平、隆起，直径大于1cm。

155. E。解析：全身性水肿包括心源性水肿、肾源性水肿、肝源性水肿、营养不良性水肿、内分泌性水肿；局部性水肿见于各种组织炎症、静脉阻塞（静脉血栓形成、静脉炎等）、淋巴回流受阻（丝虫病、淋巴管炎、肿瘤压迫等）及血管神经性水肿。

156. D。解析：右心衰竭多表现为下垂性水肿。

157. E。解析：内分泌源性水肿见于甲状腺功能减退症等黏液性水肿，特点是按压形成后的皮肤凹陷在按压结束后很快恢复。

158. E。解析：肝源性水肿见于肝硬化失代偿期。主要为腹水，可出现下肢或全身性水肿。其水肿发展慢，先出现于足、踝部，呈上行性而至全身，头面部及上肢常无水肿。

159. C。解析：肾源性水肿最初发生水肿的部位是眼睑、颜面，后延及全身。

160. A。解析：短时间内液体潴留使体重增加10%以上，指压凹陷明显，称显性水肿。

161. C。解析：经前期紧张综合征是月经前7～14天出现眼睑、踝部与手轻度水肿，伴乳房胀痛及盆腔沉重感，经后排尿增加，水肿消退。

162. A。解析：中心型发绀由于呼吸系统、心脏疾病，导致血氧饱和度降低，临床表现为弥漫性发绀。①呼吸系统疾病：因通气或换气功能障碍所致，见于慢性阻塞性肺疾病、重症哮喘、重症肺炎、气胸、大量胸腔积液等。②心脏疾病：常见于心力衰竭和先天性心脏病，如法洛四联症。

163. B。解析：发绀伴杵状指：病程较长，见于发绀型先天性心脏病、肺动静脉瘘和肺纤维化等。

164. E。解析：严重休克时，因周围血管血流缓慢及血管收缩，导致组织缺血及缺氧。因而属于周围型发绀。

165. A。解析：肢体发绀伴间歇性跛行常见于周围动脉疾病。

166. D。解析：发绀是指由于血液中还原血红蛋白增多或异常血红蛋白衍生物增加使皮肤、黏膜呈青紫色。

167. E。解析：肢体发绀伴同侧肢体肿胀可见于下肢深静脉血栓形成。

168. C。解析：高铁血红蛋白血症：摄入亚硝酸盐、磺胺类、苯胺、硝基苯等，可引起血液中高铁血红蛋白增加，出现发绀，发病急、病情重，氧疗后发绀症状不减轻。

169. E。解析：结膜充血形态为网状，颜色为鲜红色，愈近穹隆部充血越明显，而愈近角膜缘充血愈轻，这些表层血管可随结膜机械性移动而移动，并于局部滴用肾上腺素等血管收缩剂后充血消失。

170. B。解析：睫状充血的特点是血管走行围绕角膜缘呈放射状，颜色为暗红色，愈近角膜缘充血愈重，愈近穹隆部充血愈不明显，推动结膜时血管不移动，滴用肾上腺素充血不消失。

171. B。解析：结膜充血是急性结膜炎的最常见的体征。

172. C。解析：睫状充血或混合性充血的出现，提示深层组织炎症，如角膜炎、葡萄膜炎、急性闭角型青光眼等。

173. C。解析：WHO 1997日内瓦会议将3000Hz和4000Hz也列入计算范围，以单耳的听力损失为准，将耳聋分为5级。语频平均听阈<25dB为正常。①轻度耳聋：听低声谈话有困难，语频平均听阈<40dB。②中度耳聋：听一般谈话有困难，语频听阈在41～55dB。③中重度耳聋：要大声说话才能听清，语频听阈在56～70dB。④重度耳聋：需在耳旁大声说话才能听到，语频听阈在71～90dB。⑤极重度耳聋：耳旁大声说话都听不清，语频听阈>90dB。

174. C。解析：按出生时间可分为先天性聋和后天性聋；按语言发育程度分为语前聋和语后聋；此外还有功能性聋和伪聋。若耳聋发生在学习语言之前，则可由于耳聋使患儿不能学习语言而成为聋哑，所以聋哑的本质是耳聋。耳鸣和耳聋可同时存在，也可单独发生。

175. B。解析：客观性耳鸣：血管因素、腭肌或镫骨肌痉挛、咽鼓管异常开放及颞下颌关节的关节噪声均可导致。

176. E。解析：内耳听毛细胞、血管纹、螺旋神经节、听神经或听觉中枢病变均可阻碍声音的感受、分析或影响声音信息传递，由此引起的听力减退或听力丧失称为感音神经性聋。

177. E。解析：引起传导性聋的常见后天性疾病包括：分泌性中耳炎、急性和慢性化脓性中耳炎、粘连性中耳炎、急性乳突炎、急性外耳道炎或耳疖、颞骨外伤累及中耳、外耳道机械性阻塞（耵聍、异物、肿瘤、外耳道胆脂瘤等）、先天性外耳道闭锁等病变。

178. D。解析：药物性聋又称药物中毒性聋，指误用某些药物或长期接触某些化学制品造成内耳损害所致的耳聋。常见的中毒药物有：氨基糖苷类抗生素如链霉素、庆大霉素、卡那霉素、新霉素、妥布霉素等，多肽类抗生素如万古霉素、多黏菌素等，抗肿瘤药物如氮芥、卡铂、顺铂等，利尿类药物如呋塞米等袢利尿剂，水杨酸类止痛药，抗疟药如奎宁、氯喹等，含砷剂。此外，酒精、烟草、磷、苯、砷、铅、一氧化碳中毒等亦可损害听觉系统。

179. C。解析：混合性聋的听力曲线的特点是既有气导下降，又有骨导下降，曲线呈缓降型，低频区有气骨导间距而高频区不明显。

180. B。解析：鼻中隔疾病如鼻中隔

偏曲、鼻中隔糜烂等易导致出血。

181. E。解析：鼻出血的全身病因包括：①心血管疾病；②血液病；③某些急性传染病：流感、出血热、麻疹等。

182. A。解析：如鼻出血伴有头晕、头痛，要注意与心血管疾病的鉴别。

183. A。解析：儿童和青少年的鼻出血部位多数在鼻中隔前下方的易出血区（即利特尔动脉丛或克氏静脉丛）。

184. B。解析：中、老年者的鼻出血部位多数在鼻腔后段。

185. B。解析：简易止血法：多数患者出血部位在鼻中隔前下部（易出血区），且一般出血量较少。嘱患者用手指捏紧两侧鼻翼10～15分钟，同时冷敷前额和后颈，使血管收缩减少出血。

186. B。解析：患者取坐位或半卧位，语言安慰病人，必要时给予镇静剂，并嘱患者勿将血液咽下，以免恶心呕吐。

187. B。解析：临床分为三型：轻型口疮、重型口疮及口炎型口疮。

188. E。解析：复发性口腔溃疡一般表现为反复发作的圆形或椭圆形溃疡，具有"黄、红、凹、痛"的临床特征（即病损面覆盖黄色假膜，周边有充血红晕带，中央凹陷，灼痛明显）和长短不一的"发作期、愈合期、间歇期"周期规律，并且有不治而愈的自限性。

189. A。解析：同上题。

190. C。解析：同上题。

191. E。解析：同上题。

192. E。解析：溃疡好发于唇、舌、颊、软腭等无角化或角化较差的黏膜。

193. A。解析：复发性口腔溃疡需要与白塞病相鉴别：白塞病又称口、眼、生殖器三联症，临床表现为反复发作有自限性的口腔溃疡；眼可有虹膜睫状体炎、结膜炎、角膜炎等眼部病变；生殖器病损，男女生殖器官黏膜均可出现溃疡；皮肤损害较常见，表现为结节性红斑、毛囊炎及针刺反应阳性；白塞病还可伴有关节、心血管、消化道、神经系统等全身症状或损

害。所以在诊断治疗复发性口腔溃疡的时候一定要问清病史。

194. B。解析：龋病分为浅、中、深龋。浅龋的龋损在牙釉质和根面牙骨质层内，中龋为龋损进展到牙本质浅层，深龋为龋损进展到牙本质深层。

195. E。解析：深龋为龋损进展到牙本质深层，有明显龋洞形成，患者有明显的遇冷、热、酸、甜食品刺激敏感症状，也可有食物嵌塞时的短暂疼痛症状，但没有自发性疼痛。

196. C。解析：典型症状如下：①阵发性的自发性痛。②温度刺激引起或加重疼痛。③疼痛不能定位，有发散性痛（沿三叉神经分布区放散）。④疼痛常在夜间发作或加重。温度测试反应敏感或激发痛，疼痛持续或出现热痛冷缓解。

197. C。解析：急性根尖周炎浆液期初期患牙根尖部不适、木胀浮出感，咬合时与对颌牙有早接触，有时用力咬紧患牙反而稍感舒服。

198. D。解析：急性龈乳头炎的主要临床特征是牙龈乳头发红肿胀，探诊和吸吮时出血。

199. D。解析：急性牙周脓肿：发病突然，在患牙的唇颊侧或舌腭侧牙龈形成椭圆形或半球形的肿胀突起，牙龈发红水肿、表面光亮。脓肿早期患牙疼痛较明显，可有搏动性疼痛，患牙有"浮起感"，叩痛、松动明显。脓肿形成后，脓液局限，脓肿表面较软，扪诊有波动感。脓肿可发生于单个牙齿，也可同时发生于多个牙齿。

200. C。解析：咽部炎症性疾病，是引起咽痛的最常见原因。

201. D。解析：扁桃体癌，早期可无咽痛，晚期肿瘤表面坏死伴感染时，可有剧烈咽痛。咽部检查可见咽部肿瘤及肿瘤坏死创面，往往见脓苔附着。

202. E。解析：病人咽痛，发热及说话含糊不清，可能发生于扁桃体周脓肿、咽后脓肿、咽旁脓肿、急性会厌炎或会厌

脓肿等。

203. A。解析：血常规检查白细胞增高伴中性粒细胞增多者常见于咽部细菌感染性疾病如急性化脓性扁桃体炎、咽部脓肿。

204. B。解析：咽痛伴有咽部外症状，如反酸、嗳气及胃灼热（"烧心"）等，常见于咽食管反流。

205. A。解析：咽痛伴颈侧疼痛常见于扁桃体周脓肿及咽旁脓肿。

206. C。解析：急性会厌炎者要应用抗生素和糖皮质激素联合治疗。

207. B。解析：中期食管癌典型症状是进行性吞咽困难，由于食管壁具有良好的弹性及扩张能力，在癌细胞未累及食管全层一半以上时，吞咽困难症状尚不显著。

208. B。解析：吞咽困难是指食物从口腔至胃、贲门运送过程中因受阻而产生咽部、胸骨后或剑突部位的梗阻停滞感觉。

209. C。解析：食管癌为进行性吞咽困难，一般在半年内从进干食发噎到半流质、流质亦难以下咽。

210. E。解析：吞咽困难伴胸骨后疼痛见于食管炎症、溃疡、异物、癌等，如进食过冷、过热食物诱发疼痛，则常为弥漫性食管痉挛。心脏病和肺癌一般不会伴有吞咽困难。

211. B。解析：动力性吞咽困难无液体、固体之分，吞咽反射性动力障碍者吞咽液体比固体食物更加困难，延髓麻痹者饮水由鼻腔反流伴以呛咳、呼吸困难等症状。患者陈述的梗阻部位与食管病变的解剖部位基本吻合，有定位诊断的参考意义。

212. A。解析：饮水试验：将听诊器放在剑突下，让病人饮水，经过8～10秒钟后在剑突下听到气过水音，若需时延长则表示食管梗阻。

213. C。解析：口腔性吞咽困难是食物由口腔进入食管过程受阻，食物阻滞于口腔及咽喉部。常见疾病如脑血管病变、帕金森病、脑干肿瘤、脊髓灰质炎等。

214. E。解析：支气管扩张临床表现主要为慢性咳嗽、咳脓痰及反复咯血。

215. B。解析：A多见于喉头炎症水肿或气管受压。C可由于纵隔肿瘤或支气管癌等直接压迫气管所致。D多见于声带炎、喉炎、喉癌，以及肺癌或主动脉瘤压迫喉返神经。E可见于极度衰弱或声带麻痹的患者。

216. A。解析：选项中几种疾病均可引起咳嗽，其区别如下：急性喉炎可见嘶哑样咳嗽或犬吠样咳嗽；声带麻痹可见咳嗽无力；百日咳可见鸡鸣样吼声；胸膜炎和支气管扩张的咳嗽一般无明显特征，主要依据伴发症状而诊断。

217. A。解析：金属音咳嗽多由于纵隔肿瘤、主动脉瘤或支气管癌直接压迫气管所致。

218. C。解析：清水样痰伴有"粉皮"样囊壁是肺包囊虫病临床诊断的重要依据。

219. E。解析：果酱样痰是肺吸虫病的典型表现之一。

220. D。解析：红色胶样痰见于支气管肺癌、肺炎克雷白菌肺炎。

221. A。解析：粉红色泡沫样痰是肺水肿的特征。

222. E。解析：大咯血时可引起呼吸困难也可见神志不清，不一定为失血性休克。

223. E。解析：咯血按出血量分为：小量咯血（24小时内咯血量小于100mL），中等量咯血（24小时内咯血量100～500mL），大咯血（24小时内咯血量超过500mL，或一次咯血量100～500mL）。

224. C。解析：咯血多有肺结核、支气管扩张、肺癌、心脏病等病史，出血前多有喉部痒感、胸闷、咳嗽等症状。经口咯出，颜色鲜红，混有泡沫和（或）痰，无黑便，酸碱反应呈碱性。

225. B。解析：发热和咳痰考虑肺炎、结核。

226. A。解析：胸痛和呼吸困难可见于肺炎、肺栓塞；（单侧的）下肢疼胀和（或）水肿可见于肺栓塞。

227. A。解析：吸气性呼吸困难主要特点为吸气显著费力，严重者吸气时可见"三凹征"，表现为胸骨上窝、锁骨上窝和肋间隙明显凹陷，此时亦可伴有干咳及高调吸气性喉鸣。常见于喉部、气管、大支气管的狭窄与阻塞。

228. A。解析：同上题。

229. A。解析：心源性呼吸困难有三种表现形式：劳累性呼吸困难，端坐呼吸，夜间阵发性呼吸困难。

230. A。解析：呼气性呼气困难，呼气显著费力，呼气时间延长而缓慢，伴有广泛哮鸣音。常见于支气管哮喘、喘息性慢性支气管炎、慢性阻塞性肺气肿等。

231. B。解析：严重代谢性酸中毒时，病人可以出现节律匀齐，呼吸深而大，病人不感呼吸困难的呼吸，称为库斯莫尔呼吸，又称酸中毒大呼吸。

232. D。解析：混合型呼吸困难主要因气体交换面积减少所致。临床特点是呼气浅快、局部呼吸音减弱或消失、可伴有病理性呼吸音。常见于重症肺炎、大面积肺栓塞、气胸、大量胸腔积液、肺间质纤维化、尘肺等。

233. A。解析：哮喘患者常在接触过敏原（如花粉、某些食物、尘螨等）后发作，脱离过敏原、使用支气管解痉药可缓解；心源性哮喘常因过度劳累、肺部感染、并发心律失常等诱因发作，坐位可缓解；自发气胸常见于过度用力；胸腔积液时患侧卧可缓解。

234. E。解析：干性胸膜炎的特征是尖锐刺痛或撕裂痛，伴呼吸时加重，屏气时消失。

235. E。解析：食管疾病的胸痛特点是进食加剧。

236. D。解析：胸壁疾患所致胸痛常固定于病变部位，局部刺激可出现疼痛或疼痛加重，而与情绪变化无关。

237. E。解析：胸痛的病因包括：①胸壁疾病，皮肤及皮下组织病变蜂窝组织炎、乳腺炎等；肋间神经病变肋间神经炎、带状疱疹等。②心血管疾病，心绞痛、心肌梗死等；急性心包炎、肥厚型心肌病等。③呼吸系统疾病，支气管及肺部病变、原发性支气管肺癌、肺炎、肺结核、肺梗死等。

238. E。解析：心绞痛是中老年患者胸痛的常见原因。其特点是：胸骨后或心前区压榨性疼痛，闷痛，范围如手掌大小；疼痛可放散至心前区、下颌、左上肢，发作持续数分钟，体力负荷增加时诱发，休息或用硝酸酯类药后可缓解；发作时心电图出现缺血性 ST-T 改变。

239. C。解析：深呼吸加重者提示胸膜、胸壁病变。

240. A。解析：因心悸就诊的患者，最常见的原因是心律失常。

241. C。解析：心律失常因心悸就诊的患者，最常见的原因是心律失常，其中尤以各种期前收缩及心房颤动为最常见，其次是各种心动过速。

242. B。解析：发热、脱水、休克、贫血等是窦性心动过速的常见原因。

243. D。解析：心脏神经症：有些患者心脏本身并无器质性病变、心悸时也无任何心律失常，仅是自我有不适感，多见于青年女性。临床表现除心悸外常有心率偏快、心前区或心尖部隐痛，以及疲乏、失眠、头晕、头痛、耳鸣、记忆力减退等神经衰弱症状，且在焦虑、情绪激动等情况下更易发生。

244. B。解析：心悸发作时记录心电图（包括动态心电图）是唯一能确定或排除心律失常的有效方法。

245. D。解析：导致心律失常的原因包括：①各种器质性心脏病：最常见高血压心脏病、缺血性心脏病（冠心病）、心肌炎、心肌病、心脏瓣膜病、先天性心脏病、心力衰竭、甲亢性心脏病、糖尿病心肌病及某些特发性心律失常等。②其他病理状态：电解质紊乱（特别是低血钾）可引起室性心律失常；缺氧、酸中毒也可引起各种期前收缩、心动过速；发热、脱水、休克、贫血等是窦性心动过速的常见原因；甲亢可引起心房颤动和房性或室性期前收缩；某些药物如肾上腺素、麻黄碱、咖啡因、阿托品、甲状腺素片等也都可导致各种心律失常。③生理状态下出现的功能性心律失常：最常见正常人精神紧张、饮酒、大量吸烟、喝浓茶或咖啡后出现各种期前收缩。

246. D。解析：电解质紊乱（特别是低血钾）可引起室性心律失常。

247. E。解析：颅内高压呕吐的特点是呈喷射状。脑炎可引起颅内高压。

248. D。解析：中枢性呕吐是由颅内病变或药物等刺激呕吐中枢，使其兴奋性增加所引起的呕吐。常见于：①颅内压增高：中枢神经系统的感染、急性脑血管病、颅脑外伤及脑肿瘤等。②药物或化学毒物的作用：如洋地黄、有机磷、某些抗生素及抗肿瘤药物。③其他：甲状腺危象、尿毒症、糖尿病酮症酸中毒及妊娠反应等。

249. E。解析：反射性呕吐是由内脏等末梢神经传来的冲动刺激呕吐中枢引起的恶心、呕吐。

①消化系统疾病：口咽部炎症、理化刺激；胃肠疾病（如急性胃炎、慢性胃炎、幽门梗阻、肠梗阻、急性阑尾炎）；肝、胆、胰腺疾病（如肝炎、肝硬化、胆囊炎、胆石症、胆道蛔虫症、急性胰腺炎）等。

②其他系统疾病：心血管疾病、泌尿及生殖系统疾病、眼部疾病等。

250. B。解析：溶血性黄疸：血清总胆红素增多，以非结合型胆红素为主，结合型胆红素一般正常。尿胆原增多，尿胆红素阴性。贫血、网织红细胞增多。急性发作时有血红蛋白尿，呈酱油色。

251. A。解析：肝细胞性黄疸的发病机制是肝细胞广泛性损害后引起肝细胞对胆红素的摄取、结合及排泄能力下降，血中非结合型胆红素潴留。上述选项能引起肝细胞损害的是B、C、D、E，而疟疾引起的是溶血性黄疸。

252. D。解析：血清结合型及非结合型胆红素均增多。尿中尿胆原通常增多，尿胆红素阳性。大便颜色通常改变不明显。有转氨酶升高等肝功能受损的表观。

253. C。解析：黄疸伴胆囊肿大者，提示胆总管有梗阻，常见于胰头癌、壶腹癌、胆总管癌、胆总管结石等，而急性肝炎一般只出现黄疸，不伴有胆囊肿大。

254. A。解析：急性溶血时，起病急剧，出现寒战、高热、头痛、腰痛、呕吐，尿呈酱油色或茶色。

255. E。解析：阻塞性黄疸：黄疸深而色泽暗，瘙痒，心动过缓，粪便颜色呈白陶土色。

256. A。解析：阻塞性黄疸：血清结合型胆红素明显增多。尿胆原减少或阴性，尿胆红素阳性。大便颜色变浅。

257. B。解析：溶血性黄疸：血清总胆红素增多，以非结合型胆红素为主，结合型胆红素一般正常。尿胆原增多，尿胆红素阴性。贫血、网织红细胞增多。

258. A。解析：胆道结石，胆管癌，胰头癌，胆道炎症水肿，胆道蛔虫，胆管狭窄均可引起阻塞性黄疸。

259. A。解析：总胆红素在17.1～34.2μmol/L，虽然浓度升高，但无黄疸出现，叫隐性黄疸。

260. C。解析：肝、胆疾患疼痛位于右上腹，胆石症时呈剧烈绞痛。

261. B。解析：腹胀、腹痛伴呕吐，停止排便、排气，应首先考虑的诊断是肠梗阻。

262. A。解析：腹痛伴有腹泻多见于急性肠炎。

263. B。解析：右上腹痛呈阵发性绞痛，放射至右肩，多为胆囊炎、胆石症。

264. E。解析：立位腹平片检查，是

临床判断有无胃肠道穿孔或肠梗阻简单易行的首选项目。

265. A。解析：B、C、D、E 选项均属于慢性腹泻的常见病因。

266. B。解析：急性中毒属于急性腹泻的常见病因。

267. D。解析：急性腹泻的临床表现：起病急骤、病程较短，每天排便可达十余次，粪便量多而稀薄甚至呈稀水样便。粪便中可有脓血、黏液或未消化物质。可有腹痛或排便时有里急后重。大量腹泻后，可有脱水、电解质失衡与代谢性酸中毒等。

268. C。解析：腹泻的病因治疗：
①感染性疾病：根据不同病因，选用相应的抗生素。
②其他：如乳糖不耐受症不宜用乳制品，成人乳糜泻应禁食麦类制品。慢性胰腺炎可补充多种消化酶。药物相关性腹泻应立即停用有关药物。溃疡性结肠炎可以考虑用氨基水杨酸类药物或糖皮质激素或免疫抑制剂（酌情使用）。

269. E。解析：子宫肌瘤属于器质性便秘的原因。

270. A。解析：新生儿严重便秘，应考虑先天性巨结肠。

271. C。解析：出血量多、在胃内停留时间短、出血位于食管则血色鲜红或混有凝血块，或为暗红色；当出血量较少或在胃内停留时间长，则因血红蛋白与胃酸作用形成酸化正铁血红蛋白，呕吐物可呈咖啡渣样，为棕褐色。呕血的同时因部分血液经肠道排出体外，可形成黑便。

272. D。解析：此题考察的呕血的特点，D 选项很明显伴有食物残渣为正确选项，建议呕血与咯血进行鉴别，考到的可能性大。

273. C。解析：上消化道出血常见前三位的病因：消化性溃疡、食管与胃底静脉曲张破裂、急性胃黏膜病变。

274. E。解析：胃内储血量达 250～300mL 时可出现呕血。

275. D。解析：出血量占循环血容量10% 以下时，病人一般无明显临床表现；出血量占循环血容量10%～20% 时，可有头晕、无力等症状，多无血压、脉搏等变化；出血量达循环血容量的20% 以上时，则有冷汗、四肢厥冷、心慌、脉搏增快等急性失血症状；若出血量在循环血容量的30% 以上，则常有神志不清、面色苍白、心率加快、脉搏细弱、血压下降、呼吸急促等急性周围循环衰竭的表现。

276. A。解析：尿常规检查出现红细胞管型则可以确诊为肾小球源性血尿。

277. E。解析：腹腔镜检查是异位妊娠诊断的金标准，并可在确诊的同时行镜下手术治疗。

278. B。解析：强直性脊柱炎：好发于 16～30 岁的青壮年，男性占 90%，有明显的家族遗传史。早期主要表现为下腰痛或骶髂部不适、疼痛或发僵。晨起或久坐起立时腰部发僵明显，但活动后减轻。当病变累及胸椎和肋椎关节时，胸部扩张活动受限，导致肺活量减少，胸部有狭窄感。晚期脊柱僵硬可致躯干和髋关节屈曲，最终发生驼背畸形。患者组织相容抗原（HLA-B27）的阳性率很高。

279. E。解析：急性腰腿痛：疼痛突然发生，多较剧烈，一般持续时间小于 6 周。临床特点为：①疼痛剧烈、急骤，疼痛突然发生或早晨不能起床，自觉腰部疼痛难忍，随腰部活动而加剧，平卧后可减轻，压痛点较固定、明确，也可向大腿部放射。②强迫体位：严重者多卧床不起，不敢翻身，站立时不能直腰，腰弯向一侧，走路跛行，侧卧时屈膝屈髋可以减轻疼痛。③活动受限：腰椎前屈、后伸、侧弯、左右旋转受限，伸膝、屈膝可引起疼痛。④肌肉痉挛。⑤"4"字试验阳性，直腿抬高试验阳性等。

280. C。解析：慢性腰腿痛：疼痛持续发生，多数程度较轻或时重时轻，一般持续时间大于 12 周。临床特点为：①病程时间长，多在 3 个月以上，患者往往有职业特点。②各个年龄段均可见，但以中老年人为多。③疼痛局限，两侧交替出现，叩痛、压痛明显，一般疼痛时不太剧烈，反复发作；用止痛药物可以缓解，但不能巩固，易复发。

281. A。解析：宫颈细胞学检查用于筛查宫颈癌及癌前病变。

282. E。解析：腰椎间盘突出症：常见于20~50岁患者，男女之比约（4~6）:1。患者多有弯腰劳动或长期坐位工作史，首次发病常是半弯腰持重或突然做扭腰动作过程中。椎间盘突出导致的坐骨神经根性疼痛往往因咳嗽、打喷嚏或做Valsalva动作诱发或加重。直腿抬高试验阳性对诊断椎间盘突出是敏感的，但是特异性不佳，其阳性率约90%。

283. C。解析：结核性关节炎：儿童和青壮年多见。负重大、活动多、肌肉不发达的关节易患结核，其中脊柱最常见，其次为髋关节和膝关节。早期症状和体征不明显。活动期常有疲劳、低热、盗汗及食欲下降。病变关节肿胀疼痛，但疼痛程度较化脓性关节炎轻。活动后疼痛加重，休息后稍减轻。晚期关节畸形和功能障碍。

284. E。解析：风湿性关节炎：起病急剧，是上呼吸道A组乙型溶血性链球菌感染后引起的一种自身免疫性疾病，其关节痛呈游走性、多发性，以膝、踝、肘、腕、肩关节等大关节受累为主，病变关节可有红、肿、热、疼痛和压痛，肿胀消失快，常在1~6周内自然消肿，不遗留关节僵直和畸形改变。患者可同时出现心脏损害。

285. E。解析：类风湿关节炎：多发生在20~45岁女性，男女发病比约为1:3，是一种以慢性进行性关节炎症和骨质破坏为主的全身性自身免疫病。起病缓慢、隐匿。病变以手中指指间关节首发疼痛，近端指间关节梭形肿胀，呈对称性、持续性。继而出现其他指间关节和腕关节的肿胀、疼痛。也可累及踝、膝和髋关节。病变关节活动受到限制，有僵硬感，以早晨为重，称晨僵。E为痛风表现。

286. E。解析：痛风：是嘌呤代谢紊乱和（或）尿酸排泄减少所引起的一组疾病。最常见于中年男性，临床上常见高尿酸血症、痛风性关节炎、痛风性肾病、痛风石等，并常与肥胖、高血压、高血脂、高血糖等同时存在。患者常在饮酒、劳累或高嘌呤饮食后急发关节痛，局部皮肤红肿灼热。患者常于夜间痛醒。以第1跖趾关节多见。踝、手、膝、腕和肘关节也可受累。病变呈自限性，有时在1~2周内自行消退，但经常复发。晚期可出现关节畸形，皮肤破溃，经久不愈，常有白色乳酪状分泌物流出。

287. D。解析：系统性红斑狼疮：是自身免疫反应介导、多因素参与的以免疫性炎症为突出表现的弥漫性结缔组织病。本病好发于20~40岁的育龄期女性，男女比例为1:9。其主要临床特征为多系统受累，约90%的患者在病程中出现各种热型的发热；其关节表现为对称性多关节压痛、肿胀或积液，但关节炎为非侵蚀性；神经系统受累可导致偏头痛、性格改变、记忆力减退等。患者血清中可出现抗核抗体、抗dsDNA抗体等多种自身抗体。

288. A。解析：急剧的头痛，持续不减，并有不同程度的意识障碍而无发热者，提示颅内血管性疾病。

289. B。解析：败血症属于全身性疾病。

290. B。解析：蛛网膜下腔出血属于脑部疾病。

291. A。解析：周围性眩晕（耳性眩晕）是指内耳前庭至前庭神经颅外段之间的病变所引起的眩晕。

292. B。解析：中枢性及周围性眩晕以外的眩晕原因包括：①心血管疾病：低血压、高血压、阵发性心动过速、房室传导阻滞等。②血液病：各种原因所致贫血、出血等。③中毒性：急性发热性疾病、尿毒症、严重肝病、糖尿病等。④眼源性：眼肌麻痹，屈光不正。⑤头部或颈椎损伤后。⑥神经症。

293. A。解析：血管迷走性晕厥（单纯性晕厥）：多见于年轻体弱女性，发作常有明显诱因如长时间站立、疼痛、情绪紧张、恐惧等，在天气闷热、空气污浊、疲劳、空腹、失眠及妊娠等情况下更易发生。晕厥前期有头晕、眩晕、恶心、上腹不适、面色苍白、肢体发软、坐立不安和焦虑等，持续数分钟继而突然意识丧失，常伴有血压下降、脉搏微弱，持续数秒或数分钟后可自然苏醒，无后遗症。发生机制是由于各种刺激通过迷走神经反射，引起短暂的血管床扩张，回心血量减少、心输出血量减少、血压下降导致脑供血不足所致。

294. C。解析：血管迷走性晕厥（单纯性晕厥）多见于年轻体弱女性，体位性低血压可见于某些长期处于固定位置及长期卧床者，排尿性晕厥多见于青年男性，咳嗽性晕厥见于患慢性肺部疾病者，剧烈咳嗽后发生。

295. C。解析：咳嗽性晕厥见于患慢性肺部疾病者，剧烈咳嗽后发生。

296. D。解析：低血糖综合征：是由于血糖低而影响大脑的能量供应所致，表现为头晕、乏力、饥饿感、恶心、出汗、震颤、神志恍惚、晕厥，甚至昏迷。

297. B。解析：意识障碍的常见病因有重症急性感染，颅脑非感染性疾病，内分泌与代谢障碍如尿毒症、肝性脑病、肺性脑病、甲状腺危象、甲状腺功能减退、糖尿病性昏迷、低血糖、妊娠中毒症等，水、电解质平衡紊乱，外源性中毒如安眠药、有机磷杀虫药、氰化物、一氧化碳、酒精和吗啡等中毒，物理性及缺氧性损害，窒息和严重休克的患者也会出现意识障碍，而一度房室传导阻滞以心悸为主，只有严重者才可出现暂时性意识丧失。

298. A。解析：嗜睡表现为持续性睡眠，可被唤醒，醒后能正确回答问题，刺激停止后迅速入睡。

299. C。解析：瞳孔缩小常见于虹膜炎、有机磷农药中毒、吗啡的影响等；瞳孔扩大多见于阿托品类药物影响、外伤、青光眼绝对期、濒死状态。而伴有意识障碍的是C、D、E。

300. A。解析：嗜睡是最轻的意识障碍。

301. B。解析：意识障碍的临床表现：①嗜睡；②昏睡；③昏迷；④意识模糊；⑤谵妄。

302. A。解析：谵妄表现为意识模糊，定向力障碍，伴错觉，幻觉，躁动不安，谵语。

303. A。解析：嗜睡是最轻的意识障碍，表现为持续性的睡眠状态。轻刺激能唤醒，醒后能进行短暂而正常的交谈。

304. D。解析：先出现意识障碍后出现发热见于脑出血，脑肿瘤，脑外伤。

305. B。解析：可引起抽搐的内源性中毒，包括尿毒症、肝性脑病等。

306. E。解析：抽搐伴瞳孔散大，意识丧失，大小便失禁，呼吸不规则，见于癫痫大发作。

307. C。解析：导致意识障碍的外源性中毒如安眠药、有机磷杀虫剂、氰化物、一氧化碳、酒精和吗啡等中毒。低氯性碱中毒属于水、电解质平衡紊乱。

308. E。解析：意识障碍者的体格检查：首要要观察意识状态和生命体征是否平稳；然后进行神经系统体检，包括意识状态；头颅及全身皮肤黏膜情况；双侧瞳孔大小是否对称，对光反射是否存在；是否有面瘫及肢体瘫痪；脑膜刺激征是否阳性，病理征是否阳性。

309. C。解析：五个选项均会导致失眠，抑郁症、焦虑症属于精神疾病，蚊虫叮咬属于环境因素，饮用浓茶属于药物或饮料因素，躯体疾病包括疾病引起的疼痛、瘙痒、咳嗽、鼻塞不通、呼吸困难、心悸、腹泻、尿频等均可引起入睡困难和时常觉醒等。患者常有躯体疾病的临床特点。

310. D。解析：催（助）眠药物易产生耐药性和依赖性，因此要尽量少用、慎用（避免不良反应）、间歇使用（避免成瘾），应几种药物交替使用，尽量避免长期使用。

二、A2型题

1. C。解析：妊娠20周后分娩期，正常位置的胎盘在胎儿娩出前，部分或全部从子宫壁剥离，称胎盘早剥。

2. D。解析：患者子宫大小与停经月份不相符，且宫口已开，不断出血，为难免流产，无法继续妊娠，需立即清宫。

3. B。解析：意识状态是重要的神经系统检查内容，意识状态常用意识障碍的程度来表示。该题中提示的意识状态是昏睡，这是一种比嗜睡深而较昏迷浅的意识障碍状态，给较重的疼痛或较响的言语刺激方可唤醒，能做简单、模糊的答话，刺激停止后即入睡。

4. A。解析：术后4天才出现声嘶，不可能是手术中损伤神经，而是术后血肿压迫神经引起。

5. B。解析：有尿路感染症状，有肾脏缩小及肾盏变形，应考虑慢性肾盂肾炎。

6. D。解析：波状热是体温逐渐上升达39℃或以上，数天后又逐渐下降至正常水平，持续数天后又逐渐升高，如此反复多次。弛张热是体温常在39℃以上，波动幅度大，24小时内波动范围超过2℃，但都在正常水平以上。间歇热是体温骤升达高峰后持续数小时，又迅速降至正常水平，无热期（间歇期）可持续1天至数天，如此高热期与无热期反复交替出现。稽留热是指体温恒定地维持在39～40℃以上的高水平，达数天或数周，24小时内体温波动范围不超过1℃。不规则热是发热的体温曲线无一定规律。

7. D。解析：老年人有冠心病史5年，有呼吸困难，不能平卧，且咳嗽伴粉红色泡沫样痰，见于急性肺水肿。

8. A。解析：带状疱疹亚急性发病，一侧剧烈胸痛，夜间重。发病数天后胸壁出现疱疹、沿神经走行呈簇状分布。心电图、胸部X线无异常。

三、B型题

1. A。解析：主动脉夹层可出现撕裂样疼痛。

2. B。解析：食管反流性疾病是胸骨后烧灼样疼痛，饱餐后平卧易发生，常于夜间发作。

3. A。解析：额部头痛一般由颅脑病变引起，但也见于鼻窦炎、颅内压增高等。

4. B。解析：一侧颞部头痛可见于青光眼、虹膜睫状体炎、偏头痛、颞动脉炎、神经痛等。

5. A。解析：心源性水肿从足部开始，下垂部位明显。

6. C。解析：肾源性水肿从眼睑或颜面开始。

7. C。解析：溶血性黄疸患者的皮肤多为浅柠檬色。

8. D。解析：肝细胞性黄疸者的皮肤多为浅黄色至深黄色。

9. B。解析：慢性腹泻的特点是起病缓慢，病程较长，可为稀便，亦可带黏液、脓血。

10. E。解析：肠易激综合征系由结肠及乙状结肠痉挛引起，部分病人可表现为便秘与腹泻交替。

11. B。解析：心脏存在解剖分流如法洛四联症、心脏右向左分流等，使SaO_2下降，出现中心型发绀。

12. C。解析：心衰竭、心包积液、深静脉血栓形成，由于体循环淤血造成周围型发绀。

13. A。解析：阵发性剑突下钻顶样痛是胆道蛔虫症的典型表现。

14. D。解析：饥饿痛是十二指肠溃疡的典型表现。

15. B。解析：持续性全腹痛伴腹壁肌

紧张提示急性弥漫性腹膜炎。

16. C。解析：转移性右下腹痛为急性阑尾炎的典型症状。

17. A。解析：腹泻主要特点：①分泌性腹泻：常表现为排大量水样便，主要见于霍乱弧菌外毒素引起的腹泻。②渗出性腹泻：主要见于溃疡性结肠炎、缺血性肠病，患者粪便中常混有黏液、脓液或血液。③渗透性腹泻：可见于应用泻剂后引起的腹泻。④动力性腹泻：常伴有腹痛或腹部不适，主要见于甲状腺功能亢进、胃肠功能紊乱。

18. B。解析：同上题。

19. A。解析：腹泻伴明显消瘦者可见于胃肠道恶性肿瘤及吸收不良综合征。

20. B。解析：腹泻伴关节痛或肿胀者可见于炎症性肠病、结缔组织病、肠结核等。

21. A。解析：肠梗阻引起的便秘多起病急，可伴有腹痛、腹胀、呕吐、腹内包块等表现。

22. B。解析：缓慢发病伴消瘦、贫血、粪便呈扁条状，应考虑结（直）肠癌。

23. E。解析：排出羊粪样便多为结肠性便秘。

24. D。解析：粪便坚硬粗大多为直肠便秘。

25. A。解析：上消化道出血或小肠出血在肠内停留时间较长，粪便呈黑色，由于附有黏液而发亮，类似柏油，又称柏油样便。

26. B。解析：急性出血坏死性肠炎可排出洗肉水样血便，并有特殊的腥臭味。

27. C。解析：急性细菌性痢疾多有黏液脓性鲜血便。

28. D。解析：阿米巴痢疾的粪便多为暗红色果酱样的脓血便。

29. A。解析：呕血伴上腹痛，中老年人，慢性上腹痛，疼痛无明显规律性并伴有食欲减退、消瘦或贫血者，应警惕胃癌；

30. B。解析：中青年人，慢性反复发作的上腹痛，具有一定的周期性与节律性，多为消化性溃疡。

31. A。解析：胃镜检查是目前明确上消化道出血病因的首选检查方法。胃镜检查在直视下顺序观察食管、胃、十二指肠球部直至降段，从而判断出血的病变部位、病因及出血情况。

32. B。解析：结肠镜检查是诊断大肠及回肠末端病变的首选检查方法。其优点是诊断敏感性高，可以发现活动性出血，结合活检病理检查可判断病变性质。

33. B。解析：尿路刺激征伴发热及腰痛见于肾盂肾炎。

34. C。解析：尿频尿急伴血尿、午后低热、乏力、盗汗见于膀胱结核。

35. E。解析：老年男性，病程长，尿频伴尿线细，进行性排尿困难见于前列腺增生。

36. C。解析：尿频不伴尿急和尿痛，但伴有多饮多尿和口渴见于糖尿病、尿崩症等。

37. B。解析：清洁中段尿培养对确诊尿路感染有价值。

38. D。解析：尿病理找癌细胞对提示尿路肿瘤有意义。

39. A。解析：与发作性腰痛相伴随的间断血尿提示结石可能性大。

40. B。解析：无痛性肉眼血尿伴血块者应首先考虑泌尿系肿瘤。

41. B。解析：增生性脊柱炎：又称退行性脊柱炎，多见于50岁以上患者，晨起时感腰痛、酸胀、僵直而活动不便，活动腰部后疼痛好转，但过多活动后腰痛又加重。疼痛以傍晚时明显。平卧可缓解，疼痛不剧烈，敲打腰部有舒适感，腰椎无明显压痛。

42. A。解析：结核性脊椎炎：是感染性脊椎炎中最常见的疾病，腰椎最易受累，其次为胸椎。背部疼痛常为结核性脊椎炎的首发症状。疼痛局限于病变部位。呈隐痛、钝痛或酸痛，夜间明显，活动后加剧，伴有低热、盗汗、乏力、食欲缺乏。晚期可有脊柱畸形、冷脓肿及脊髓压迫症状。

43. A。解析：伴剧烈呕吐者为颅内压增高，头痛在呕吐后减轻者见于偏头痛。

44. E。解析：慢性头痛突然加剧并有意识障碍者提示可能发生脑疝。

45. B。解析：眩晕发生机制有多种因素。

①梅尼埃（Meniere）病：可能是由于内耳的淋巴代谢失调、淋巴分泌过多或吸收障碍，引起内耳膜迷路积水所致，亦有人认为是变态反应，维生素B族缺乏等因素所致。

②迷路炎：常由于中耳病变（胆脂瘤、炎症性肉芽组织等）直接破坏迷路的骨壁引起，少数是炎症经血行或淋巴扩散所致。

③药物中毒：由于对药物敏感、内耳前庭或耳蜗受损所致。

④晕动病：是由于乘车、船或飞机时，内耳迷路受到机械性刺激，引起前庭功能紊乱所致。

⑤椎-基底动脉供血不足：可由动脉管腔变窄、内膜炎症、椎动脉受压或动脉舒缩功能障碍等因素所致。

46. D。解析：同上题。

47. A。解析：中枢性眩晕（脑性眩晕）指前庭神经颅内段、前庭神经核及其纤维联系、小脑、大脑等的病变所引起的眩晕。包括以下几种：①颅内血管性疾病：椎-基底动脉供血不足、锁骨下动脉偷漏综合征、延髓外侧综合征、脑动脉粥样硬化、高血压脑病和小脑出血等。②颅内占位性病变：听神经瘤、小脑肿瘤、第四脑室肿瘤和其他部位肿瘤等。③颅内感染性疾病：颅后凹蛛网膜炎、小脑脓肿。④颅内脱髓鞘疾病及变性疾病：多发性硬化、延髓空洞症。⑤癫痫。

48. B。解析：同上题。

49. A。解析：晕厥的常见病因及分类：①血管舒缩障碍见于单纯性晕厥、体位性低血压、颈动脉窦综合征、排尿性晕厥、咳嗽性晕厥及疼痛性晕厥等。②心源性晕厥见于严重心律失常、心脏排血受阻及心肌缺血性疾病等，如阵发性心动过速、阵发性心房颤动、病态窦房结综合征、高度房室传导阻滞、主动脉瓣狭窄、先天性心脏病的某些类型、心绞痛与急性心肌梗死、原发性肥厚型心肌病等，最严重的为阿-斯综合征。③脑源性晕厥见于脑动脉粥样硬化、短暂性脑缺血发作、偏头痛、无脉症、慢性铅中毒性脑病等。④血液成分异常见于低血糖、通气过度综合征、重症贫血及高原晕厥等。

50. B。解析：同上题。

51. D。解析：心源性晕厥是由于心脏病心排血量突然减少或心脏停搏，导致脑组织缺氧而发生。最严重的为阿-斯综合征，主要表现是在心搏停止5～10秒出现晕厥，停搏15秒以上可出现抽搐，偶有大小便失禁。

52. E。解析：脑源性晕厥是由于脑部血管或主要供应脑部血液的血管发生循环障碍，导致一时性广泛性脑供血不足所致。如脑动脉硬化引起血管管腔变窄，高血压病引起脑动脉痉挛，偏头痛及颈椎病时基底动脉舒缩障碍，各种原因所致的脑动脉微栓塞、动脉炎等病变均可出现晕厥。其中短暂性脑缺血发作可表现为多种神经功能障碍症状。由于损害的血管不同而表现多样化，如偏瘫、肢体麻木、语言障碍等。

53. B。解析：通气过度综合征是由于情绪紧张或癔症发作时，呼吸急促、通气过度，二氧化碳排出增加，导致呼吸性碱中毒、脑部毛细血管收缩、脑缺氧，表现为头晕、乏力、颜面四肢针刺感，并因可伴有血钙降低而发生手足搐搦。

54. C。解析：重症贫血是由于血氧低下而在用力时发生晕厥。

55. B。解析：意识模糊是意识水平轻度下降，较嗜睡为深的一种意识障碍。患者能保持简单的精神活动，但对时间、地点、人物的定向能力发生障碍。

56. D。解析：昏迷是严重的意识障碍，表现为意识持续的中断或完全丧失。

第三章 常见病与多发病

第一单元 呼吸系统

一、A1 型题

1. B。解析：支气管哮喘临床上表现反复发作性喘息、呼气性呼吸困难、胸闷或咳嗽等症状，常出现广泛多变的可逆性气流受限，多数患者可自行缓解或经治疗后缓解。对于哮喘的诊断，若症状不典型者（如无明显的喘息和体征），有下列三项中的一项阳性意义大：①支气管激发试验或运动试验阳性；②支气管舒张试验阳性（经吸入 β_2 肾上腺受体的激动剂时 FEV_1 增加 12% 以上，且 FEV_1 绝对值大于 200mL）；③呼气流量峰值日内变异率或昼夜波动率≥20%。

2. E。解析：随着对支气管哮喘的病因和发病机制的深入研究，认识到哮喘是一种气道慢性炎症，并具有气道高反应性的特征，需要长期抗炎治疗；支气管扩张药与糖皮质激素并用，有协同作用，且能减少激素类药物的用量；特异性免疫治疗适用于有明显的诱因，通常伴有变应性鼻炎、特异性 IgE 抗体增高而常规治疗不满意者，或有季节性哮喘发作患者，或常规治疗虽有效，但由于无法避免接触变应原而常有发作者；对食物和药物过敏者一般不做特异性免疫治疗。

3. C。解析：支气管哮喘的诊断标准如下：

（1）反复发作喘息、气急、胸闷或咳嗽，多与接触变应原、冷空气、物理、化学性刺激、病毒性上呼吸道感染、运动等有关。

（2）发作时在双肺可闻及散在或弥漫性，以呼气相为主的哮鸣音，呼气相延长。

（3）上述症状可经治疗缓解或自行缓解。

（4）除外其他疾病所引起的喘息、气急、胸闷和咳嗽。

（5）I 临床表现不典型者（如无明显喘息或体征）应有下列三项中至少一项阳性：①支气管激发试验或运动试验阳性；②支气管舒张试验阳性；③昼夜 PEF 变异率≥20%。

符合 1～4 条或 4、5 条者，可以诊断为支气管哮喘。

4. D。解析：哮喘发作期的主要体征为：呼吸幅度减低；叩诊过清音；两肺满布哮鸣音；合并感染者可闻及湿啰音；可有发绀。

5. A。解析：肾上腺糖皮质激素具有提高 β 受体对拟肾上腺素类物的效应及活化腺苷环化酶和抑制磷酸二酯酶活性的作用，能阻止白三烯等生物活性物质的生成及释放和抑制免疫反应。目前，激素是预防和抑制哮喘者气道炎症反应及降低气道对各种刺激因子高反应性的最有效药物。

6. E。解析：ABCD都是可以引起急性支气管炎。

7. C。解析：急性支气管炎鼻部的症状不明显。

8. D。解析：急性支气管炎与流行性感冒的鉴别主要是靠流行病史、分泌物病毒分离和血清学检查进行鉴别。

9. E。解析：咽-结合膜热以发热、咽炎、结合膜炎为特征；多呈高热、咽痛、眼部刺痛、咽部充血，一侧或两侧滤泡性眼结膜炎；颈部、耳后淋巴结肿大，有时伴胃肠道症状。病程1～2周。"恢复期指（趾）端膜状脱屑"是川崎病的常见临床表现。

10. A。解析：疱疹性咽峡炎是科萨奇A组病毒所致。

11. A。解析：急性上呼吸道感染的并发症在婴幼儿多见。上呼吸道感染可波及邻近器官，或向下蔓延；可引起中耳炎、鼻窦炎、咽后壁脓肿、颈淋巴结炎、喉炎、气管炎、支气管肺炎等。年长儿若患链球菌性上感可引起急性肾炎、风湿热等。手足口病多以肠道病毒感染为主。

12. E。解析：引起上呼吸道感染最常见的病因是病毒感染，婴幼儿全身症状相对重而且容易出现并发症。

13. E。解析：年长儿若患链球菌性感染可以起急性肾炎、风湿热等。

14. C。解析：急性上呼吸道感染婴幼儿局部症状不显著而全身症状重，可骤然起病，表现为高热、咳嗽。食欲差，可伴有呕吐、腹泻、烦躁，甚至高热惊厥。

15. E。解析：各种病毒和细菌均可引起急性上呼吸道感染，但以病毒多见，约占90%以上，主要有呼吸道合胞病毒、流感病毒、副流感病毒、腺病毒、鼻病毒、柯萨奇病毒、埃可病毒、冠状病毒、单纯疱疹病毒、EB病毒等。病毒感染后可继发细菌感染，最常见为溶血性链球菌，其次为肺炎球菌、流感嗜血杆菌等，肺炎支原体亦可引起。

16. E。解析：急性上呼吸道感染，病毒多见，病毒感染后可继发细菌感染，最常见为溶血性链球菌，其次为肺炎球菌、流感嗜血杆菌等，肺炎支原体亦可引起。

17. A。解析：急性上呼吸道感染各种病毒和细菌均可引起，但是以病毒多见，约占70%到80%。

18. E。解析：急性上呼吸道感染分为五型：普通感冒、咽结膜热、急性咽喉炎、疱疹性咽峡炎、急性咽-扁桃体炎。

19. E。解析：小儿肺炎应用糖皮质激素的指征：①全身中毒症状明显；②严重喘憋或呼吸衰竭；③合并感染性休克；④伴有脑水肿、中毒性脑病等；⑤胸腔短期有较大量渗出。常用琥珀酸氢化可的松5～10mg/(kg·d)，或地塞米松0.1～0.3mg/(kg·d)，疗程3～5天。

20. B。解析：支气管肺炎一般使用的是鼻前庭导管吸氧，氧流量为0.5～1L/min，氧浓度是<40%，氧易湿化，温度18～20℃，湿度60%；缺氧明显者，宜用面罩给氧，氧流量为6～8L/min，氧浓度是50%～60%。

21. E。解析：重症肺炎，疑合并心力衰竭，建议先行一般治疗，如镇静、吸氧，必要时应用速尿，如肺部啰音多，可考虑选用血管扩张剂如酚妥拉明、多巴胺联用，最后可考虑应用洋地黄类药物，但对于有原发性心脏疾患，则按心力衰竭积极治疗。

22. A。解析：肺炎是一种严重危害小儿健康的常见病、多发病，重症肺炎缺氧、酸中毒和肺血管源性介质分泌增加，引起脑循环障碍，可导致中毒性脑病，早期防治是降低重症肺炎、病死率的关键。

23. E。解析：病原体常由呼吸道入侵，少数经血行入肺。营养不良、维生素D缺乏性佝偻病、先天性心脏病、低出生体重儿、免疫力低等为小儿支气管肺炎的高危因素。

24. C。解析：小儿肺炎病理生理变

化：主要表现为低氧血症，严重者可有二氧化碳潴留。肺炎时由于炎症，一方面使肺泡壁增厚，弥散阻力增加；另一方面，支气管黏膜充血、水肿及分泌物潴留，使小儿原已相对狭窄的管腔变得更窄。其结果导致通气和换气功能严重障碍，机体缺氧与二氧化碳潴留。在疾病早期患儿可通过增加呼吸频率和呼吸深度来增加每分钟通气量，由于二氧化碳弥散能力比氧大，此时往往仅有轻度缺氧而尚无明显的二氧化碳潴留。

25. E。解析：红色肝变期肺泡内有红细胞渗出，红细胞破坏后释放含铁血红素，使得痰液呈现铁锈色。

26. E。解析：克雷白杆菌肺炎多见于年老体弱、原有慢性肺部疾患的病人。起病急骤、寒战、高热、咳嗽多痰，常伴气急、发绀及意识障碍，咳具特征性的棕红色胶冻样痰。

27. B。解析：细菌性肺炎的院外感染（社区获得性肺炎）以肺炎链球菌为主，院内感染以革兰阴性杆菌为主。

28. E。解析：人类对结核杆菌的感染率很高，但发病率却较低，这表明人体感染结核杆菌后可获得一定的抗结核免疫力。

29. C。解析：婴幼儿、青春期、老年人和糖尿病患者、矽肺、胃大部切除术后者、艾滋病病毒感染者，以及接受免疫抑制剂治疗者肺结核发病率高。

30. E。解析：肺结核活动期，X线显示为片状、絮状阴影，边缘模糊，空洞形成。而病灶密度高，边界清楚提示病灶钙化、纤维化，提示病变静止。

31. B。解析：空洞性肺结核常可合并气胸，血型播散性肺结核如病变累及胸膜可并发气胸。

32. C。解析：结核菌素试验选择左侧前臂屈侧中上部1/3处，0.1mL（5IU）皮内注射，试验后48～72小时观察和记录结果，手指轻摸硬结边缘，测量硬结的横径和纵径，得出平均直径=（横径+纵径）/2，而不是测量红晕直径，硬结为特异性变态反应，而红晕为非特异性反应。硬结直径4mm为阴性，5～9mm为弱阳性，10～19mm为阳性，大于20mm或虽<20mm但局部出现水疱和淋巴管炎为强阳性反应。结核菌素试验反应愈强，对结核病的诊断，特别是对婴幼儿的结核病诊断愈重要。凡是阴性反应结果的儿童，一般来说，表明没有受过结核分枝杆菌的感染，可以除外结核病。

33. D。解析：慢性纤维空洞性肺结核是肺结核的晚期类型，多系浸润肺结核发展恶化的结果。病程长，病情的好转与恶化，空洞的形成与纤维修补交替出现，病灶广泛纤维化。此类病人经常大量排菌，为社会的重要传染源。

34. D。解析：慢性阻塞性肺疾病（COPD）是一种具有气流受限特征的疾病，气流受限不完全可逆、呈进行性发展。

35. C。解析：由于各种原因所致慢性气道疾患，并引起气道发生不可逆性阻塞性病变，则称为慢性阻塞性肺疾病。COPD患者可导致肺源性心脏病、呼吸衰竭等严重后果。临床上诱发肺源性心脏病急性加重的病因是呼吸道感染。当呼吸道发生感染，由于炎症所在的气道内膜肿胀、炎性分泌物等使气道阻塞更加严重，导致机体缺氧、二氧化碳分压增高。因此，肺心病急性加重时治疗原则是：积极控制感染；保持呼吸道通畅；纠正缺氧和二氧化碳潴留，控制呼吸衰竭及心功能不全。本题的五个选项中应用利尿剂、呼吸兴奋剂、血管扩张剂、强心剂等是在肺心病急性加重期的治疗手段，但并非是直接去除引起急性加重的原因。故选项C是本题的最佳选择。

36. D。解析：急性上呼吸道感染的转诊指征如下：①明显气促表现（呼吸大于30次/分，发绀、三凹征等），或血气分析提示氧合指数小于300，或指尖血氧饱和度小于90%。②有脱水征，间歇性呼吸暂停。③持续高热2～3天不退，存在有长期卧床、糖尿病、冠心病、慢性阻塞性肺疾病、慢性充血性心力衰竭、因器官移植而长期使用糖皮质激素和免疫抑制剂、自身免疫性疾病如系统性红斑狼疮等基础疾病者。④并发肺炎、喉头水肿、病毒性心肌炎、病毒性脑膜炎、中耳炎等。⑤如在上呼吸道感染1周内，呼吸道症状减轻但出现新的症状，疑有急性传染病者，须转送到上级医院诊治，以免误诊。

37. A。解析：各种病毒和细菌均可引起急性上呼吸道感染，但90%以上为病毒。主要有鼻病毒、呼吸道合胞病毒、流感病毒、副流感病毒、腺病毒、柯萨奇病毒、冠状病毒等。

38. C。解析：各种病毒和细菌均可引起急性上呼吸道感染，细菌感染占10%左右，其中部分为病毒感染后继发的细菌感染，最常见为溶血性链球菌，其次为肺炎链球菌、流感嗜血杆菌等。

39. A。解析：抗病毒药：主张早期应用。常用抗病毒药物利巴韦林（病毒唑），剂量为10～15mg/(kg·d)，静滴或口服，疗程为3～5天。

40. D。解析：小儿急性上呼吸道感染热程长、发生高热惊厥、发热伴皮疹、出现并发症者应转诊至上级医疗机构。

41. A。解析：急性支气管炎症状起病较急，先为干咳或少量黏液性痰，随后痰量增多，咳嗽加剧，偶有痰中带血。体格检查可无明显阳性表现。X线胸片检查大多表现为正常或肺纹理增粗。诊断前提是临床和影像没有肺炎证据。

42. B。解析：急性支气管炎症状起病较急，先为干咳或少量黏液性痰，随后痰量增多，咳嗽加剧，偶有痰中带血。通常全身症状较轻，可有发热与全身不适。体格检查可无明显阳性表现。X线胸片检查大多表现为正常或肺纹理增粗。

43. C。解析：血常规检查一般白细胞计数正常，细菌性感染较重时白细胞总数可升高或中性粒细胞比例增多，血沉加快，痰涂片或培养可发现致病菌。

44. A。解析：欧洲呼吸病协会建议出现如下一项表现（新出现局限性肺部体征、呼吸困难、气急、脉搏>100次/分、发热>4天）需要怀疑肺炎的患者先测血清C-反应蛋白，如果CRP<20mg/L则不考虑肺炎的诊断，如果CRP>100mg/L，需要怀疑肺炎则需进一步通过胸片来确认。

45. C。解析：急性支气管炎对症治疗咳嗽无痰或少痰，可用镇咳药如右美沙芬（成人15～30mg，bid～tid）、喷托维林（成人25mg，tid～qid）、复方甘草（成人5～10mL，tid）。

46. A。解析：急性支气管炎有支气管痉挛或气道反应性高的患者可选用解痉平喘和抗过敏类药物，如氨茶碱（100mg，tid）、长效茶碱舒氟美（200mg，bid）、阿斯美（2粒，tid）、酮替芬（1mg，bid）。

47. E。解析：COPD的主要症状是慢性咳嗽、咳痰、气短或呼吸困难、喘息、胸闷。咳粉红色泡沫样痰是急性左心衰的特征性临床表现。

48. B。解析：COPD Ⅱ级，中度的主要依据是：有或无慢性咳嗽、咳痰等症状；$FEV_1/FVC<70\%$；$50\%≤FEV_1<80\%$预计值。

49. B。解析：体征：①视诊：胸廓前后径增大，肋间隙增宽，剑突下胸骨下角增宽，称为桶状胸。部分患者呼吸变浅，频率增快，严重者可有缩唇呼吸等。②触诊：双侧语颤减弱。③叩诊：肺部过清音，心浊音界缩小，肺下界和肝浊音界下降。④听诊：两肺呼吸音减弱，呼气延长，部分患者可闻及湿性啰音和（或）干性啰音。

50. E。解析：任何患有呼吸困难、慢性咳嗽或多痰的患者，并且有暴露于危险因素的病史，在临床上需要考虑COPD的诊断。做出COPD的诊断需要进行肺功能检查，吸入支气管扩张剂之后第一秒用力呼气容积占用力肺活量百分比（FEV_1/FVC）<70%表明存在气流受限，即可诊断COPD。

51. A。解析：慢性阻塞性肺疾病发生低氧血症者可鼻导管吸氧，或通过文丘里面罩吸氧，一般吸入氧浓度为28%～30%，应避免吸入氧浓度过高引起二氧化碳潴留。

52. D。解析：哮喘持续状态是指哮喘严重发作，时间持续在12小时以上。

53. D。解析：支气管哮喘诊断标准如下：

（1）反复发作喘息、气急、胸闷或咳嗽，多与接触变应原，冷空气，物理、化学性刺激，病毒性上呼吸道感染，运动等有关。

（2）发作时在双肺可闻及散在或弥漫性，以呼气相为主的哮鸣音，呼气相延长。

（3）上述症状可经治疗缓解或自行缓解。

（4）除外其他疾病所引起的喘息、气急、胸闷和咳嗽。

（5）临床表现不典型者（如无明显喘息或体征）应有下列三项中至少一项阳性：①支气管激发试验或运动试验阳性；②支气管舒张试验阳性；③昼夜PEF变异率≥20%。

符合1～4条或4、5条者，可以诊断为支气管哮喘。

54. D。解析：支气管哮喘为发作性伴有哮鸣音的呼气性呼吸困难或发作性胸闷和咳嗽。

55. A。解析：治疗支气管哮喘最常用的白三烯受体拮抗剂是孟鲁司特。

56. C。解析：肺炎链球菌肺炎首选青霉素G。对青霉素过敏者，可用大环内酯类，如红霉素或罗红霉素。

57. E。解析：实音是一种音调较浊音更高，音响更弱，振动持续时间更短的一种非乐性音，如叩击心和肝等实质脏器所产生的音响。在病理状态下可见于大量胸腔积液或肺实变等。

58. B。解析：中至大量胸腔积液时，患侧胸廓饱满，触觉语颤减弱，局部叩诊浊音，呼吸音减低或消失。可伴有气管、纵隔向健侧移位。

59. C。解析：发热为肺结核最常见的全身性中毒症状，表现为长期低热，多见于午后，而其还伴有乏力、盗汗、食欲减退、面颊潮红等。

60. A。解析：影像学诊断胸部X线或CT检查是诊断肺结核的重要方法，可以发现早期轻微的结核病变，确定病变范围、部位、形态、密度、与周围组织的关系、病变阴影的伴随影像；判断病变性质、有无活动性、有无空洞、空洞大小和洞壁特点等。

61. B。解析：肺结核病的化疗原则是早期、联合、适量、规律、全程。

62. A。解析：呼吸道飞沫传播是肺结核最重要的传播途径。

二、A2型题

1. C。解析：激烈运动是支气管哮喘常见诱因，该患者奔跑后出现呼吸困难，首先应考虑是否为突发自发性气胸，但查体双肺布满哮鸣音，不支持该诊断；其次考虑是否为心源性哮喘，该患者为年轻男性，无心血管基础疾病史，因此最可能的诊断为C。

2. D。解析：支气管哮喘稳定期以预防发作为主，目前主张使用长效β_2激动剂＋长效表面激素吸入治疗的方案规律治疗，常用沙美特罗替卡松吸入剂等长期使用，治疗期间注意嘱患者吸入治疗后漱口，避免口腔真菌感染，如有间断急性发作，可辅以应急吸入短效β_2激动剂（沙丁胺醇）等治疗。可给予患者免疫支持治疗如使用匹多莫德、中医中药等。

3. A。解析：哮喘禁忌普萘洛尔是因为其为β受体阻滞剂，β受体阻滞剂会增加哮喘病患者的气道高反应性。

4. C。解析：普萘洛尔是β受体阻断剂，可引起支气管痉挛，加重哮喘。

5. D。解析：从患者症状及查体可知患者是重度哮喘发作，已应用β_2受体激动剂和氨茶碱治疗无效，治疗应尽早应用糖皮质激素静滴。

6. A。解析：α受体兴奋剂对支气管哮喘无治疗作用。

7. B。解析：根据患儿病史，诊断应为疱疹性咽峡炎，病原体为柯萨奇A组病毒。

8. D。解析：疱疹性咽峡炎系柯萨奇A组病毒所致，好发于夏秋季。表现为急起高热、咽痛、流涎、厌食、呕吐等；咽部充血，咽腭弓、悬雍垂、软腭等处有2～4mm大小的疱疹，周围有红晕，疱疹破溃后形成小溃疡，病程1周左右。

9. A。解析：咽－结合膜热由腺病毒3型、7型所致，常发生于春夏季，可在儿童集体机构中流行。以发热、咽炎、结合膜炎为特征；多呈高热、咽痛，眼部刺痛、咽部充血，一侧或两侧滤泡性眼结合膜炎；颈部、耳后淋巴结肿大，有时伴胃肠道症状。病程1～2周。

10. B。解析：患儿发热、咳嗽伴腹痛就诊，扁桃体肿大，考虑是上呼吸道感染，淋巴结肿大，活动度好，触痛，腹痛，考虑是上呼吸道感染并肠系膜淋巴结炎。

11. E。解析：急性会厌炎又称急性声门上喉炎，多见于3～7岁，婴儿较少见，一旦患病病情发展极快，可危及生命，常可因喉阻塞而窒息死亡，增大、红肿、呈樱桃样的会厌，是本病的特征。

12. C。解析：根据患儿病史，诊断考虑为咽－结合膜热，感染病原体为腺病毒3型、7型。

13. E。解析：疱疹性咽峡炎系柯萨奇A组病毒所致，好发于夏秋季。表现为急起高热、咽痛、流涎、厌食、呕吐等；咽部充血，咽腭弓、悬雍垂、软腭等处有2～4mm大小的疱疹，周围有红晕，疱疹破溃后形成小溃疡，病程1周左右。

14. C。解析：小儿肺炎体征特点是：呼吸表浅、急促、鼻翼煽动，有三凹征，呼气呻吟，颜面部及四肢末端明显紫绀，甚者面色苍白或青灰。肺部有固定的中小水泡音。

15. C。解析：体温逐渐增高，面、颈部见少许红色斑丘疹，今晨开始四肢厥冷、嗜睡、气促、皮疹消退而来诊提示麻疹可能性较大；两肺散在细湿啰音考虑合并肺炎；患者心音较弱考虑合并心衰；"皮肤呈花斑状"在这里也是麻疹的表现。

16. B。解析：克雷白杆菌肺炎多见于老年、酗酒、营养不良患者。可出现发热、咳脓痰。胸片可表现为实变伴多发性蜂窝状肺脓疡，叶间隙下坠。本例病人符合上述特点。

17. E。解析：肺炎球菌肺炎病理改变包括充血水肿期、红色肝变期、灰色肝变期、溶解消散期。典型肺炎球菌肺炎病理改变包括肺泡内大量中性粒细胞和红细胞渗出，肺泡毛细血管扩张、充血，肺内水肿和浆液渗出，肺泡内充满大量白细胞，并有纤维蛋白，肺泡内纤维蛋白性渗出物溶解、吸收，肺泡重新充气，肺泡壁完整。

18. A。解析：此患者为男性，20岁，典型的大叶性肺炎的症状体征和胸片表现：受凉后突发寒战、高热，右下胸痛，咳铁锈色痰，胸片发现右下肺大片阴影。

19. B。解析：首先应考虑感染的诊断，但是痰检（－），对多种抗生素治疗无效，且病情已有较长时间。病毒性肺炎为自限性，很难持续2个月的时间。病变部位虽然在中下肺野，不是结核的好发部位，但是考虑到患者有糖尿病史，老年人，并且对抗生素疗效不好，最可能的诊断为肺结核。

20. A。解析：患者有结核中毒症状，同时X线胸片显示肺部感染和肺门淋巴结病变共存，因此首先考虑为原发综合征。继发性肺结核和血行播散型肺结核的影像学有其各自的特点。而支原体肺炎和肺炎球菌肺炎病程相对较短，引起肺门淋巴结肿大亦非常少见。

21. D。解析：患者为复发肺结核患者，规范治疗4个月痰结核菌仍（+），说明可能药物疗效欠佳，可能为耐药肺结核，故应进行结核菌培养+药敏试验，根据药敏结果选药治疗。

22. A。解析：肺结核X线胸片表现为哑铃形阴影，即原发病灶、引流淋巴管炎和肿大的肺门淋巴结，为原发综合征表现，加之患者发病年龄小，考虑原发型肺结核。

23. D。解析：COPD患者多为气流的不完全可逆受限，肺功能多为阻塞性通气功能障碍，表现为$FEV_1/FVC<70\%$。

24. E。解析：肺功能检查是判断气流受限的主要客观指标，对COPD诊断、严重程度评价、疾病进展、预后及治疗反应等有重要意义。

25. E。解析：突然加剧的呼吸困难，并伴有明显的胸痛、发绀，听诊时一侧呼吸音减弱或消失等体征可确诊为自发性气胸。自发性气胸常常为慢性阻塞性肺疾病的并发症。病例中患者有慢性咳喘病史，考虑存在慢性支气管炎、阻塞性肺气肿，剧烈咳嗽后突发呼吸困难，并伴有明显的胸痛、发绀，听诊时患侧呼吸音减弱、语颤减弱等提示自发性气胸。

26. D。解析：患者反复咳嗽咳痰20年，考虑为COPD。患者端坐位，口唇发绀，左下肺呼吸音明显减弱，应考虑COPD并发自发性气胸，这是常见的并发症，故应首先胸部X线片检查（D）；本例不合并心脏病，故不选A。本例外周血白细胞总数及中性粒细胞比例均不高，故不考虑合并感染，因此不首选痰细菌培养（B）。患者重度缺氧，端坐位，不可能去做肺功能检查，故不选C。血气分析主要用于判断呼吸衰竭的类型及酸碱失衡情况。

27. B。解析：典型的支气管哮喘，发作前有先兆症状如打喷嚏、流涕、咳嗽、胸闷等，如不及时处理，可因支气管阻塞加重而出现哮喘，严重者可被迫采取坐位或呈端坐呼吸，干咳或咳大量白色泡沫痰，甚至出现紫绀等，但一般可自行缓解或用平喘药物等治疗后缓解。结合题中患者症状，考虑为支气管哮喘。

28. C。解析：患者呼吸困难、咳嗽、端坐呼吸，口唇微绀，考虑为突发支气管哮喘，应给予喷吸沙丁胺醇。

29. D。解析：支气管哮喘两肺可闻及弥漫性哮鸣音。

30. B。解析：肺炎链球菌肺炎症状为寒战、发热、胸痛、咳嗽、咳痰、呼吸困难。X线检查可见肺实变影。

31. C。解析：根据寒战、高热、咳嗽、咳黏液血性或铁锈样痰伴病侧胸痛等典型症状，出现急性病容、肺实变体征等典型体征，结合胸部X线检查，可做出初步诊断。

32. B。解析：肺炎典型患者有肺实变体征：患侧呼吸运动减弱，触觉语颤增强，叩诊呈浊音或实音，听诊呼吸音减低或消失，并可出现支气管呼吸音。结合题中的症状和体征，首先考虑为肺炎。

33. D。解析：肺炎球菌肺炎由肺炎球菌或肺炎链球菌所引起，铁锈色痰是肺炎球菌肺炎的特征性表现。

34. C。解析：胸腔积液：①望诊：患侧胸廓饱满，呼吸动度减弱或消失。②触诊：气管移向对侧，患侧语音震颤减弱或消失。③叩诊：患侧叩诊浊音或实音。④听诊：患侧呼吸音减弱或消失，液面上方可听病理性支气管呼吸音。

35. B。解析：痰中找到结核分枝杆菌即可诊断肺结核，故是肺结核的确诊的金标准。

三、A3/A4型题

1. B。解析：患儿高热、咽部有疱疹及溃疡，考虑为疱疹性咽峡炎。

2. B。解析：疱疹性咽峡炎系柯萨奇病毒A组病毒所致，好发于夏秋季。

3. C。解析：胸片为呼吸系统疾病的常用检查手段。

4. D。解析：患儿无输血指征，不需输血治疗。

5. E。解析：小儿，咳嗽喘息，如果在肺部闻及水泡音可以考虑诊断为肺炎。

6. A。解析：患儿已有抽搐，应首选镇惊止抽。

7. A。解析：典型婴幼儿腺病毒肺炎早期与一般细菌性肺炎不同之处为：①大多数病例起病时或起病不久即有持续性高热，经抗生素治疗无效；②自第3～6天出现嗜睡、萎靡等神经症状，嗜睡有时与烦躁交替出现，面色苍白发灰，肝大显著，以后易见心力衰竭、惊厥等并发症；③肺部体征出现较迟，一般在起病第3～5天以后方出现湿性啰音，病变面积逐渐增大，易有叩诊浊音及呼吸音减低，喘憋于发病第二周日渐严重；④白细胞总数较低，绝大多数患儿不超过$12×10^9/L$，中性粒细胞不超过70%，中性粒细胞的碱性磷酸酶及四唑氮蓝染色较化脓性细菌感染时数值明显低下，但如并发化脓性细菌感染则又上升；⑤X线检查肺部可有较大片状阴影，以左下为最多见。总之，在此病流行季节遇有婴幼儿发生较严重的肺炎，且X线和血象也比较符合时，即可做出初步诊断。

四、B型题

1. A。解析：血气分析结果，将哮喘发作分为三度。①轻度：pH正常或稍高，PaO_2正常，$PaCO_2$稍低，提示哮喘处于早期，有轻度过度通气，支气管痉挛不严重，口服或气雾吸入平喘药可使之缓解。②中度：pH值正常，PaO_2偏低，$PaCO_2$仍正常，则提示患者通气不足，支气管痉挛较明显，病情转重，必要时可加用静脉平喘药物。③重度：pH值降低，PaO_2明显降低，$PaCO_2$升高，提示严重通气不足，支气管痉挛和严重阻塞，多发生在哮喘持续状态，需积极治疗或给予监护抢救。

2. C。解析：同上题。

3. D。解析：同上题。

4. B。解析：疱疹性咽峡炎的病原体为柯萨奇A组病毒。

5. D。解析：咽结合膜热的病原体是腺病毒3型、7型。

6. A。解析：腺病毒常引起的疾病是普通感冒。社区获得性肺炎的主要致病菌是肺炎链球菌，而医院获得性肺炎的主要致病菌是革兰阴性杆菌。

7. C。解析：同上题。

8. B。解析：肺性发绀常见于各种呼吸系统疾病，如阻塞性肺气肿、肺炎、肺间质纤维化等，发生机制是由于呼吸功能衰竭，通气或换气功能障碍，肺氧和作用不足，导致体循环毛细血管中还原血红蛋白增多而出现发绀。

9. D。解析：混合性紫绀是指中心性发绀与周围性紫绀并存，可见于心力衰竭，因肺淤血血液在肺内氧和不足以及周围血流缓慢，毛细血管内血液脱氧过多所致。

10. E。解析：缺血性周围性发绀常见于严重休克，由于周围血管收缩，心输出量减少，循环血量不足，周围组织血流灌注不足、缺氧，致皮肤黏膜呈青紫色。

第二单元 心血管系统

一、A1型题

1. A。解析：诊断高血压的标准是收缩压和（或）舒张压≥140/90mmHg。

2. D。解析：ABCE都是正确的，D选项正确的是按治疗方案用药2～3个月血压不达标者应转诊。

3. B。解析：药物治疗从小剂量开始以减少不良反应，如果患者对单一药物有较好反应，但血压未能达到目标，应当在患者能够很好耐受的情况下增加该药物的剂量，可以通过联合用药最大程度降低血压,将可能存在的与剂量相关的副作用减到最小。如果一个药物的疗效反应很差,或是耐受性差,可换另一类型药物,而非加大第1种药物剂量或加用第2种药物。对2级或3级高血压患者,或总心血管风险处于高危或极高危的患者,一开始即应使用联合治疗。

4. E。解析:脑血管意外是我国高血压病最常见的并发症,是心肌梗死的4~6倍。美国人最常见的高血压并发症是肾衰竭。

5. B。解析:一般高血压患者,血压降至140/90mmHg,如果耐受,还可以降低。

6. E。解析:原发性高血压常见的症状有头晕、头痛、颈项强直、疲劳、心悸等,也可出现视力模糊、鼻出血等较重症状,典型的高血压头痛在血压下降后即可消失。

7. C。解析:刺激迷走神经主要影响窦房结和房室结的功能,导致相应不应期延长,窦性心率减慢,房室结传导功能下降,可使阵发性心动过速终止。刺激迷走神经对心房肌的影响较小,对房扑和房颤无效。窦性心律不齐时一般不需治疗,刺激迷走神经也无效。

8. C。解析:阵发室速必须尽快终止,急性心肌梗死者首选利多卡因。

9. A。解析:室性心动过速病因中,器质性心脏病常见为冠心病、心肌病和致心律失常型右室发育不良性心肌病等,以冠心病急性事件最多见。

10. B。解析:阵发性室上性心动过速最常见的是房室结内折返性心动过速,一般患者无器质性心脏病表现,不同性别与年龄均可发生。

11. C。解析:第四心音产生的机制是舒张晚期的心房肌克服舒张末压用力收缩产生的震动,但当心房纤颤时,心房失去正常功能,因而不可能出现第四心音。

12. D。解析:室性心动过速的临床症状包括低血压、气促、晕厥、少尿、心绞痛等,持续时间短者可无症状。

13. B。解析:劳力性呼吸困难是左心衰竭最早出现的症状,系因运动使回心血量增加,左心房压力升高,加重了肺淤血。引起呼吸困难的运动量随心衰程度加重而减少。随着心功能不全的加重,患者可出现于夜间入睡后突然发生胸闷、气急而被迫坐起,即夜间阵发性呼吸困难。

14. B。解析:NYHA心功能分级:Ⅰ级:日常活动无心力衰竭症状。Ⅱ级:日常活动出现心力衰竭症状(呼吸困难、乏力)。Ⅲ级:低于日常活动出现心力衰竭症状。Ⅳ级:在休息时出现心力衰竭症状。

15. E。解析:一般措施:①维持水盐平衡。②适当运动。③积极控制心律失常,房颤高危患者须抗凝治疗。④冠心病患者有适应证的进行血运重建。⑤避免使用负性肌力药。

16. E。解析:感染为心力衰竭最常见的诱因,尤以呼吸道感染为最多见。

17. B。解析:心肌梗死的心电图表现为:宽而深的Q波(病理性Q波),在面向透壁心肌坏死区的导联上出现;ST段抬高呈弓背向上型,在面向坏死区周围心肌损伤区的导联上出现;T波倒置,在面向损伤区周围的心肌缺血区的导联上出现。

18. B。解析:心梗时发生心肌缺血坏死,由于缺血、坏死、局部多种炎症致痛物质的释放最先出现的症状是剧烈胸痛,难以缓解。

19. E。解析:稳定型心绞痛症状多表现为心前区或胸骨后压榨感、压迫感、束带感、紧缩感、窒息感,属钝痛性质。

20. D。解析:有时可放射至左肩背部、左上臂、左前臂及左手尺侧、咽部、下颌等部位。

21. E。解析:β受体阻滞药阻断拟交感胺类对心率和心肌收缩力的作用,停用时应逐步减量,如突然停用有诱发心肌梗死的可能。

22. A。解析:心绞痛与心肌梗死在上

述几项中区别最大的是心电图变化不同。

23. B。解析：右心衰竭以体循环静脉淤血的表现为主。

24. B。解析：心功能Ⅱ级：心脏病患者的体力活动受到轻度限制，休息时无自觉症状，但平时一般活动下可出现疲乏、心悸、呼吸困难或心绞痛。

25. E。解析：左心衰竭的诊断标准有咳吐粉红色泡沫样痰、X线检查见肺门蝶状阴影、端坐呼吸、漂浮导管检查PCWP≥18mmHg等。而心电图P波高尖，≥0.25mV，以Ⅱ、Ⅲ、aVF突出，称为肺性P波，属于右房肥大的特征。

26. B。解析：心功能分4级。Ⅰ级：有心脏病但活动不受限制，为心功能代偿期。Ⅱ级：休息时无自觉症状，但日常活动即出现疲乏、心悸、呼吸困难或心绞痛发作等。Ⅲ级：体力活动明显受限，低于日常活动即出现上述症状。Ⅳ级：不能从事任何体力活动，休息时即有心力衰竭的症状。

27. B。解析：慢性左心衰，心脏体征：心脏轻度扩大、心率加快、心音低钝，肺动脉瓣区第二心音亢进、心尖区可闻及舒张期奔马律和/或收缩期杂音，可触及交替脉等。

28. D。解析：慢性左心衰肺淤血的临床表现：急性肺水肿（心源性哮喘）：是呼吸困难最严重的状态。除呼吸困难外，常有咳嗽、咳痰、咯血等。

29. A。解析：夜间阵发性呼吸困难是左心衰的典型症状。颈静脉充盈、下垂性水肿、浆膜腔积液及肝肿大是右心衰的表现。

30. D。解析：右心功能不全以体循环静脉淤血的表现为主。体循环静脉淤血体征如颈静脉怒张和肝-颈静脉反流征阳性、下垂部位凹陷性水肿等，以颈静脉怒张较早出现。

31. C。解析：阵发性室上性心动过速药物治疗可选以下药物：①维拉帕米静脉注入。②普罗帕酮缓慢静脉推注（如室上速终止则立即停止给药）。③腺苷或三磷酸腺苷静脉快速推注。④胺碘酮缓慢静脉推注（适用于室上速伴器质性心脏病、心功能不全者）。

32. A。解析：1级高血压伴3个以上危险因素，或靶器官损害、并存临床疾病；2级高血压伴3个以上危险因素，或靶器官损害，并存临床疾病；3级高血压有或无危险因素均可定位高危。

33. B。解析：ACEI/ARB类抗高血压药具有肾脏保护作用，适用于有蛋白尿的患者。

34. C。解析：ACEI/ARB类抗高血压药的绝对禁忌证是妊娠、血管性水肿、双侧肾动脉狭窄。高血钾症及严重肾功能不全患者慎用。

35. A。解析：利尿剂禁用于痛风患者。

36. D。解析：心绞痛是中老年患者胸痛的常见原因，其特点是：胸骨后或心前区压榨性疼痛。

37. B。解析：典型心绞痛发作时舌下含服硝酸甘油片，疼痛应在1～3分钟内（偶至5分钟）缓解。

38. D。解析：此题考察的心绞痛的症状的五大特点：部位、性质、诱因、持续时间3～5分钟、缓解方式。

39. B。解析：心绞痛的症状：①部位：主要在胸骨上段或中段之后，常放射至左肩、左臂内侧及无名指和小指，或至颈、咽或下颌部；②性质：是阵发性、突然发生的胸痛，常为压榨性、闷胀性或窒息性；③诱因：发作常由体力劳动或情绪激动所致等；④持续时间：疼痛出现后常逐渐加重，然后在3～5分钟内逐渐消失，很少超过15分钟；⑤缓解方式：休息或舌下含服硝酸甘油能在几分钟内缓解。

40. E。解析：冠状动脉造影对冠心病具有确诊价值，心电图是诊断心绞痛最常用的检查方法，超声心动图可显示心绞痛发作时有节段性室壁收缩活动减弱。冠脉CT造影为显示冠状动脉病变及形态的无创检查方法，有较高阴性预测价值。

二、A2型题

1. A。解析：索他洛尔为β-受体阻滞剂。患者既往有气喘病史，索他洛尔会加重支气管平滑肌痉挛，所以禁用。

2. A。解析：根据血压190/110mmHg，为3级高血压，且伴有糖尿病，故危险度分层为很高危。

3. D。解析：患者，高血压病史6年，血压250/125mmHg，晨起后突然头痛、烦躁、多汗、面色苍白，双肺布满中、小水泡音和少量哮鸣音，考虑是高血压三级，有可能合并急性左心衰。

4. E。解析：根据心电图表现提示患者为房颤，房颤患者控制心室率可应用洋地黄、β受体阻滞剂或钙通道阻滞剂。

5. E。解析：心房颤动的特点：第一心音强弱不定，心律极不规则，脉搏短绌。

6. D。解析：对于偶发的房早可以暂不用药，寻找原因，定期随诊即可。

7. A。解析：题干分析：男性，阵发性心悸发作，查体：心率180次/分，节律规则。心电图显示：出现逆行P波。符合阵发性室上性心动过速的表现。

8. A。解析：夜间阵发性呼吸困难，端坐呼吸，双肺底湿啰音，为左心衰典型的临床表现。

9. B。解析：患者呼吸困难，心悸，气短，少尿，下肢浮肿1年余，呼吸困难加重。左心室射血分数30%。正常情况下，左室射血分数为≥50%，若小于此值即为心功能不全。考虑是慢性心力衰竭。

10. D。解析：变异型心绞痛：通常在昼夜某一固定时间自发性发作心前区疼痛，发作时心电图示有关导联ST段抬高及相对应导联ST段压低，常伴有严重心律失常或房室传导阻滞。为冠状动脉突然痉挛所致，患者迟早发生ST段抬高部位的心肌梗死。

11. E。解析：发作时心电图Ⅱ、Ⅲ、aVF导联ST段上抬，这是心绞痛中的一个特殊类型，变异性心绞痛，缓解期治疗首选钙离子拮抗剂。

12. E。解析：稳定型心绞痛是由于劳力引起心肌缺血，导致胸部及附近部位的不适，可伴心功能障碍，但没有心肌坏死。其特点为前胸阵发性的压榨性窒息样感觉，主要位于胸骨后，可放射至心前区和左上肢尺侧面，也可放射至右臂和两臂的外侧面或颈与下颌部，持续数分钟，往往经休息或舌下含服硝酸甘油后迅速消失。

13. B。解析：右心衰竭以体循环淤血的表现为主。可见颈静脉搏动增强、怒张、充盈，肝颈静脉反流征阳性，三尖瓣关闭不全的反流性杂音等。结合题中症状，考虑为右心衰竭。

14. C。解析：心功能分级方法：1级：心脏病患者日常活动量不受限制，一般活动不引起乏力、呼吸困难等心衰症状。2级：心脏病患者体力活动轻度受限，休息时无自觉症状，一般活动下可出现心衰症状。3级：心脏病患者体力活动明显受限，低于平时一般活动即引起心衰症状。4级：心脏病患者不能从事任何体力活动，休息状态下也存在心衰症状，活动后加重。结合题中症状，考虑心功能为3级。

15. A。解析：肝-颈静脉反流征阳性，可诊断右心衰竭。

16. C。解析：房颤的听诊特点是心律完全不规则，心率快慢不等，心音强弱绝对不一致，脉搏短绌。早搏心律基本是整齐的。

17. D。解析：3级高血压：收缩压≥180，舒张压≥110mmHg；单纯收缩期高血压收缩压≥140mmHg（亚组：临界收缩期高血压，收缩压140～149mmHg），舒张压＜90mmHg，高脂血症。门诊查体，血压190/110mmHg为很高危险组。

18. A。解析：患者长期高血压病史，此次发病时血压200/120mmHg，结合发作时临床表现，可诊断为高血压危重症。此时为快速降压首选能直接扩张动静脉的硝普钠,降压迅速、效果显著。

三、B型题

1. D。解析：左心衰以肺淤血及心排血量降低导致的器官低灌注表现为主。

2. B。解析：右心衰竭主要以体循环静脉淤血的表现为主。

3. A。解析：左心衰竭指左心室代偿功能不全而发生的心力衰竭，以肺循环淤血及心排血量降低表现为主，劳力性相关的呼吸困难是其最早和最重要的症状。

4. D。解析：右心衰竭主要见于肺源性心脏病及某些先天性心脏病，以体循环淤血为主要表现，身体最低垂部位的对称性可压陷性水肿是其典型体征。

第三单元 消化系统

一、A1型题

1. D。解析：奥美拉唑是近年来研究开发的作用机制不同于H_2受体拮抗作用的全新抗消化性溃疡药。它特异性地作用于胃黏膜壁细胞，降低壁细胞中的氢钾ATP酶的活性，从而抑制基础胃酸和刺激引起的胃酸分泌。由于氢钾ATP酶又称作"质子泵"，故本类药物又称为"质子泵抑制剂"。

2. D。解析：溃疡的大小、大便潜血试验、胃液分析结果有助于溃疡良恶性的鉴别，胃黏膜组织病理学检查为鉴别良恶性溃疡的最准确方法。幽门螺杆菌检查对溃疡良恶性的鉴别并无帮助。

3. B。解析：十二指肠溃疡的疼痛多发生在空腹或夜间，进食或服用制酸剂后可缓解。

4. B。解析：幽门管溃疡易诱发梗阻、出血和穿孔，缺乏典型的溃疡症状。

5. E。解析：消化性溃疡的并发症包括上消化道出血、穿孔、幽门梗阻和癌变。

6. D。解析：溃疡的复发与幽门螺杆菌有直接关系。在幽门螺杆菌根除后，消化性溃疡可得到根治。

7. D。解析：胃溃疡患者的基础胃酸分泌量（BAO）和最大胃酸分泌量（MAO）多数正常或偏低，而十二指肠溃疡患者相当部分存在BAO、MAO升高。

8. E。解析：临床上对疑诊为本病而内镜检查阴性的患者常用质子泵抑制剂做试验性治疗（如奥美拉唑每次20mg，每天2次，连用7～14天），如有明显效果，本病诊断一般可成立，此方法既利于诊断，同时也为治疗措施。

9. C。解析：24h胃食管pH监测：确诊酸反流的重要手段，pH<4的百分时间对诊断病理性反流最具价值。但阴性结果不能除外胃食管反流病的诊断。

10. E。解析：多种因素可导致LESP下降：贲门失弛缓术后、激素（如缩胆囊素、胰高血糖素、血管活性肠肽等）、食物（如高脂肪、巧克力等）、药物（如钙通道拮抗剂、地西泮类）等。腹内压增高（如妊娠、腹水、呕吐、负重劳动等）及胃内压增高（如胃扩张、胃排空延迟等）均可因LESP相对降低而导致胃食管反流。

11. C。解析：胃食管反流病应注意减少一切影响腹压增高的因素，如肥胖、便秘、紧束腰带等。应避免进食使食管下括约肌（LES）压降低的食物，如高脂肪、巧克力、咖啡、浓茶等。应戒烟及禁酒。避免应用降低LES压的药物及影响胃排空延迟的药物。

12. C。解析：食管内镜检查是诊断反流性食管炎最准确的方法，不但可以确定诊断，并能判断反流性食管炎的严重程度和有无并发症。

13. E。解析：奥美拉唑是质子泵抑制

剂，抑酸作用强，维持治疗效果最好。

14. C。解析：铝碳酸镁为强碱弱酸盐，为碱性药物，能与胃酸中和迅速缓解疼痛症状，故选 C。

15. E。解析：胃食管反流病是指胃、十二指肠内容物反流入食管引起的不适症状和（或）并发症的一组疾病。根据有无食管黏膜损伤，GERD 分为非糜烂性胃食管反流病及反流性食管炎。对于非糜烂性胃食管反流病，需进一步检查 24 小时食管 pH 监测、试验性治疗等方法来明确诊断。

16. A。解析：胃食管反流病的临床表现包括：①烧心和反酸；②吞咽疼痛和吞咽困难；③其他：咽喉炎、非季节性哮喘、吸入性肺炎、肺间质纤维化等。

17. B。解析：胃食管反流病可发生咳嗽、哮喘及咽喉炎等消化道外症状，少部分患者甚至以咳嗽、哮喘为首发或主要表现。这些消化道外症状与反流物刺激食管黏膜至炎症和痉挛有关。

18. A。解析：正常情况当吞咽时，LES 即松弛，食物得以进入胃内。一过性 LES 松弛与吞咽时引起的 LES 松弛不同，它无先行的吞咽动作和食管蠕动的刺激，松弛时间更长，LES 压的下降速率更快，LES 的最低压力更低。正常人的一过性 LES 松弛很少，而胃食管反流病患者 LES 一过性松弛频繁。目前认为一过性 LES 松弛是引起胃食管反流的主要原因。

19. A。解析：胃食管反流病是由多种因素造成的消化道动力障碍性疾病，存在抗反流防御机制减弱和反流物攻击并损伤食管黏膜的两方面问题。其中抗反流防御机制包括抗反流屏障、食管对反流物的清除能力和食管黏膜抵抗反流物损伤作用的能力。

20. E。解析：临床表现上，慢性胃炎缺乏特异症状，症状的轻重与胃黏膜的病变程度并非一致。大多数慢性胃炎病人常无症状或有程度不同的消化不良症状，如上腹隐痛、食欲减退、餐后饱胀、泛酸等。慢性萎缩性胃炎患者可有贫血、消瘦、舌炎、腹泻等。

21. E。解析：慢性胃炎症状无特异性，体征很少，X 线检查一般只有助于排除其他胃部疾病，故确诊要靠胃镜检查及胃黏膜活组织检查。

22. C。解析：近年来的研究已明确，绝大多数慢性胃炎由幽门螺杆菌（Hp）感染所引起。

23. A。解析：慢性浅表性胃炎不引起恶性贫血。免疫性胃炎会引起恶性贫血。

24. E。解析：急性坏死性胰腺炎少数患者因血性腹水渗至皮下引起脐周或肋腹部的皮肤呈青紫色，其余症状在急性水肿性胰腺炎和急性坏死性胰腺炎中均可出现。

25. A。解析：镇痛可用哌替啶；不宜使用胆碱能受体拮抗剂和吗啡，吗啡可引起 Oddi 括约肌收缩。

26. E。解析：禁食、补液以减少由胃酸与食物刺激引起的胰液分泌，是急性胰腺炎最基本的治疗方法。

27. C。解析：急性坏死型胰腺炎时，血糖是升高的，但血清淀粉酶可升高，但也可低于正常，血清脂肪酶早期不升高，血钙是降低，血白蛋白不会升高，而是正铁血白蛋白升高。

28. C。解析：急性胰腺炎是由胰酶引起的胰腺组织自身消化的化学性炎症。正常情况下胰腺内除淀粉酶、脂肪酶以及核糖核酸酶为活性酶外，其余酶均以酶原形式存在。一旦胰酶在胰腺内被激活，即对胰腺本身起消化作用。其中以胰蛋白酶作用最强，因为少量胰蛋白酶被激活后，它可以激活大量其他胰酶包括它本身，从而引起胰腺组织的水肿、炎症细胞浸润、充血、出血及坏死。

29. E。解析：血清淀粉酶、脂肪酶的高低与病情程度无确切关联，部分患者的胰酶可不升高。

30. E。解析：急性胃炎一般可以经保守内科治疗即可得到控制，对于反复发作者也不能进行手术。

31. E。解析：急性胃炎的发病机制有：应激状态时去甲肾上腺素和肾上腺皮质激素分泌增加，内脏血管收缩，胃血流量减少，不能清除逆向弥散的H^+；缺氧和去甲肾上腺素使前列腺素合成减少，黏液分泌不足，HCO_3^-分泌也减少；应激状态时胃肠运动迟缓，幽门功能失调，造成胆汁反流，胆盐进一步损伤缺血的胃黏膜上皮，使胃黏膜屏障遭受破坏，最终导致黏膜发生糜烂与出血。

32. C。解析：急性应激引起急性糜烂出血性胃炎的确切机制尚未完全明确，但一般认为应激状态下胃黏膜微循环不能正常运行而造成黏膜缺血、缺氧是发病的重要环节。

33. C。解析：NSAIDs通过抑制环氧合酶的作用而抑制胃黏膜生理性前列腺素的产生，造成黏膜修复障碍。

34. E。解析：根据急性胃炎的诱因，临床表现，一般可做出临床诊断，但是要确诊行急诊胃镜检查，一般应在大出血后24～48小时内进行，可见以多发性糜烂、出血灶和黏膜水肿为特征的急性胃黏膜损害。

35. D。解析：脑外伤时，机体在严重外伤的情况下会产生应激性溃疡、糜烂性胃炎。

急性糜烂性胃炎的常见病因包括：①外源性因素：某些药物如非甾体类消炎药阿司匹林、保泰松、吲哚美辛、肾上腺皮质类固醇、某些抗生素、酒精等，均可损伤胃的黏膜屏障，导致黏膜通透性增加，胃液的氢离子回渗入胃黏膜，引起胃黏膜糜烂、出血。肾上腺皮质类固醇可使盐酸和胃蛋白酶的分泌增加，胃黏液分泌减少，胃黏膜上皮细胞的更新速度减慢而导致本病。②内源性因素：包括严重感染、严重创伤、颅内高压、严重灼伤、大手术、休克、过度紧张劳累等。在应激状态下，可兴奋交感神经及迷走神经，前者使胃黏膜血管痉挛收缩，血流量减少，后者则使黏膜下动静脉短路开放，促使黏膜缺血缺氧加重、导致胃黏膜上皮损害，发生糜烂和出血。

36. C。解析：大面积烧伤、颅脑手术、脑血管疾病和严重外伤会导致急性胃黏膜病变，属于急性应激引起的胃黏膜病变。自身免疫性原因：壁细胞抗体和内因子抗体引起自身免疫性炎症；内因子减少导致维生素B_{12}吸收不良、巨幼细胞贫血，称之为恶性贫血。

37. D。解析：急性阑尾炎腹痛多起于上腹部或脐周部，数小时后，腹痛转移并固定在右下腹部。

38. E。解析：急性阑尾炎病人，当腹痛尚未转移至右下腹时说明病情尚属早期，此时发热、白细胞显著升高等全身中毒症状很少，当腹部出现反跳痛时，说明炎症已达壁层腹膜，是腹膜刺激征的表现，已不是早期阑尾炎的体征，所以固定在右下腹的压痛才是诊断急性阑尾炎有重要意义的体征。

39. A。解析：凡属门静脉分支引流的脏器有化脓性病灶者均可引起门静脉炎。最常见的疾病是阑尾炎、阑尾脓肿、腹腔内的脓肿、化脓性胆管炎、肝脓肿等。门静脉炎是最严重的并发症。

40. B。解析：急性阑尾炎是感染性疾病，术后最常见的并发症是切口感染。

41. A。解析：急性胆囊炎的临床表现：常在进食油腻食物后发病，主要表现为右上腹剧烈绞痛，阵发性加重，向右肩背部放射，可伴恶心、呕吐等消化道症状，严重者可有畏寒、发热，体检右上腹有压痛、肌紧张，Murphy征阳性，常可触及肿大且有触痛的胆囊。感染加重时部分患者可出现黄疸，既可能是结石排入胆管造成梗阻，也可能是胆囊炎症波及胆管所致。如病变继续发展，可形成胆囊积脓、坏死、穿孔，导致弥漫性腹膜炎，也可引起胆源性肝脓肿或膈下脓肿。

42. C。解析：急性胆囊炎最严重的并发症是胆囊坏疽穿孔引起胆汁性腹膜炎。

病人全身中毒症状明显，常危及生命。

43. B。解析：急性胆囊炎向右肩部或背部放射。

44. D。解析：急性胆囊炎B超提示"双边征"，胆囊壁增厚。

45. B。解析：急性单纯性胆囊炎仅在胆囊黏膜产生炎症、充血和水肿，可考虑先用非手术治疗控制炎症，待进一步查明病情进行择期手术。

46. D。解析：高蛋白饮食肝硬化患者以高热量高蛋白食物为主，而肝性脑病以限制蛋白为主；低盐饮食减少钠水的潴留，减少腹水；卧床休息有助于减少腹水；强烈利尿会引起电解质紊乱，低钾，有效血量不足，引起诱发肝性脑病，肝肾综合症，故不宜采取；腹腔积液浓缩回输有助于减少腹水。

47. C。解析：肝硬化是一种常见的慢性肝病，可由一种或多种原因引起肝脏损害，肝脏呈进行性、弥漫性、纤维性病变。本病早期可无明显症状，后期则出现一系列不同程度的门静脉高压和肝功能障碍，直至出现上消化道出血、肝性脑病等并发症而死亡。肝硬化往往因并发症而死亡，上消化道出血为肝硬化最常见的并发症，而肝性脑病是肝硬化最常见的死亡原因。故对判断肝硬化患者预后有意义的是腹水的检查、凝血酶原时间、肝性脑病等。

48. E。解析：肝硬化失代偿期时，门静脉压增高，钡透食管下端有蚯蚓状充盈缺损为食管及胃底静脉曲张的征象。而食管及胃底静脉曲张是诊断门静脉高压最可靠的指标。B超示肝内回声粗糙不均，只能提示肝脏有病变，并不能直接完全提示肝硬化。

49. B。解析：肝功能减退临床表现：①全身情况较差，有肝病面容、消瘦乏力、皮肤干枯、面色黝黑等；②消化道症状明显，有腹胀、恶心、呕吐，进食脂肪和蛋白质后易引起腹泻，可伴有黄疸；③有出血倾向和贫血；④内分泌紊乱，因肝对雌激素及醛固酮灭活作用减弱导致，男性有性欲减退、睾丸萎缩、毛发脱落及乳房发育症，女性有月经失调、闭经、不孕等，可出现蜘蛛痣和肝掌；⑤继发性醛固酮增多和抗利尿激素增多，导致水钠潴留、尿量减少、腹水加重和浮肿；⑥电解质和酸碱平衡紊乱：常见低钠血症、低钾低氯血症及代谢性碱中毒。

50. D。解析：失代偿期肝硬化的症状：

①食欲减退：为最常见症状，在进展性肝病病人中十分明显，有时伴恶心、呕吐。

②乏力：为早期症状之一，其程度自轻度疲倦感到严重乏力，常与肝病活动程度一致。

③腹胀：为常见症状，可能由于低钾血症、胃肠胀气、腹腔积液和肝脾肿大所致。

④腹痛：常常为肝区隐痛，与肝肿大累及包膜有关，有脾周围炎时可有左上腹疼痛，也可因伴发溃疡病、胆道及肠道感染引起。

⑤腹泻：较普遍，常与肠壁水肿，吸收不良和肠腔菌群失调有关。

⑥体重减轻：为多见症状，晚期病人伴腹腔积液及浮肿时会使体重减轻不明显。

⑦出血倾向：凝血功能障碍可出现牙龈、鼻腔出血，皮肤黏膜紫斑或出血点，女性常有月经过多。

⑧内分泌系统失调：男性有性功能减退，男性乳房发育，女性常有闭经及不孕。肝硬化病人的糖尿病发病率增加，表现为高血糖、糖耐量试验异常、高胰岛素血症和外周性胰岛素抵抗。进展性肝硬化伴严重肝细胞功能衰竭病人常发生低血糖。

51. D。解析：我国肝硬化主要病因是病毒性肝炎，以乙肝为主；在欧美国家，酒精性肝硬化约占全部肝硬化的50%～90%。

52. C。解析：肝病时由于雌激素在肝

脏代谢障碍，使体内雌激素水平增高而易引起蜘蛛痣。男性乳房发育是由于生理性或病理性因素引起的雌激素与雄激素比例失调，而导致的男性乳房发育异常、乳腺结缔组织异常增生的一种临床病症。

53. E。解析：肝硬化门静脉高压三大临床表现：脾大、侧支循环建立、腹水。尤其是侧支循环建立对门静脉高压的诊断有特征性意义。

54. C。解析：肝硬化失代偿期血氨可升高。

55. C。解析：B超检查是作为诊断的辅助手段，B超检查对确诊的可靠性不如腹腔镜直视下活检。

56. C。解析：肝脏储备功能的试验，除Child分级外，还有半乳糖清除试验、利多卡因试验、咖啡因清除试验、氨基比林呼气试验。吲哚青绿（ICG）实验敏感性高，准确可靠，是目前公认的一种测定肝脏储备功能比较理想的方法。

57. D。解析：病理是确诊肝硬化的金标准，在病理肝硬化的表现就是假小叶的形成。

58. D。解析：透明质酸（HA）为细胞外基质主要成分之一，是由蛋白质与糖胺多糖共价结合形成的一类糖蛋白。肝硬化时，尤其晚期肝硬化肝内可有大量糖胺多糖合成并沉淀，HA在判定肝纤维化或肝硬化病变活动中较为敏感。

59. C。解析：肝功能减退时对雌激素的灭活作用减弱，致使雌激素在体内蓄积，通过负反馈抑制腺垂体的分泌功能，从而影响垂体-性腺轴，致使雄激素减少，出现性欲减退、睾丸萎缩。肝掌与雌激素增多有关。

60. B。解析：应该是继发性醛固酮增多，其他选项都是腹水形成原因，而原发性醛固酮增多是原发性醛固酮增多症的发病原因。

61. C。解析：Charcot（腹痛、高热寒战、黄疸）三联症是胆管炎的典型症状，胆总管结石常导致胆道梗阻，继发感染，出现Charcot三联症。

62. A。解析：若胆管结石阻塞胆管并继发胆管炎，则会出现典型的三联征（Charcot），即腹痛、寒战高热和黄疸。

63. C。解析：见下表。

	食管症状	食管外症状	并发症
常见和典型症状	烧心、反酸等反流症状	咽喉炎	上消化道出血
非典型症状	胸痛是非心源性胸痛的常见病因之一	咽部异物感	食管狭窄
	吞咽困难	咽部堵塞感	食管腺癌
	胸骨后不适感	慢性咳嗽	
		哮喘	
		睡眠障碍	

64. C。解析：见下表。

反流性食管炎分级（洛杉矶分级法）

分级	胃镜改变
正常	食管黏膜没有破损
A级	一个或一个以上食管黏膜破损，长径小于5mm
B级	一个或一个以上食管黏膜破损，长径大于5mm，但没有融合性改变
C级	食管黏膜破损有融合，但小于75%的食管周径
D级	食管黏膜破损有融合，至少75%的食管周径

65. E。解析：质子泵抑制剂（PPI）试验治疗可用于疑诊为本病，而内镜检查阴性或不具备内镜检查的条件，且没有警报信号者，常用的试验方法是PPI1片，每日2次，连用7～14天。如效果明显，则胃食管反流病的临床诊断基本成立。

66. B。解析：同63题。

67. A。解析：急性胃炎的确诊有赖于急诊胃镜。胃镜应在发病后24～48小时内进行。内镜下可见到胃黏膜充血、水肿、出血、糜烂、溃疡（一般为浅溃疡）。活检组织病理学检查常可见以中性粒细胞为主的炎性细胞浸润。

68. A。解析：急性胃炎主要治疗原则是应用抑酸剂、抗酸剂或胃黏膜保护剂。

69. D。解析：导致急性糜烂性出血性胃炎常见原因是非甾体抗炎药物、抗凝药物的应用。

70. D。解析：在病原菌污染的食物作用下，出现上腹痛、恶心、呕吐和食欲减退等临床表现，应考虑到有急性胃炎的可能性。

71. E。解析：治疗原则：①祛除病因停用不必要的药物。若需要用阿司匹林或氯吡格雷，可选择药物剂型，病情严重者应暂停用药；积极治疗原发病；适当限制饮食。②应用抑酸剂、抗酸剂或胃黏膜保护剂。常用抑酸剂有组胺受体拮抗剂（H_2RA），质子泵抑制剂（PPI）。抗酸剂包括氢氧化铝、碳酸氢钠等。常用的胃黏膜保护剂如吉法酯、铋剂、硫糖铝等。③其他治疗：出血严重者，除了限制饮食、抑制胃酸外，应输血、补液，也可采用冰盐水 100～200mL + 去甲肾上腺素 8～16mL 或凝血酶分次口服或经胃管、胃镜喷洒止血治疗。

72. D。解析：幽门螺杆菌检查是间接检测感染的方法，阳性表明受试者感染了幽门螺杆菌，但不表示目前仍有幽门螺杆菌存在，故最适合于流行病学调查。胃镜及组织学检查是慢性胃炎诊断的最可靠方法。

73. A。解析：在引起慢性胃炎的病因中，幽门螺杆菌（Hp）感染最为常见。

74. A。解析：幽门螺杆菌（Hp）感染是慢性胃炎最主要病因。慢性胃炎的治疗应特别注意采用抗幽门螺杆菌治疗。

75. E。解析：四联疗法：以铋剂为主的三联疗法（胶体铋剂联合克拉霉素、阿莫西林、甲硝唑/替硝唑 3 种抗菌药物中的 2 种）加一种 PPI 组成。

76. D。解析：胃溃疡的主要症状是上腹部钝痛。

77. E。解析：胃溃疡四大并发症是幽门梗阻、穿孔、出血、癌变。慢性萎缩性胃炎是与溃疡病无关的疾病。

78. D。解析：胃神经官能症之腹痛无规律可循，可发生于餐前，亦可发生于餐后。消化道穿孔常表现为突然剧烈腹痛，持续性加重，板状腹。消化道出血临床表现是呕血、便血。癌变时腹痛呈持续性，且进行性加重。幽门梗阻时出现腹痛于餐后加重，呕吐后疼痛可暂时缓解。

79. E。解析：幽门螺杆菌（Hp）感染和服用非甾体抗炎药是最常见的病因。胃酸/胃蛋白酶对黏膜自身消化，胃酸是溃疡形成的直接原因。吸烟、遗传、急性应激等均可引起或加重溃疡。

80. C。解析：Hp 感染是消化性溃疡的主要病因：十二指肠溃疡患者的 Hp 感染率高达 90%～100%，胃溃疡为 80%～90%。根除 Hp 可加速黏膜溃疡的愈合，并能降低消化性溃疡的复发率。

81. C。解析：蜘蛛痣及肝掌的出现均与肝灭活雌激素能力下降有关。

82. E。解析：肝硬化代偿期可出现肝肿大及质地改变，部分有脾肿大、肝掌和蜘蛛痣。肝功能正常或有轻度异常。

83. B。解析：肝脏对雌激素灭活减少可出现：蜘蛛痣、肝掌、性功能减退、男性乳房发育、睾丸萎缩、女性闭经、不孕等。

84. C。解析：右下腹麦氏点压痛是急性阑尾炎最常见、最重要的体征。

85. D。解析：可作为辅助诊断的其他体征（间接体征）：如罗氏征（又称间接压痛）；腰大肌征；闭孔肌征；肛门直肠指检引起炎症阑尾所在位置疼痛。

86. B。解析：Charcot 三联征是指出现腹痛、寒战高热、黄疸，为肝外胆管结石继发胆管炎的典型症状。

87. D。解析：有症状的胆囊结石，首选的手术方式是腹腔镜胆囊切除术。

88. A。解析：如果胆道梗阻未能解除，胆管炎未被控制，可发生急性梗阻性化脓性胆管炎（AOSC），患者可在夏科三联征的基础上出现休克、意识障碍的症状，即雷诺（Reynolds）五联征。

89. E。解析：对于有症状的胆囊结石，首选的手术方式为腹腔镜胆囊切除术。胆囊切除术的适应证为：①结石直径≥2cm；②胆囊壁钙化或瓷性胆囊；③伴有＞1cm的胆囊息肉；④胆囊壁增厚＞3mm，即伴有慢性胆囊炎。

90. B。解析：胆囊切除手术中，如有下列情况应行胆总管探查术：①病史、临床表现或影像学检查提示胆总管有梗阻，有黄疸史，反复发生胆绞痛、胆管炎、胰腺炎；②术中证实胆总管有病变；③术中探查发现胆总管直径＞1cm，胆管壁明显增厚，胆管穿刺抽出脓性胆汁；④胆囊内为泥沙样结石，有可能通过胆囊管进入胆总管。

91. D。解析：A黄疸先出现，一般不伴高热；B渐进性黄疸加重，一般无发热；C突发性右上腹持续性绞痛，部分病人会轻度黄疸；D腹痛、寒战高热、黄疸依次出现；E无黄疸。

92. A。解析：急性发作时患者出现右上腹不适，逐渐发展至典型的阵发性胆绞痛表现，常见的诱因是饱餐或进食油腻食物。

93. C。解析：影像学检查腹部B型超声为首选检查方法，可显示胆囊增大，胆囊壁增厚、可呈"双边"征，胆囊内可见到结石强回声光团后伴声影，可随体位变动，并可观察及除外肝内外胆管是否有扩张及其内是否有结石梗阻。

94. B。解析：急症手术适应证：①确诊的急性胆囊炎，发病在72小时以内者。②经非手术治疗无效且病情恶化者。③有胆囊穿孔、弥漫性腹膜炎、急性化脓性胆管炎、急性坏死性胰腺炎等并发症者。

95. A。解析：轻症急性胰腺炎：急性发作的腹痛，常为持续性剧痛，多位于上腹或偏左上腹，部分患者腹痛向腰背部放射，仰卧位时明显，疼痛可持续数小时或数日，常伴有恶心、呕吐，呕吐后无舒适感。部分患者出现发热、黄疸。

96. C。解析：腹部B超检查是急性胰腺炎的常规初筛影像学检查，也是胆源性胰腺炎病因的初筛方法。

二、A2型题

1. D。解析：患者有胃溃疡病史，因进食后出现上腹剧痛，呈持续加重，波及全腹，且出现血压下降、心率加快及体温升高，板状腹，上腹部压痛、反跳痛及肌紧张等腹膜炎的表现，考虑该患者为溃疡穿孔并发腹膜炎。

2. E。解析：该患者上腹痛20年，且近期出现食欲欠佳及体重下降的报警症状，不能排除溃疡恶变的可能，胃镜检查是确诊消化性溃疡的首选检查方法，不仅可对胃十二指肠黏膜直接观察、摄像，还可在直视下取活组织做病理学检查及幽门螺杆菌检测。

3. C。解析：口服PPI后会出现尿素酶检测假阴性，故对于溃疡复发者，应胃镜下组织活检查Hp，以协助治疗。

4. B。解析：质子泵抑制剂PPI与两种抗生素协同作用是根除幽门螺杆菌治疗方案中的基础药物。

5. A。解析：患者间歇性上腹痛，提示患者有一个消化性溃疡的病史，呕吐物有酸臭味，上腹饱满，有振水音，怀疑是幽门梗阻。

6. B。解析：直径小于5mm，一个或一个以上食管黏膜破损，属于是A级。大于5mm的一个或一个以上的未融合的黏膜破损属于B级。有融合但是小于75%的食管周径属于C级。食管黏膜破损融合，至少达到75%的食管周径属于D级。

7. C。解析：贲门失弛缓症的X线诊断一般并不困难，典型的X线表现为食管下端呈鸟嘴状狭窄。咽下困难、食物反流和胸骨后疼痛为本病的典型临床表现。

8. E。解析：对有典型症状而内镜检查阴性者，可用质子泵抑制剂做试验性治疗，如疗效明显，一般可考虑诊断胃反流食管病。

9. B。解析：烧心和反流常在餐后半小时出现，卧位、弯腰或腹压增高时可加重，也可在夜间入睡时发生。

10. B。解析：慢性胃炎的过程是胃黏膜损伤与修复的一种慢性过程，主要组织病理学特征是炎症、萎缩和肠化生，炎症表现为黏膜层以淋巴细胞和浆细胞为主的慢性炎症细胞浸润，当见有中性粒细胞浸润时显示有活动性炎症，称为慢性活动性胃炎，多提示存在幽门螺杆菌感染。

11. D。解析：建议根除幽门螺杆菌。本法适用于下列幽门螺杆菌感染的慢性胃炎患者：①有明显异常的慢性胃炎，如胃黏膜有糜烂、中至重度萎缩等；②有胃癌家族史；③伴糜烂性十二指肠炎；④消化不良症状经常规治疗疗效差者。

12. E。解析：慢性萎缩性胃炎内镜下表现为黏膜呈颗粒状、红白相间，以白为主，黏膜血管显露。其中自身免疫性胃炎由于壁细胞分泌的内因子丧失，可引起维生素吸收不良而导致恶性贫血。

13. C。解析：根据饮酒诱因及腹痛、腹胀、恶心呕吐症状，应高度怀疑急性胰腺炎，故需测定血、尿淀粉酶。

14. A。解析：患者为年轻女性，聚餐饮酒后突然上腹部剧烈疼痛，大汗，考虑急性胰腺炎。病因为大量饮酒和暴饮暴食。

15. B。解析：吗啡可使 Oddi 括约肌收缩，不利于胰液引流，可加重病情，急性胰腺炎时禁用。如患者出现剧烈腹痛可考虑应用哌替啶（度冷丁）。

16. E。解析：有服用 NSAID 史，发生呕血和黑便后，应首先考虑急性胃黏膜病变引起的上消化道出血。

17. C。解析：呼吸 40 次/分，端坐，有脐疝，提示腹水量大影响呼吸功能，需立即减少腹水量以缓解症状，腹腔穿刺放液效果最好。

18. E。解析：肝硬化患者利尿剂治疗，利尿剂量过大、利尿速度过快可诱发肝性脑病和肝肾综合征。

19. C。解析：弱酸性溶液灌肠可保持肠道呈酸性环境，既能清除积食和积血，又能减少氨的生成和吸收。

20. C。解析：患者有慢性肝炎病史，目前表现为黄疸、肝大（淤血性肝硬化肝脏可增大）、腹水、胃底静脉曲张，考虑为肝硬化。

21. B。解析：原发性胆汁性肝硬化辅助检查：血脂、血清胆酸，结合胆红素，AKP 及 GGT 等微胆管酶明显升高，转氨酶正常或轻、中度增高。血中抗线粒体抗体阳性，IgM 升高，凝血酶原时间延长。尿胆红素阳性，尿胆原正常或减少。

22. A。解析：肝炎后肝硬化肝脏缩小，表面凸凹不平，其他选项肝脏常增大。

23. D。解析：腹水形成的原因有：门静脉压力增加，血浆胶体渗透压下降，有效循环血量不足，心房钠尿肽不足，抗利尿激素分泌增加，淋巴回流受阻，继发性醛固酮增多。

24. C。解析：脾脏因长期淤血（门静脉压力升高）而大，多为轻、中度肿大，消化道出血后可暂时性缩小。

25. E。解析：B 超诊断胆囊结石的准确率可达 95% 以上，但对肝外胆管结石的诊断率只有 60%～80%。其主要原因是胃肠道气体对胆总管下段的干扰所致。诊断肝内胆管结石的准确率为 60% 以上，但需与肝内钙化灶相鉴别。CT 由于不受十二指肠气体干扰，CT 对胆总管下段病变的显示优于 B 超。对胆道系统及肝胰等脏器占位性病变可做出较准确诊断。

26. E。解析：中年患者，上腹部胀痛，与饮食有关，偶反酸、嗳气，应为胃部疾病，结合病史，应为慢性胃炎。胃溃疡腹痛常有规律，为进食后痛；胆囊炎、心绞痛疼痛性质、部位与本例不符。

27. C。解析：十二指肠溃疡疼痛位于中上腹部偏右侧，腹痛呈节律性并与进食相关，饥饿时疼痛，进食后缓解。伴有反酸、嗳气、恶心等症状。

28. D。解析：胃溃疡癌变表现为疼痛的节律消失、食欲减退、体重明显减轻、粪便隐血试验持续阳性。

29. C。解析：十二指肠溃疡的临床表现主要为上腹部钝痛、灼痛等，疼痛多在饥饿或夜间出现，服制酸剂或进食可缓解。该患者症状比较典型，应为十二指肠溃疡。A、B、D、E疼痛都无明显节律性。

30. D。解析：呕血和黑便为上消化道出血的特征性表现。肝硬化有出血倾向，脾肿大，腹水等表现。结合题中症状，考虑为肝硬化，食管下端静脉丛破裂出血。

31. C。解析：肝硬化有出血倾向，肝掌，蜘蛛痣，脾肿大，腹部移动性浊音阳性等症状。结合题中症状，考虑为肝硬化。

32. B。解析：肝炎病史，呕血，腹壁静脉曲张，脾肋下3cm，腹水征(+)，HBsAg(+)，白蛋白降低，A/G<1，丙氨酸转氨酶升高，故考虑为肝硬化合并上消化道出血。

33. E。解析：急性肠胃炎临床多表现为腹泻、呕吐、发热等症状，并无腹膜刺激征。急性胆囊炎有胆囊区压痛、黄疸等表现。急性胰腺炎多表现为突发的腹痛、恶心、呕吐、黄疸等。宫外孕破裂多表现为月经后期，突发性的少腹部疼痛，随后可出现腹膜刺激征，后穹窿穿刺有不凝血，白细胞计数多正常。阑尾炎穿孔并发腹膜炎可表现为转移性右下腹疼痛，腹膜刺激征阳性，肠鸣音减弱，白细胞计数升高，伴头痛、腹胀、乏力、汗出、心率加快等。

34. D。解析：转移性右下腹痛，可诊断为急性阑尾炎，而患者为老年人，建议尽早手术。

35. A。解析：患者酗酒后腹痛并向腰部放射，考虑为胰腺炎，腰部瘀斑可见于重症急性胰腺炎。

三、B型题

1. A。解析：患者规律性痛，考虑是溃疡，BAO/MAO增高，MAO增高，有反酸，考虑是十二指肠溃疡。

2. B。解析：患者有服用非甾体药物史，因此考虑是急性糜烂性胃炎。

3. B。解析：肝硬化治疗中由胺类物质（如苯乙醇胺、苯丙氨酸、γ-羟酪胺等）代谢障碍引起神经系统症状者可用左旋多巴治疗，左旋多巴能与上述胺类物质相拮抗，补充正常神经递质而解除神经传递的障碍，使正常功能恢复。

4. A。解析：乳果糖是人工合成的不吸收性含酮双糖，在小肠内不被吸收，可被结肠双歧杆菌、乳酸杆菌分解成乳酸和醋酸，使肠道pH<6，从而阻断氨的吸收。乳果糖被细菌分解而产生的有机酸可促进结肠蠕动，使残余蛋白质在结肠内停留时间缩短，其被细菌分解产生氨的机会减少，同时运送时间缩短，铵根离子可及时排出体外。

5. E。解析：新霉素：口服抗生素可抑制肠道产尿素酶的细菌，减少氨的生成。常用的抗生素有新霉素、甲硝唑等。新霉素的剂量为2～8g/d，分4次口服。口服新霉素很少吸收。但长期使用有可能致耳毒性和肾毒性，不宜超过1个月。

6. E。解析：上消化道出血是肝硬化最常见的并发症。肝性脑病是肝硬化最严重的并发症，亦是最常见的死亡原因。

7. A。解析：同上题。

8. A。解析：同上题。

第四单元 泌尿与生殖系统

一、A1型题

1. A。解析：脓性泡沫状分泌物为滴虫性阴道炎的典型表现。

2. D。解析：滴虫性阴道炎的传播途径：①经性交直接传播是主要传播方式。由于男性感染后常无症状，易成为传染源。②间接传播经公共浴池、浴盆、浴巾、游泳池、坐式便器、衣物等传播。

3. B。解析：外阴阴道假丝酵母菌作为条件致病菌，主要为内源性传染。

4. E。解析：正常阴道分泌物涂片镜检可见少量孢子，只能说明有念珠菌存在，当该菌处于致病状态时可看到有大量出芽孢子、假菌丝或菌丝。

5. D。解析：念珠菌适于酸性环境，pH＜4.5，10%～20%的非孕妇女阴道内存在该菌，菌丝相时阴道炎症状明显。念珠菌感染主要为内源性感染，寄生于人口腔、肠道、阴道的念珠菌可相互传染，来自肠道的自身感染是该病反复感染的主要原因。

6. E。解析：诊断异位妊娠破裂最简单可靠的指标是阴道后穹窿穿刺。

7. C。解析：异位妊娠最常见的着床部位是输卵管。

8. C。解析：尿 HCG 阳性，后穹窿穿刺抽出不凝血有助于诊断异位妊娠。

9. E。解析：20%～30%输卵管妊娠患者无停经史；妊娠试验阳性说明患者怀孕，但无法排除异位妊娠；后穹窿穿刺阴性，说明暂无血腹证，不能排除异位妊娠可能性；输卵管妊娠流产型或陈旧型可发生内出血或量较少而不至形成休克。

10. D。解析：输卵管妊娠和正常妊娠一样，合体滋养细胞产生 HCG 维持黄体生长。使甾体激素分泌增加，致使月经停止来潮，子宫增大变软（但小于妊娠周数），子宫内膜出现蜕膜反应。

11. C。解析：痛经指经前后或月经期出现下腹疼痛、坠胀，伴腰酸或其他不适，程度较重者可影响生活和工作质量。

12. C。解析：行经前后出现的下腹痛，只有程度严重影响生活和工作质量者才称为痛经。原发性痛经与子宫内膜合成和释放的前列腺素增加有关。痛经，特别是原发性痛经很受精神、神经因素影响。腹腔镜检查对继发性痛经是最有价值的辅助诊断方法。

13. C。解析：原发性痛经指生殖器官无器质性病变的痛经，占痛经90%以上。

14. E。解析：排尿困难是前列腺增生最重要的症状，病情发展缓慢。

15. A。解析：前列腺增生症最常见的早期症状是尿频。夜间尤甚。系增生的前列腺充血刺激引起。随着病情发展，出现前列腺增生最重要的症状排尿困难，典型表现有尿迟、断续、尿流细无力、射程短、排尿时间延长、终末滴沥、尿不尽感等，残余尿过多逐渐发生尿潴留及充盈性尿失禁，合并感染或结石时可发生尿频、尿急、尿痛和血尿。

16. D。解析：膀胱结石的典型症状为排尿突然中断，改变排尿姿势后，能使疼痛缓解。

17. C。解析：肾、输尿管结石的临床表现与结石大小、活动程度、有无梗阻感染有关。血尿常在活动、绞痛后出现，一般为镜下血尿。

18. A。解析：肾结石直径处理：＜0.8cm 药物及溶石治疗；0.8～2.0cm 体外冲击波。

19. E。解析：①多饮水，靠尿液的冲刷作用有利排石；②经常饮用中药金钱草冲泡的水（代茶饮）；③嘱患者做跳绳、跑步、上下楼梯等运动，靠重力作用有利排石；④肾绞痛发作时患者往往辗转不安，疼痛难忍，精神极度紧张。如确诊为肾绞痛，经检查结石直径小于 0.6cm，可参照上述治疗肾绞痛方法进行处理。同时讲清只有在排石时，结石刺激输尿管才会引起绞痛，从排石角度看是好事，消除患者思想顾虑；⑤调节饮食。

20. E。解析：部分肾盂肾炎患者尿中可见白细胞管型。

21. C。解析：尿路感染中最常见的致病菌为大肠杆菌。

22. B。解析：尿路感染的诊断、复发、痊愈的主要指标是尿细菌学检查。

23. D。解析：在未有药物敏感试验结果时，尿路感染的治疗应选用对革兰阴性杆菌有效的抗菌药物，肾盂肾炎是肾实质疾病，除尿外，血浓度亦需高，最好能用杀菌药如复方磺胺甲噁唑片、喹诺酮类、氨基糖苷类抗生素、头孢菌素类、阿莫西林等药才能达到上述目的。

24. E。解析：慢性肾盂肾炎的临床表现：①可有膀胱刺激征：尿频、尿急、尿痛及排尿困难，可反复急性发作。②可有全身中毒症状：畏寒、发热、乏力、食欲不振。③局部症状：腰酸、腰痛及肋脊角叩痛。④泌尿感染病史超过半年以上，抗菌治疗效果不佳。

25. A。解析：营养治疗是慢性肾衰竭治疗的基础，营养治疗不仅能治疗慢性肾衰竭患者的营养不良，减轻炎症状态，减少心血管并发症的发生，而且可有效延缓慢性肾衰竭的进展。营养治疗的核心是低蛋白饮食。肾衰的治疗中多数患者要限盐（和低盐不同），每天3～5g。如不限盐可加重水钠潴留，水肿，同时加重肾单位的负担。

26. E。解析：在肾脏病中，慢性肾小球肾炎的发病率最高，病理表现多样，病程发展速度取决于病理，其高血压的发生率达61%。故在成人肾性高血压中常见的疾病是慢性肾小球肾炎。急性肾小球肾炎具有自愈性，也会有高血压，相当一部分患者会好转。部分患者会转为慢性肾小球肾炎，久之出现肾性高血压。从发病率的角度看，慢性肾小球肾炎多见，故是最常见的原因。

27. D。解析：慢性肾小球肾炎简称慢性肾炎，系指蛋白尿、血尿、高血压、水肿为基本临床表现，起病方式不同，病情迁延，缓慢进展，终将发展为慢性肾衰竭的一组肾小球疾病。

28. E。解析：包括血尿、蛋白尿、水肿、高血压、肾功能损害（一过性）。

29. B。解析：纤维囊性骨炎主要由于PTH过高引起，其破骨细胞过度活跃，引起骨盐溶化，骨质重吸收增加，骨的胶原基质破坏，而代以纤维组织，形成纤维囊性骨炎，易发生肋骨骨折。

30. E。解析：尿毒症最早期的临床表现为胃肠道症状。

31. B。解析：尿毒症病人肾脏受到损害，而促红细胞生成素（EPO）是由肾脏合成分泌的。EPO可刺激造血系统造血。缺少时，会引起贫血。

32. B。解析：在慢性肾功能衰竭的各种病因中，我国以慢性肾小球肾炎引起者最多，慢性肾盂肾炎次之。美国糖尿病肾病占第1位，高血压次之。

33. B。解析：血磷由肠道吸收以及肾脏排泄来调节，因此肾功能不全时血磷增高；其可与血钙结合形成磷酸钙沉积，降低血钙，并抑制1，25-二羟维生素D3合成，故血钙下降；肾脏通过泌氢离子、重吸收碳酸氢根离子调整酸碱平衡，同时可排除磷酸、硫酸等酸性物质，肾衰竭时上述功能障碍，故产生代谢性酸中毒；肾排镁减少，因此常有轻度高镁血症。

34. D。解析：尿路感染最多见的病原体是大肠杆菌，占70%，其他依次为变形杆菌、克雷白杆菌、产气杆菌。

35. A。解析：膀胱炎常见于年轻女性，主要表现为膀胱刺激征。

36. D。解析：尿路感染有尿路刺激征（尿频、尿急、尿痛、排尿困难、下腹部疼痛）、感染中毒症状、腰部不适等。

37. B。解析：本病临床诊断需符合以下诊断指标：蛋白尿和（或）血尿，伴有水肿、高血压、肾功能不全至少一种情况者。

38. C。解析：理想的血压控制目标为140/90mmHg以下（若尿蛋白大于1g/d，可以更低）。

39. A。解析：在无禁忌证的情况下，首选具有保护肾脏的药物，血管紧张素转换酶抑制剂（ACEI）或血管紧张素Ⅱ受体拮抗剂（ARB）。

40. A。解析：对高钾血症患者，应积极处理，当血钾＞5.5mmol/L时，可用聚磺苯乙烯（降钾树脂）口服。

41. E。解析：纠正贫血：给予补充

EPO以及铁剂等造血原料。

42. E。解析：临床按照肾小球滤过率的水平将CKD分为5期，其中2～5期为慢性肾衰竭进展的不同阶段。

1期：肾损害GFR正常或升高[≥90mL/(min·1.73m^2)]。

2期：肾损害伴GFR轻度下降[60～90mL/(min·1.73m^2)]。

3期：GFR中度下降[30～59mL/(min·1.73m^2)]。

4期：GFR重度下降[15～29mL/(min·1.73m^2)]。

5期：肾衰竭[GFR<15mL/(min·1.73m^2)]。

43. A。解析：直肠指检是诊断前列腺疾病重要的检查方法。

44. C。解析：前列腺增生时，可以触到前列腺增大、表面光滑、界限清晰、质韧、中央沟变浅或消失，据此即可做出初步判断。

45. B。解析：经尿道前列腺切除术是目前最常用、最有效的手术方式，适合于绝大多数前列腺增生患者，被称为前列腺增生治疗的金标准。

46. D。解析：绝大多数输尿管结石是肾结石排出过程中停留或嵌顿于输尿管的狭窄处所致，并以输尿管下1/3处最多见。

47. E。解析：保守治疗适用于直径<0.8cm、表面光滑、无远端尿路梗阻和感染的输尿管结石。

48. D。解析：主要的禁忌证包括结石远端尿路梗阻、妊娠期、出血性疾病、严重的心脑血管疾病等。

49. C。解析：孕卵在子宫体腔外着床称为异位妊娠。俗称"宫外孕"。

50. B。解析：盆腔体征妇科检查阴道可见少量血液，后穹隆饱满，触痛。宫颈举痛明显。子宫略增大变软，内出血多时子宫漂浮感；子宫后方或患侧附件区增厚、压痛或可触及边界不清的压痛包块。

51. A。解析：全身用药可选择甲硝唑2g，顿服；或甲硝唑400mg，口服，每日2次，连服7日。

52. D。解析：外阴阴道假丝酵母菌病主要为内源性传染。假丝酵母菌可寄生于阴道、口腔、肠道，这三个部位的白假丝酵母菌可互相传染。此外，小部分患者可经性交直接传染，极少经污物间接传染。

53. E。解析：下列4项条件中3项阳性者，即可临床诊断为细菌性阴道病。①检出线索细胞。线索细胞即脱落的阴道表层细胞，边缘黏附大量的颗粒状物，细胞边缘不清或呈锯齿形，这些颗粒状物主要是加德纳尔菌。②胺臭味试验阳性：分泌物滴入10%氢氧化钾1～2滴，闻到有鱼腥样臭味。③阴道pH>4.5（pH多为5.0～5.5）。④均质、稀薄的阴道分泌物。

54. C。解析：痛经分为原发性和继发性痛经两类，原发性痛经指生殖器官无器质性病变的痛经，占痛经90%以上；继发性痛经指由盆腔器质性疾病引起的痛经。

55. C。解析：疼痛多自月经来潮后开始，最早出现在经前12小时，以行经第1日疼痛最剧烈，持续2～3日后缓解。

56. C。解析：原发性痛经的发生主要与月经时子宫内膜前列腺素（PGF$_{2α}$）含量增高有关。PGF$_2$含量高可引起子宫平滑肌过强收缩，血管痉挛，造成子宫缺血、乏氧状态而出现痛经。

57. A。解析：疼痛多自月经来潮后开始，最早出现在经前12小时，以行经第1日疼痛最剧烈，持续2～3日后缓解。疼痛常呈痉挛性，位于下腹部耻骨上，可放射至腰骶部和大腿内侧。

二、A2型题

1. B。解析：根据患者青年妇女，外阴瘙痒伴白带增多，后穹窿处有多量稀薄的白色泡沫分泌物。首先考虑滴虫性阴道炎。

2. D。解析：阴道毛滴虫是一种有多鞭毛的原虫，可以导致性传播阴道炎。最常见的症状包括阴道分泌物增多并伴有难闻气味，小便困难，阴道瘙痒。毛滴虫感染导致阴道pH升高至＞4.5（正常阴道pH是3.8～4.2）。

3. B。解析：细菌性阴道病的诊断依据：①阴道分泌物为匀质稀薄的白带。②阴道pH＞4.5（正常阴道≤4.5），是厌氧菌产氨所致。③氨臭味试验阳性：取阴道分泌物少许放于玻璃片上，加入10%氢氧化钾液1～2滴，产生一种烂鱼样臭气味即为阳性。④线索细胞阳性：取少许白带放在玻片上，加一滴生理盐水混合，置于高倍显微镜下见到20%以上的线索细胞。线索细胞即阴道脱落的表层细胞，于细胞边缘贴附大量颗粒状物即为加德纳尔菌，细胞边缘不清。

4. D。解析：本题干主要考的是输卵管妊娠的诊断，根据停经史、阴道少量出血伴下腹痛、休克表现，腹叩诊移动性浊音（±），首先考虑输卵管妊娠。

5. B。解析：良性前列腺增生症常常有慢性排尿困难等病史，直肠指诊前列腺肿大，质地韧，表面光滑，中央沟消失，血PSA不高。

6. A。解析：肾、输尿管结石的诊断：典型的肾、输尿管绞痛和血尿；绞痛发作时肾区叩击痛；镜下血尿，伴有感染时可见脓细胞；腹平片可见肾、输尿管走行区结石影；排泄性尿路造影可显示梗阻以上部位扩张积水；CT可发现肾脏或输尿管积水和相应部位的结石。

7. B。解析：肾绞痛是肾、输尿管结石典型的临床表现，泌尿系结石是中年男性中常见的一种疾病。

8. C。解析：急性膀胱炎有明显的膀胱刺激征：尿频、尿急、夜尿增多、排尿烧灼感或尿痛。常有腰骶部或耻骨上区疼痛不适。并常见排尿中断和血尿，发热少见。实验室检查：血象正常，或有白细胞轻度升高。尿液分析常有脓尿或菌尿，有时可发现肉眼血尿或镜下血尿。尿培养可发现致病菌。如没有其他泌尿系疾病，血清肌酐和血尿素氮均正常。

9. D。解析：产妇是在产后5天出现夜尿增多、下腹痛，白细胞增高泌尿系统感染的症状，所以需要在抗菌药物治疗的同时进行尿液的检查。

10. D。解析：患者有尿路感染，应选用单种有效抗菌药物常规剂量3日疗法。

11. B。解析：慢性肾衰竭的诊断通常不难，过去病史不明的需和急性肾衰竭鉴别。贫血、尿毒症面容，低钙、高磷血症，双肾缩小均支持本病的诊断。必要时可行肾活检。应尽可能查出引起慢性肾衰竭的基础疾病。

12. B。解析：根据大量蛋白尿、水肿、贫血及肾功BUN明显升高的综合表现，分析患者为慢性肾功能不全。

13. E。解析：早中期慢性肾功能不全患者限制蛋白饮食，可以延缓慢性肾病的进展。

14. C。解析：急性肾盂肾炎可见膀胱刺激征，即尿频，尿急，尿痛，尿液常混浊。肾区压痛和叩击痛，寒战，发热，头痛，恶心呕吐，食欲不振等，常伴有血白细胞计数升高和血沉加快。尿显微镜检可见白细胞管型。

15. C。解析：膀胱炎常以尿路刺激征为突出表现，一般少有发热，腰痛；尿白细胞增多，尿细菌培养阳性等即可确诊。

16. C。解析：急性肾盂肾炎可见膀胱刺激征，即尿频，尿急，尿痛，尿液常混浊。肾区压痛和叩击痛，寒战，发热，头痛，恶心呕吐，食欲不振等，常伴有血白细胞计数升高和血沉加快。结合题中症状，考虑为急性肾盂肾炎。

17. D。解析：慢性肾盂肾炎以间歇出现无症状细菌尿和间歇性尿急、尿频等下尿路感染症状为常见。

18. D。解析：48岁女患者，"多年来反复出现"考虑慢性疾病，尿频，排尿困难，尿白细胞1～2/HP，尿蛋白（-），故考虑慢性肾盂肾炎。而慢性肾小球肾炎一般尿蛋白阳性。

19. D。解析：患者结石较大，且肾功能较差，首选手术治疗。

20. D。解析：停经史，尿妊娠试验阳性。阴道少量出血。左下腹撕裂样剧痛，压痛、反跳痛，有移动性浊音。根据这些症状初步怀疑为异位妊娠。

21. C。解析：根据症状初步怀疑为异位妊娠，后穹窿穿刺对异位妊娠的诊断有重要意义且可迅速实施，腹腔穿刺一般不作为异位妊娠的检查手段，诊断性刮宫以及腹腔镜检查需较长准备时间，双合诊断的特异性不高。

22. B。解析：滴虫性阴道炎分泌物特点：稀薄脓性、黄绿色、泡沫状、有臭味。

三、A3/A4 型题

1. C。解析：有停经史，不规则阴道流血，HCG 阳性，附件区包块，下腹疼痛，高度怀疑异位妊娠。

2. D。解析：对于非破裂型异位妊娠首选腹腔镜检查。

四、B 型题

1. A。解析：根据患者白带增多，伴外阴瘙痒；阴道黏膜轻度充血；白色块状分泌物；其诊断可能为假丝酵母菌性阴道炎。

2. C。解析：根据患者老年女性，阴道轻度刺痛感，伴潮热、出汗；妇科检查：阴道黏膜点状充血，分泌物少量呈淡黄色。其诊断可能为老年性阴道炎。

3. B。解析：外阴假丝酵母菌平时可存在于口腔、肠道、阴道中，但在环境条件适宜时才迅速繁殖，引起感染。幼女、孕妇、糖尿病妇女，长期应用抗生素、肾上腺皮质激素和雌激素的妇女易发生假丝酵母菌感染。

4. A。解析：滴虫最适宜在 pH 值为 5.2～6.6 的环境中生长繁殖。在 pH 为 5.0 以下或 7.5 以上的环境中则不生长。滴虫性阴道炎的主要症状是白带量多，呈稀薄泡沫状，灰黄色或黄绿色，有腥味。

5. B。解析：进行性排尿困难是前列腺增生最重要的症状。患者早期表现为尿频，尤其夜尿次数明显增多（每夜 2 次以上）。

6. A。解析：同上题。

7. E。解析：细菌性阴道炎的临床表现是：灰白色、均质、稀薄、腥臭味白带；阴道 pH > 4.5；腥臭味试验阳性；或分泌物加生理盐水见到线索细胞。

8. A。解析：外阴阴道假丝酵母菌的临床表现为白带增多，呈白色凝乳状或豆渣样。外阴及阴道奇痒灼痛、性交痛。

第五单元 血液、代谢、内分泌系统

一、A1 型题

1. A。解析：Graves 病的诊断：①甲亢诊断成立；②甲状腺肿大呈弥漫性；③伴浸润性突眼；④胫前黏液性水肿；⑤TRAb、TSAb、TPOAb、TGAb 阳性。以上标准中，①②项为诊断必备条件，其他三项为诊断辅助条件。T_3 抑制试验主要用于诊断不典型甲亢和 T_3 型甲亢，也可作为判断长期接受抗甲状腺药物治疗者停药后是否易于复发的指标。

2. B。解析：甲亢时最具有诊断意义的体征是弥漫性甲状腺肿伴血管杂音。

3. D。解析：甲亢患者会出现大便次数增多、稀便的表现。

4. E。解析：同第 1 题。

5. B。解析：妊娠期甲亢治疗选择内科治疗，首选药物是丙基硫氧嘧啶。

6. A。解析：口服药物治疗甲亢的适应证是：①病情轻、中度患者；②甲状腺呈轻、中度肿大；③孕妇、高龄或由于其他疾病不适宜手术治疗者；④手术前或放射碘治疗前的准备；⑤手术后复发且不宜放射碘治疗者。

7. A。解析：复方碘溶液仅用于甲亢术前准备及甲亢危象时。

8. E。解析：胫前黏液性水肿是Graves病的诊断标准之一。A、B、C、D选项均是甲亢的诊断标准。

9. A。解析：抗甲状腺药物治疗的主要副作用是粒细胞缺乏和肝脏损害。

10. E。解析：黏液性水肿昏迷抢救治疗：①补充甲状腺激素首选T_3缓慢静脉注射，每4小时给10μg；②氢化可的松200～300mg/d持续静滴，患者清醒后逐渐减量；③保暖、给氧、保证呼吸道通畅，必要时机械通气或辅助通气甚至气管切开；④保证水、电解质平衡，注意补液速度、避免液体过多；⑤维持血压、控制感染，治疗原发疾病，禁用镇静、麻醉剂等。

11. E。解析：亚临床甲减患者在高胆固醇血症、血清TSH＞10mU/L需要给予$L-T_4$治疗。

12. D。解析：甲状腺功能减退症患者血清TSH增高、FT_4降低。严重病例可有血清FT_3降低。

13. A。解析：甲状腺功能减退症应坚持甲状腺激素替代治疗，B、C、D、E选项均为甲亢的表现。

14. A。解析：治疗目标是甲减的症状和体征消失、血清TSH、TT_4、FT_4水平达到正常，长期维持量也同样是根据甲状腺激素和TSH测定结果决定。

15. A。解析：黏液水肿性昏迷需立即抢救治疗，甲减黏液性水肿患者坚持甲状腺替代治疗是防止并发昏迷的关键。

16. A。解析：甲状腺功能减退的治疗首选的是左旋甲状腺素（优甲乐），均从小剂量开始，逐渐递增至合适剂量。

17. D。解析：甲状腺功能减退症黏液性水肿昏迷患者肌张力减低。

18. E。解析：T_3、T_4正常，TSH增高可以诊断亚临床甲减。

19. A。解析：原发性甲状腺功能减低时，病变在甲状腺，血中甲状腺激素水平低下，经负反馈调节，垂体TSH分泌增多；继发性甲状腺功能减退时，是垂体或下丘脑的病变，原发的TSH分泌减少，表现为血中TSH与甲状腺激素均减少。

20. A。解析：黏液水肿性昏迷也称甲减危象，主要病因是甲状腺功能低下，表现为甲状腺激素分泌减少，因此预防的关键是坚持足量补充甲状腺激素，即甲状腺素替代治疗。

21. E。解析：烟酸类属于B族维生素，大剂量时有降脂作用。

22. C。解析：他汀类药物能显著降低总胆固醇和低密度脂蛋白胆固醇，也能轻度降低甘油三酯水平和升高高密度脂蛋白胆固醇。

23. E。解析：本题考点：高脂血症的分类，高脂血症分为高胆固醇血症、高甘油三酯血症、低高密度胆固醇血症和高低密度胆固醇血症以及混合型高脂血症。

24. E。解析：第八版内科学关于高脂血症患者饮食治疗：减少饱和脂肪酸摄入，是饱和脂肪酸占总热量的7%，每日胆固醇入量＜200mg，补充植物固醇2g/d，补充可溶性纤维10～25g/d。

25. C。解析：慢性特发性血小板减少性紫癜可见血小板形态大而松散，染色较浅，出血时间延长，凝血时间正常，血块收缩不良或不收缩，凝血酶原消耗减少，凝血酶生成不良。

26. E。解析：ITP时，毛细血管脆性应是增强的，导致出血，加重血小板消耗。

27. A。解析：ITP（特发性血小板减少性紫癜）是一种自身免疫性出血性疾病，也称自身免疫性血小板减少，血小板免疫性破坏，外周血中血小板减少的出血性疾病。临床主要表现为皮肤、黏膜、内脏出血，分急性及慢性两种，急性多见于儿童，慢性多见于成人，以40岁以下女性常见。

28. E。解析：特发性血小板减少性紫癜血小板计数明显减少，而过敏性紫癜血小板计数正常。

29. A。解析：特发性血小板减少性紫癜的常用治疗方法包括糖皮质激素、脾切除、免疫抑制剂，急症处理包括血小板输注、静脉注射丙种球蛋白、大剂量泼尼龙、血浆置换。

30. E。解析：考查血小板减少的病因，A、B、C、D 选项均是正确的，E 出血不会导致血小板减少，因为骨髓可以代偿。

31. E。解析：糖尿病治疗的 5 个原则包括：糖尿病教育、饮食治疗、运动治疗、合理用药及自我监测，所谓"五驾马车"，缺一不可。

32. E。解析：糖尿病并发症有：①急性并发症：糖尿病酮症酸中毒等；②感染：常见皮肤化脓性感染、肺结核、肾盂肾炎、胆道感染、齿槽脓肿和真菌感染；③慢性并发症：大血管病变、糖尿病肾病、糖尿病性神经病变、糖尿病性视网膜病变、糖尿病足。

33. E。解析：糖尿病酮症酸中毒是糖尿病的并发症，1999 年 WHO 将糖尿病分为 4 种类型，1 型糖尿病、2 型糖尿病、特殊类型糖尿病和妊娠期糖尿病。

34. A。解析：糖尿病治疗需控制饮食，减轻和避免肥胖，适当的体力活动，合理应用口服降血糖药及胰岛素。所有糖尿病患者，无论采用降血糖药与否，均须控制饮食，此系基础治疗之一。

35. E。解析：糖尿病的诊断是：糖尿病症状+随机血糖≥11.1mmol/L，或空腹血糖≥7.0mmol/L；或 OGTT 中 2 小时血糖≥11.1mmol/L。症状不典型者，需另一天再次证实。单纯空腹血糖正常不能排除糖尿病。尿糖阳性是诊断糖尿病的重要线索不是诊断标准。

36. E。解析：肥胖的 2 型糖尿病适于用双胍类药物。1 型糖尿病是胰岛素分泌绝对不足，是应用胰岛素的适应证。C 选项病人应该是出现低血糖后反应性高血糖，就是 Somogyi 现象，应该减少胰岛素剂量。因感染而厌食的糖尿病病人因为摄入不足，消耗增加，应该减少胰岛素用量以免引起低血糖。胰岛素治疗适应证：①1 型糖尿病；②糖尿病有急性并发症；③糖尿病合并严重感染，消耗性疾病，心、脑、肝、肾疾患，严重糖尿病慢性并发症时；④糖尿病病人在手术应激状况时；⑤妊娠和分娩；⑥2 型糖尿病病人饮食、运动、口服药效果不好时；⑦全胰切除后继发性糖尿病。

37. A。解析：在胰岛素绝对或相对不足时，运动可使肝葡萄糖输出增加，血糖升高，因而运动不总是使血糖降低。对胰岛功能很差者，应先给予胰岛素补充治疗后再开始运动。1 型糖尿病患者接受胰岛素治疗时，常处于胰岛素不足和胰岛素过多之间，为避免空腹运动可能出现的低血糖反应或血糖升高，运动宜在餐后进行。糖尿病患者的运动应有规律，运动量和运动方式因人而异，如有心、脑血管疾病或严重微血管病变者，剧烈运动导致的血压升高、心率增快可能导致心、脑血管事件的发生或使微血管病变加重，运动应在医生指导下进行。

38. C。解析：2 型糖尿病患者多数无明显的典型症状，或仅有其中的一或两个症状，或有一些非典型的症状；尿糖阳性可作为怀疑糖尿病的重要线索；当空腹及餐后血糖未达到诊断糖尿病标准，又怀疑有糖尿病时，需做 OGTT 试验，不是所有患者都需要行此试验。

39. D。解析：尿糖阳性是诊断糖尿病的重要线索，尿糖阳性只是提示血糖值超过肾糖阈，因而尿糖阴性不能排除糖尿病可能。血糖升高是诊断糖尿病的主要依据。单纯空腹血糖正常不能排除糖尿病可能。当血糖高于正常范围而又未达到诊断糖尿病标准时，须进行口服葡萄糖耐量试验。糖化血红蛋白反映患者近 8～12 周平均血糖水平，为糖尿病控制情况的主要监测指标之一。空腹胰岛素测定是胰岛 β 细胞功能检查。

40. D。解析：2型糖尿病是由于胰岛素分泌相对不足引起的代谢紊乱，表现为胰岛素抵抗为主，伴胰岛素分泌不足，或胰岛素分泌不足为主伴胰岛素抵抗（胰岛素敏感性降低）。

41. B。解析：处理胰岛素治疗糖尿病过程中Somogyi现象为减少晚间胰岛素剂量。

42. C。解析：血清铁蛋白是体内贮备铁的指标，低于12μg/L说明体内储存铁降低，是缺铁性贫血最早出现的实验室指标异常。

43. D。解析：缺铁性贫血的病因：①需铁量增加而摄入不足：如婴儿生长发育期、妇女月经、妊娠、哺乳期等；②铁的吸收障碍：萎缩性胃炎、胃切除术可致胃酸缺乏，胃-空肠吻合术后、慢性腹泻等；③慢性失血：常由月经过多、钩虫病、长期痔疮出血和溃疡病反复出血等引起，是缺铁性贫血常见的原因。

44. D。解析：口服铁剂有效的表现先是外周血网织红细胞数5～10天上升，高峰在开始服药后的7～12天，2周后血红蛋白开始上升，一般2个月左右恢复正常。

45. B。解析：再生障碍性贫血属于造血干细胞异常引起的贫血，缺铁性贫血属于造血原料不足或利用障碍引起的贫血，PNH属于造血细胞凋亡亢进引起的贫血，遗传性球形红细胞增多症属于红细胞破坏过多引起的贫血，炎症性贫血属于慢性炎症消耗过多引起的贫血。

46. E。解析：缺铁性贫血的血清铁＜8.95μmol/L，总铁结合力＞64.44μmol/L，转铁蛋白饱和度＜15%，铁蛋白＜12μg/L。骨髓有核红细胞体积小，细胞外铁减低或消失，细胞内铁减低。

47. E。解析：缺铁性贫血的诊断标准：①有缺铁的病因和贫血的临床表现；②实验室检查有小细胞低色素性贫血，血清铁＜8.95μmol/L，总铁结合力＞64.44μmol/L，转铁蛋白饱和度＜15%，铁蛋白＜12μg/L；③骨髓有核红细胞体积小，细胞外铁减低或消失，细胞内铁减低。口服铁剂治疗有效也是一种辅助诊断方法。

48. E。解析：好发人群：妊娠妇女、月经期妇女、婴幼儿和儿童是高发病人群，其中2岁以下婴幼儿和生育年龄妇女患病率最高。

49. E。解析：缺铁性贫血诊断：男性Hb＜120g/L，女性Hb＜110g/L，孕妇Hb＜100g/L，血清铁蛋白＜12μg/L，血清铁＜8.95μmol/L。

50. D。解析：可作为缺铁性贫血缺铁诊断依据的是：总铁结合力＞64.4μmol/L，铁粒幼红细胞＜15%，转铁蛋白饱和度＜15%，血清铁蛋白＜12μg/L，血清铁＜8.95μmol/L。

51. D。解析：贫血为小细胞低色素性贫血：男性Hb＜120g/L，女性Hb＜110g/L，孕妇Hb＜100g/L；MCV＜80fL，MCHC＜32%。

有缺铁的证据：

（1）贮铁耗尽：①血清铁蛋白＜12μg/L。②骨髓铁染色阴性，铁粒幼红细胞＜15%。具备其中一条即可。

（2）缺铁性红细胞生成：①负荷贮铁耗尽的诊断。②血清铁＜8.95μmol/L，总铁结合力＞64.4μmol/L，转铁蛋白饱和度＜15%；FEP/Hb＞4.5μg/gHb。

52. D。解析：补充铁剂用于治疗缺铁性贫血。

53. D。解析：缺铁性贫血诊断包括以下五方面：①贫血为小细胞低色素性，男性Hb＜120g/L，女性Hb＜110g/L，孕妇Hb＜100g/L；②血清铁浓度低于正常；③血清铁蛋白＜12μg/L；④骨髓铁染色显示骨髓小粒可染铁消失，铁粒幼红细胞少于15%，转铁蛋白饱和度＜15%；⑤存在铁缺乏的病因，铁剂治疗有效。

54. D。解析：缺铁性贫血除一般贫血症状外，常出现行为异常、乏力、心悸、耳鸣、烦躁易激动、注意力不集中等，一一般不会引起出血时间延长。

55. C。解析：特发性血小板减少性紫癜急性型的主要表现为：①急起畏寒、发热；②出血部位广泛，皮肤黏膜出血广泛且严重；③脾脏肿大；④预后良好；⑤血小板 $<50\times10^9/L$。慢性型的主要表现为：①起病缓慢，病程长；②出血轻，一般为皮肤、鼻、齿龈出血和月经过多；③可以轻度脾肿大；④少部分可痊愈；⑤血小板多在 $50\times10^9/L$ 以上。A 为慢性出血、白血病的表现；B 为粒细胞缺乏症表现；D 见于胃肠道疾病和颅内高压；E 见于白血病。

56. C。解析：甲亢的临床表现：高代谢综合征，多汗、皮肤湿润，精神神经系统表现手颤、眼睑震颤，心血管系统有心动过速、收缩压升高，舒张压降低，脉压差增大，阵发性心房纤颤。体征：甲状腺一般呈弥漫性肿大，双侧对称，质地不等，可随吞咽运动上下移动。甲状腺左右叶上下极可有震颤并伴有血管杂音，此体征最有价值。

57. C。解析：甲状腺功能亢进症仅有 T_3 增高即可诊断。

58. E。解析：甲亢时机体基础代谢率增高，心率加快。甲亢时可见甲状腺呈弥漫性肿大；情绪激动；由于脉压差增大，可出现毛细血管搏动征等周围血管征；也可有肝功能异常，偶有肝大、黄疸，此为甲亢病人胃肠蠕动增快，吸收不良出现营养障碍和甲状腺激素直接作用的结果。

59. C。解析：甲亢临床表现：怕热多汗，皮肤温暖湿润，易激动、易饥多食、消瘦、手颤、腹泻、心动过速及眼征、甲状腺肿大等。

60. A。解析：90% 以上为甲状腺本身疾患所致原发性（甲状腺性）甲减。

61. D。解析：原发性（甲状腺性）甲减最敏感的诊断指标是血 TSH 增高，亚临床期仅 TSH 增高；血 TSH 减低或正常应考虑继发性（垂体性或下丘脑性）甲减。

62. B。解析：黏液水肿面容虚肿、呆滞、淡漠、苍白、语音不清、嘶哑、鼻、唇、舌肥大增厚，毛发稀疏干燥、脱落（眉眼外 1/3 脱落），皮肤干、粗、厚、脱屑。

63. C。解析：TT_4、TT_3、FT_4、FT_3 降低，TT_4、FT_4 较 TT_3、FT_3 先降低，而且更明显；血 TSH 增高是原发性（甲状腺性）甲减最敏感的诊断指标，亚临床期仅 TSH 增高；血 TSH 降低或正常应考虑继发性（垂体性或下丘脑性）甲减。

64. E。解析：黏液性水肿性昏迷的治疗：避免昏迷发生的关键在于坚持甲状腺激素替代治疗。一经确诊，立即抢救和转诊。抢救的措施包括：①补充甲状腺激素；②氢化可的松 200～300mg/d 持续静滴；③保暖、给氧、保证呼吸道通畅；④保持水、电解质平衡；⑤维持血压、控制感染、治疗原发疾病，禁用镇静、麻醉剂等。

65. A。解析：1 型糖尿病患者大多起病较快，病情较重，"三多一少"症状明显且严重。

66. B。解析：糖尿病的诊断依据为：①糖化血红蛋白 HbAlc ≥ 6.5%。②空腹血糖（FPG）> 7.0mmoL/L。③ OGTT2 小时血糖 ≥ 11.1mmol/L。④有高血糖的典型症状或高血糖危象，随机血糖 ≥ 11.1mmol/L。⑤如无明确的高血糖症状，结果应重复检测确认。偶然尿糖不能作为糖尿病的诊断依据，只能作为参考。

67. E。解析：ABCD 均为糖尿病治疗的常用药物，硫脲类药物为抗甲状腺亢进药物。

68. A。解析：胰岛素治疗过程中，主要不良反应是低血糖反应。

69. B。解析：双胍类药物：常用药物为二甲双胍，主要通过减少肝脏葡萄糖的输出降低血糖。双胍类药物有降低体重的趋势，适用于肥胖或超重的 2 型糖尿病患者。1 型糖尿病患者在使用胰岛素治疗的基础上如血糖波动较大者，加用双胍类药物有利于稳定病情。常见不良反应为胃肠道反应，偶有过敏反应，在肝肾功能不全、低血容量休克、心力衰竭等缺氧情况下，偶可诱发乳酸性酸中毒，应慎用。

70. B。解析：脲类药物：常用药物有格列本脲、格列齐特、格列吡嗪、格列喹酮和格列美脲等。磺脲类药物为促胰岛素分泌剂，主要通过增加胰岛素的分泌降低血糖。适宜不太肥胖的2型糖尿病患者。常见不良反应为低血糖。

71. A。解析：血浆蛋白（主要为白蛋白）与葡萄糖发生非酶催化的糖化反应而形成果糖胺，其形成的量与血糖浓度相关，正常值为1.7～2.8mmol/L。由于白蛋白在血中浓度稳定，其半衰期为19天，故果糖胺反映患者近2～3周内总的血糖水平，为糖尿病患者近期病情监测的指标。

72. B。解析：磺脲类主要作用机理为促进胰岛素释放，增强靶组织细胞对胰岛素的敏感性，抑制血小板凝集，减轻血液黏稠度。

73. A。解析：富含甘油三酯的脂蛋白如乳糜微粒和VLDL被认为不能直接导致动脉粥样硬化，但它们脂解后的产物（分别为乳糜微粒残粒和IDL）可能导致动脉粥样硬化；而VLDL代谢的终末产物LDL具有明确的致动脉粥样硬化的作用。HDL具有心血管保护作用。

74. C。解析：他汀类（羟甲基戊二醇辅酶A还原酶抑制剂）：通过抑制羟甲基戊二醇辅酶A还原酶，抑制内源性胆固醇的合成，能显著降低总胆固醇（TC）、LDL-C，也能轻度降低TG水平和升高HDL-C。此外，他汀类药物还具有抗炎、稳定粥样硬化斑块、保护血管内皮功能作用。

75. E。解析：根据《中国心血管病防治指南》，心血管极高危患者包括急性冠脉综合征或缺血性心脏病合并糖尿病。

76. E。解析：他汀类（羟甲基戊二醇辅酶A还原酶抑制剂）药物主要为调血脂药，代表药物有辛伐他汀、普伐他汀、阿托伐他汀、瑞舒伐他汀。

77. C。解析：ALT、AST升高至正常3倍以上时停止使用他汀类药物。

二、A2型题

1. E。解析：根据患者代谢亢进表现及查体发现甲状腺肿大伴有血管杂音，诊断甲状腺功能亢进症。

2. C。解析：T_3、T_4检查甲状腺功能，TSH最敏感。

3. C。解析：原发性甲状腺功能亢进：20～40岁多发，甲状腺肿大与甲亢同时出现；继发性甲状腺功能亢进：40岁以上多见，先有甲状腺肿大，多年后甲亢；高功能甲状腺腺瘤：单发结节或囊肿；甲状腺腺癌少见。患者先发现甲状腺肿大，多年后出现甲亢症状，因此考虑为继发性甲亢，结合查体无突眼、甲状腺Ⅱ度肿大、结节状。

4. C。解析：^{131}I治疗最常见的并发症是甲状腺功能减退，发生原因与电离辐射损伤和继发的自身免疫损伤有关。

5. B。解析：甲亢性心衰治疗还是以控制基础病为主，抗甲状腺治疗后心脏症状也会缓解，β受体阻滞剂普萘洛尔（心得安）既可阻断外周组织T_4向T_3的转化，又可阻断甲状腺激素对心脏的兴奋作用，故与抗甲状腺药物联用效果好。

6. B。解析：甲状腺危象表现为原有甲亢症状加重，包括高热、心动过速，伴心房颤动或心房扑动、烦躁不安、呼吸急促、大汗淋漓、厌食、恶心、呕吐、腹泻等。当临床上怀疑有危象时，应立即口服丙基硫氧嘧啶600mg，以后150～200mg，每日3次。心得安、利血平可降低周围对甲状腺素的反应，其他支持治疗包括吸氧、物理降温、纠正水电解质紊乱、抗感染、监护心肾功能和血压，躁动不安时加用镇静剂。肾上腺皮质激素可加强应激反应能力。必要时转诊。

7. A。解析：甲状腺功能减退症的治疗常用左旋甲状腺素（L-T_4）做替代治疗，治疗目标是将血清TSH和甲状腺激素水平恢复正常。因此治疗过程中，应定期监测血清TSH和甲状腺激素的变化，并据此调整L-T₄的剂量。由于血清TSH是反映甲状腺功能最敏感的指标，因此最佳答案为A。

8. E。解析：本题目选E，结合病史可能考虑特发性血小板减少性紫癜（ITP）。特发性血小板减少性紫癜首选的治疗方法为糖皮质激素。脾切除的适应证为糖皮质激素治疗3~6个月无效或对激素依赖者。

9. A。解析：特发性血小板减少性紫癜慢性型多见于青年女性，表现为皮肤黏膜出血，肝、脾不大，血象主要是血小板减少，白细胞不低，长期失血可造成血红蛋白下降。骨髓象粒、红系正常，巨核细胞正常或增多，伴成熟障碍。

10. B。解析：胰岛素不良反应主要是低血糖，为胰岛素应用过量。还会出现脂肪萎缩、过敏反应及水钠潴留等。

11. C。解析：补充液体是抢救糖尿病酮症酸中毒首要的极其关键的措施。只有在有效的组织灌注改善、恢复后，胰岛素的生物效应才能发挥。

12. C。解析：该患者存在糖耐量减低，可能为妊娠期糖尿病。

13. C。解析：根据题干患者血红蛋白、红细胞减少，且表现为小细胞低色素性贫血，考虑为缺铁性贫血，对症给以补铁治疗。

14. D。解析：题目问的是早期诊断有价值的项目：为明确贫血的原因，血清铁蛋白的测定是早期诊断需要检测的重要指标。血清铁蛋白测定是反映机体铁贮存的敏感指标，临床上常用于早期的缺铁性贫血的诊断。

15. E。解析：口服铁剂宜选用二价铁盐，易于吸收。于两餐之间口服可减少胃肠刺激。同时服用维生素C可以促进铁的吸收。铁剂应连续服用至血红蛋白正常6~8周（成人是4~6个月）后再停药，以补充贮存铁。牛奶、茶、咖啡、钙片等抑制铁吸收，不宜与铁剂同服。

16. E。解析：患者诊断为缺铁性贫血，缺铁性贫血常见原因为：①摄入不足而需要量增加，选项C属于摄入不足；②丢失过多，选项A、D均会出现丢失过多；③吸收不良，选项B，如胃肠手术后、慢性胃炎等。本题患者网织红细胞计数正常，说明骨髓造血良好，没有出现骨髓衰竭表现。

17. D。解析：本题考虑为缺铁性贫血，[51]铬红细胞半寿期测定主要用于溶血性贫血检测红细胞寿命。

18. B。解析：口服铁剂是治疗缺铁性贫血的首选方法。常用药硫酸亚铁，一般2个月恢复正常，继续用药3~6个月。

19. A。解析：缺铁性贫血可见皮肤和黏膜苍白，疲乏无力，头晕耳鸣，眼花，记忆力减退；严重者可出现眩晕或昏厥，活动后心悸、气短、甚至心绞痛，心力衰竭。部分患者有异食癖。

20. A。解析：缺铁性贫血口服铁剂后，先是外周血网织红细胞增多，2周后血红蛋白浓度上升。

21. C。解析：广泛出血累及皮肤、黏膜及内脏，至少2次检查血小板计数减少，血细胞形态无异常。脾脏不肿大或轻度肿大。骨髓巨核细胞数增多或正常，有成熟障碍。可诊断为特发性血小板减少性紫癜。结合题中症状，考虑为特发性血小板减少性紫癜。

22. B。解析：抗甲状腺药物用于孕妇、高龄或不适宜手术者，手术治疗用于药物无效或过敏的妊娠患者，在妊娠4~6月手术。

23. A。解析：T_3 250nmol/L，T_4 10nmol/L，TSH 0.01mU/L，自觉易疲乏，怕热多汗，多食善饥，情绪紧张，焦躁易怒，双手抖动，双侧甲状腺I度肿大，据此诊断为甲亢。

24. E。解析：题中近日患者在家中用胰岛素治疗，胰岛素的主要不良反应是低血糖，与剂量过大和（或）饮食失调有关。所以突然发生昏迷是由低血糖造成的。

25. A。解析：多数 2 型糖尿病患者先有肥胖、高血压、动脉硬化、高血脂或心血管病，出现症状前数年存在高胰岛素血症、胰岛素抵抗。糖耐量减低和空腹血糖受损被认为是糖尿病的前期状态。结合题中症状，考虑为 2 型糖尿病。

26. B。解析：如果没有禁忌证，且能够耐受，二甲双胍是 2 型糖尿病起始治疗的首选药物。2 型糖尿病患者身高 175cm，体重 90kg。实施饮食控制和运动治疗后，体重下降约 0.5kg，对无明显消瘦的患者，双胍类作为一线用药。

三、A3/A4 型题

1. D。解析：甲状腺功能亢进可表现为高代谢症状、甲状腺肿，GD 患者可伴浸润性突眼。

2. B。解析：FT_3、FT_4 是实现甲状腺激素生物效应的主要部分，所以是诊断临床甲亢的首选指标。根据下丘脑-垂体-甲状腺轴的生理反馈机制，TSH 浓度的变化是反映甲状腺功能最敏感的指标。

3. A。解析：抗甲状腺药物的作用是抑制甲状腺合成甲状腺激素，多数治愈，但也有一部分病例复发。

四、B 型题

1. E。解析：甲状腺刺激抗体（TSAb）是判断预后的重要指标。

2. C。解析：游离甲状腺素不受血甲状腺素结合球蛋白（TBG）的影响，它直接反映甲状腺的功能状态。

3. A。解析：急性型 ITP 除皮肤、黏膜出血，还可出现内脏出血，出血量较大。

4. B。解析：慢性型 ITP 出血多数较轻而局限。

5. C。解析：继发性血小板减少症又称获得性血小板减少症，是继发于其他疾病的血小板减少，涉及的病种相当多。继发性血小板减少症多有血小板减少的同时伴溶血、红细胞造血减少等特点，如 Evans 疾病通过自身免疫机制同时破坏了血小板和红细胞，引起血小板减少和溶血性贫血。不是单纯的血小板减少导致出血引起的贫血，所以出血量与贫血的程度不成正比。

6. E。解析：胰岛素释放试验：在做 OGTT 时，最好同时测定血浆胰岛素水平，可反映胰岛 β 细胞的储备功能，从而判断受试者的胰岛 β 细胞功能，对糖尿病所处阶段、分型及指导糖尿病治疗有一定参考价值。血浆 C 肽浓度的测定：C 肽和胰岛素以等分子数从胰岛 β 细胞生成及释放，C 肽能准确反映胰岛 β 细胞功能，且不受外源性胰岛素的影响。

7. B。解析：果糖胺是血浆中的蛋白质在葡萄糖非酶糖化过程中形成的一种物质，由于血浆蛋白的半衰期为 17 天，故果糖胺反映的是 1～3 周内的血糖水平。

8. C。解析：糖化血红蛋白（GHB 或 HbA1c）：循环中的血红蛋白可被血中的葡萄糖糖基化，被糖基化的程度与葡萄糖浓度成正比，而血红蛋白又有一定的寿命，当血糖较高时，被糖基化的血红蛋白比例则大，反之亦然，因此，糖化血红蛋白浓度能反映最近 3 个月内血糖的平均水平，正常人 HbA1c 为 4%～6%。

9. E。解析：格列吡嗪可增加血浆纤维蛋白溶解活性，减低血小板黏附和聚集，有利于减轻和延缓糖尿病血管并发症的发生。

10. C。解析：苯乙双胍可引起乳酸酸中毒，后果较严重，有些国家该药已禁用。

11. C。解析：甲状腺自身抗体测定是鉴别甲亢病因、诊断 GD 的指标之一。

12. B。解析：TSH 测定是反映甲状腺功能最敏感的指标。

13. A。解析：糖化血红蛋白 A1（GhbA1）测定可反映取血前 8～12 周的平均血糖状况，是监测糖尿病病情的重要指标。

14. C。解析：血浆胰岛素、C 肽测定反应胰岛 β 细胞的功能情况。

第六单元　精神、神经系统

一、A1 型题

1. C。解析：抑郁症是躁狂抑郁症的一种发作形式。以情感低落、思维迟缓、以及言语动作减少、迟缓为典型症状。抑郁症严重困扰患者的生活和工作，给家庭和社会带来沉重的负担，约 15% 的抑郁症患者死于自杀。世界卫生组织、世界银行和哈佛大学的一项联合研究表明，抑郁症已经成为中国疾病负担的第二大疾病。引起抑郁症的因素包括：遗传因素、体质因素、中枢神经介质的功能及代谢异常、精神因素等。

2. C。解析："木僵"病人意识清晰，虽然对外界没有任何反应，但当听到家人在他床前讲述伤心事时，他也会流泪，这说明他的意识是清醒的。

3. E。解析：抑郁症的睡眠障碍主要表现为早醒，比平时早醒 2～3 小时，醒后不能再入睡。

4. D。解析：椎－基底动脉系统血栓形成包括以下几种：

（1）小脑后下动脉（Wallenberg）综合征：引起延髓背外侧部梗塞，出现眩晕、眼球震颤，病灶侧舌咽、迷走神经麻痹，小脑性共济失调及 Horner 征，病灶侧面部对侧躯体、肢体感觉减退或消失。

（2）旁正中央动脉：甚罕见，病灶侧舌肌麻痹对侧偏瘫。

（3）小脑前下动脉：眩晕、眼球震颤，两眼球向病灶对侧凝视，病灶侧耳鸣、耳聋，Horner 征及小脑性共济失调，病灶侧面部和对侧肢体感觉减退或消失。

（4）基底动脉：高热、昏迷、针尖样瞳孔、四肢软瘫及延髓麻痹。急性完全性闭塞时可迅速危及病人生命，个别病人表现为闭锁综合征。

（5）大脑后动脉：表现为枕顶叶综合征，以偏盲和一过性视力障碍，如黑矇等多见，此外还可有体象障碍、失认、失用等。如侵及深穿支可伴有丘脑综合征，有偏身感觉障碍及感觉异常以及锥体外系等症状。

（6）基底动脉供应桥脑分支：可出现下列综合征：①桥脑旁正中综合征（Foville 综合征）：病灶侧外展不能，两眼球向病灶对侧凝视，对侧偏瘫。②桥脑腹外综合征（Millard–Gubler 综合征）：病灶侧周围性面瘫及外直肌麻痹，伴病灶对侧偏瘫，可有两眼向病灶侧凝视不能。③桥脑被盖综合征（Raymond–Cestan 综合征）：病灶侧有不自主运动及小脑体征，对侧肢体轻瘫及感觉障碍，眼球向病灶侧凝视不能。

5. E。解析：本题选 E。急性脑梗死，CT 检查 6 小时以内多正常，24～48 小时后梗死区出现低密度灶。CT 出现低密度灶提示患者起病已超过 6 小时，故不宜溶栓治疗。

治疗：超早期溶栓治疗目的是溶解血栓、迅速恢复梗死区血流灌注、减轻神经元损伤。溶栓应在有效的治疗时间窗内进行才有可能挽救缺血半暗带。一般认为，发病 3 小时内绝大多数患者采用溶栓治疗有效；发病 3～6 小时，大部分溶栓治疗可能有效。

6. B。解析：脑血栓形成最常见的病因是动脉粥样硬化斑导致管腔狭窄和血栓形成。

7. E。解析：这道题选 E，脑膜刺激征见于各种脑膜炎、蛛网膜下腔出血、脑脊液压力增高等。

8. D。解析：小脑幕裂孔疝的钩回疝发生时，可表现为意识障碍如嗜睡、昏睡或昏迷，可突然发生或进行性加重，疝侧瞳孔散大而导致双侧瞳孔不等大。

9. A。解析：脑水肿可使颅内压增高，并致脑疝形成，是影响脑出血死亡率及功能恢复的主要因素。积极控制脑水肿、降低颅内压是脑出血急性期的重要环节。

10. E。解析：暂时性脑缺血发作（TIA）系指脑血管病损所致短暂的局限性脑功能障碍。症状突起又迅速消失、一般持续数分钟至数十分钟，必定在24小时内缓解不留任何后遗症。有反复同样发作的趋势。可有单肢或局部无力，感觉异常或失语等颈动脉系统表现；也可有偏盲、言语不清或共济失调等椎-基底动脉系统症状。

11. A。解析：脑动脉系统包括颈内动脉系统和椎-基底动脉系统。颈内动脉系统分支主要包括：眼动脉、脉络膜前动脉、后交通动脉、大脑前动脉和大脑中动脉，供血部位包括眼部和大脑半球前3/5部分。故一侧颈内动脉TIA可出现病变侧单眼一过性黑矇、对侧偏瘫及感觉障碍。椎-基底动脉系统包括两条椎动脉及其在脑桥下缘合成的基底动脉，椎动脉分支包括脊髓前、后动脉、延髓动脉、小脑后下动脉，基底动脉分支包括小脑前下动脉、小脑上动脉、脑桥支、内听动脉及大脑后动脉，供血范围包括大脑半球后2/5部分和全部脑干、小脑。故椎-基底动脉系统TIA可包括跌倒发作（脑干缺血）、短暂性全面遗忘症（大脑后动脉颞支缺血累及颞叶内侧、海马）、双眼视力障碍发作（枕叶缺血）、平衡失调伴耳鸣（小脑、内耳缺血）。

12. E。解析：大部分短暂性脑缺血发作只持续数分钟，通常在30分钟内完全恢复，超过2小时常会遗留轻微的部分神经功能缺损表现。但传统的短暂性脑缺血发作定义时限为24小时内恢复。

13. C。解析：备选答案均是脑出血的病位，其中基底节占70%，脑叶、脑干、小脑各占10%，脑室出血极少。

14. B。解析：备选答案均是脑出血的病因，其中以高血压最常见。

15. C。解析：短暂性脑缺血发作是指颈动脉或椎-基底动脉系统一过性供血不足，导致供血区的局灶性神经功能障碍，出现相应的症状和体征。其特点是突然发作，历时短暂，症状持续不超过24小时，症状完全消失，一般不遗留神经功能缺损，不会有意识不清或昏迷。

16. C。解析：脑出血如血压过高则应降低血压，以不低于平时血压为宜。

17. B。解析：颈内动脉系统TIA最常见症状是对侧发作性的肢体单瘫、面瘫或偏瘫，其他症状还有单肢或偏身麻木，同侧单眼一过性黑矇或失明，对侧偏瘫及感觉障碍，优势半球受累还可出现失语。

18. A。解析：短暂性脑缺血发作的概念：是指由于某种因素造成的脑动脉一过性或短暂性供血障碍，导致相应供血区局灶性神经功能缺损或视网膜功能障碍。症状持续时间为数分钟到数小时，24小时内完全恢复，可反复发作，不遗留神经功能缺损的症状和体征。

19. B。解析：偏执型精神分裂症以妄想为主，伴有幻觉，情感、意志、言语、行为障碍不突出，但症状长期保留。

20. D。解析：精神分裂症阳性症状包括：知觉障碍，最常出现的是幻听；思维联想障碍，主要症状是思维散漫和思维破裂；思维逻辑障碍，主要指概念的形成以及判断、推理方面的障碍，而非思维贫乏；妄想，最常见的有被害妄想、关系妄想、影响妄想等；内向性思维；情感障碍；行为障碍，可包括退缩、紧张性木僵、蜡样屈曲等。

21. A。解析：精神分裂症紧张型大多数起病于青年或中年，起病较急。病程多呈发作性。主要表现为紧张性兴奋和紧张性木僵。两者交替出现或单独发生。前者表现行为冲动，不可理解，言语内容单调刻板，动作古怪，有模仿言语。后者表现运动性抑制，少语少动至不食不动，对周围环境刺激不起反应，有违拗、模仿动作及模仿言语，偶可伴有幻觉妄想。

22. D。解析：被控制感是患者认为自己的精神活动（思维、情感、意志、行为等）均受外力的干扰、控制、支配、操纵。这是精神分裂症的特征性症状之一。

23. D。解析：精神分裂症的情感障碍主要表现为情感不协调。

24. C。解析：脑电图对诊断本病有重要帮助，但必须结合临床发作才能做出诊断，且不能否定临床诊断。结合多种诱发方法或24小时脑电监测来提高脑电图检查出异常放电的电位活动。

25. C。解析：治疗癫痫需按发作类型长期、规则用药。

26. E。解析：失神发作患者意识短暂中断，发作和停止突然，每日可发作数次至数百次，事后对发作无记忆。

27. A。解析：绝大多数TIA病人就诊时症状已消失，其诊断主要依靠病史。有典型临床表现而又能排除其他疾病时，诊断即可确立。其诊断要点包括：①多数在50岁以上发病；②有高血压、高脂血症、糖尿病、脑动脉粥样硬化症、较严重的心脏病史及吸烟等不良嗜好者；③突然局灶性神经功能缺失发作，持续数分钟，或可达数小时，但在24小时内完全恢复；④不同病人的局灶性神经功能缺失症状常按一定的血管支配区刻板地反复出现；⑤发作间歇期无神经系统定位体征。诊断确立后需要进一步明确病因。

28. A。解析：CT检查是诊断脑出血安全有效的方法，为临床上脑出血疑诊病例的首选检查。

29. A。解析：进展性脑卒中发病后神经功能缺失症状逐渐进展或呈阶梯式加重的时间是48小时内。

30. B。解析：完全性脑卒中发病后脑神经功能缺失症状较重较完全，常有完全性瘫痪及昏迷，于数小时内（＜6小时）达到高峰。

31. B。解析：此题考察的是TIA的临床发病特点，而此病是可反复发作的。

32. B。解析：①发病年龄多较高；②多有动脉硬化及高血压病史；③发病前可有短暂性脑缺血发作；④常在安静状态下发病；⑤多在几个小时或数日内达到高峰，无明显头痛、呕吐及意识障碍；⑥脑脊液多正常，CT检查在24～48小时后出现低密度影。

33. D。解析：溶栓治疗以迅速恢复梗死区血流灌注，减轻神经元损伤。溶栓应在起病6小时内的治疗时间窗内进行才有可能挽救缺血半暗带。

34. B。解析：脑血栓急性昏迷期治疗：适当活动；改善脑部血循环、增加脑血流量；溶血栓疗法；高压氧治疗；调节血压；昏迷病人注意保持呼吸道通畅、及时吸痰、翻身拍背、活动肢体、预防肺炎和褥疮发生。

35. B。解析：脑栓塞依据栓子的来源分为三类。①心源性最常见，占脑栓塞60%～75%，最多见的直接原因是慢性心房纤颤。②非心源性。③来源不明。

36. A。解析：全面性强直-阵挛发作以往称大发作，以意识丧失和全身对称性抽搐为特征。①强直期突然意识丧失，跌倒，全身肌肉强直性收缩，喉部痉挛，发出叫声，强直期约持续10～20秒后，肢端出现细微的震颤。②阵挛期震颤幅度增大并延及全身成为间歇性痉挛，最后一次强烈阵挛后，抽搐突然终止，肌肉松弛。③惊厥后期呼吸首先恢复，心率、血压、瞳孔等恢复正常，意识恢复。清醒后常感到头昏、头痛、全身乏力，对抽搐全无记忆。

37. B。解析：精神分裂症可出现多种感知觉障碍，最突出的感知觉障碍是幻觉，包括幻听、幻视、幻嗅、幻味、幻触,以幻听最为常见。

38. B。解析:精神分裂症是一种严重的精神病性障碍。

39. D。解析:言语性幻听包括思维鸣响、评论性幻听、争论性幻听、第三人评论跟踪性幻听。

40. B。解析:精神分裂症的主要表现是思维、情感、意志及行为等方面的障碍。

41. A。解析:抑郁症最常见的伴随症状是焦虑。

二、A2型题

1. B。解析:脑栓塞中、青年多见,多有栓子来源的原发病史,如风湿性心瓣膜病、心脏手术、长骨骨折等病史。发病急骤,症状多在数分钟或短时间内达到高峰。临床表现轻重与栓子的大小、数量、部位、心功能状况等因素有关。症状及体征与脑血栓形成相似,但症状较重,部分患者可有意识障碍,较大栓塞或多发性栓塞时患者可迅速进入昏迷和出现颅内压增高症状。局部神经缺失症状取决于栓塞的动脉,多为偏瘫或单瘫、偏身感觉缺失,累及单、双侧大脑后动脉导致同向性偏盲或皮层盲,椎–基底动脉主干闭塞导致突然昏迷、四肢瘫、出汗和呼吸衰竭等可突然引起死亡。

2. B。解析:从题干的信息可以看出患者的抑郁情绪和自杀念头十分强烈,已有多次自杀未遂史,因抗抑郁药物不能在短时间内消除患者的自杀意念,电休克治疗是一种有效的治疗方法,它能较快消除患者的自杀意念,从而为药物治疗争取时间,但电休克治疗之后,仍需要用抗抑郁药物来维持治疗。因此对于该患者首选的治疗方法是电抽搐治疗(电休克治疗)。

3. B。解析:抑郁症的主要症状为情绪低落、思维迟缓、兴趣减退和躯体症状为主,且症状有晨重晚轻的特点,睡眠障碍以早醒为主。

4. C。解析:A 躁狂状态的主要临床症状是心境高涨,思维奔逸和精神运动性兴奋。故除外。

B 抑郁以情感低落、思维迟缓、以及言语动作减少、迟缓为典型症状。故除外。

D 心因性精神障碍是一组由心理社会因素所造成的精神障碍。不符合。

E 神经官能症又称神经症、精神症,是一组非精神病功能性障碍。其共同特征是:是一组心因性障碍,人格因素、心理社会因素是致病主要因素,但非应激障碍,是一组机能障碍,障碍性质属功能性非器质性;具有精神和躯体两方面症状;具有一定的人格特质基础但非人格障碍;各亚型有其特征性的临床相;神经症是可逆的,外因压力大时加重,反之症状减轻或消失;社会功能相对良好,自制力充分。故除外。

5. B。解析:癔症、失张力发作、肌阵挛发作不伴意识丧失,该患者发作时意识丧失,故排除局限性癫痫,属于部分发作。

6. A。解析:心房纤颤患者易形成附壁血栓,栓子脱落后可随血流进入颈内动脉系统,使血管急性闭塞,引起供血区脑组织缺血坏死及脑功能障碍。脑出血、蛛网膜下腔出血在CT上分别表现为脑实质、蛛网膜下腔高信号影。脑肿瘤CT上表现为低信号影伴灶周强化。

7. D。解析:患者64岁,高血压病史,突然发病,考虑为脑出血。头部CT是诊断脑出血安全有效的方法,为临床上脑出血疑诊病例的首选检查。

8. D。解析:动脉血栓性脑梗死,常在安静或睡眠中发病,症状在数小时或1~2天内发展为高峰。

9. D。解析:短暂性脑缺血发作发病突然,迅速出现局限性神经功能或视网膜功能障碍,持续时间短暂,常为数分钟至数小时,最长不超过24小时,不留神经功能缺损,常反复发作。

10. A。解析:大发作又称全身性发作,半数有先兆,如上腹部不适。发作时有些病人先发出尖锐叫声，后意识丧失而跌倒，又全身肌肉强直、呼吸停顿，数秒钟后，出现阵挛性抽搐，抽搐后全身松弛或进入昏睡（昏睡期），此后意识逐渐恢复。B无全身痉挛现象；C以有不规则及不协调动作如吮吸、咀嚼、寻找为主；D的特点为一侧口角、手指或足趾的发作性抽动或感觉异常；E发作时间大于30分钟。

11. D。解析：结合题中症状，进餐时突然倒地，意识丧失，四肢抽搐，双目上翻，牙关紧闭，口吐白沫，小便失禁，约20分钟后抽搐停止，神志清醒，且查头颅CT、血液生化检查均正常，排除脑血管疾病及感染性疾病。有自幼发病史，考虑为癫痫大发作。

三、B型题

1. A。解析：精神分裂症是一组常见的、原因未明的精神疾病。多起病于青壮年，表现为感知、思维、情感、行为等多方面障碍和精神活动的不协调。

2. C。解析：偏执型精神分裂症以幻觉和妄想为主要表现。抑郁患者的核心症状是情绪低落、兴趣减退、快感缺失；伴有激越时表现为思维内容缺乏条理、大脑持续紧张、行为上烦躁不安。

3. B。解析：人格障碍是指明显偏离正常且根深蒂固的行为方式，具有适应不良的性质。患者常因此遭受痛苦或使人遭受痛苦。

4. D。解析：长年累月大量饮酒，多见营养不良和各种躯体并发症。

第七单元 运动系统

一、A1型题

1. A。解析：早期应给予理疗、针灸、适度推拿按摩，B和E错；无论病程长、短，症状轻、重，均应每日进行肩关节的主动活动，活动以不引起剧烈疼痛为限，C错；疼痛导致夜间难以入睡时，可使用非甾体抗炎药，D错。A是正确的。

2. C。解析：女性较男性多见，左侧多于右侧，故C错。

3. D。解析：X线平片对RA诊断、关节病变分期、病变演变的监测均很重要。

4. E。解析：类风湿关节炎最为常见的关节畸形是腕和肘关节强直、掌指关节的半脱位、手指向尺侧偏斜和呈"天鹅颈"样表现。

5. B。解析：类风湿关节炎手指可形成天鹅颈畸形，而不是天鹅掌。

6. B。解析：头颅旋转引起的眩晕是椎动脉型颈椎病的特点，严重时可发生猝倒，这是椎动脉型最突出的症状。

7. A。解析：神经根型颈椎病发病率最高，其次为脊髓型。

8. C。解析：全身关节脱位以肩关节脱位最常见，约占50%。

9. A。解析：肩关节脱位前脱位最多见，髋关节脱位后脱位最常见。

10. A。解析：上肢活动度大，活动频率高，任何的外展、外旋或后伸着地受伤均可导致脱位。

11. B。解析：肩关节脱位前脱位最多见，髋关节脱位后脱位最常见。

12. E。解析：关节脱位的专有体征，由于关节周围的肌肉痉挛和关节囊与韧带的迂曲，使患肢保持在某一位置上，被动活动时会感到弹性阻力。

13. A。解析：对于骨关节炎治疗，对乙酰氨基酚是首选用药。

14. B。解析：骨关节炎的关节肿胀多因骨质增生引起，有时为积液和滑膜肥厚所致；因骨质增生可形成方形手、膝外翻和膝内翻等表现。

15. A。解析：疼痛是骨关节炎的主要症状，也是导致功能障碍的主要原因。

16. E。解析：骨关节炎好发于负重关节，ABCD 均属于其好发部位。

17. C。解析：MRI（磁共振）检查对判定脊髓损伤状况极有价值。

18. A。解析：巴尔通骨折（Barton 骨折）骨折块常向近侧移位，并合并腕关节脱位或半脱位，A 正确，E 错。B 和 C 是 Colles 骨折的描述，D 是 Smith 骨折的描述。

19. D。解析：肱骨干中下 1/3 骨折易合并桡神经损伤；其下 1/3 骨折易发生骨不连。

20. E。解析：口诀"内打我，外小三"内收型＞50°，外展型＜30°。

21. A。解析：Smith 骨折远侧端向掌侧、桡侧移位，近端向背侧移位。

22. C。解析：Colles 骨折远端向手背侧、桡侧移位，近端向掌侧移位。

23. C。解析：脊髓型颈椎病主要症状为四肢麻木、无力、僵硬不灵活。上肢持物不稳、精细动作困难，下肢有踩棉花感、步态不稳、不能快走，胸腹部束带感。重者可出现行走困难、四肢瘫痪和大小便失控。

24. E。解析：头颅旋转引起眩晕是本病的特点。如头转向左侧时右侧椎动脉血流量减少，左侧血流量增加以代偿供血，因左侧椎动脉病变不能代偿时即可引起脑缺血产生眩晕发作。

25. D。解析：神经根型颈椎病首发症状多为颈肩痛，后放射到前臂和手指，轻者为持续性酸胀痛，重者可为剧痛。局部可出现感觉过敏、麻木、上肢无力和肌肉萎缩。上述症状与受累神经根分布区相一致。

26. B。解析：转诊：急性脊髓受压症状明显、临床和 MRI 检查证实宜尽早手术；病程较长、症状持续加重、诊断明确者；经非手术治疗无改善者。

27. A。解析：颈椎病中发病率最高的是神经根型颈椎病。

28. C。解析：体征：颈部活动受限，颈项肌肉紧张，受累节段多可找到压痛点。上肢神经功能检查：可见受损神经根分布区痛觉过敏或感觉减退、肌力减弱和肌肉萎缩、反射减弱。臂丛牵拉试验：检查者站在患者患侧，一手推患侧头颈部，另一手握腕部使上肢外展牵拉，患者感到疼痛加重为阳性。压头试验：患者坐位，检查者站其身后，将头颅后伸或侧偏并按压，出现颈肩痛和放射痛为阳性。

29. C。解析：交感神经型颈椎病常见的是心动过速或过缓、心前区疼痛、血压增高、四肢发冷。

30. D。解析：本病由于多种原因导致肩盂肱关节囊炎性粘连、僵硬。

31. E。解析：肩关节各个方向主动活动和被动活动均不同程度受限，以外旋、外展和内旋后伸最重。

32. D。解析：本病多见于中老年患者，女性多见于男性，左侧多见于右侧，亦可两侧先后发病。

33. C。解析：随着病程延长，疼痛范围扩大，并牵涉到上臂中段，同时伴肩关节活动受限。若勉强增大肩关节活动范围，会引起剧烈锐痛，严重时患肢不能梳头和触摸背部，夜间因翻身移动肩部而痛醒。

34. B。解析：绝大多数患者以关节肿胀开始发病，关节畸形多见于较晚期患者，晨僵持续时间长短反映滑膜炎症的严重程度。

35. E。解析：类风湿性关节炎多发于女性，年龄一般在 20～45 岁之间。

36. C。解析："晨僵"为类风湿性关节炎的典型症状，中医称类风湿性关节炎为尪痹。

37. E。解析：诊断类风湿性关节炎最有意义的实验室指标是类风湿因子阳性。

38. A。解析：骨关节炎为关节的变性而非炎症。许多因素与本病有关。如过高的体重增加对关节软骨的压力；老年人软骨发生了不可逆的生化特性改变，或软骨下血供减少；受累关节的过度活动与外伤；骨骼畸形致关节面应力改变等，均可导致骨关节炎的发生。

39. C。解析：糖皮质激素，对非甾体药物治疗4～6周无效的严重骨关节炎或不耐受菲甾体药物治疗、持续疼痛、炎症明显者，可行关节腔内注射糖皮质激素。但若长期使用，可加剧关节软骨损害，加重症状。因此，不主张随意选用关节腔内注射糖皮质激素，更反对多次反复使用。

40. B。解析：骨关节炎呈慢性进展，逐渐加重。受累关节疼痛，僵直，活动障碍。疼痛在活动时加重，休息后可减轻。关节有压痛，有时可触及增生的骨赘。

41. B。解析：骨关节炎发生后，随着年龄的增长，其病理学改变不可逆转。治疗目的是缓解或解除疾病，延缓关节退变，最大限度地保持和恢复患者的日常生活。

42. A。解析：治疗目的是缓解或解除疾病，延缓关节退变，最大限度地保持和恢复患者的日常生活。

43. D。解析：肱骨外科颈以下1cm至肱骨髁上2cm段骨折，称之为肱骨干骨折。

44. E。解析：股骨颈外展骨折：两折端之间呈外展关系，颈干角增大，骨端嵌插，位置稳定，骨折线的Pauwel角小于30°骨折易愈合。股骨颈内收骨折：骨折线的Pauwel角大于50°，此种骨折线之间剪力大，骨折不稳定，股骨头坏死率高。

45. E。解析：巨大暴力或交通事故伤多为粉碎性骨折。因胫骨前面位于皮下，所以骨折端穿破皮肤的可能极大，肌肉被挫伤的机会较多。

46. A。解析：凡疑有脊柱骨折者，应使患者脊柱保持正常生理曲线。切忌使脊柱做过伸、过屈的搬运动作，应使脊柱在无旋转外力的情况下，三人用手同时平抬平放至木板上，是平托法；人少时可用滚动法。

47. D。解析：骨盆骨折是一种较少见而死亡率较高的严重创伤，多由高速交通肇事、塌方挤压及高处坠落冲撞等强大的直接暴力所致。

48. B。解析：按脱位发生时间分类新鲜脱位（脱位未满3周）和陈旧性脱位（脱位超过3周）。

49. B。解析：全身各大关节中以肩、肘关节脱位最常见，髋关节次之，膝、腕关节脱位较少见。

50. E。解析：急性前脱位好发于女性。患者表现为不能闭口，前牙开，下颌中线偏向健侧，后牙早接触。

51. B。解析：Dugas征：在正常情况下将手搭到对侧肩部，其肘部可以贴近胸壁，称为Dugas征阴性。有脱位时，将患侧肘部紧贴胸壁时，手掌搭不到健侧肩部；或手掌搭在健侧肩部时，肘部无法贴近胸壁，称为Dugas征阳性。Dugas征还可用来判断复位是否成功。

52. A。解析：在正常情况下肘伸直位时，尺骨鹰嘴尖和肱骨内、外上髁三点呈一直线；屈肘时则呈一等腰三角形。脱位时上述关系被破坏，肱骨髁上骨折时三角关系保持正常，此征是鉴别二者的要点。

53. D。解析：髋关节脱位包括前脱位、后脱位、中心脱位、闭孔脱位。

二、A2型题

1. D。解析：类风湿关节炎好发于20～45岁女性，表现为晨僵、小关节肿胀、疼痛。

2. E。解析：患者处于类风湿活动期，不宜手术。

3. C。解析：颈椎病脊髓型，四肢麻胀，乏力为主要症状；肌张力增高为重要体征。

病变：颈部病变导致脊髓受压、炎症、水肿等。高发年龄段：40～60岁。主要症状：下肢麻木、沉重，行走困难，双脚有踩棉感，易摔跤；上肢麻木、疼痛，双手无力、不灵活，写字、系扣、持筷等精细动作难以完成，持物易落；躯干部出现感觉异常，患者常感觉在胸部、腹部，或双下肢有如皮带样的捆绑感；所以考虑此题为脊髓型。

4. C。解析：脊髓型，无力半年，行走时步态不稳为其典型特点。

病变：颈部病变导致脊髓受压、炎症、水肿等。高发年龄段：40～60岁。主要症状：下肢麻木、沉重，行走困难，双脚有踩棉感；上肢麻木、疼痛，双手无力、不灵活，写字、系扣、持筷等精细动作难以完成，持物易落；躯干部出现感觉异常，患者常感觉在胸部、腹部，或双下肢有如皮带样的捆绑感。

5. D。解析：根据题干：今晨在突然转头时感眩晕耳鸣，恶心呕吐，摔倒在地，2分钟后缓解，可以考虑为：椎动脉型颈椎病。

椎动脉型颈椎病是颈椎病证型之一。椎动脉型颈椎病属于椎－基底动脉缺血综合征，指由于各种原因导致的椎－基底动脉系统血流不足，导致该动脉供血区——脑及脊髓生理功能不全而产生的一系列症候群。

6. D。解析：从题干能得到以下5条信息：①该患年龄40岁，为此疾病的好发年龄（椎动脉型颈椎病是中老年人的常见病）。②椎动脉型颈椎病最常见的临床症状是头痛，眩晕和视觉障碍等。③猝倒是本病的一种特殊症状。表现为每于头后伸或转动头部到某一方位时出现，而当头部转离该方位时症状消失。于转动头部时，病人突然感到肢体无力而摔倒，摔倒时神志多半清醒，病人常可以总结出发作的体位。④该患有肱二头肌腱反射亢进，表明病者以椎动脉型症状为主，伴有脊神经受刺激症状，上肢出现有节段性感觉障碍及腱反射改变。⑤椎动脉型颈椎病是由于椎动脉受压迫或刺激而引起其供血不足所产生的一系列症状。其颈椎退变包括向后方突出的椎间盘，钩椎关节或椎体骨刺，以及椎体半脱位或上关节突向后方滑脱。X线片表现为钩椎关节增生、椎间孔狭小（斜位片）、椎节不稳（梯形变等）、椎骨畸形等。

7. D。解析：颈椎病又称颈椎综合症，可发生于中老年人，也可发生于青年人，是由于人体颈椎间盘逐渐地发生退行性变、颈椎骨质增生或颈椎正常生理曲线改变后刺激或压迫颈神经根、颈部脊髓、椎动脉、颈部交感神经而引起的一组综合症状。临床常表现为颈、肩臂、肩胛上背及胸前区疼痛，手臂麻木，肌肉萎缩，甚至四肢瘫痪。该患者考虑为神经根型颈椎病。

8. D。解析：题眼：受伤史，髋部疼痛，髋关节运动障碍，处于屈曲内收、内旋、畸形为髋关节后脱位。

9. C。解析：肩关节前脱位：外伤性肩关节前脱位均有明显的外伤史，肩部疼痛、肿胀和功能障碍，伤肢呈弹性固定于轻度外展内旋位，肘屈曲，用健侧手托住患侧前臂。外观呈"方肩"畸形，肩峰明显突出，肩峰下空虚。在腋下、喙突下或锁骨下可摸到肱骨头。伤肢轻度外展，不能贴紧胸壁，如肘部贴于胸前时，手掌不能同时接触对侧肩部（Dugas征，即搭肩试验阳性）。

10. C。解析：髋关节后脱位：伤后出现髋痛，髋关节活动受限。患肢呈屈曲、内收、内旋及短缩畸形；右足背麻木，背屈无力提示坐骨神经损伤。

11. D。解析：大关节疼痛，无明显红肿和压痛，活动时有弹响，综合考虑为骨关节炎。类风湿关节炎（RA）是一种病因未明的慢性、以炎性滑膜炎为主的系统性疾病。其特征是手、足小关节的多关节、对称性、侵袭性关节炎症，经常伴有关节外器官受累及血清类风湿因子阳性，可以导致关节畸形及功能丧失，不考虑E。

12. E。解析：Colles骨折的治疗原则是手法复位外固定为主，部分需要手术治疗。此题中并没有给出关节面不平衡的描述，所以考虑应为夹板固定或石膏固定治疗。

13. C。解析：Colles 骨折是桡骨远端，距关节面 2.5cm 以内的骨折，常伴有远侧骨折断端向背侧倾斜，前倾角度减小或呈负角，典型者伤手呈银叉畸形。1814 年 Abraham Colles 首先详细描述此类骨折，故命名为 Colles 骨折。它是最常见的骨折之一，约占所有骨折的 6.7%，好发于老年人，女性较多，有"老年性骨折"之称。

14. B。解析：外伤后骨折，远端向掌侧、桡侧移位为 Smith 骨折。

15. A。解析：Colles 骨折为伸直型桡骨下端骨折，远折端向手背侧、桡侧移位，近折端向掌侧移位，侧面银叉样畸形、正面枪刺样畸形。Smith 骨折为屈曲型桡骨下端骨折，远折端向手掌侧、尺侧移位，近折端向背侧移位。

16. B。解析：胫骨骨折应注意检查组织损伤的范围和程度，尤其是腘动脉和腓总神经的损伤。

17. E。解析：股骨颈骨折常发生于老年人，临床表现为：①畸形：患肢多有轻度屈髋屈膝及外旋畸形。②疼痛：移动患肢时髋部疼痛明显。在患肢足跟部或大粗隆部叩击时，髋部感疼痛。③功能障碍：移位骨折病人在伤后不能坐起或站立。

三、A3/A4 型题

1. D。解析：头下型骨折时，由于骨折线位于股骨头下，可损伤股内、外侧动脉，导致股骨头因缺血而发生缺血性无菌坏死。

2. D。解析：明确诊断首选 X 线片检查。

3. E。解析：右髋部摔伤史，查体右下肢短缩，外旋畸形，下肢轴向叩击痛阳性，为股骨颈骨折的典型表现。

4. D。解析：其诊断首选 X 线片检查。

四、B 型题

1. C。解析：骨关节炎呈慢性进展，逐渐加重，负重关节症状明显，与肥胖有关，活动时疼痛加重，休息后减轻。

2. A。解析：关节痛是类风湿性关节炎最早出现的症状，对称性，伴有压痛，反复发生，症状时轻时重。

3. A。解析：肩关节脱位最多见，约占全身关节脱位的 50%。

4. C。解析：髋关节后上脱位即后脱位（髋关节屈曲、内收、内旋畸形），髋关节前下脱位即前脱位（髋关节屈曲、外展、外旋畸形）。

5. A。解析：Dugas 征：正常人肘部贴近胸壁时，手掌可触及对侧肩膀。有肩关节前脱位时患侧上肢屈肘，肘部贴近胸壁时，手掌不能摸到健侧肩峰，若以手掌触摸健侧肩峰时，则肘部不能贴近患侧胸壁，是为阳性。

第八单元 小儿疾病

一、A1 型题

1. B。解析：对麻疹前驱期诊断极有帮助的是 Koplik 斑，也称麻疹黏膜斑。在发疹前 2~3 天出现的直径约 1.0cm 灰白色小点外有红色晕圈，散布在下磨牙相对的颊黏膜上，量少，在皮疹出现后即逐渐消失。

2. D。解析：水痘在皮肤上同时存在斑疹，丘疹，水疱疹及结痂疹。

3. D。解析：手足口病是由多种肠道病毒感染引起的。

4. B。解析：多在发热 3~4 天后出现皮疹，皮疹先见于耳后、发际，渐及额部、面部、颈部，然后自上而下延至躯干和四肢，最后达手掌和足底。皮疹初为红色斑丘疹，呈充血性，略高出皮面。初发时皮疹稀疏，疹间皮肤正常，其后部分融合成片，颜色加深呈暗红色。不伴痒感。

5. E。解析：高热惊厥根据惊厥的起病年龄、其与发热的关系、惊厥发作的类型、惊厥前后神经系统的体征及脑电图的改变分为单纯性与复杂性高热惊厥两类，目的着眼于预防复发。单纯性高热惊厥发作类型多为全身性发作，复杂性高热惊厥可为部分性发作。

6. D。解析：热性惊厥病因尚不完全清楚，但有明显遗传性，可能为常染色体显性遗传，伴年龄相关的不完全外显性及表现度。由遗传因素所决定的惊厥倾向，于某一特定年龄阶段，在感染等所致发热的诱发下得以表达，即出现临床上的热性惊厥。总之，遗传和发育两方面因素特征是惊厥的内在基础，发热是引起本病惊厥的条件，感染是引起多数热性惊厥患儿发热的原因。这些因素的共同作用导致热性惊厥的发生。发病年龄为6个月至5岁。发作时体温多在39℃以上，发作前后一般状况良好，神经系统无其他异常。热性惊厥多在发热初期体温骤升时，突然出现短暂的全身性惊厥发作，伴意识丧失。

7. D。解析：碱中毒的情况下胆红素易与白蛋白结合，促进胆红素的排泄。

8. D。解析：是游离非结合胆红素通过血脑屏障进入中枢神经系统，导致神经细胞中毒变性，出现神经系统异常的临床和亚临床表现。

9. D。解析：足月儿出生后2～3天出现黄疸，黄疸程度较轻，4～5天为高峰，5～7天消退，最迟不超过2周。

10. D。解析：血清 $25(OH)D_3$（正常值 10～60μg/L）和 $1,25-(OH)_2D_3$（正常值 0.03～0.06μg/L）水平在佝偻病初期就已明显降低，为可靠的早期诊断指标。

11. B。解析：补充维生素D制剂：①口服法：每日给维生素D 0.2万～0.4万IU 或 $1,25-(OH)_2D_3$（罗盖全）0.5～2.0μg，连服1个月后改为预防量，恢复期可用预防量维持。需长期大量服用维生素D时宜用纯维生素D制剂，而不宜用鱼肝油，以防维生素A中毒；②突击疗法：有并发症或不能口服者，或重症佝偻病者，可用此法。肌注维生素D 20万～30万IU。

12. A。解析：治疗的目的为控制活动期，防止骨骼畸形。

13. B。解析：急性肾炎急性期需卧床2～3周，直到肉眼血尿消失，水肿减退，血压正常，即可下床做轻微活动。血沉正常可上学，但应避免重体力活动，尿沉渣细胞绝对计数正常后方可恢复体力活动。

14. A。解析：急性肾小球肾炎病因多种多样，但绝大多数的病例属A组β溶血性链球菌急性感染后引起的免疫复合性肾小球肾炎。

15. A。解析：口服补液盐（ORS）传统配方：每袋粉剂含氯化钠 3.5g，碳酸氢钠 2.5g，枸橼酸钾 1.5g，葡萄糖 20.0g，每袋加温开水至 1000mL 即可。其电解质渗透压为 220mOsm/L，张力约为 2/3 张，总渗透压为 310mOsm/L。

适应证与不适应证：适用于急性腹泻时预防脱水及轻、中度脱水而无明显周围循环障碍者。不适用于明显呕吐、腹胀、周围循环障碍（休克）、心肾功能不全者或其他严重并发症的患儿及新生儿。

16. D。解析：低钾血症的诊断标准是血清钾 < 3.5mmol/L。

血清钾浓度在 3.5～5.5mmol/L，通常以血清钾 < 3.5mmol/L 时称低血钾。但是，血清钾降低，并不一定表示体内缺钾，只能表示细胞外液中钾的浓度，而全身缺钾时，血清钾不一定降低。故临床上应结合病史和临床表现分析判断。

17. B。解析：
等渗——1/2张含钠液（2∶3∶1）
低渗——2/3张含钠液（4∶3∶2）
高渗——1/3张含钠液（2∶6∶1）

18. A。解析：重度脱水或有循环衰竭者，应首先静脉推注或快速静脉滴入以扩充血容量，改善血液循环及肾功能，一般用2∶1等张含钠液（2份生理盐水加1份1.4%碳酸氢钠）20mL/kg，总量不超过300mL，于30～60分钟内静脉推注或快速滴入。

19. E。解析：重型腹泻多有肠道内感染，除有较重的胃肠道症状外，还有明显的脱水、电解质紊乱和全身感染中毒症状。

20. A。解析：法洛四联症的X线检查表现为：右心室肥大，肺动脉狭窄使心尖圆钝上翘，肺动脉段凹陷，靴形心，肺门影缩小，肺野清晰。

21. D。解析：房间隔缺损听诊，胸骨左缘2～3肋间可闻及2～3级收缩期吹风样杂音，肺动脉瓣区P_2亢进、固定分裂。

22. B。解析：各类先天性心脏病的发病情况以室间隔缺损最多，其次为房间隔缺损、动脉导管未闭和肺动脉狭窄。

23. A。解析：存活的发绀型先心病中最常见的是法洛四联症。

24. B。解析：

		室间隔缺损	法洛四联症
分类		左向右分流型	右向左分流型
症状		发育落后，乏力，活动心悸气短，咳嗽，出现肺动脉高压时青紫	发育落后，乏力，青紫（吃奶哭闹时重），蹲踞，可有阵发性晕厥
心脏体征	杂音部位	第3、4肋间	第2、4肋间
	杂音的性质与响度	2～5级粗糙的全收缩期杂音，传导范围广	2～4级喷射性收缩期杂音
	P_2	亢进	减低
	震颤	有	可有
X线检查	房室增大	左右心室大，左心房可大	右心室增大，心尖上翘，呈靴型
	肺动脉段	凸出	凹陷
	肺野	充血	清晰
	肺门舞蹈	有	无

25. B。解析：同上题。

26. E。解析：赤白脓血便为痢疾的症状。小儿腹泻多为胃肠道症状和电解质紊乱症状。

27. D。解析：西医治疗原则：饮食疗法，液体疗法，药物治疗（控制感染，微生态疗法，肠黏膜保护剂），迁延性和慢性腹泻的治疗（液体疗法，营养治疗，药物疗法）。

28. C。解析：婴儿腹泻重型常急性起病，也可由轻型转变而来。胃肠道症状较重，同时，还有明显的脱水、电解质紊乱和明显的全身中毒症状。A、B虽属婴儿腹泻重型与轻型的不同但不是主要区别点；D、E不是婴儿腹泻重型与轻型的区别点。

29. E。解析：急性肾炎的三个临床表现：①多呈非凹陷性水肿；②血尿；③30%～70%可有高血压。严重表现有循环充血、高血压脑病和急性肾功能不全。选项E多见于心衰。

30. B。解析：急性肾小球肾炎发病前有链球菌感染前驱感染史。

31. C。解析：有链球菌感染灶者应用青霉素10～14天，以彻底清除体内病灶中残余细菌，减轻抗原抗体反应。

32. A。解析：急性肾小球肾炎典型表现为浮肿，少尿，血尿，高血压。

33. E。解析：3～6个月小儿，活动期佝偻病最早的骨骼体征是颅骨软化。

34. D。解析：维生素D缺乏性佝偻病的临床分期为初期、激期、恢复期、后遗症期。

35. B。解析：小儿佝偻病初期的临床表现为神经兴奋性增高，如激惹、烦躁、睡眠不安、易惊、夜啼、多汗等症，并可因枕部脱发而见枕秃。

36. D。解析：维生素D缺乏性佝偻病的初期表现是：常自2～3个月起，烦躁多哭，多汗，枕秃。X线骨骼检查多正常或仅有钙化线轻度模糊。血清总钙正常值降低或正常，钙、磷乘积稍低，碱性磷酸酶大多已有增高。

37. C。解析：病理性黄疸的特点为出现早，发展快，程度重，消退迟，伴随各种临床症状。

38. A。解析：Rh 溶血可造成胎儿重度贫血，甚至心力衰竭。ABO 溶血除引起黄疸外，其他改变不明显。

39. E。解析：生理性黄疸大多在出生后 2～3 天出现，4～6 天达高峰，10～14 天消退。早产儿持续时间较长，可延迟至第 3～4 周消退，除有轻微食欲不振外，一般无其他临床症状。若出生后 24 小时内即出现黄疸，3 周后仍不消退，甚或持续加深，或消退后复现，均为病理性黄疸。

40. D。解析：控制惊厥首选地西泮，0.3～0.5mg/kg（最大剂量不超过 10mg）缓慢静注。

41. E。解析：单纯型热性惊厥（又称典型热性惊厥）：①约占热性惊厥的 70%。②多发生在 6 个月～5 岁，5 岁后少见。③惊厥多发生在病初，体温骤然上升时，大多在 39℃时。一般一次热性疾病病程中只发作 1 次，个别有两次发作。④多数呈全身强直、痉挛发作，少数为其他形式的发作，如肌阵挛、失神发作。⑤发作时间短，持续数秒到数分钟，发作后短暂的嗜睡。发作后意识恢复快，不伴有神经系统异常体征。⑥热退 2 周内脑电图恢复正常，预后良好。⑦50% 的患儿有既往热性惊厥史及热性惊厥家族史。

42. B。解析：复杂型热性惊厥：①约占热性惊厥的 30%。②小于 6 个月、6 个月～5 岁、大于 5 岁均可发生。③一次惊厥发作持续在 10 分钟以上。④24 小时内反复发作≥2 次。⑤惊厥呈局限性或不对称性发作。⑥可反复频繁的发作，累计发作总次数 5 次以上。

43. C。解析：一般热性惊厥多见于 6 个月～5 岁的小儿，6 岁后罕见。

44. A。解析：70% 以上与急性上呼吸道感染有关，其他伴发于发疹性疾病、中耳炎、下呼吸道感染等疾病。

45. A。解析：多发生于 2 岁以下的婴幼儿，尤多见于 6 个月～1 岁婴儿。

46. E。解析：水痘是由于感染带状疱疹病毒引起。

47. E。解析：皮疹消退后皮肤可见糠麸样状脱屑，并留有浅褐色色素沉着。

48. E。解析：风疹的证候特点是初起类似伤风感冒，轻度发热，咳嗽，特殊的皮疹细小如痧，耳后、枕部淋巴结肿大。

49. C。解析：孕妇发生风疹会通过胎盘导致胎儿宫内感染，最可能发生致畸。

50. D。解析：高热 3～5 日后骤然热退，热退后出疹。

51. B。解析：水痘皮损的表现是红色斑疹或斑丘疹，迅速发展为清亮、卵圆形、泪滴状小水疱。

52. B。解析：少数患儿在病后 2～3 周可发生急性肾小球肾炎、风湿性心脏病、风湿性关节炎等并发症。不包括类风湿性关节炎。

53. C。解析：猩红热为 A 组乙型溶血性链球菌感染引起的急性发疹性传染病，白细胞数增高，嗜中性粒细胞占 80% 以上。

54. D。解析：猩红热脱皮后无色素沉着。

55. E。解析：猩红热患儿及疑似者，应隔离治疗至咽拭子培养阴性。

56. E。解析：猩红热的典型舌象为草莓舌。

57. D。解析：猩红热易继发急性肾小球肾炎。

58. C。解析：麻疹分为潜伏期、前驱期、出诊期、恢复期，一般在发热 3～4 天左右开始出疹，称出疹期，此时发热、呼吸道症状达高峰。

59. A。解析：出疹期：发病 3～4 日从耳后、发际渐及耳前、面颊、前额、躯干及四肢，最后达手足心。

60. A。解析：麻疹出疹期：发热第 3～4 天开始出现皮疹，自耳后、发际、前额、面、颈部，自上而下蔓延至躯干、四肢，最后达手掌与足底，2～5日出齐，为红色斑丘疹，呈充血性，不伴痒感。体温骤升，可达到40℃以上，全身中毒症状严重，重者有谵妄、抽搐（"疹出热盛"），持续3～4天。颈部淋巴结和脾脏轻度肿大，此期肺部可闻及干、湿啰音，胸部X线检查可见肺纹理增多或轻重不等的弥漫性肺部浸润。

61. A。解析：麻疹的并发症有肺炎、喉炎、气管炎、支气管炎，其中最常见的并发症是肺炎。

62. C。解析：A、B、D是麻疹的皮疹特点；E是猩红热的皮疹特点。

63. D。解析：同一时期内疱疹、丘疹、干痂并存，是水痘。

64. B。解析：猩红热皮疹于发热第2天迅速出现，最初见于腋下、颈部与腹股沟，于一日内迅速蔓延至全身。

65. D。解析：猩红热的临床表现有：发热数小时至1天出疹，高热中毒症状重，咽峡炎、杨梅舌、环口苍白圈、帕氏线，皮肤弥漫充血，上有密集针尖大小丘疹，持续3～5天疹退，1周后全身开始脱屑，重者呈片状脱皮。

二、A2型题

1. C。解析：题中患儿感染麻疹（从出疹的顺序和特点上考虑是麻疹）后，出现心率增快，肝大，肺部有炎症。肝大可能为体循环淤血所致。体循环淤血需要考虑是右心功能不全所致。题中患儿可能呼吸、循环系统处于失代偿状态（口周发绀、鼻翼煽动、心率180次/分。肝肋下3.0cm）。

2. B。解析：风疹的特点是全身症状较轻，仅低热或中度发热，在耳后、颈部及枕后出现淋巴结肿大，可触摸到豆粒大小的淋巴结（1天出齐）。

3. D。解析：2岁小儿，发热5小时，发育正常，抽搐1次，形式为全面性发作，持续3分钟，发作前后一般情况好，有热惊厥家族史。神经系统查体未见异常。首先考虑为热性惊厥。中毒性细菌性痢疾一般是发病初期有惊厥，流行季节，需要热性惊厥鉴别，维生素D缺乏性手足搐搦症惊厥是无热惊厥。

4. C。解析：此题中患儿出现了黄疸，血清胆红素188.1μmol/L（11mg/dL）。母亲血型为B型，新生儿溶血病以ABO溶血多见，主要发生在母亲O型，胎儿AB型。母亲B型、胎儿O型则不容易发生溶血。所以此题中患儿考虑最大可能为生理性黄疸。

5. C。解析：急性肾小球肾炎诊断主要依据：①前驱感染史：一般起病前1～4周有皮肤或呼吸道链球菌感染史，也可能有其他部位链球菌感染。②临床表现为急性起病，有血尿、水肿、少尿、高血压，尿常规有血尿伴不同程度蛋白尿，可见颗粒或透明管型及白细胞。③血清补体C_3下降，伴或不伴ASO升高。

6. D。解析：轻度脱水：失水量为体重的5%。由于身体内水份减少，患儿会稍感到口渴，啼哭时眼有泪，有尿排出，检查见患儿一般情况良好，两眼窝稍有陷，捏起腹部或大腿内侧皮肤后回缩尚快。

中度脱水：失水量约为体重的5%～10%。患儿出现烦躁，易激惹；口渴想喝水，婴儿四处找奶头，如果得到奶瓶，会拼命吸吮；啼哭时泪少，尿量及次数也减少；检查见患儿两眼窝下陷，口舌干燥，捏起腹壁及大腿内侧皮肤后回缩慢。

重度脱水：失水量为体重的10%以上，患儿表现为精神极度萎缩、昏睡，甚至昏迷；口渴非常严重，啼哭时无泪流出，尿量及尿次数明显减少。检查见患儿两眼窝明显下陷，口舌非常干燥；捏起腹壁及大腿内侧皮肤后回缩很慢。

低渗性脱水的标准：血清钠<130mmol/L。血浆渗透压<280mmol/L。

7. A。解析：呕吐，腹泻3天，无尿12小时，嗜睡与烦躁交替，双眼深陷，口唇干燥，皮肤弹性差，四肢冷，见花纹，这些表现为重度的脱水表现；代谢性酸中毒，HCO_3^- 15mmol/L，血 pH7.15，主要是由于失碱造成的，主要表现为精神萎靡、呼吸深快、口唇樱桃红、腹痛、呕吐、昏睡、昏迷、心律失常和心衰等。

8. C。解析：法洛四联症时动脉导管的关闭和右室漏斗部的狭窄随年龄增长而逐渐加重，往往生后半年青紫日益明显，并出现杵状指（趾）。因血氧含量下降，活动耐力差，啼哭、情绪激动、体力活动时，即可出现气急及青紫加重。蹲踞是法洛四联症病儿一种特征性姿态，婴儿期发绀者喜采用胸膝卧位。其原因是下肢屈曲时，静脉回心血量减少，减轻了心脏负荷，同时下肢动脉受压，体循环阻力增加，使右心室流向主动脉的血流量减少，从而缺氧症状暂时得以缓解。心电图检查：电轴右偏，右心室肥大，狭窄严重者往往出现 S-T 段和 T 波异常，亦可见右心房肥大。

X 线胸片：心脏大小正常或稍增大，心尖圆钝上翘，肺动脉段凹陷，构成"靴形"心脏，肺门血管影缩小，两侧肺野透亮度增加。侧支循环丰富者两肺肺野呈现网状血管影。

9. E。解析：动脉导管未闭：轻者无临床症状，仅体检时偶然发现杂音。于胸骨左缘第 2 肋间闻有粗糙响亮的连续性机器样杂音，占整个收缩期与舒张期，于收缩期末最响，杂音向左锁骨下、颈部和背部传导，最响处可扪及震颤，以收缩期明显，P_2 亢进，但多被杂音掩盖。

10. A。解析：室间隔缺损患者，体格检查时可听到胸骨左缘第 3、4 肋间响亮的全收缩期杂音，常伴震颤，肺动脉第二心音正常或稍增强。X 线检查可见左右心室增大，以左室增大为主，主动脉弓影较小，肺动脉段扩张，肺野充血。

11. B。解析：患儿，5 个月囟门正常是未闭合的，急性腹泻，频繁呕吐 2 天，可有不同程度的脱水，因此检查头颅，可

能发现的体征是囟门凹陷。

12. A。解析：等渗性脱水分为轻、中、重度。轻度脱水失水量为体重的 5%，精神稍差，略有烦躁不安，皮肤稍干燥，弹性尚可，眼窝和前囟稍凹陷，哭时泪少，口唇黏膜略干，尿量稍减少。中度脱水失水量为体重的 5%～10%，精神萎靡或烦躁不安，皮肤苍白、干燥、弹性较差，眼窝和前囟明显凹陷，哭时泪少，口唇黏膜干燥，四肢稍凉，尿量明显减少。重度脱水失水量为体重的 10% 以上，呈重病容，精神极度萎靡，表情淡漠，昏睡甚至昏迷；皮肤发灰或有花纹、干燥、弹性极差；眼窝和前囟深凹陷，眼闭不合，两眼凝视，哭时无泪，口唇黏膜极干燥；因血容量明显减少可出现休克症状，如心音低钝、脉细速、血压下降、四肢厥冷、尿极少或无尿等。二氧化碳结合力 10mmol/L 初步考虑为酸中毒。

13. B。解析：佝偻病激期临床表现为颅骨软化、方颅、前囟门较大且闭合延迟，乳牙萌出迟，肋骨串珠，肋膈沟，鸡胸或漏斗胸，血钙正常或下降，碱性磷酸酶明显升高。结合题中症状，考虑为佝偻病活动期。

14. C。解析：未及时添加辅食，枕秃，无乳牙萌出，前囟门较大，结合辅助检查血清钙偏低，可诊断的疾病是维生素 D 缺乏性佝偻病。

15. C。解析：环口苍白圈，咽喉红肿，可见脓液，颈部、躯干、四肢见弥漫性红色皮疹，以皮肤皱褶处为多。其病诊断为猩红热。

16. C。解析：水痘的临床特征为发热，皮肤黏膜分批出现的斑疹，丘疹，疱疹和结痂共同存在，皮疹呈向心性分布，躯干头面较多，四肢较少。

三、A3/A4 型题

1. B。解析：热性惊厥是小儿期最常见的惊厥性疾病，发作与发热性疾病中体温骤然升高有关。患儿 4 岁，于热惊厥高

发年龄，反复发热抽搐，发作前后一般情况好，有热惊厥家族史，神经系统查体未见异常，考虑为热性惊厥，但患儿一次热程中抽搐2次，考虑为复杂型热性惊厥。

2. D。解析：对于正在惊厥患儿，立即静脉注射有效足量抗惊厥药物，迅速止惊首选地西泮（安定）0.3～0.5mg/kg（最大剂量10mg）缓慢静注，5分钟内生效，但作用短暂，必要时15～20分钟后重复。

3. A。解析：对于复杂型热性惊厥患儿，若脑电图出现癫痫波发放，可能提示癫痫发作的危险。

4. A。解析：此患儿发病年龄及临床表现均符合热性惊厥诊断，为复杂型。患儿正处于惊厥发作时，首要处理需立即止惊，地西泮起效最快，作为首选，如果持续时间长可考虑给予甘露醇、地塞米松等减轻脑水肿。脑电图检查对于判断有无大脑异常放电，选择预防方法很重要，一般热退后2周行脑电图检查。

患儿为复杂型热性惊厥，有复发倾向，间歇短程法适用于此患儿的预防，发热开始时口服地西泮0.3mg/（kg·d），分3次服用。

5. A。解析：本病多见于3个月～2岁的小儿，非特异性的神经兴奋性增高症状，如易激惹，烦躁，睡眠不安，夜间惊啼，多汗（与季节无关），枕秃（因烦躁及头部多汗致婴儿常摇头擦枕）。该患儿一直是混合喂养，没有添加辅食。缺少维生素D。

6. E。解析：①围生期维生素D不足。②日光照射不足。③维生素D摄入不足。④食物中钙、磷含量过低或比例不当。⑤维生素D需要量增加。⑥疾病或药物影响。

7. D。解析：骨骼病变。因小儿身体各部骨骼的生长速度随年龄不同而异，故不同年龄有不同骨骼表现。

①颅骨软化：是佝偻病最早出现的体征，主要见于3～6个月以内婴儿，检查者用双手固定婴儿头部，指尖稍用力压颞部或枕骨中央部位时，可有压乒乓球样的感觉，故称"乒乓头"。

②方颅：多见于7～8个月患儿，额骨和顶骨双侧骨样组织增生呈对称性隆起形成"方盒状"头形（从上向下看），严重时呈鞍状或十字状头形，方颅应与前额宽大的头形区别。

③前囟闭合延迟：严重者可迟至2～3岁，头围也较正常增大。

④乳牙萌出延迟：有时出牙顺序颠倒，或牙釉质发育差，易患龋齿，甚至可影响到恒牙钙化。

8. D。解析：小儿添加辅食一般是在4～6个月才开始，所以该选项是不恰当。

9. A。解析：佝偻病早期多见于6个月内，特别是3个月以内小婴儿，多为神经兴奋性增高的表现，如易怒、烦闹、汗多刺激头皮而摇头等。

10. D。解析：早产儿、低出生体重儿、双胎儿生后2周开始补充维生素D800IU/d，3个月后改预防量；足月儿生后2周开始补充维生素D400IU/d，均补充至2岁。

11. D。解析：该病例为学龄儿童，化脓性扁桃体炎后，有水肿、血尿、少尿、高血压，符合典型急性肾小球肾炎的表现。

12. D。解析：对于急性肾炎补体的暂时性降低较有特异性，ASO可间接提示有无链球菌感染。

13. B。解析：对急性肾炎的治疗，该病例无氮质血症，不需低蛋白饮食。

14. B。解析：心音低钝，心率160次/分，腹胀，肠鸣音弱提示可能存在低钾，需明确，故查电解质。

15. D。解析：如实验室检查支持我们对题干的判断，则应补钾治疗。

16. D。解析：同理选10%氯化钾3mL/kg见尿补钾。

17. D。解析：补液公式如下：轻度：90～120mL/kg；中度：120～150mL/kg；重度：150～180mL/kg。该患儿的临床表

现应该是中度脱水。

18. E。解析：出院后，建议家长提倡母乳喂养，及时添加辅助食品，每次限一种，逐步增加为原则。

19. D。解析：中度脱水的表现，血钠值<130mmol/L，所以应该是中度低渗性脱水。

20. C。解析：患儿运动后出现胸闷，杂音在2～3肋间，P_2增强，并且是固定分裂，这是房间隔缺损的表现。

21. C。解析：大多数病例于胸骨左缘第2、3肋间可闻及2～3级收缩期杂音，呈喷射性，多较柔和，一般不伴震颤，系右心室排血量增多，引起右心室流出道（肺动脉瓣）相对狭窄所致。

22. B。解析：心电图典型表现为电轴右偏和不完全右束支传导阻滞，部分病人右心房、右心室肥大。原发孔未闭者，常有电轴左偏及左心室肥大。

四、B型题

1. E。解析：猩红热是由A组乙型溶血性链球菌引起的急性呼吸道传染病。

2. D。解析：腮腺炎的常见并发症有脑膜脑炎、睾丸炎、卵巢炎、胰腺炎。

3. E。解析：猩红热的主要并发症：急性期可并发心肌炎，恢复期可并发急性肾小球肾炎。

4. B。解析：足月儿血清总胆红素小于等于221μmol/L（12.9mg/dL），为生理性。

5. C。解析：早产儿小于等于256.5μmol/L（15mg/dL），为生理性。

第九单元　传染病与性病、寄生虫病

一、A1型题

1. C。解析：钩虫病患者是传染源，以皮肤接触感染为主，小儿赤足或裸体坐、立于具有感染性丝状蚴的泥地、水田中。婴儿偶因尿布落地污染丝状蚴，从臀部侵入。

2. A。解析：贫血为钩虫病的主要症状。由于钩虫寄生引起的食欲不振、消化不良、慢性失血，使患儿逐渐面色苍黄、皮肤干糙、头发稀疏、精神不振及懒言少动。

3. C。解析：蛔虫病感染率与环境卫生及个人卫生密切有关。感染期虫卵主要经手入口，亦可随灰尘飞扬而被吸入咽部吞下而感染。儿童在地上游戏，吸吮手指，故易感染。

4. C。解析：有些钩虫患者喜食生米、生豆，甚至泥土、碎纸等，通常称为"异嗜症"。

5. B。解析：胆道蛔虫病是蛔虫病的常见并发症，是由于蛔虫有钻孔习惯，当虫体完全钻入胆道后，疼痛反而减轻。

6. A。解析：淋病是目前世界上发病率最高的性传播疾病，近年来我国性传播疾病中也以淋病最多。

7. D。解析：复发性皮损一般在原部位出现。

8. B。解析：生殖器疱疹病毒只侵犯皮肤黏膜，当原发性生殖器疱疹病毒的皮损消退后，残留的病毒长期潜伏在那里，在机体抵抗力低时复发。

9. C。解析：女性淋病主要并发症是淋菌性盆腔炎，C错。盆腔炎误诊误治很容易发展为盆腔及附件感染，反复发作可造成输卵管狭窄或闭塞，可引起宫外孕、不孕或慢性下腹痛。B对。其他项也是淋病的特点。

10. D。解析：梅毒树胶样肿，又称梅毒瘤，浆细胞恒定出现是本病的特点。

11. D。解析：研究表明，艾滋病病毒对TH淋巴细胞（辅助性T细胞）有特别的亲和力，或者说，TH淋巴细胞就是艾滋病病毒的靶细胞。当艾滋病病毒附着在 TH 淋巴细胞上面后，便把内含物注入淋巴细胞中进行繁殖，借助逆转录酶的作用，将病毒的 RNA 转化入 DNA 中，使该细胞成为带有病毒遗传信息的感染细胞。

12. D。解析：患者及带病毒者是传染源，后者是具有重要意义的传染源。

13. E。解析：HIV 主要侵犯和破坏部分 T 淋巴细胞，导致机体细胞免疫明显受损，最终并发严重机会性感染和肿瘤，病死率极高。

14. E。解析：艾滋病没有顽固性休克的临床表现，所以 E 项是错的。HIV 是一种能攻击人体内脏系统的病毒。它把人体免疫系统中最重要的 T_4 淋巴组织作为攻击目标，大量破坏 T_4 淋巴组织，产生高致命性的内衰竭。这种病毒在地域内终生传染，破坏人的免疫平衡，使人体成为各种疾病的载体。HIV 本身并不会引发任何疾病，而是当免疫系统被 HIV 破坏后，人体由于抵抗能力过低，丧失复制免疫细胞的机会，从而感染其他的疾病导致各种复合感染而死亡。所以，艾滋病是体质性疾病。

15. E。解析：肺孢子虫是一种机会性致病病原体，由其引起的感染世界各地均有报道，但各国及各地区的感染率和发病率不一。肺孢子虫常与 HIV 合并感染，也是造成 AIDS 患者死亡的主要原因。

16. D。解析：伤口立即处理甚为重要。以 20% 肥皂水或 0.1% 新洁尔灭彻底冲洗伤口至少半小时；再用烧酒或 70% 酒精、碘酊涂擦几次，以清除局部病毒。除非伤及大血管需要紧急止血外，3 天内不必包扎或缝合伤口。因为狂犬病毒是厌氧菌，在有氧的条件下不易生存。所以要开放伤口。

17. D。解析：如患者曾经接受过全程主动免疫，则咬伤后不需要被动免疫治疗，仅在伤后当天与第 3 天强化主动免疫一次。E 项是没有接受过主动免疫的患者所要进行的接种方式。

18. D。解析：前驱期表现为：低热、食欲减退、恶心、头痛、倦怠、全身不适等，酷似"感冒"，继而出现恐惧不安，对声、光、风、痛敏感，并有喉咙紧缩感，伤口及附近感觉异常，有麻、痒、痛，及蚁走感。

19. E。解析：狂犬病分期为三期：前驱期或侵袭期、兴奋期、麻痹期。并没有衰竭期。

20. E。解析：流脑起病急、进展快，以脑膜的急性炎症为主，临床上出现发热、颅内压高、脑膜刺激征等共同特点。由于流脑败血症期主要病变是血管内皮损害，血管壁炎症、坏死和血栓形成，血管周围出血，因此皮肤黏膜瘀点瘀斑是其特征性表现。

21. E。解析：皮肤瘀点或脑脊液涂片发现革兰阴性球菌，脑脊液或血培养阳性可确诊。

22. C。解析：由于极少有游离的 HBcAg，使用常规方法在血清不能直接检出 HBcAg。

23. C。解析：丙型肝炎病毒（HCV）已成为输血后肝炎的主要原因，大部分输血后肝炎由 HCV 引起。

24. A。解析：血清 ALT 是肝炎病毒感染的一项非特异指标，许多 ALT 升高者也并不是全部为肝炎病毒感染者。

25. D。解析：抗 HBc-IgM：是 HBV 近期急性感染或慢性感染者病毒近期活动的标志。

26. B。解析：抗–HBs 为一种有保护性的抗体，往往在乙肝恢复期、表面抗原消失后数周在血清中检出，表明疾病康复。

27. B。解析：乙肝为 DNA 病毒，亦称 Dane 颗粒。

28. B。解析：乙肝的传播途径包括：①输血及血制品以及使用污染的注射器或针刺等；②母婴传播；③日常生活密切接触传播；④性接触传播。

29. C。解析：HBeAg 阳性说明乙肝病毒在体内复制活跃，传染性很强。

30. A。解析：休息是急性病毒性肝炎的重要治疗措施。

31. D。解析：丙型肝炎的发病以成年人多见，感染后75%～85%演变为慢性。

32. D。解析：抗-HCV是感染的标志（包括既往感染和现症感染）。

33. E。解析：诊断病毒性肝炎最可靠的根据是病原学检查及肝功检查。

34. C。解析：急性病毒性肝炎：休息是急性病毒性肝炎的重要治疗措施。急性期一般具有自限性，不需抗病毒治疗。但丙型肝炎及急性乙型肝炎有慢性化趋势者应早期抗病毒治疗；慢性肝炎：抗病毒治疗是慢性肝炎的主要治疗手段。常用的抗病毒药物有：干扰素、核苷类似物、利巴韦林（病毒唑）等。

35. B。解析：聚乙二醇干扰素（Peg-IFN）与利巴韦林联合应用是目前治疗慢性丙型肝炎的最佳方案。

36. C。解析：流行性脑脊髓膜炎是由脑膜炎双球菌引起的化脓性脑膜炎。病原学为脑膜炎双球菌，属奈瑟菌属，革兰染色阴性。

37. A。解析：普通型占全部流脑病例的90%。

38. A。解析：流脑潜伏期1～7日，平均2～3日。

39. D。解析：脑脊液培养阳性是确诊流行性脑脊髓膜炎最重要的实验室检查。

40. A。解析：脑膜脑炎期的病变以软脑膜为主。败血症期，主要病变为血管内皮损害、血管壁炎症、坏死和血栓形成及血管周围出血。爆发型脑膜炎型的病变主要在脑实质，脑细胞有明显充血和水肿。

41. C。解析：脑脊液检查此为明确诊断流脑的重要方法。脑脊液外观浑浊，压力升高，白细胞明显增高，蛋白质增高，糖明显降低，氯化物降低。

42. B。解析：高热、头痛、呕吐，全身皮肤散在瘀点，颈项强直等均为流行性脑脊髓膜炎的典型症状，首先考虑流行性脑脊髓膜炎；结核性脑膜炎，结核中毒症状之一是低热，排除A；流行性乙型脑炎皮肤一般无瘀点，排除C；伤寒常有中毒性脑病的表现，无脑膜刺激征，皮疹的典型特征为玫瑰疹，排除D；中毒性细菌性痢疾一般无腹膜刺激征，排除E。

43. A。解析：带狂犬病毒的动物是主要传染源，我国由病犬传播的狂犬病占80%～90%。

44. D。解析：内基小体是病毒集落，是狂犬病特异且具有诊断价值的病变。

45. A。解析：一般性咬伤共接种5次，每次2mL肌注，在1、3、7、14、28日各注射1次。暴露前预防主要用于高危人群，即兽医、山洞探险者、从事狂犬病毒的研究人员和动物管理人员。

46. A。解析：狂犬病的表现分为三期：前驱期；兴奋期；麻痹期。

47. D。解析：患者高度兴奋，表现为极度恐惧、恐水、恐风。恐水是本病的特殊症状。

48. C。解析：部分狂犬病患者有以瘫痪为主要表现的麻痹型狂犬病。

49. B。解析：HIV分期无前驱期。

50. D。解析：引起艾滋病（AIDS）的病原体是人类免疫缺陷病毒（HIV）。HIV是反转录病毒科免疫缺陷病毒属，为RNA病毒。HIV有两个抗原型（HIV-Ⅰ和HIV-Ⅱ）。HIV主要感染CD_4^+T细胞。

51. E。解析：持续性全身淋巴结肿大，这种情况只有艾滋病期出现，急性HIV感染期也会出现淋巴结肿大，但不会持续出现在全身。

52. A。解析：艾滋病的病原体是人免疫缺陷病毒（HIV）。

53. B。解析：艾滋病主要通过性接触、血液和母婴传播。

54. E。解析：无症状感染期持续时间一般为2～10年。

55. D。解析：艾滋病HIV相关症状：早期表现发热、盗汗、消瘦乏力和腹泻等前驱症状，部分患者表现为神经精神症状。出现持续性全身性淋巴结肿大。

机会性感染：原虫、真菌、抗酸菌和病毒感染。①肺部：50%以上艾滋病患者有肺部损害。以肺孢子虫肺炎最为常见，且是本病因机会性感染而死亡的主要原因，表现为间质性肺炎。念珠菌、疱疹和巨细胞病毒、结核菌、卡波西肉瘤均可侵犯肺部。②胃肠系统：念珠菌、疱疹和巨细胞病毒引起口腔和食管炎症或溃疡。胃肠黏膜常受到疱疹病毒、隐孢子虫、鸟分枝杆菌和卡波西肉瘤的侵犯，引起腹泻和体重减轻，肝大及肝功能异常。③皮肤黏膜：白色念珠菌或疱疹病毒所致口腔感染以及非感染性病变脂溢性皮炎等。④眼部：巨细胞病毒、弓形虫引起视网膜炎，眼部卡波西肉瘤等。

56. A。解析：梅毒早期主要侵犯皮肤黏膜，晚期侵犯心血管系统、中枢神经系统及全身各系统，危害极大。

57. C。解析：梅毒，常用青霉素类为首选药物，常用有苄星青霉素、普鲁卡因青霉素等。

58. E。解析：一期梅毒：潜伏期2～4周，主要表现为硬下疳（生殖器部位形成一无痛性溃疡、软骨样硬度），可在3～8周内自然消退。

59. A。解析：淋病是由淋病奈瑟菌（淋球菌）感染引起的泌尿生殖系统化脓性炎症性传播疾病。

60. B。解析：尖锐湿疣是由人类乳头瘤病毒（HPV）感染引起的疣状增生性性传播疾病，主要发生在生殖器、会阴及肛门等部位。

61. E。解析：全身抗病毒治疗宜选用阿昔洛韦，局部用阿昔洛韦软膏。复发患者最好在出现前驱症状或损害出现24小时内进行治疗，频繁复发（一年6次以上）者需连续治疗4个月至1年。

62. B。解析：胆道蛔虫病是最常见的并发症，主要症状是突发性右上腹绞痛，并向右肩、背部及下腹部放射。

63. D。解析：蛲虫病有症状者主要表现为肛周和会阴部瘙痒，夜间多见。雌虫在夜间移行至宿主肛门周围及其附近皮肤上产卵，引起肛门和会阴部皮肤瘙痒，以及继发性炎症。

64. C。解析：胆道蛔虫病是最常见的并发症，主要症状是突发性右上腹绞痛，并向右肩、背部及下腹部放射。

65. B。解析：阿苯达唑治疗蛔虫及蛲虫病。

66. B。解析：怀孕或哺乳妇女不宜使用驱虫药；2岁以下儿童禁用驱虫药。

二、A2型题

1. C。解析：E操作起来过于复杂，而且与C相比价格也更高。一般不选择。

2. C。解析：该患者有冶游史，所以首先要考虑的是性传播疾病。又根据患者的临床表现，所以考虑为艾滋病。

3. E。解析：新生儿破伤风，控制痉挛是成功的关键。止痉药以能控制抽搐、使患儿处于嗜睡状态、刺激能醒为宜，理想的止痉药物应该能很快控制抽搐而不具有呼吸抑制或其他副作用。

4. A。解析：流行性脑脊髓膜炎流行季节多为冬春季，儿童多见，当地有本病发生及流行，临床表现为高热、剧烈头痛、频繁呕吐、皮肤黏膜瘀点、瘀斑及脑膜刺激征。实验室检查白细胞计数及中性粒细胞明显增高。

5. B。解析：普通型流脑败血症期：病菌侵入了机体，当侵入血循环发生全身感染时称败血症。此期间患者高热、头痛、恶心、呕吐，70%的患者皮肤黏膜有瘀点或瘀斑，大小约1cm。此时患者或亲属所见到的是患者皮肤"发青""发紫"的瘀点。

脑膜脑炎型：主要表现为脑实质损害。病人表现出明显颅内压增高现象，出现频繁抽搐、意识不清、昏迷，甚至出现脑疝、呼吸衰竭。

6. E。解析：①HBsAg：阳性反映现症HBV感染，阴性不能排除HBV感染。②HBeAg：HBeAg的存在表示病毒复制活跃且有较强的传染性。

③抗 HBe：抗 HBe 阳转后病毒多处于静止状态。长期抗 HBe 阳性并不代表病毒复制停止或无传染性。

④HBcAg：阳性表示血清中存在 Dane 颗粒，HBV 处于复制状态，有传染性。

⑤HBV DNA：是病毒复制和传染性的直接标志。

ALT 120U/L，升高，提示肝损害。

7. C。解析：体检中发现 HBsAg 阳性，无症状及体征，表示为乙肝携带者。次年出现 HAVAb IgM（+），提示甲肝。全身乏力及食欲不振、厌油、恶心、呕吐、腹胀、便溏等，尿色逐渐加深为急性黄疸型肝炎的表现。

8. E。解析：流行性脑脊髓膜炎起病急骤，恶寒、高热、头痛、肌肉酸痛等全身中毒症状。此期具有诊断意义的体征是皮肤黏膜的瘀点瘀斑。血象：白细胞总数多在 $20×10^9$/L，中性粒细胞百分比 0.90 以上。有 DIC 者，血小板减少。脑脊液有压力升高，混浊，细胞数常达 $1×10^9$/L，以中性粒细胞为主。蛋白显著增高，糖含量常明显降低。

9. D。解析：患者处于艾滋病的艾滋病期，此期由于严重的细胞免疫缺陷，发生各种致命性机会感染及各种恶性肿瘤（以卡波西肉瘤）最常见。

10. E。解析：艾滋病主要通过性接触传播。机会性感染：发热、腹泻、口腔炎症。HIV 相关症状：双侧腹股沟淋巴结肿大。

三、A3/A4 型题

1. B。解析：流行性脑脊髓膜炎患儿一般有上呼吸道感染病史，细菌进入血液循环，形成菌血症。这时表现为高热、恶心、呕吐，皮肤出现瘀点、瘀斑，主要分布于肩、肘、臀等易于受压的部位。病原菌最终可侵及脑膜，发展成脑膜炎，出现脑膜刺激征和颅内压增高。

2. B。解析：细菌学检查皮肤瘀点涂片找到病原菌，即可诊断。这是快速诊断最简单方法。

3. A。解析：患者巩膜黄染，颈部可见蜘蛛痣，肝肋下未触及，脾大，为肝硬化的典型表现。呕吐后出现意识障碍，说明发生肝性脑病。

4. E。解析：氨中毒学说是肝性脑病的主要发病机制，因此本例诊断首选血氨的测定。

5. D。解析：肥皂水多为碱性溶液，可增加肠道氨的吸收，故肝性脑病患者严禁使用肥皂水灌肠。

四、B 型题

1. E。解析：引起尖锐湿疣是由人乳头瘤病毒感染引起的鳞状上皮增生性疣状病变。

2. B。解析：梅毒是由苍白密螺旋体引起的慢性全身性传播疾病。

3. B。解析：流脑发病高峰年龄是 6 个月～14 岁。

4. E。解析：流脑隐性感染后免疫能力达高峰的年龄是 50 岁以上。

第十单元　五官、皮肤及其他

一、A1 型题

1. B。解析：化脓性中耳炎及乳突炎可并发多种颅内、外并发症，简称耳源性并发症，最常见的传播途径是循破坏、缺损的骨壁侵犯传播。

2. A。解析：急性中耳炎，在鼓膜穿孔前，用 2% 石炭酸甘油滴耳，可消炎止痛。鼓膜穿孔后应立即停药，因该药遇脓液后释放出碳酸，可腐蚀鼓室黏膜及鼓膜。

3. C。解析：对骨疡型、胆脂瘤型中耳炎行乳突根治术，以彻底清除病灶，防止并发症，并尽量达到提高听力的目的。

4. B。解析：急性化脓性中耳炎最有效的是全身应用足量抗菌药物。

5. E。解析：能不治，就不治；原则——"不要对没有肛门体征的症状进行治疗，也不要治疗没有症状的肛门体征。"

6. C。解析：手癣多单侧犯病，皮疹与足癣类似，主要表现为角化型（冬季多见）和水疱性（夏季多见）。

7. C。解析：体癣皮损初起为红色丘疹、丘疱疹或小水疱，故选C。

8. D。解析：牙移位是牙周炎晚期的并发症。

9. B。解析：有没有附着丧失是判断有无牙周炎的主要指征。

10. D。解析：手部化脓必须放置引流条，不会影响手部功能。

11. E。解析：指甲下脓肿应采取在甲沟处切开引流，如果病情进一步发展可以考虑拔甲术。

12. D。解析：切开排脓为末节指侧面做纵切口，远侧不超过甲沟的1/2，近侧不超过指节横纹，剪去突出的脂肪使脓液引流通畅。

13. B。解析：早期彻底清创，改善局部循环，是预防破伤风发生的关键。

14. C。解析：患者发作时神志清楚，表情痛苦，每次发作时间由数秒至数分钟不等。

15. E。解析：急性期禁忌包扎患眼。

16. A。解析：滴眼液滴眼是治疗结膜炎最基本的给药途径。

17. D。解析：结膜炎体征：①结膜充血；②结膜分泌物；③乳头增生；④滤泡形成；⑤球结膜水肿；⑥耳前淋巴结肿大。睫状充血是角膜炎和虹膜睫状体炎的表现。

18. D。解析：急性卡他性结膜炎的主要临床表现是结膜充血。

19. E。解析：常见致病菌为Koch-Weeks杆菌、肺炎双球菌、葡萄球菌、淋球菌和流感嗜血杆菌。

20. B。解析：急性乳腺炎多见于哺乳期妇女，表现为乳房的红肿热痛。

21. B。解析：抗生素可通过乳汁影响婴幼儿的健康，不宜预防给药。

22. A。解析：皮肤划痕试验阳性为荨麻疹特征性表现，加之起病急、瘙痒难忍等表现。

23. B。解析：接触性皮炎是皮肤或黏膜接触某些物质后，在接触部位发生的急性或慢性皮炎。斑贴试验可证实致敏物或原发刺激物。

24. C。解析：蛇毒属于动物毒素，可直接刺激肥大细胞释放组胺，导致荨麻疹，为非变态反应途径。

25. E。解析：胆碱能性荨麻疹：多见于青年，在遇热、出汗、情绪激动时，皮肤上出现1~3mm的小风团，周围有明显红晕，自觉剧痒。

26. B。解析：慢性湿疹常呈不同程度的苔藓样变，皮肤损伤境界清楚，慢性病程，痒感明显。需与慢性单纯性苔藓（神经性皮炎）相鉴别，后者常发于颈部、肘、膝关节伸侧及骶尾部，呈典型的苔藓样变，无渗出倾向，瘙痒呈阵发性。

27. A。解析：急性荨麻疹病因复杂，最主要原因是食物、药物引起。

28. D。解析：荨麻疹病因复杂，常见病因包括食物、吸入物、接触物、药物、体内感染病灶、物理因素、精神因素、遗传因素、内分泌改变等。

29. D。解析：通过肿块的位置，已经压迫腹股沟韧带中点上方，站立时肿物仍复出，一般为腹股沟直疝。

30. D。解析：麦克凡法适用于腹股沟斜疝、直疝患者，尤其是较大的斜疝、复发性疝，对于股疝病人也常用麦克凡法修补，此法可直接堵住股环。

31. A。解析：绞窄性疝指嵌顿不及时解除，疝囊内的肠管及其系膜受压不断加重，可使动脉血流减少以致完全阻断，而发生肠壁坏死，伴有肠梗阻。

32. A。解析：变应性鼻炎又称变态反应性鼻炎，是发生于鼻黏膜的变应性疾病，以鼻痒、喷嚏、鼻溢清涕、鼻黏膜肿胀为主要特点。本病属Ⅰ型变态反应，鼻分泌物涂片检查见嗜酸性细胞增多。

33. C。解析：因肥厚性鼻炎改变了下鼻甲的厚度，造成了生理结构的改变，所以呈持续性。

34. A。解析：变应性鼻炎变态反应的类型是Ⅰ型。

35. B。解析：急性鼻炎最常见的致病微生物是鼻病毒。

36. B。解析：细菌感染性结膜炎可见多形核白细胞增多。

37. C。解析：病毒性结膜炎，淋巴细胞占多数。

38. E。解析：过敏性结膜炎可见嗜酸性和嗜碱性细胞增多。

39. A。解析：结膜分泌物，各种急性结膜炎共有的体征。分泌物的性质可为脓性、黏液脓性或浆液性、水样等。淋球菌和脑膜炎球菌感染最常引起脓性分泌物，其他致病菌一般引起黏液脓性分泌物；过敏性结膜炎的分泌物一般呈黏稠丝状；病毒性结膜炎的分泌物呈水样或浆液性。

40. B。解析：同上题。

41. C。解析：同上题。

42. C。解析：分泌性中耳炎是以传导性聋和鼓室积液为特征的中耳非化脓性炎性疾病。

43. B。解析：分泌性中耳炎症状是听力下降伴自声增强。

44. E。解析：声导抗检查呈平坦型（B型）或负压型（C型）曲线。平坦型曲线是分泌性中耳炎的典型曲线，提示中耳积液；负压型提示鼓室负压，咽鼓管功能不良，部分患者可有积液。

45. D。解析：慢性化脓性中耳炎：是细菌侵入中耳乳突的黏膜、骨膜、骨质后引起的持续8周以上的慢性化脓性炎症。

46. A。解析：急性化脓性中耳炎常继发于上呼吸道感染。

47. A。解析：急性化脓性中耳炎，致病菌多为通过咽鼓管、鼓膜穿孔进入中耳。

48. D。解析：不伴感染的胆脂瘤，早期可无任何症状。伴慢性化脓性中耳炎者可有长期持续耳流脓，脓量时多时少，常伴特殊恶臭。耳镜检查可见鼓膜松弛部或紧张部后上边缘性穿孔，自穿孔处可见鼓室内有灰白色或豆渣样无定形物质，奇臭。听力下降一般为较重的传导性听力损失。若毒素侵入内耳则可有混合性听力下降。颞骨CT检查示上鼓室、鼓窦或乳突有骨质破坏，边缘浓密、整齐。中耳胆脂瘤易引起颅内、外并发症。

49. E。解析：可给予全身应用抗生素、糖皮质激素（一般3天）；鼻腔短期使用减充血剂、咽鼓管吹张，以改善咽鼓管通气引流；鼓膜穿刺抽出鼓室内积液，若积液较稠厚不易抽出，则须行鼓膜切开术，必要时可置鼓膜通气管。

50. C。解析：急性化脓性中耳炎：治疗原则：镇痛、控制感染、通畅引流、祛除病因。

51. E。解析：中耳胆脂瘤治疗原则：一旦确诊，尽早手术治疗，在清除病灶的同时尽量保留听力相关结构，预防并发症，重建传音结构，获得干耳。

52. C。解析：急性鼻炎即俗称的"感冒"，是由病毒感染引起的鼻腔黏膜的炎症。

53. A。解析：急性鼻炎总鼻道或鼻底有较多分泌物，初为水样，后渐变为黏液性、黏脓性或脓性。

54. B。解析：慢性鼻炎的鼻腔分泌物为黏液性或黏脓性。

55. A。解析：变应性鼻炎的鼻腔分泌物是大量清水样鼻涕。

56. D。解析：鼻腔检查可见鼻腔宽大、鼻甲萎缩甚至不可辨，鼻黏膜明显干燥，鼻腔内有黄绿色或灰绿色痂，有恶臭味。

57. A。解析：急性鼻窦炎：多继发于急性鼻炎，可有发热、鼻塞、脓涕、头痛或鼻局部疼痛。

58. E。解析：慢性鼻窦炎：鼻窦炎症状持续超过12周以上即为慢性鼻窦炎。

59. D。解析：急性鼻窦炎的治疗原则：根除病因、解除鼻腔鼻窦引流和通气障碍、控制感染和预防并发症。

60. B。解析：伴有鼻息肉的慢性鼻窦炎患者首选治疗方法是手术治疗。

61. C。解析：成年人牙齿丧失的首要原因是牙周炎。

62. B。解析：慢性牙周炎是最常见的一类牙周炎，约占牙周炎患者的95%。

63. B。解析：牙周炎探诊深度超过3mm且能探到釉质牙骨质界，并有炎症，多有牙龈出血或牙周袋探诊后有出血；邻面临床附着丧失>1mm；牙槽骨有水平型或垂直型吸收；晚期牙松动或移位。

64. A。解析：早期牙周炎要注意与牙龈炎的鉴别：早期牙周炎与牙龈炎都有牙龈炎症、出血症状。早期牙周炎的牙周袋为真性牙周袋，能探到釉质牙骨质界，牙槽骨吸收表现为嵴顶吸收，或硬骨板消失，经治疗后炎症消退，病变静止，但已破坏的支持组织难以完全恢复正常。牙龈炎可有假性牙周袋，无附着丧失，无牙槽骨吸收，治疗结果较好，组织可恢复正常。

65. E。解析：基础治疗：目的在于消除致病因素，控制牙龈炎症。①教育并指导患者自我控制菌斑的方法。②施行洁治术、刮治和根面平整术以消除龈上和龈下的菌斑、牙石。③消除菌斑滞留因素及其他局部刺激因素。④拔除无保留价值的或预后极差的患牙。⑤在炎症控制后进行必要的咬合调整，使建立平衡的咬合关系，必要时可做暂时性的松牙固定。⑥药物治疗：在经上述治疗特别是消除菌斑、牙石等局部刺激物后，如果病情仍不能控制或有明显的急性炎症以及对某些重症患者，

可辅以全身或局部药物治疗等。

66. C。解析：预防牙周炎的关键是保持牙面清洁，清除牙面菌斑和局部刺激物，消除牙龈炎。

67. D。解析：引起接触性皮炎的常见病因包括动物性（如动物皮毛、分泌物等）、植物性（如漆树、荨麻等）、化学性（如镍、铬、洗衣粉、染发剂、外用药膏等，是接触性皮炎的主要病因）三大类。

68. E。解析：急性湿疹皮疹呈多形性，红斑基础上出现丘疹、丘疱疹、小水疱、糜烂，以丘疱疹为主，境界不清，有明显渗出倾向。皮疹常对称，多见于面、耳、手、足、前臂、小腿等部位。自觉瘙痒剧烈。

69. A。解析：抗组胺药：第一代H_1受体拮抗剂如苯海拉明、氯苯那敏等，但易引起困倦；第二代H_1受体拮抗剂如西替利嗪、氯雷他定等。两种可联合应用。

70. D。解析：急性荨麻疹突然发病，基本皮疹为风团，苍白色或红色、周围有红晕、边界清楚、大小不等、形态不一、散在或融合。

71. A。解析：皮肤划痕症：又称人工荨麻疹，手抓或钝器划过皮肤后，该处出现暂时性红色条纹隆起，常伴有瘙痒。

72. A。解析：黄癣滤过紫外线灯检查（Wood灯检查）呈暗绿色荧光。

73. B。解析：白癣Wood灯检查呈亮绿色荧光。

74. C。解析：黑点癣Wood灯检查无荧光。

75. D。解析：疖（furuncle）俗称疔疮，是单个毛囊及其周围组织的急性细菌性化脓性炎症。

76. E。解析：痈是多个相邻的毛囊及其所属皮脂腺或汗腺的急性化脓性感染，或由多个疖融合而成。

77. C。解析：丹毒是皮肤淋巴管网受乙型溶血性链球菌侵袭感染所致的急性非化脓性炎症。好发于下肢与面部。

78. B。解析：临床需要与炎性乳癌鉴

别。后者局部表现类似乳腺炎，但症状及全身表现不明显。主要区别要点有：①炎症表现；②腋下淋巴结肿大；③全身性炎症反应；④病程。

79. D。解析：局部表现主要为乳房红、肿、热、痛（压痛及搏动性疼痛）和肿块，患侧乳房体积增大，可形成脓肿，可有患侧腋窝淋巴结肿大。

80. D。解析：急性乳腺炎发病多在产后哺乳期的3～4周内。

81. C。解析：腹股沟斜疝发生嵌顿的机会较多。

82. B。解析：腹股沟斜疝疝环位于腹壁下动脉外侧。

83. C。解析：腹股沟直疝多发生在老年，疝囊颈在腹壁下动脉内侧，发生嵌顿的机会较少，疝块呈半球形，基底较宽，精索在疝囊的前外方。

84. D。解析：内痔分为四期，其中Ⅱ期内痔表现为周期性、无痛性便血，呈滴血或射血状，量较多，痔核较大，便时痔核能脱出肛外，便后能自行还纳。

85. A。解析：内痔以便血、坠胀、肿块脱出为主要临床表现。血栓性外痔是指痔外静脉破裂出血，血积皮下而形成的血凝块。其特点是肛门部突然剧烈疼痛，并有暗紫色血块。内痔好发于截石位3、7、11点。

86. D。解析：破伤风的临床特征出现苦笑面容。

87. C。解析：破伤风是由破伤风杆菌经伤口感染，产生外毒素引起的以局部和全身性肌强直、痉挛和抽搐为特征的一种毒血症。

88. A。解析：外毒素有溶血毒素和痉挛毒素两种，前者主要引起组织局部坏死和心肌损害，而后者对神经有特别亲和力，导致脊髓运动神经元和脑干广泛脱抑制而发病，表现为全身横纹肌群的紧张性收缩和阵发性痉挛。

89. D。解析：破伤风杆菌为厌氧的革兰阳性梭状芽胞杆菌。

90. B。解析：被动免疫该方法适用于未接受或未完成全程主动免疫注射，伤口污染、清创不当以及严重的开放性损伤患者。

91. A。解析：破伤风抗毒血清（TAT）是最常用的被动免疫制剂，有抗原性，可致敏。

二、A2型题

1. B。解析：患者考虑是肛管直肠疾病，最简单方便有效的检查方法是直肠指诊。

三、B型题

1. B。解析：患者是年轻女性，发现乳房肿块位于外上象限，无其他不适症状，肿块表面光滑，易于推动，这些符合乳腺纤维腺瘤的表现。

2. E。解析：患者是中年女性，双侧乳房肿痛一年，并且与月经周期有关，腋窝淋巴结不大，最可能的疾病是乳腺囊性增生症。

3. C。解析：老年女性乳腺较大肿块，与皮肤有粘连，最可能的诊断为乳腺癌。

第十一单元　常见肿瘤

一、A1型题

1. C。解析：接触性出血：这是宫颈癌最突出的症状，宫颈癌中约有70%～80%的患者有阴道出血现象。多表现为性交后或行妇科检查，或用力大便时，阴道分泌物混有鲜血。

2. C。解析：C是早期筛查方法。D是确诊方法。本题问的是"早期发现宫颈癌的最佳方法"，故选C。

3. B。解析：HSIL 是高度上皮内瘤变，确诊的检查为宫颈及宫颈管活组织检查。

4. B。解析：胃镜下便于活体组织病理学检查，能明确胃癌的诊断。

5. C。解析：进行性咽下困难为食管癌就诊的主要症状。

6. C。解析：早期食管癌的 X 线表现：①局限性黏膜皱襞增粗和断裂。②局限性管壁僵硬。③局限、小的充盈缺损。晚期食管癌的 X 线表现：一般为充盈缺损、管腔狭窄和梗阻。而食管黏膜呈串珠样改变为食管静脉曲张的表现。

7. B。解析：食管癌患者出现持续背痛，说明已侵及食管外组织，为晚期症状。

8. E。解析：Barret 食管是指食管下段的复层鳞状上皮被单层柱状上皮所替换的一种病理现象。本身可无特殊症状，当呈现食管炎、溃疡、癌变时才会出现相应的反流症状，是食管腺癌的主要癌前病变。

9. C。解析：乳癌最早的表现是患乳出现单发的、无痛性并呈进行性生长的小肿块。肿块位于外上象限最多见（45%～50%），其次是乳头、乳晕区（15%～20%）和内上象限（12%～15%）。肿块质地较硬，表面不光滑，边界不清楚，活动度差。因多无自觉症状，肿块常是病人在无意中（如洗澡、更衣）发现的。

少数病人可有不同程度的触痛或刺激和乳头溢液。肿块的生长速度较快，侵及周围组织可引起乳房外形的改变，出现一系列体征。如癌组织累及连接腺体与皮肤的 Cooper 氏韧带，使之收缩并失去弹性，可导致肿瘤表面皮肤凹陷；邻近乳头的癌肿因侵及乳管使之收缩，可将乳头牵向癌肿方向；乳头深部的肿瘤可因侵入乳管而使乳头内陷。

癌肿较大者，可使整个乳房组织收缩，肿块明显凸出。癌肿继续增长，表面皮肤可因皮内和皮下淋巴管被癌细胞堵塞而引起局部淋巴水肿，由于皮肤在毛囊处与皮下组织连接紧密，淋巴水肿部位可见毛囊处出现很多点状凹陷，形成所谓"橘皮样"改变。这些都是乳腺癌的重要体征。

10. C。解析：乳腺癌早期表现是患侧乳房出现无痛性、单发的小肿块，常是患者无意中发现而就医的主要症状。随着肿块的增大和病变的发展，可以出现皮肤呈"橘皮样"改变和乳头内陷等表现。

11. A。解析：肿块位于外上象限最多见，其次是乳头、乳晕区和内象限。

12. D。解析：本病又名乳房湿疹样癌，是一种特殊类型的癌性疾病，主要为乳腺癌或顶泌汗腺癌扩展至乳头及其周围表皮的损害。

13. E。解析：乳癌的确诊需要组织病理学依据。

14. D。解析：溃疡型结肠炎、结肠腺瘤、家族性息肉病、结肠血吸虫性肉芽肿均可能发生癌变。但肠结核与结肠癌无关。

15. D。解析：排便习惯和粪便症状的改变是结肠癌最早出现的症状，多表现为排便次数增加、腹泻、便秘，粪便中带血、脓或黏液。

16. A。解析：①早期肺癌特别是周围型肺癌往往没有任何症状，大部分在胸部 X 线检查时发现；②癌肿在较大的支气管内生长后，常出现刺激性咳嗽，极易误认为伤风感冒；③另一个常见症状是血痰，通常为痰中带血点、血丝或断续地少量咯血，大量咯血很少见，由于肿瘤阻塞较大支气管可出现胸闷、气促、发热、胸痛等症状。

17. E。解析：肺上沟癌又称"潘科斯特综合征""肺尖肿瘤""肺尖癌"。肺上沟癌作为肺癌的一种常以肩痛为主要症状。包绕肺的顶端（即肺尖）的地方，形成了胸壁的一个特殊区域。来自颈部、支配上肢的感觉和运动的神经纤维均经此区进入上肢。因而，若肺上沟癌肿瘤侵至此区，往往会感到受累侧上肢的疼痛、乏力，这种疼痛往往需要镇痛剂才能得以缓解。肺上沟癌癌肿常压迫颈交感神经引起同侧瞳孔缩小，上眼睑下垂，额部汗少等霍纳（Horner）综合征，压迫臂丛神经引起同侧肩关节、上肢内侧剧烈疼痛和感觉异常，侵蚀及破坏第一、二肋骨时引起局部压痛。

18. C。解析：杵状指常见于支气管肺癌。

19. B。解析：中心型肺癌的胸片直接X线特征是肺门肿块影。

20. C。解析：小细胞肺癌治疗原则以化疗为主，辅以手术或放疗。

21. D。解析：对以同侧淋巴结受累为特征的Ⅲ期患者，行原发病灶及受累的淋巴结手术切除治疗，有纵隔、器官等结构及远处转移者禁忌手术治疗。

22. B。解析：咳嗽为肺癌最常见的症状。

23. A。解析：肺癌常见的转移部位为右锁骨上淋巴结。

24. A。解析：肺癌由原发癌肿引起的症状有咳嗽，痰中带血，胸闷，气急。

25. B。解析：对40岁以上成人，定期进行胸部X线普查，是肺癌早期诊断的重要方法。

26. D。解析：食管吞钡X线检查常见的有食管黏膜纹粗乱，管壁僵硬，蠕动减弱，钡流滞缓，管腔狭窄或充盈缺损等改变。

27. B。解析：化学病因：亚硝胺，致癌性强。在高发区的膳食、饮水、酸菜甚至患者的唾液中，测亚硝酸盐含量均远较低发区为高。

28. B。解析：预防：①病因学预防：改良饮水（减少水中亚硝胺及其他有害物质）、防霉去毒、改变不良生活习惯、应用化学药物（亚硝胺阻断剂）等。②发病学预防：应用预防药物（维甲酸类化合物、维生素B、维生素C、维生素E、维生素K等）、积极治疗食管上皮增生，处理癌前病变，如食管炎、息肉、憩室等。

29. E。解析：食管癌的体格检查时应特别注意左侧锁骨上有无肿大淋巴结、肝有无肿块和有无腹水、胸腔积液等远处转移体征。

30. D。解析：慢性疾病和癌前病变胃疾病包括胃息肉、慢性萎缩性胃炎及胃部分切除后的残胃有可能转变为癌。胃黏膜上皮的异型增生属于癌前病变。

31. D。解析：普查筛选是提高早期胃癌诊断率的主要手段，以下情况是普查筛选（定期检查）的重点人群：①有胃癌家族史或原有胃病史的人群；②40岁以上有上消化道症状而无胆道疾病者；③原因不明的慢性消化道出血者；④短期内体重明显减轻，食欲减退者。

32. C。解析：幽门螺杆菌（Hp）感染是引发胃癌的主要因素之一。Hp感染率高的国家和地区，胃癌发病率也增高。Hp阳性者胃癌发生的危险性是Hp阴性者的3～6倍。

33. D。解析：实验室病理切片检查是确诊是否患癌的重要指标。

34. A。解析：结、直肠癌的转移途径包括直接浸润、淋巴转移、血行转移、种植转移。转移最常见的受累器官为肝脏，其次为肺、骨。

35. B。解析：体格检查直肠指检是直肠癌首选的检查方法，常用体位包括膝胸位、截石位、侧卧位，必要时也可蹲位进行检查。常可在直肠内触及肿物，指套上常有染血。

36. A。解析：结、直肠癌血清CEA（癌胚抗原）可高于正常。

37. B。解析：乳腺癌乳房内包块以无疼痛、单发包块、质地硬、表面不光滑、与周围组织粘连、界限不清、不易推动、无自觉症状为特点就诊。

38. C。解析：乳腺癌的临床症状正确的是乳房橘皮样改变。

39. D。解析：空心针穿刺活检（CNB）：超声或钼靶引导下的空心针穿刺活检是目前推荐的首选乳腺病灶组织病理检查方法。能够确认病灶的良、恶性，并对恶性病灶进行组织学分类及进行免疫组化染色了解肿瘤标志物表达情况，从而指导临床综合治疗方案的制订。

40. D。解析：乳腺X线片（乳腺钼靶）：典型的乳腺癌钼靶表现包括伴有毛刺征的边界不规则高密度肿块影或簇状细小密集钙化灶。

41. C。解析：乳腺癌表现为乳房内包块，包块表面皮肤出现明显的凹陷性酒窝征。腋窝能触及淋巴结肿大。

42. D。解析：活体组织病理检查CIN和宫颈癌的确诊最终都要依据宫颈的活体组织病理检查。

43. D。解析：宫颈癌的临床分期依靠盆腔检查。剖腹检查结果、有无淋巴结转移不参与确定或改变临床分期，只能在分期后附加注明。

二、A2型题

1. B。解析：此题中患者，48岁，白带多，接触出血半年。妇科检查：宫颈糜烂状，考虑患者存在宫颈癌的可能，所以为明确诊断应宫颈和宫颈管活检。宫颈活检就是子宫颈的活体组织检查，即从宫颈上取一小块或几块组织做病理检查，以确定诊断。多用在宫颈可疑有癌变，或是宫颈刮片有可疑的癌细胞，或疑有特异性的炎症，如宫颈结核等。宫颈活检可以明确诊断，确定治疗方法。宫颈活检是确诊宫颈癌最可靠的依据。无论是早期或晚期宫颈癌，都必须通过本项检查以确定癌肿的病理类型和细胞分化程度。

2. A。解析：根据患者孕34周，接近足月，胎儿及胎心均未见异常，宫颈细胞学检查巴氏Ⅲ级，宫颈活检初步诊断为子宫颈原位癌，不是紧急手术指征，故选A。

3. D。解析：活检为宫颈上皮重度不典型增生，为癌前病变，无生育要求者行子宫全切术，年轻、希望生育者可行宫颈锥切除术，术后密切随访。

4. E。解析：对40岁以上，如以往无胃病史而出现早期消化道症状，或已有长期溃疡病史而近期症状变明显或有疼痛规律性改变者，切不可轻易视为一般病情，必须进行详细的检查，明确是否为胃癌。

5. C。解析：患者上腹痛，伴有消化道出血，胃肠道钡餐检查见胃窦部小弯侧黏膜纹理紊乱，胃壁僵直不规则，首先考虑胃癌。

6. E。解析：胃癌的确诊需胃镜+活检病理检查。该患者有溃疡病史，疼痛规律改变，内科治疗效果差，提示恶变可能大，遂直接胃镜检查。

7. C。解析：提示患者器质性疾病的"报警症状和体征"：45岁以上，近期出现消化不良症状；有消瘦、贫血、呕血、黑便、吞咽困难、腹部肿块、黄疸等；有报警症状和体征者，必须进行彻底检查直到找到病因。因此题干中患者出现上述症状，需要考虑胃癌，选C。

8. A。解析：食管癌患者，早期切除常可达到根治效果，中下段食管癌首选手术切除，如不能手术可选择放射治疗。

9. D。解析：患者乳头分泌物涂片细胞学检查见癌细胞可确定为乳腺癌，乳头刺痒，伴乳晕发红、糜烂可确定为D。

10. B。解析：急性乳腺炎的病人主要症状是感觉乳房疼痛、局部红肿、发热，常伴有患侧淋巴结肿大、压痛，白细胞升高等。

11. B。解析：病人常在无意中发现乳房内有无痛性肿块，多为单发，亦可为多发，也可在双侧乳腺内同时发生，以乳腺外上象限较为多见。肿瘤一般生长缓慢。常呈圆形、椭圆形，质地韧实，边缘清楚，表面光滑，移动良好，触诊有滑动感。无触压痛，无乳头溢液。

12. D。解析：右侧结肠癌以全身症状，贫血及腹部肿块为主要临床表现。

13. B。解析：直肠指检常是直肠疾病首选的检查方法。

14. A。解析：所列5个选项中，仅直

肠癌可表现血便、里急后重。

15. D。解析：肺癌咳嗽是最常见的症状，以咳嗽为首发症状者占35%～75%。痰中带血或咯血亦是肺癌的常见症状，以此为首发症状者约占30%。以胸痛为首发症状者约占25%，常表现为胸部不规则的隐痛或钝痛。约有10%的患者以此为首发症状，多见于中央型肺癌，特别是肺功能较差的病人。有5%～18%的肺癌患者以声嘶为第一主诉，通常伴随有咳嗽。

16. E。解析：吸烟指数＝每天吸烟支数×吸烟年数。吸烟指数1200提示患者有长期吸烟史，另外患者为老年男性，属肺癌的高发人群。咳嗽，痰中带血丝，声嘶，右锁骨上窝触及一肿大淋巴结，质硬，无压痛，符合肺癌临床表现。

17. A。解析：肺癌侵犯纵隔压迫上腔静脉时，上腔静脉回流受阻，产生头面部、颈部和上肢水肿以及胸前部瘀血和静脉曲张，可引起头痛、头晕或眩晕。

18. B。解析：初看该题，像慢支炎或COPD的诊断，但因为没有发热、咳嗽咳痰增多和（或）黄脓痰，所以可排除E。肺栓塞一般急性起病，伴发热，很少咳血丝痰两个月，可排除D。一般而言，无低热、盗汗、乏力亦可排除C。患者无长期黄脓痰病史，本次发病亦无脓痰及发热，所以可排除A。该患者男性，45岁以上，吸烟指数＞400，咯血为主就诊，伴右胸痛，气促加重，最有可能是肺癌，故应选答案B。

19. D。解析：纤维支气管镜检查是诊断肺癌的主要方法，对确定病变性质、范围，明确手术指征与方式有一定帮助。

20. C。解析：患者，男，51岁，有大量吸烟史23年，首先应提高警惕，及时进行排癌检查。

21. B。解析：临床上若中老年人出现无节律性上腹部疼痛，伴有大便隐血试验阳性的，应首选胃镜进行检查，以排除胃癌的可能。

22. E。解析：结合题中症状，考虑为右半结肠癌。右半结肠癌的主要表现为贫血，腹部肿块，腹痛。

23. A。解析：乳腺癌的主要表现为乳腺肿块，乳头溢液，皮肤改变如"酒窝征""橘皮样改变"，乳头、乳晕异常，腋窝淋巴结肿。结合题中症状，考虑为乳腺癌。

三、A3/A4型题

1. C。解析：患者有里急后重感，提示病变在直肠，而对于直肠病变，指诊是最基础，也是不可省略的。可以这样理解这个题目，患者是因为里急后重来就诊，题干问的是此时，就是说就诊的时候，而直肠指诊对于有经验的肛肠科医师来说90%的病变光靠这个就可以了解病变的性质，在诊疗常规中这个检查也是不可以跳过的。

2. E。解析：直肠癌临床表现：排便习惯改变、血便、脓血便、里急后重、便秘、腹泻等。大便逐渐变细晚期则有排便梗阻消瘦，甚至恶病质。

直肠指检：是诊断直肠癌的必要检查步骤，约80%的直肠癌患者于就诊时可通过自然直肠指检被发现可触及质硬凹凸不平包块；晚期可触及肠腔狭窄，包块固定，指套见含粪的污浊脓血。

直肠镜检：可窥见肿瘤大小、形状、部位并可直接取介入组织做病检；梗阻症状为直肠被癌肿梗阻，有排便困难、粪少便闭，伴腹痛、腹胀。甚者可见肠型并有肠鸣亢强等。

3. A。解析：肿瘤明确诊断需要取活检进行病理检查。

四、B型题

1. B。解析：周围型肺癌：①早期局限性小斑片阴影，增大后为圆形或类圆形，密度增高，边缘清楚呈分叶状，有印迹或毛刺，肺门淋巴结肿大；②癌性空洞，壁厚、偏心、内壁不规则，凹凸不平，可有液平面；③胸腔积液、肋骨破坏。

2. E。解析：继发型肺结核包括：①浸润型（成人与继发型肺结核最常见类型）；②结核球；③干酪性肺炎；④纤维空洞。感染途径主要为内源性感染，X线检查病灶多在锁骨上下，病灶性质多样性；可见浸润渗出性病灶、干酪性病灶、纤维硬结病灶、空洞、播散病灶。

3. C。解析：肺炎球菌肺炎X线胸片典型表现为肺段或肺叶的急性炎性实变，可有少量胸腔积液。

第四章 合理用药

一、A1型题

1. B。解析：血管紧张素转换酶抑制剂的典型不良反应：常见长期干咳（发生率约20%）、胸痛、上呼吸道症状（鼻炎）、血肌酐和尿素氮及蛋白尿高、血管神经性水肿、味觉障碍（有金属味）。

2. D。解析：氨基糖苷类抗生素主要不良反应不包括肌痉挛。

氨基糖苷类常见不良反应是耳毒性，包括前庭和耳蜗神经功能障碍。前庭损害表现为眩晕、呕吐、眼球震颤和平衡障碍；耳蜗功能受损可引起耳鸣、听力减退，甚至耳聋。

氨基糖苷类药在肾皮质高浓度蓄积，可损害近曲小管上皮细胞，引起肾小管肿胀，甚至坏死，出现蛋白尿、管型尿或红细胞尿，严重者可出现氮质血症、肾功能不全等。

氨基糖苷类可与体液内的钙离子络合，降低组织内钙离子浓度，抑制节前神经末梢乙酰胆碱的释放并降低突触后膜对乙酰胆碱的敏感性，造成神经肌肉接头处传递阻断，由此可发生心肌抑制、血压下降、肢体瘫痪，甚至呼吸肌麻痹而窒息死亡。

过敏反应可引起皮疹、发热、嗜酸性粒细胞增多等，甚至引起严重过敏性休克，尤其是链霉素，应引起警惕。

3. B。解析：灰婴综合征是氯霉素的不良反应。

4. B。解析：应根据年龄、疾病及病情选择给药途径、药物剂型和用药次数，以保证药效和尽量减少对患儿的不良影响。口服法是最常用的给药方法。注射法比口服法奏效快，但对小儿刺激大，肌内注射次数过多还可造成臀肌挛缩，影响下肢功能，故非病情必需不宜采用。外用药，以软膏为多，也可用水剂、混悬剂、粉剂等。要注意小儿用手抓摸药物，误入眼、口引起意外。其他方法雾化吸入、灌肠法较常用；含剂、漱剂很少采用。

5. A。解析：①明确用药指征，合理选药：应用最少的药物和最小的有效剂量，一般不超过3~4种药物配用。②用药剂量个体化：从小剂量开始，以成人用量的1/2、2/3、3/4顺序逐渐增加至个体最合适的获得满意疗效的治疗剂量。③选择合适的药物剂型，简化用药方法：选用一天用药1~2次的药物，尽量不使用服药间隔不规则的药物，以便提高依从性，避免漏服。

6. E。解析：时间依赖型药物的杀菌作用取决于血药浓度大于最低抑菌浓度

（MIC）的持续时间，与峰浓度关系小。青霉素类、头孢菌素类、氨曲南、碳青霉烯类、大环内酯类、克林霉素等属于此类。

7. D。解析：所有非处方药药盒的右上角均有OTC标识，在自我药疗的时候，只有使用非处方药才是安全的，无需凭医师处方购买。

8. D。解析：变态反应是一类免疫反应，也称过敏反应，常见于过敏体质病人。反应性质与药物原有效应无关，用药理性拮抗药解救无效。反应的严重程度差异很大，与剂量无关。

9. B。解析：环丙沙星主要分布于胆汁、黏液、唾液、骨以及前列腺中，但在脑脊髓中浓度较低，本品可在肝脏部分被代谢，并经肾脏排泄于尿中。可在尿中保持较高药物浓度。

10. E。解析：糖皮质激素类药物用于：①替代疗法如急、慢性肾上腺皮质功能减退症、肾上腺次全切术后。②严重感染如中毒性菌痢、暴发流行性脑膜炎等时应用为辅助治疗，使病人度过危险期。而且应同时应用有效、足量的抗生素治疗感染。腮腺炎为病毒感染，不用糖皮质激素。③自身免疫性疾病、过敏性疾病如风湿热、风湿性和类风湿性关节炎以及荨麻疹、支气管哮喘和过敏性休克等。④抗休克如感染中毒性休克、心源性休克等。⑤治疗某些血液病如急性淋巴细胞白血病、再生障碍性贫血等。⑥局部用于接触性皮炎、湿疹和银屑病等。

11. C。解析：WHO1997年公布合理用药的生物医学标准从7个方面进行论述：①药物正确无误；②用药指征适宜；③药物的疗效、安全性、使用及价格对患者适宜；④剂量、用法、疗程适宜；⑤用药对象适宜，无禁忌证，不良反应小；⑥药品调配及提供给患者的药品信息无误；⑦患者顺应性良好。即保证药物治疗达到安全、有效、经济的目的。

12. D。解析：不同给药途径对药物吸收速度快慢的影响如下：静脉注射 > 吸入给药 > 肌内注射 > 皮下注射 > 直肠黏膜给药 > 口服给药 > 皮肤给药。

13. A。解析：用青霉素类抗菌药物前必须详细询问患者有无青霉素类过敏史、其他药物过敏史及过敏性疾病史，并须先做青霉素皮肤试验，皮试液浓度一般为500U/mL。一旦发生过敏性休克，应立即肌内注射0.1%的肾上腺素0.5～1mL，临床表现无改善者，3～5分钟后重复1次，同时配合其他对症抢救措施。

14. B。解析：牙齿发育期患者（胚胎期至8岁）使用四环素类可产生牙齿着色及牙釉质发育不良，故妊娠期和8岁以下患者不可使用该类药物。

15. D。解析：由于氯霉素骨髓抑制等严重不良反应，氯霉素在国内外的应用普遍减少。但氯霉素具有良好的组织体液穿透性，易透过血-脑、血-眼屏障，并对伤寒沙门菌、立克次体等细胞内病原菌有效，仍有一定临床应用指征。

16. A。解析：磺胺类药物属广谱抗菌药，对革兰阳性菌和革兰阴性菌均具抗菌作用，本类药物可引起脑性核黄疸，因此禁用于新生儿及2月龄以下婴儿。妊娠期、哺乳期患者应避免用本类药物。用药期间应多饮水，维持充分尿量，以防结晶尿的发生，必要时可服用碱化尿液的药物。

17. E。解析：浓度依赖型药物的杀菌作用取决于药物的峰浓度，与作用持续时间关系不大。氨基糖苷类、氟喹诺酮类、甲硝唑属于此类，其药物峰浓度越高，杀菌活性就越强，且有抗生素后效应。如左氧氟沙星注射液无须一日给药多次，将全日剂量（0.25～0.5g/d）一次静脉滴注效果更好，耳和肾毒性也更低。

18. D。解析：患水痘的儿童禁用糖皮质激素，因用药后可使病急剧恶化，甚至死亡。若在糖皮质激素治疗过程中发生水痘，应视情况减量或停药。

19. E。解析：禁用于妊娠或将妊娠患者的药物，如利巴韦林、辛伐他汀、艾司唑仑口服给药。

20. E。解析：注射剂的配伍原则：①仔细阅读药品说明书关于配伍的信息或查阅《400种中西药注射剂临床配伍应用检索表》等，有明确的能配伍答案时方可配伍。②药物配伍混合时一次只加一种药物到输液中，充分混匀后，经检查无可见变化，再加另一种药物充分混匀。③两种药物在同一输液中配伍时，应先加入浓度较高者，后加浓度较低者。④有色的注射用药物应最后加入，以防有细小沉淀时不易被发现。⑤注射用药物配制结束后应尽快使用，以缩短药物间的反应时间。⑥高浓度电解质、氨基酸、脂肪乳注射液、全胃肠外静脉营养液（TPN）、血液、右旋糖酐、中药注射剂等一般不与其他药物混合。⑦若患者需给予多种注射用药物，最好通过其他输液通路给予或者在一组药物给完后冲洗再给予另一组药物，或者通过双腔管同时给予数种药物，多种药物混合给药的方法必须谨慎采用。

21. E。解析：华法林+胺碘酮：胺碘酮升高华法林的血药浓度，出血危险增高。

22. D。解析：服用维生素C前后2小时内不能吃虾。因为虾中含量丰富的铜会氧化维生素C，令其失效。同时虾中的五价砷成分还会与维生素C反应，生成具有毒性的三价砷。因此服用药物时，一般应嘱患者用温白开水送服，不要用茶和各种饮料服药。

23. D。解析：长期应用利福平，可造成肝损害，不会出现"阿司匹林哮喘"。

24. E。解析：抗菌药物的主要不良反应：①青霉素类：过敏性休克。②氨基糖苷类：耳毒性、肾毒性、神经肌肉阻断及过敏反应。③四环素类：牙齿黄染（四环素牙）；二重感染（菌群紊乱），以真菌病（鹅口疮、肠炎）及抗生素相关性肠炎（假膜性肠炎）多见。④万古霉素："红人综合征"或"红颈综合征"。⑤磺胺类药：皮疹等过敏反应；肾脏损害，可发生结晶尿、管型尿及血尿。⑥氯霉素：灰婴综合征、再生障碍性贫血。⑦乙胺丁醇：视神经炎。

25. B。解析：心血管药物的主要不良反应：①强心苷：视力模糊或"色视"（黄、绿色视）、心脏毒性及胃肠道反应。②β受体拮抗剂（普萘洛尔）：中枢神经不良反应（疲劳，头痛，头晕），肢端发冷，心动过缓，心悸，胃肠道反应，支气管痉挛等。禁用于支气管哮喘、心源性休克和心脏传导阻滞（二度和三度房室传导阻滞）。③胺碘酮：致死性肺毒性和肝毒性，心脏毒性，甲状腺征象（甲减或甲亢），角膜微沉淀，视神经病，视力障碍。④ACEI类（卡托普利）：顽固性干咳，约5%～20%的患者出现干咳，一般在开始用药后1～6个月发生，有时需停药，一旦停药，几天内咳嗽消失。⑤他汀类药：肌病，如肌痛、肌炎、横纹肌溶解；肝损害。⑥呋塞米：耳毒性，肾毒性，水、电解质紊乱（低钾）。⑦保钾性利尿剂（螺内酯、氨苯蝶啶、阿米洛利）：高血钾。⑧肝素、香豆素类：自发性出血。

26. D。解析：吗啡的主要不良反应：耐受性和依赖性，急性中毒引起昏迷，呼吸深度抑制，瞳孔极度缩小，血压下降。

二、A2型题

1. E。解析：支气管肺炎常见的病原体是肺炎链球菌，首选青霉素治疗。而此题患儿青霉素试敏（+），故改选用红霉素。

三、B型题

1. A。解析：出现最佳治疗作用的剂量叫作治疗量，即"常用量"。"最大治疗量"或"极量"是指超过这一剂量就可能出现中毒反应的剂量。"中毒量"是可引起中毒的剂量。

2. E。解析："致死量"是引起死亡的剂量。

3. A。解析：每日一次，缩写qd，应

每天在同一时间服用。每日二次，缩写bid，宜间隔12小时服用。每日三次，缩写tid，一般三餐前后服用。

4. D。解析：每日四次，缩写qid，一般为早、中、晚、睡前四次。每周一次，缩写qw。

5. A。解析：肺炎链球菌和脑膜炎球菌所致的化脓性脑膜炎初始经验治疗首选头孢曲松。

6. B。解析：溶血性链球菌（可引起皮肤化脓性炎症、猩红热和风湿热等）：首选青霉素或氨苄西林，次选头孢唑林、头孢呋辛或克林霉素。

第五章 急诊与急救

第一单元 急、危、重症

一、A1型题

1. E。解析：抗休克治疗扩容的目标：动脉血压接近正常低水平，脉压 > 30mmHg，心率80～100次/分；尿量 > 30mL/h；中心静脉压上升到6～10mmH$_2$O；微循环好转。

2. A。解析：凡遇病人大量失血，重度感染或严重创伤时，应考虑到休克发生的可能性。临床观察中，如病人精神兴奋，烦躁不安，皮肤湿冷，心率加速，脉搏细速，脉压缩小，尿量减少，即可诊断为休克。若神志淡漠、反应迟钝、皮肤苍白、四肢发凉、口渴不已、呼吸浅快、脉搏细速、血压下降、收缩压低于80mmHg时，病人已进入休克抑制期。所以诊断休克的主要依据是临床表现。

3. E。解析：胸外按压的部位是胸骨下段1/2。

4. B。解析：胸外按压与人工呼吸比例为30:2，避免过度通气。

5. A。解析：苯巴比妥常用于热性惊厥持续状态。

6. D。解析：复杂型热性惊厥发作多为局灶性或不对称。

7. E。解析：糖尿病酮症酸中毒的临床表现：早期酸中毒代偿阶段，病人可表现多尿、口渴、腹痛；在酸中毒失代偿期则出现食欲减退、恶心、呕吐；常伴头痛、嗜睡、烦躁、呼吸深快，呼气中有烂苹果味；病情恶化，会严重失水，脉搏细数，血压下降，反射消失，嗜睡以至昏迷。

8. C。解析：肺脏具有一定代偿能力，如肺压缩 < 15%，患者可没有明显的自觉症状，可密切观察。

9. C。解析：自发性气胸是指因肺部疾病使肺组织和脏层胸膜破裂，或靠近肺表面的肺大疱、细小气肿疱破裂，使肺和支气管内空气逸入胸膜腔。外伤造成壁层胸膜破裂而导致的气胸不属于自发性气胸范畴。

10. E。解析：喉异物种类繁多，常见的尖锐异物包括果核、鱼骨、瓜子等。临床表现：异物进入喉腔立即引起剧烈咳嗽，伴呼吸困难、发绀等症状。较大异物嵌在声门或声门下可在数分钟内引起窒息死亡。不完全堵塞的喉异物，剧烈咳嗽后伴有不同程度的呼吸困难、喉喘鸣等。

11. B。解析：鼻腔异物现场急救：

根据异物大小、形状、部位和性质的不同，采用不同的异物取出方法。①儿童鼻腔异物可用头端是钩状或环状的器械，从前鼻孔轻轻进入，绕至异物后方再向前钩出。切勿用镊子夹取，尤其是圆滑的异物。②动物性异物须先用1%丁卡因麻醉鼻腔黏膜，再用鼻钳取出。③无症状的细小金属异物若不在危险部位，可定期观察，不必急于取出。

12. E。解析：急性心肌梗死的诊断：①无诱因长时间的缺血性胸痛、含硝酸甘油不能缓解；②心电图2个以上相邻导联出现ST段单相曲线性抬高，或多个导联出现明显缺血性ST段下移及T波倒置，或新出现的完全性左束支传导阻滞；③血清心肌坏死物升高超过正常3倍以上并有动态改变。符合上述3条中2条即可诊断。

13. E。解析：高血压急症血压在2～6小时内逐步降至安全水平，一般为160/100mmHg左右；如果可以耐受高血压且病情稳定，在此后的24～48小时，降压至正常水平；主动脉夹层患者，如能耐受，收缩压应降至100～110mmHg。

14. E。解析：高血压急症控制血压首选使用静脉降压药物。硝普钠初始剂量为0.25μg/(kg·min)，常用剂量为3μg/(kg·min)，极量10μg/(kg·min)。需避光使用，药物滴注超过6小时应该重新配制液体；连续使用不宜超过3天；不良反应为心动过速、恶心、呕吐、肌颤。

15. E。解析：癫痫持续状态是癫痫最严重的发作表现，应及时转诊到上级医院救治。转诊注意事项：①转诊过程中，要有专人护理，注意生命体征监测；②将患者平卧或侧卧，头部偏向一侧，防止口腔分泌物误吸；③取下义齿，放上牙垫，防止舌、唇自咬；④防止抽搐时强力按压致肢体骨折；⑤给予氧气吸入；⑥就近转入有条件的医院。

16. C。解析：诊断癫痫发作最重要的依据是患者的病史，如先兆症状、发作时状态及发作后意识模糊等，而不是依靠神经系统检查和实验室检查。

17. C。解析：癫痫持续状态是指反复癫痫发作，发作之间意识未完全恢复，或一次发作持续30分钟以上未能自行停止。

18. C。解析：糖尿病患者血糖≤3.9mmol/L（非糖尿病患者血糖<2.8mmol/L），就属于低血糖范畴。

19. D。解析：磺脲类药物的降血糖机制主要是促进胰岛β细胞分泌胰岛素，且这种作用不依赖血糖浓度，故可引起严重低血糖的副作用。

20. C。解析：休克的诊断：①有诱发休克的病因；②可有意识异常；③脉细数，>100次/分或不能触及；④四肢湿冷，胸骨部位皮肤指压阳实验性（指压后再充盈时间>2秒），皮肤花纹，黏膜苍白或发绀，尿量<30mL/h或尿闭；⑤收缩压<80mmHg；⑥脉压<20mmHg；⑦原有高血压者，收缩压较原水平下降30%以上。凡符合以上①，以及②、③、④中的两项，和⑤、⑥、⑦中的一项者，可诊断为休克。

21. A。解析：液体复苏原则是"先快后慢，先晶体后胶体，按需补液"。在心排血量、中心静脉压、尿量及临床观察之下决定，同时兼顾患者的心肾功能，有条件者动态监测中心静脉压（CVP）与肺毛细血管楔压（PAWP）。输血与输液的比例可用血细胞比容参考，使之保持在35%～40%。

22. D。解析：休克的对症治疗扩容的目标是：动脉血压接近正常低水平，脉压>30mmHg，心率80～100次/分；尿量>30mL/h；中心静脉压上升到6～10 cmH$_2$O；微循环好转。纠正酸中毒：纠正酸中毒需在补足血容量的基础上进行，根据血气分析及二氧化碳结合力补碱，使血浆二氧化碳结合力维持在 18～20mmol/L。不宜一次完全纠正 pH，主张宁酸勿碱。

23. A。解析：肾上腺素临床上常用于心搏骤停与过敏性休克的抢救。可气管内给药或皮下注射，紧急情况下可以稀释后缓慢静脉或心内注射，或以 2～30μg/（kg·min）速度缓慢静脉滴注。

24. A。解析：硝酸甘油常用剂量一般为 10～20mg，稀释后按 5～100μg/min 的速度静滴。不建议用于心源性休克。

25. A。解析：过敏性休克的常见病因是药物、食物、异种蛋白等过敏，破伤风抗毒素属于异种蛋白。

26. B。解析：休克的监测：血压、心率、呼吸、血氧饱和度、神志和尿量等。

27. A。解析：闭式胸膜腔引流的穿刺部位：液体一般选在腋中线和腋后线之间的第 6～8 肋间插管引流。气体常选锁骨中线第 2 肋。

28. D。解析：气胸的体征：少量气胸时体征不明显；气胸量大时，气管向健侧移位，患侧胸廓膨隆、呼吸运动减弱、叩诊呈鼓音、呼吸音和语颤减弱或消失、心浊音界减少或消失、肝浊音界下移。

29. A。解析：气胸的治疗原则是排除胸腔气体，闭合漏口，促进患肺复张，消除病因及减少复发。

30. D。解析：①保守治疗：如肺压缩 <15%，无呼吸困难，临床稳定，可密切观察，12～48 小时复查胸片，如气胸无明显加重，则绝大部分胸腔内气体可自行吸收；胸膜对于气体的吸收能力约每日吸收 1.25%。吸氧可提高吸收率 3～4 倍。②胸腔穿刺抽气：肺压缩 >15%，可行胸腔穿刺抽气。胸刺点常选在患侧胸部锁骨中线第 2 肋间的中间点，而局限性气胸应根据 X 线胸片定位选择最佳穿刺点。每次抽气不宜超过 1000mL。③胸腔闭式引流：最常用的治疗方法，适合于反复气胸、交通性气胸、张力性气胸和部分心肺功能差而症状较重的闭合性气胸者。

31. A。解析：鼻腔异物有内源性和外源性两大类。内源性异物如死骨、凝血块、鼻石等，外源性异物有植物性、动物性和非生物性等。其中植物性异物多见，如豆类、果核等，并在儿童中发病率较高。

32. A。解析：喉异物种类繁多，常见的尖锐异物包括果核、鱼骨、瓜子等；较大异物包括果冻、花生米等。多发生在 5 岁以下的幼儿。

临床表现：异物进入喉腔立即引起剧烈咳嗽，伴有呼吸困难、发绀等症状。较大异物嵌在声门或声门下可在数分钟内引起窒息死亡。不完全堵塞的喉异物，剧烈咳嗽后伴有不同程度的呼吸困难、喉喘鸣等。

喉镜检查可发现喉部异物。声门下异物常呈前后位，与食管内异物呈冠状位不同。

33. D。解析：喉异物的现场急救：①婴幼儿喉异物伴呼吸困难又没有必要的抢救设备时，可试行站在患儿背后，双手有规律挤压患儿腹部或胸部，利用增强腹压或胸压排出异物。②间接喉镜下异物取出术适用于声门上区异物，成人或较大儿童能配合者。③直接喉镜下异物取出术适用于儿童及成人的各类异物。④纤维喉镜下异物取出术适用于小的喉异物。⑤异物较大、气道阻塞严重、有呼吸困难的病例，估计难以迅速在直接喉镜下取出时，可先行气管切开术。

34. E。解析：气管、支气管异物是危及患者生命的急重症，应尽早取出异物，保持呼吸道通畅。极少数患者能自行咳出异物。

35. B。解析：胸外按压操作要点：垂直向下按压；下压和放松时间相等；放松时保证胸廓充分回弹，手掌不可离开患者胸壁；最大限度避免中断胸外按压；每 2 分钟更换胸外按压操作者。

36. E。解析：心搏呼吸骤停临床表现有：①突然昏迷；②大动脉搏动消失；③心音消失或心跳过缓；④瞳孔扩大；

⑤呼吸停止或严重呼吸困难；⑥心电图异常；⑦眼底变化。

37. C。解析：胸外心脏按压的部位位于胸骨中、下1/3交界处，手掌与患者胸骨纵轴平行以避免直接按压肋骨，另一手平行按在该手背上。

38. B。解析：心脏骤停的紧急处理原则是：①保持呼吸道通畅；②进行有效的人工呼吸；③建立有效的人工循环；④药物治疗；⑤心电监测及其他监测；⑥处理心室颤动等。

39. E。解析："关于心肺复苏的更改建议"（AHA《心肺复苏及心血管急救指南》，2010）：建议将成人、儿童和婴儿的基础生命支持程序从A-B-C（开放气道、人工呼吸、胸外按压）更改为C-A-B（胸外按压、开放气道、人工呼吸）。

40. A。解析：疼痛是心肌梗死最先出现的症状，疼痛部位和性质与心绞痛相同，但诱因多不明显，且常发生于安静时，程度较重，持续时间较长，可达数小时或更长，休息和含用硝酸甘油片多不能缓解。少数患者无疼痛，一开始即表现为休克或急性心力衰竭。

41. C。解析：缓解急性心肌梗死疼痛的最有效药物是吗啡。

42. E。解析：吗啡的药理作用：①镇痛：强大的镇痛作用，对一切疼痛均有效，对持续性钝痛比间断性锐痛及内脏绞痛效果强。②镇静：在镇痛的同时有明显镇静作用，有时产生欣快感，可改善疼痛患者的紧张情绪。③呼吸抑制：可抑制呼吸中枢，降低呼吸中枢对二氧化碳的敏感性。对呼吸抑制的程度与使用吗啡的剂量平行，过大剂量可致呼吸衰竭而死亡。④镇咳：可抑制咳嗽中枢，产生镇咳作用，但因有成瘾性，并不用于临床。吗啡不是治疗高血压急症的静脉常用药。

43. C。解析：糖尿病酮症酸中毒的临床特点有"三多一少"症状加重，病情迅速恶化，食欲减退，恶心呕吐，多尿，口干，头痛，嗜睡，呼吸深快，呼气中有烂苹果味。

44. E。解析：糖尿病患者血糖值≤3.9mmol/L（非糖尿病患者低血糖的标准为<2.8mmol/L），就属于低血糖范畴。

45. E。解析：治疗癫痫持续状态应首选的药物是地西泮。

46. A。解析：癫痫是慢性反复发作性短暂脑功能失调综合征。全面强直－阵挛发作（大发作）系指全身肌肉抽动及意识丧失的发作。单纯部分发作是指脑的局部皮质放电而引起的与该部位的功能相对应的症状，包括运动、感觉、自主神经、精神症状及体征。失神发作（小发作）其典型表现为短暂的意识障碍，而不伴先兆或发作后症状。癫痫持续状态是指癫痫连续发作之间意识未完全恢复又频繁再发，或发作持续30分钟以上不自行停止。小儿热性惊厥，是大脑细胞群神经元兴奋性过高，阵发性大量异常放电的结果。

47. C。解析：现场急救：①合理放置患者：把患者放到安全的地方，采取侧卧或平卧位头偏向一侧，去除口腔分泌物及异物、保持呼吸道通畅，给予吸氧，防止舌、唇咬伤及避免强力按压致肢体骨折。②开放静脉给药通路：以便快速给药控制发作。③尽快终止癫痫发作：地西泮（安定）为终止发作的首选药物。常用剂量为10～20mg，静脉注射，每分钟2～4mg，单次最大剂量不超过20mg。为防止复发，应在用药15分钟后重复给药或用100～200mg溶于5%葡萄糖生理盐水或生理盐水500mL中，以每小时40mL的速度缓慢静脉滴注维持。此外，根据情况也可选择：氯硝西泮对各型癫痫状态均有效；苯妥英钠无呼吸抑制，对GTCS持续状态效果较好；利多卡因可用于安定注射无效者等。

二、A2型题

1. D。解析：过敏性休克的临床表现与诊断：①接触外界某些抗原性物质或进入人体，引起强烈的致命性全身反应；

②患者短期内发生面色苍白、情绪紧张、迅速神志不清或晕厥等；③有明显休克表现，血压下降，休克程度与抗原进入机体数量有关；④既往有相关物质过敏史。

2. A。解析：患者血压低，面色苍白，四肢湿冷，考虑为休克，另根据全腹肌紧张腹膜炎体征，考虑为感染性休克。

3. E。解析：意识丧失、呼吸停止，大动脉搏动扪不到为心脏性猝死的表现。

4. A。解析：心脏骤停的主要临床表现为：①意识丧失或伴短暂抽搐；②心音、大动脉搏动消失，血压测不出；③呼吸断续或停止；④瞳孔散大；⑤皮肤苍白或发绀。

5. C。解析：此时患者再次发生酮症酸中毒，应该给予持续静脉滴注速效胰岛素。

6. D。解析：呼吸深快是酸中毒表现，而患者有1型糖尿病基础而糖尿病酮症酸中是它常见的并发症，题干没有提供任何患者有呼吸、肾脏疾病的病史，不首先考虑B、C，而乳酸性酸中毒是使用双胍类药物的常见并发症。

7. A。解析：该病例诊断考虑为左侧气胸（张力性气胸）。需排气减压，以使肺复张。

8. D。解析：患者在运动后突然出现胸痛，体格检查表现为气胸。

9. D。解析：根据患者症状及体征，吸烟史，剧烈咳嗽后的胸痛，呼吸音减弱，心率快，呼吸急促，考虑自发性气胸，因患者既往体健，无咯血，所以肺梗死的可能性不如自发性气胸。

10. C。解析：根据题干考虑气管、支气管异物。气管、支气管异物多有典型的异物吸入史，外源性异物常见的为瓜子仁、花生米、各种豆类、小的玩具、食物、呕吐物等。临床表现：先出现剧烈呛咳、面色青紫，随后出现阵发性咳嗽，检查时气管异物患者可于颈部听到拍击音。

11. C。解析：急性心肌梗死是冠状动脉急性、持续性缺血缺氧所引起的心肌坏死。临床上多有剧烈而持久的胸骨后疼痛，休息及硝酸酯类药物不能完全缓解，伴有血清心肌酶活性增高及进行性心电图变化，可并发心律失常、休克或心力衰竭，常可危及生命。

12. E。解析：心电图Ⅰ、aVL导联ST段弓背向上抬高，血清肌钙蛋白升高，提示急性心肌梗死。

13. C。解析：患者有高血压病史，血压显著升高，超过180/120mmHg，患者有头痛、视力模糊，考虑高血压急症。

14. A。解析：根据题干给出患者的症状考虑癫痫持续状态，终止发作的首选药物是地西泮，常用剂量为10～20mg，静脉注射。

15. D。解析：皮肤湿冷提示低血糖发生，是它的典型症状。低血糖表现：出汗、恶心、心跳加快、颤抖、饥饿感、无力、手足发麻、说话含糊不清、烦躁、性格改变、定向障碍、昏迷。

16. A。解析：患者因车祸伤致骨盆、膀胱破裂，兼有面色苍白，呼吸急促，四肢厥冷，烦躁不安，血压90/70mmHg，心率150次/分，是因疼痛而引起的休克，据此可以判断为创伤性休克早期。

17. C。解析：肌注青霉素后突然晕倒，考虑为过敏性休克。肾上腺素主要用于过敏性休克。

18. E。解析：患者因心梗引起泵衰竭，导致有效循环血量不足，出现血压下降，皮肤湿冷，大汗淋漓等症状，因此应首先考虑心源性休克。

19. C。解析：根据体征和既往史，其死因最大的可能是急性心肌梗死。A需有感染体征；B既往需有高血压病史，或血压升高的症状；D需有心肌酶等客观检查支持；E需有CT等客观检查及体征支持。

20. E。解析：高渗性非酮症糖尿病昏迷，临床可见血糖>33.3mmol/L，血钠>155mmol/L，血浆渗透压显著升高，但无酮症或较轻。根据症状，患者为高渗性非酮症昏迷，治疗应该以小剂量胰岛素与等渗盐水静脉滴注。

21. C。解析：高渗性非酮症糖尿病昏迷以严重脱水和进行性意识障碍为特征，治疗为补液，应用胰岛素，补钾，积极治疗诱发病和防治并发症。

22. D。解析：治疗癫痫持续状态，首选安定。

三、A3/A4 型题

1. B。解析：患儿体温高，有抽搐，考虑是高热惊厥。

2. A。解析：高热惊厥的诊断要点：3个月至5岁；惊厥发生于高热或体温上升时；发作前后无神经系统异常。

3. B。解析：高热惊厥紧急处理：
（1）一般治疗：①保持安静及呼吸道畅通。防止误吸及窒息。防止咬伤及骨关节损伤。②严重者给氧，以减少缺氧性脑损伤。保持安静，禁止一切不必要的刺激。
（2）止惊治疗：首选地西泮，0.3～0.5mg/kg（最大剂量10mg）静注（每分钟1.2mg），5分钟内生效，但作用短暂，必要时15～20分钟后重复。肛门灌肠，同样有效，但肌注吸收不佳，最好不用。

四、B 型题

1. E。解析：放射性休克：人体受到放射线损伤后导致的休克。常见于核爆炸、核泄漏事故等。

2. D。解析：溶血性休克：临床常见于输血时，分血型不合导致的血管内溶血和血液成分改变导致的血管外溶血两种。

3. C。解析：由急性心肌梗死而引起的休克，属于心源性休克。

4. D。解析：肌注青霉素引起而的休克，属于过敏性休克。

第二单元　常见损伤与骨折

一、A1 型题

1. A。解析：按原因分类正确的是：外伤性脱位、先天性脱位、病理性脱位、习惯性脱位、麻痹性脱位。生理性脱位是错的。

2. E。解析：关节脱位的一般表现：疼痛、肿胀和功能障碍。

3. B。解析：髋关节脱位后脱位最常见，肩关节脱位前脱位最多见。

4. B。解析：口诀"内打我，外小三"内收型＞50°，外展型＜30°。

5. B。解析：A.正确，存在几个椎体的差异。B.没有这个说法。C.正确，比如脊髓震荡。D.正确，一般脊柱受到损伤，都是因为强大的外力作用。E.狭窄本身会加重损伤。

6. B。解析：在诊断未完全明确、治疗方案未确定之前，不宜使用镇痛药，以免掩盖病情进展。

7. B。解析：应进行诊断性腹腔穿刺，抽到液体或气体均为阳性。

8. A。解析：肱骨干中段后侧有桡神经沟，桡神经走行于沟内，紧贴肱骨。所以该段骨折易伤及桡神经，反复手法复位，更易伤及。

9. E。解析：头皮损伤包括头皮擦伤、头皮挫伤、头皮裂伤、头皮撕脱伤、头皮血肿。硬膜外血肿属于颅内血肿。

10. C。解析：脑震荡的临床表现：①意识障碍：伤后立即昏迷，一般不超过半小时，表现为神志恍惚或意识完全丧失；②逆行性遗忘：清醒后不能回忆受伤当时乃至伤前一段时间内的情况；③伤后短时间内表现面色苍白、出汗、血压下降、心动徐缓、呼吸浅慢、肌张力降低、各种生理反射迟钝或消失。此后有头痛、头昏、恶心、呕吐等，这些症状常在数日内好转或消失，部分病人症状延续较长；④神经系统检查一般无阳性体征，脑脊液压力正常或偏低，其成分化验正常。

11. E。解析：脑挫裂伤的临床症状包括：①意识障碍较重，昏迷时间从数小时到数日，数周，甚至更长；②颅内压增高症状，如头痛、恶心、呕吐等，多因脑出血、脑水肿引起，生命体征也出现相应变化，血压、脉搏和呼吸不稳定。如血压升高而呼吸深慢，脉搏缓慢有力，这反映颅内压增高已较严重，可能并发颅内血肿。闭合性颅脑损伤时，很少发生低血压，如病人血压低，多因合并身体其他部位严重损伤所致；③出现脑挫裂伤相应的神经系统体征，如一侧运动区损伤时有对侧偏瘫，锥体束征或癫痫。

12. A。解析：下丘脑损伤主要症状有体温调节失衡及尿崩症等。

13. B。解析：头颅CT扫描对颅脑损伤的诊断是目前最理想的一项检查方法。可以准确地判断损伤的类型及血肿的大小、数量和位置，但要送上级医院进行。

14. E。解析：CT和MRI检查：可迅速得出伤情结果，故可作为辅助检查的首选。初次CT检查未发现颅内血肿，以后又出现颅内压增高等迟发性血肿征象者，宜再次行CT复查。

15. E。解析：开放性颅脑损伤眼部征象：一侧幕上血肿常出现同侧瞳孔进行性散大；脑干损伤时瞳孔可缩小、扩大或多变；颅后凹血肿早期很少出现瞳孔改变而生命体征变化较明显。

16. E。解析：颅脑损伤的现场急救：保持呼吸道通畅；制止活动性外出血；维持有效的循环功能；处理局部创面，以防止伤口再污染、预防感染、减少或制止出血为原则；防止和处理脑疝。

17. B。解析：脑震荡的临床表现为：①一过性昏迷，伤后立即出现短暂的昏迷，常为数分钟，一般不超过半小时。②近事遗忘症。③较重者在昏迷期间可有皮肤苍白、出汗、血压下降、心动徐缓、

呼吸浅慢等表现，但随着意识的恢复很快趋于正常。清醒后可有头痛、头晕、恶心、呕吐等症状。④神经系统检查无阳性体征。

18. C。解析：有膈面腹膜刺激表现者，提示有肝、脾等上腹部脏器损伤。

19. D。解析：对于腹壁破裂导致腹腔内脏器脱出者，不能现场将脱出内脏放回腹腔，而应该用消毒碗覆盖脱出的脏器，转入医院后在手术室内消毒、检查、处置后还纳。

20. E。解析：肾损伤的主要表现：①休克；②血尿；③疼痛；④发热；⑤腹部肿块和触痛。

二、A2型题

1. E。解析：根据病史可以诊断为颈髓损伤，首先颈托制动。

2. C。解析：考虑脊柱骨折损伤，搬运时应让病人头、胸、腰、臀、下肢处于同一水平。

3. D。解析：膀胱胀满可以排除膀胱损伤。骨盆骨折是一种严重外伤，多由直接暴力骨盆挤压所致。多见于交通事故和塌方。战时则为火器伤。骨盆骨折创伤在半数以上伴有合并症或多发伤。最严重的是创伤性失血性休克，及盆腔脏器合并伤，救治不当有很高的死亡率。

有骨盆骨折时，耻骨支处有明显压痛。(此题中患者的外伤史和疼痛均支持骨盆骨折。)对骨盆骨折的病人应经常考虑下尿路损伤的可能性，尿道损伤远较膀胱损伤为多见。患者可出现排尿困难、尿道口溢血现象。(题中：膀胱胀满，橡皮导尿管插入一定深度未引出尿液，导尿管尖端见血迹符合此诊断。)双侧耻骨支骨折及耻骨联合分离时，尿道膜部损伤的发生率较高。所以此题选骨盆骨折合并尿道断裂。

4. E。解析：患者有高空坠落史，出现血压下降，髂骨挤压试验阳性，双下肢不等长，会阴部淤斑，可以首先诊断骨盆

骨折。

5. E。解析：骨盆挤压和分离试验阳性提示骨盆骨折，下腹压痛、腹肌紧张提示存在腹膜炎，可行诊断性腹腔穿刺，对诊断腹腔脏器损伤有重要意义。

6. B。解析：硬脑膜外血肿：可同时存在各类型的颅脑损伤中，由于血肿部位不同而临床症状亦不相同，以典型的颞部硬脑膜外血肿为例：受伤当时有短暂的意识障碍，随即清醒或好转，继之因颅内出血而表现急性颅内压增高的症状，头痛进行性加重，烦躁不安，频繁呕吐并出现神经系统定位体征或昏迷。两次昏迷之间的间隔期称为"中间清醒期"或"意识好转期"。若中间清醒期短，表明血肿形成速度快。

7. A。解析：头颅CT扫描对颅脑损伤的诊断，是目前最理想的一项检查方法。可以准确地判断损伤的类型及血肿的大小、数量和位置，但要送上级医院进行。

8. A。解析：患者有头颅外伤史，有神经系统症状，但查体无阳性体征。故诊断为脑震荡。

9. B。解析：结合题中症状，考虑为脑挫裂伤。患者腰穿呈血性脑脊液，提示可能合并蛛网膜下腔出血。

10. B。解析：脾损伤表现为急性失血性休克和血性腹膜炎的症状。结合题中症状，考虑为脾破裂。

第三单元　意　外

一、A1型题

1. A。解析：发生高空坠落后，首先要立即快速检查伤情，是否有头部损伤意识丧失，是否有呼吸、心跳停止，是否有四肢骨折、脊柱骨折及出血等。然后本着先救命后救伤的原则，根据具体伤情给予相应的现场急救。

2. E。解析：损伤发生的部位常较广泛但内重外轻。无论人体哪一部位为着地点，一次外力往往在头、胸、腹、骨盆、脊柱及四肢同时发生损伤。体表损伤主要是大片状擦伤及挫伤，少有挫裂创而且多分布在裸露部位，而骨质和内脏损伤重，常伤及生命的重要器官，因此死亡率很高。坠落伤符合减速运动损伤的特点。既可见于人体着地部位，也可发生于远离着力点的部位。

3. B。解析：坠落伤的患者需要对创伤局部妥善包扎，但对疑颅底骨折和脑脊液漏患者切忌做填塞，以免导致颅内感染。

4. C。解析：体型偏瘦并不影响散热，故不属于导致中暑的因素。

5. A。解析：处理原则：①热射病：迅速采取降低体温、维持循环呼吸功能的措施，必要时应纠正水、电解质紊乱；②热痉挛：及时口服含盐清凉饮料，必要时给予葡萄糖生理盐水静脉滴注；③热衰竭：使患者平卧，移至阴凉通风处，口服含盐清凉饮料，同时对症处理。

6. D。解析：热惊厥：发热时患者可表现为不同程度的中枢神经系统功能障碍，在小儿易出现全身或局部肌肉抽搐，称为热惊厥。在老年人身上同样也会出现。表现为四肢抽搐、双目圆睁、牙关紧咬、伴有白沫。

热衰竭：高温环境劳动，出现的血液循环机能衰竭。血压下降、脉搏呼吸加快、大量出汗、皮肤变凉、血浆和细胞间液量减少、晕眩、虚脱等症状。这时体温正常。在炎热的天气下做体力劳动或长跑，都可能引致热衰竭，严重的更会中暑。

热痉挛：是一种高温中暑现象。在干热环境条件下劳动，出汗过度，随汗液排出很多 NaCl，发生肢体和腹壁肌肉的痉挛现象。患者体温并不升高。补充食盐水即可缓解。热痉挛通常是受热导致虚脱的第一次警告，过度劳累之后，胳膊、腿和腹部等处的肌肉都会发生这种痉挛，一般由于身体盐分缺乏而引起（因为流汗过多，特别是食盐不足时）。

热射病：热射病是由于散热途径受阻，引起热蓄积，体温调节障碍所致。临床特点是在高温环境下突然发病，表现为高热，开始大量出汗，以后无汗，皮肤干热，伴有意识障碍和昏迷等中枢神经系统症状，严重者可以导致死亡。

7. D。解析：大咯血窒息属于机械性窒息，应立即解除患者呼吸道梗阻的因素。

8. B。解析：机械性窒息的患者不会有强烈的咳嗽，不能说话或是呼吸，成人和儿童双手抵住喉部，脸会短时间内变成红色或青紫色。心跳加快而微弱，病人处于昏迷或者半昏迷状态，发绀明显，呼吸逐渐变慢而微弱，继而不规则，到呼吸停止，心跳随之减慢而停止。瞳孔散大，对光反射消失。

9. C。解析：阿托品属于抗胆碱类药物，不属于镇静催眠类药物。

10. B。解析：忌用硫酸镁，因镁剂可加重对中枢神经系统的抑制作用。

11. D。解析：巴比妥类药物中毒可引起中枢呼吸抑制，治疗应选用呼吸中枢兴奋剂。同时应给予洗胃、导泻、碱化尿液、利尿等治疗。

12. C。解析：无心搏患者的现场急救：应立即进行心肺复苏术，2015年国际心肺复苏和心血管急救指南指出："没有证据表明呼吸道的水和其他堵塞物相同，因此不要浪费时间去清楚它"，不需要先控水。

13. B。解析：淹溺可分为：①湿性淹溺；②干性淹溺。按溺水环境可以分为淡水淹溺和海水淹溺。

14. A。解析：淡水和海水淹溺均引起全身缺氧并引起各种并发症。

15. B。解析：浅Ⅱ度：毁及部分生发层或真皮乳头层。伤区红、肿、剧痛，出现水疱或表皮与真皮分离，内含血浆样黄色液体，水疱去除后创面鲜红、湿润、疼痛更剧、渗出多。如无感染 8～14 天愈合。愈合后短期内可见痕迹或色素沉着，但不留瘢痕。

16. C。解析：一氧化碳中毒时，CO 与血红蛋白结合，形成碳氧血红蛋白（COHb），使皮肤、黏膜呈樱桃红色，为一氧化碳中毒最具特征性的表现。

17. E。解析：急性一氧化碳中毒的临床表现有昏迷、口唇黏膜呈樱桃红色、抽搐、呼吸困难，但无贫血表现。

18. B。解析：毛果芸香碱（或新斯的明）能兴奋 M 胆碱受体，可迅速对抗阿品中毒症状（包括谵妄和昏迷），因其在体内代谢迅速，患者可在 1～2 小时内再度昏迷，故需反复给药。

阿托品中毒患者出现瞳孔明显扩大、神志模糊、烦躁、谵语、惊厥、昏迷和尿潴留等症状。应立即停用阿托品。

19. D。解析：有机磷农药（OPI）中毒表现多样化。轻者以 M 样症状为主，中度者表现 M 和 N 样症状，重度者同时出现 M、N 样症状和中枢神经系统症状。

瞳孔明显缩小、大汗、流涎是 M 样症状；血压升高是 N 样症状；神志模糊是神经系统症状。

最新版教材上重度中毒的临床表现为"惊厥、昏迷、肺水肿、呼吸衰竭"。

20. E。解析：有机磷农药中毒的临床表现：

轻度中毒：有头晕、头痛、恶心、呕吐、出汗、胸闷、视物模糊、无力等症状。瞳孔可能缩小。全血胆碱酯酶活力一般在 50%～70%。

中度中毒：除轻度中毒症状外，尚有肌束震颤、瞳孔缩小、轻度呼吸困难、大汗、流涎、腹痛、腹泻、步态蹒跚、神志清楚或模糊，血压可以升高。全血胆碱酯酶活力一般在30%～50%。

重度中毒：除中度中毒症状外，出现神志不清、昏迷、瞳孔如针尖大小、呼吸极度困难、发绀、肺水肿，全身明显肌束震颤，大小便失禁，可发生呼吸肌麻痹。少数病人合并出现脑水肿、心率减慢、心律不齐、血压下降等。全血胆碱酯酶活力一般在30%以下。

21. B。解析：有机磷农药中毒死亡的主要原因是呼吸衰竭，因此需注意保持呼吸道通畅，给氧，必要时应用人工呼吸器；治疗肺水肿的药物首选阿托品；注意维持水、电解质和酸碱平衡；应用抗生素防治感染；针对休克、心律失常、心力衰竭、脑水肿采取相应防治措施。

22. D。解析：如果被蜇者觉得口渴，可以喝清凉的饮料或开水，但绝不能食用含酒精的食物或饮品，否则血液循环加速，毒性扩散得更快，危险性也会更高，有时还会引起心脏麻痹，引发死亡。

23. A。解析：部分对蜂毒过敏的患者，在蜇伤后可立即出现荨麻疹、喉头水肿、哮喘，甚至支气管痉挛，重者可因过敏性休克、窒息而死亡。

24. B。解析：明确为毒蛇咬伤的救治：迅速排出毒液并防止毒液的吸收与扩散。彻底清创，内服及外敷有效的蛇药片，抗蛇毒血清的应用及全身的支持疗法。其中阻止毒液的吸收可以使用绑扎法、冰敷法和伤肢制动。

25. C。解析：银环蛇是以神经毒为主的毒蛇，毒液主要作用于神经系统，引起肌肉麻痹和呼吸肌麻痹。

26. E。解析：在伤肢近侧5～10cm处或在伤指（趾）根部予以绑扎，在护送途中应每隔20分钟松绑一次，每次1～2分钟。

27. C。解析：全身治疗对Ⅱ度以上冻伤需全身治疗，包括：①应用抗生素和破伤风抗毒素血清。②冻伤常继发肢体血液循环不良，可用低分子右旋糖酐、妥拉唑林（妥拉苏林）、罂粟碱等，也可用中药活血化瘀改善血液循环。③给予高热量、高蛋白、高维生素饮食。④冻僵者复温后应重点防治多系统器官衰竭。

28. D。解析：Ⅰ度冻伤：伤及皮肤表层。局部轻度肿胀，红斑损害，稍有麻木痒痛。1周后脱屑愈合。

Ⅱ度冻伤：伤及皮肤真皮质。局部水肿，水疱损害，知觉迟钝。2～3周后，如无感染，可痂下愈合，少有瘢痕。

Ⅲ度冻伤：伤及皮肤全层及皮下组织。局部由苍白转为黑褐色，可出现血性水疱，知觉消失。4～6周后，坏死组织脱落形成肉芽创面，愈合缓慢，留有瘢痕。

Ⅳ度冻伤：伤及肌肉、骨骼等组织，甚至肢体干性坏疽。对复温无反应，感染后变成湿性坏疽，中毒症状严重。治愈后多留有功能障碍或残疾。

29. D。解析：冻伤患者的现场急救措施：①快速复温，使用38～42℃恒温水浸泡伤肢，冻僵者全身浸泡。15～30分钟后，使体温迅速提高而接近正常，指端甲床潮红且有温感。②如无复温条件，可利用常人腋窝、胸腹部。③快速复温后，应在22～25℃室内继续保暖，卧床休息。④不能口服者可静脉输入加温至37℃的葡萄糖液，能量合剂等，并防治休克。⑤对心跳、呼吸骤停要实行复苏术。

30. E。解析：电击伤后电流能量可转化为热量，可使局部组织温度升高，引起灼伤。且常伴有小营养血管闭塞，引起组织缺血。

31. B。解析：雷电击属于高压电击，常发生意识丧失、心脏和呼吸骤停，如未及时复苏则会死亡。

32. A。解析：220～380V低压交流电触电最为常见，可引起触电者因室颤而死亡。

答案与解析 ◎ 第三部分 全科医疗

33. D。解析：当乙醇浓度达87mmol/L以上时，患者陷入深昏迷，心率快，血压下降，甚至大小便失禁，抽搐，呼吸麻痹，后者是其主要的死亡原因。

34. C。解析：毒蕈碱样症状表现为心率减慢。

35. A。解析：急性中毒时眼症状：①瞳孔扩大：见于阿托品、可卡因、麻黄碱、莨菪碱类中毒；②瞳孔缩小：见于有机磷杀虫药、氨基甲酸酯类杀虫药中毒；③视神经炎：见于甲醇中毒。

36. A。解析：氯磷定是目前临床上首选的ChE复能药。

37. A。解析：阿托品能缓解毒蕈碱样症状（M样症状）。

38. A。解析：对口服有机磷农药中毒患者，清除其未被吸收毒物的首要方法是催吐和洗胃。

39. E。解析：有机磷中毒的毒蕈碱样症状表现为大汗，多泪，流涎，瞳孔缩小，胸闷，气短，呼吸困难，恶心，呕吐，腹痛，腹泻，大小便失禁，咳嗽，气促，双肺有干性或湿性啰音，严重者发生肺水肿。

40. A。解析：阿托品化表现为使用阿托品后瞳孔较前增大、口干、皮肤干燥、心率增快、颜面潮红、肺湿啰音消失。

41. A。解析：有机氟杀鼠药中毒特效解毒剂为乙酰胺，成人每次2.5～5g肌注，每日2～4次（一般用药3～7天）。

42. C。解析：灭鼠药中毒应彻底清除毒物：①立即予以催吐、彻底清水洗胃，洗胃后可注入活性炭吸附毒物，或用20%～30%硫酸镁导泻（磷化锌中毒者禁用），以减少毒物的吸收。②大量补液，补充维生素C，利尿，加速毒物的排出。

43. C。解析：百草枯中毒：肺损伤最为突出也最为严重，表现为咳嗽、胸闷、气短、发绀、呼吸困难，查体可发现呼吸音减低，两肺可闻及干湿啰音。大量口服者，24小时内出现肺水肿、肺出血，常在数天内因严重呼吸窘迫死亡；非大量摄入者呈亚急性经过，多于1周左右出现胸闷、憋气，2～3周呼吸困难达高峰，患者常死于呼吸衰竭。少数患者发生气胸、纵膈气肿、中毒性心肌炎、心包出血等并发症。

44. D。解析：百草枯中毒临床应用的药物主要是防治靶器官肺的损伤，常用药物包括糖皮质激素、免疫抑制剂、抗氧化剂等。

45. D。解析：热痉挛：大量出汗及口渴，饮水多而盐分补充不足，肌肉发生阵发性痉挛的疼痛。

46. B。解析：一氧化碳中毒后及时测定血中COHb，可见明显增高，轻度中毒在10%～20%，中度中毒在30%～40%，重度中毒在50%以上。

47. C。解析：一氧化碳中毒早期查血可以查到碳氧血红蛋白明显升高。

48. E。解析：对于中、重度CO中毒，应尽早采取高压氧治疗。

49. E。解析：煤气中毒使患者昏迷的主要原因是缺氧，对于重症煤气中毒的昏迷患者，最有效的抢救措施是迅速纠正组织缺氧，缩短昏迷时间和病程，预防CO中毒引发的迟发性脑病。

50. D。解析：CO中毒的治疗原则为迅速将病人搬离中毒现场，积极纠正缺氧，防止脑水肿，促进脑细胞恢复，对症治疗。

51. C。解析：急性酒精中毒可引起中枢神经系统抑制，症状与饮酒量和血酒精浓度以及个人耐受性有关，临床上分为三期。

①兴奋期：血酒精浓度达到11mmol/L（50mg/dL）即感头痛、欣快、兴奋。血酒精浓度超过16mmol/L（75mg/dL），健谈、饶舌、情绪不稳定、自负、易激惹，可有粗鲁行为或攻击行动，也可能沉默、孤僻。浓度达到22mmol/L（100mg/dL）时，驾车易发生车祸。

②共济失调期：血酒精浓度达到33mmol/L（150mg/dL），肌肉运动不协调，行动笨拙，言语含糊不清，眼球震颤，视力模糊，复视，步态不稳，出现明显共济失调。浓度达到43mmol/L（200mg/dL），出现恶心、呕吐。

③昏迷期：血酒精浓度升至54mmol/L（250mg/dL），患者进入昏迷期，表现昏睡、瞳孔散大、体温降低。血酒精浓度超过87mmol/L（400mg/dL）患者陷入深昏迷，心率快、血压下降，呼吸慢而有鼾音，可出现呼吸、循环抑制而危及生命。

52. E。解析：吩噻类药物中毒，最常见的为锥体外系反应。临床表现有以下三类：①帕金森病；②静坐不能；③急性肌张力障碍反应，例如斜颈、吞咽困难和牙关紧闭等；④体位性低血压、体温调节紊乱等。

呼出气体有特异性的大蒜味是有机磷农药中毒。

53. E。解析：美托洛尔是心脏选择性β受体阻断药。

54. A。解析：长期服用大剂量镇静催眠药患者，突然停药或迅速减少药量时，可发生戒断综合征。主要表现为自主神经兴奋性增高和轻重度神经和精神异常。

55. A。解析：氟马西尼是苯二氮䓬类拮抗剂，予以0.2mg静脉注射30秒以上，每分钟重复应用0.3～0.5mg，通常有效治疗量为0.6～2.5mg。此药禁用于已合用可致癫痫发作的药物，特别是三环类抗抑郁药，不用于对苯二氮䓬类已有躯体性依赖和为控制癫痫而用苯二氮䓬类药物的病人，亦不用于颅内压升高者。

56. E。解析：重症中暑症状是中暑中情况最严重的一种，如不及时救治将会危及生命。这类中暑又可分为四种类型：热痉挛、热衰竭、日射病、热射病。

57. A。解析：对于中暑重症高热患者，降温速度决定预后，应在1小时内使直肠温度降至37.8～38.9℃。主要方法有：体外降温、体内降温、药物降温。

58. B。解析：病理性窒息：如溺水和肺炎等引起的呼吸面积的丧失；脑循环障碍引起的中枢性呼吸停止；新生儿窒息及空气中缺氧的窒息（如关进箱、柜内，空气中的氧逐渐减少等）。

59. D。解析：浸没后暂时性窒息，尚有大动脉搏动，经处理后至少存活24小时或浸没后经紧急心肺复苏存活者称近乎淹溺。淹溺后短暂恢复数分钟到数日，最终死于淹溺并发症者为继发性淹溺。

60. D。解析：对有心跳无呼吸的淹溺患者的现场急救，最佳的方法是气管插管，如果能够及时地成功插管并使用气囊人工呼吸，可以起到立竿见影的效果。其他方法有口对口（或口鼻）人工呼吸、口对气管插管呼吸、挤胸人工呼吸、抡臂人工呼吸等。

61. E。解析：热烧伤主要是指由热力引起的皮肤及其深部组织的损伤。与酸烧伤、碱烧伤、电烧伤和放射烧伤，统称为烧伤。

62. E。解析：浅Ⅱ度烧伤采用包扎疗法，小水疱无须处理，大水疱可在低位剪破引流或用空针抽出泡液。

63. B。解析：按新九分法计算，双下肢：5×9%+1%=46%。

64. C。解析：中度烧伤：成人Ⅱ度烧伤面积11%～30%，或Ⅲ度烧伤面积小于10%，小儿减半。

65. B。解析：按新九分法计算，双上肢为2×9%=18%。

66. C。解析：Ⅱ度烧伤：又称水疱性烧伤。浅Ⅱ度烧伤：伤及部分生发层或真皮乳头层。伤区红、肿、剧痛，出现水疱或表皮与真皮分离，内含血浆样黄色液体，水疱去除后创面鲜红、湿润、疼痛更剧、渗出多。如无感染1～2周内愈合。愈合后短期内可见痕迹或色素沉着，但不留瘢痕。

67. D。解析：重度烧伤：成人Ⅱ度烧

伤面积在31%～50%，或Ⅲ度烧伤面积在10%～20%，小儿减半。如烧伤面积小于30%，但合并有以下情况之一者，都属于重度：一般情况差或有休克者；合并严重创伤或化学中毒者；重度呼吸道烧伤者。

68. E。解析：Ⅰ度冻伤：伤及皮肤表层。局部肿胀，红斑损害，稍有麻木痒痛，1周后脱屑愈合。

69. D。解析：关于冻伤局部创面的处理：①Ⅰ度冻伤：保持创面干燥，数日可愈。②Ⅱ度冻伤：复温后水疱无菌抽液，干敷料保暖性包扎，或外涂冻伤膏后暴露。③Ⅲ度、Ⅳ度冻伤：多采用暴露疗法，保持创面干燥，一般待坏死组织分界清楚行切除，后再行植皮，并发湿性坏疽常需截肢。Ⅱ度和Ⅲ度分不清时均按Ⅲ度冻伤处理。

70. B。解析：坠落伤的损伤发生的部位常较广泛但内重外轻。

71. E。解析：高压电引起的电灼伤常表现为有一个进口和多个出口，组织烧伤可深及肌肉、神经、血管，甚至骨骼等，可在1周后由于血栓形成而造成局部组织坏死、出血，但一般不伤及内脏。

72. A。解析：毒蛇大致可分成三大类：①以神经毒为主的毒蛇有金环蛇，银环蛇及海蛇等。②以血液毒为主的毒蛇有竹叶青、蝰蛇和龟壳花蛇等。③兼有神经毒和血液毒的毒蛇有蝮蛇、大眼镜蛇和眼镜蛇等。

二、A2型题

1. E。解析：患者因大咯血导致呼吸困难，甚至窒息，首先应解除患者呼吸道梗阻。

2. C。解析：在现场急救中，热力致伤者，可行"创面冷却疗法"。最好用清洁水冲洗创面，或冷敷或浸泡创面。

3. B。解析：烧伤面积的计算中手掌法：五指并拢，手掌面积即占全身体表面积的1%，此法不论年龄大小与性别，均以伤员自己手掌面积的大小来估计。

4. B。解析：患者为男性成人，按照新九分法中双小腿13%、双足7%计算，右足右小腿为10%。有水泡伴剧痛、创面红肿，为浅Ⅱ度烧伤。

5. D。解析：一氧化碳轻度中毒者，可予吸氧。中度及重度中毒者予常压面罩吸氧，有条件时应给予高压氧治疗。吸入氧可加速COHb解离，增加CO的排出。

6. D。解析：瞳孔缩小属于毒蕈碱样症状，不可根据此诊断为有机磷农药重度中毒。

7. D。解析：急性酒精中毒昏迷期：血酒精浓度升至54mmol/L（250mg/dL），患者表现为昏睡、瞳孔散大、体温降低。

8. A。解析：急性酒精中毒患者血酒精浓度超过87mmol/L（400mg/dL），陷入深昏迷、心率快、血压下降、呼吸慢而有鼾音，可出现呼吸、循环抑制而危及生命。

9. E。解析：蜜蜂的毒液呈酸性，被蜜蜂蜇后，可迅速在伤处外敷弱碱液中和毒素。香皂水为弱碱性。

10. E。解析：全血胆碱酯酶活力是诊断有机磷中毒的特异性实验指标。胆碱酯酶活力降至正常人均值的50%～70%为轻度中毒，30%～50%为中度中毒，30%以下为重度中毒。

11. C。解析：两侧瞳孔呈针尖样大小，呼吸有大蒜臭味，首先考虑为急性有机磷农药中毒。

三、B型题

1. B。解析：纳洛酮有助于缩短因酒精中毒昏迷的时间。

2. D。解析：安易醒又称为氟马西尼，是苯二氮䓬类拮抗剂，通过竞争抑制苯二氮䓬受体而阻断该类药物的镇静催眠作用。

3. C。解析：毒蕈碱样症状——腺体分泌增加，如大汗、多泪和流涎。

4. D。解析：烟碱样症状——由于乙酰胆碱堆积在横纹肌神经－肌肉接头处，出现肌纤维颤动，全身紧缩或压迫感，甚至全身骨骼肌强直性痉挛。

5. C。解析：2%碳酸氢钠溶液忌用于敌百虫中毒时洗胃，因碱性溶液能使其转换成毒性更强的敌敌畏。

6. D。解析：有机磷乐果农药急性中毒时，洗胃液忌用高锰酸钾（1:5000）溶液。

7. A。解析：热射病：在高温环境中从事体力劳动的时间较长，身体产热过多，而散热不足，导致体温急剧升高，昏迷伴四肢抽搐；严重者可产生脑水肿、肺水肿、心力衰竭等。

8. B。解析：热痉挛：在高温环境中，大量出汗、口渴，大量饮水而补盐不足造成低钠、低氯血症，则可导致肌肉痉挛，并可引起疼痛。

9. A。解析：烧伤深度的识别：①Ⅰ度烧伤：称红斑性烧伤。②Ⅱ度烧伤：称水疱性烧伤。③Ⅲ度烧伤：称焦痂性烧伤。

10. B。解析：同上题。

11. C。解析：同上题。

12. B。解析：临床表现冻伤后局部麻木刺痛，皮肤苍白发凉等。冻融后按其损伤程度分为四度。

Ⅰ度冻伤：伤及皮肤表层。局部轻度肿胀，红斑损害，稍有麻木痒痛。1周后脱屑愈合。

Ⅱ度冻伤：伤及皮肤真皮层。局部水肿，水疱损害，知觉迟钝。2～3周后，如无感染，可痂下愈合，少有瘢痕。

Ⅲ度冻伤：伤及皮肤全层及皮下组织。局部由苍白转为黑褐色，可出现血性水疱，知觉消失。4～6周后，坏死组织脱落形成肉芽创面，愈合缓慢，留有瘢痕。

Ⅳ度冻伤：伤及肌肉、骨骼等组织，甚至肢体干性坏疽。对复温无反应，感染后变成湿性坏疽，中毒症状严重。治愈后多留有功能障碍或残疾。

13. C。解析：同上题。

第六章　中医辨证施治和适宜技术应用

第一单元　中医学基本概念

一、A1型题

1. D。解析：证，即证候，是疾病过程中某一阶段或某一类型的病理概括，一般由一组相对固定的、有内在联系的、能揭示疾病某一阶段或某一类型病变本质的症状和体征构成。如风热感冒、肝阳上亢、心血亏虚、心脉痹阻等。

2. E。解析："症"，是指疾病的具体临床表现，即症状和体征，如发热、畏寒、口苦、胸闷、便溏、苔黄、脉弦等。

3. C。解析：事物或现象的阴阳属性具有普遍性、相关性、相对性、可分性等特征。

4. A。解析：整体观念，是中医学关于人体自身的完整性及人与自然、社会环境的统一性的认识。

5. B。解析：中医学的基本特点是：①整体观念：人体是有机的整体，人体的各个部分是有机联系的；人和自然相统一；②辨证论治：运用望、闻、问、切的诊断方法，收集患者的症状、体征以及病史有关情况，进行分析、综合，辨明病理变化的性质和部位，判断为何种性质的"证候"，这个过程就是"辨证"。"论治"，就是在辨证基础上，根据正邪情况而确立的治疗法则。

6. A。解析：证，即证候，是疾病过程中的某一阶段或某一类型的病理概括，一般由一组相对固定的、有内在联系的、能揭示疾病某一阶段或某一类型病变本质的症状和体征构成。

7. A。解析：B、C是病，D、E是症。

8. B。解析：头痛如劈、肢冷腰痛、感冒咽痛和舌红发热均为症的表现。

9. E。解析：证包括病的原因、病的部位、病的性质和邪正关系，反映了疾病发展过程中，该阶段病理变化的全面情况。这些情况往往是通过中医四诊获得的。病，是指有特定病因、发病形式、病机、发展规律和转归的一种完整的过程。

10. B。解析：通过辨证思维得出证，继而确立相应的治疗原则与方法，即因证立法，此"证"即证候。

11. D。解析：中医学基本特点为整体观念和辨证论治。

12. B。解析：辨证论治是中医学认识疾病和治疗疾病的基本原则。辨证就是将四诊所收集的资料、症状和体征，通过分析、综合，辨清疾病的原因、性质、部位以及邪正之间的关系，概括、判断为某种性质的证。论治是根据辨证的结果，确定相应的治疗原则和治疗方法。辨证论治是理论和实践相结合的体现，是理法方药在临床上的具体应用，是指导中医临床工作的基本原则。

13. C。解析：《素问·阴阳应象大论》曰："天地者，万物之上下也；阴阳者，气血之男女也；左右者，阴阳之道路也；水火者，阴阳之征兆也；阴阳者，万物之能始也。"

14. B。解析：阴阳，是古代哲学的一对范畴，是对自然界既相互对立又相互关联的某些事物或现象对立双方的概括。阴和阳，既可代表两个相互对立的事物或势力，又可代表和用以分析同一事物内部所存在的相互对立的两个方面。

15. E。解析：中医学基本理论是在阴阳概念基础上建立起来的，阴阳五行学说是我国古代朴素的辩证唯物的哲学思想，阴阳是对相关事物或现象相对属性或同一事物内部对立双方属性的概括。

16. C。解析：凡见青、白、黑色其证多属阴寒，而见黄、赤两色则其证多属阳热。

二、B型题

1. A。解析：疾病指致病邪气作用于人体，人体正气与之抗争而引起的机体阴阳失调、脏腑组织损伤、生理机能失常或心理活动障碍的一个完整的异常生命过程。

2. B。解析：证候是疾病过程中的某一阶段或某一类型的病理概括。

第二单元 诊 法

一、A1型题

1. D。解析：面色黧黑，肌肤甲错多因瘀血阻滞，肌失所养而致。肾阳虚衰，水饮不化可见面色黧黑，但无肌肤甲错。

2. B。解析：面色萎黄者，多属脾胃气虚。面黄虚浮者，属脾虚湿蕴。面目一身俱黄者，为黄疸。

3. C。解析：满面通红者，属实热证。午后两颧潮红者，属阴虚证。久病重病面色苍白，却时而泛红如妆、游移不定者，属戴阳证，病重。外感发热属于实热证。

4. E。解析：白色主虚证（包括血虚、气虚、阳虚）、寒证、失血证。选项E是属于黄色主病的内容。

5. C。解析：患者面色发白，多为气虚血少，或阳衰寒盛。面色淡白无华，唇舌色淡者，多属血虚证或失血证。面色㿠白者，多属阳虚证；若㿠白虚浮，则多属阳虚水泛。面色苍白者，多属亡阳、气血暴脱或阴寒内盛。

6. B。解析：黑色主肾虚、寒证、水饮、瘀血、剧痛。选项B中湿证是黄色主病。

7. D。解析：青色主寒证、气滞、血瘀、疼痛和惊风。选项D中水饮是属于黑色的主病。

8. E。解析：我国正常人的面色应是红黄隐隐、明润含蓄，是有胃气和有神气的表现。有胃气即隐约微黄、含蓄不露；有神气即光明润泽、容光焕发。

9. E。解析：久病重病患者面色苍白，却颧颊部嫩红如妆，游移不定，属戴阳证，病重。

10. A。解析：青紫舌主血气瘀滞。绛舌主里热亢盛、阴虚火旺；点刺舌主脏腑热极；齿痕舌主水湿内盛。

11. E。解析：舌色稍红，或仅舌边尖略红，多属外感风热表证初起；舌体不小，色鲜红，多属实热证。舌尖红，多为心火上炎；舌两边红，多为肝经有热。舌体小，舌鲜红少苔，或有裂纹，或红光无苔，为虚热证。

12. C。解析：舌红而生芒刺，多为气分热盛；点刺色鲜红，多为血热内盛或阴虚火旺；点刺色绛紫，为热入营血而气血壅滞。舌尖生点刺，多为心火亢盛；舌边有点刺，多属肝胆火盛；舌中生点刺，多为胃肠热盛。

13. D。解析：苔黄而干燥，甚至苔干而硬，颗粒粗大，扪之糙手者，称黄糙苔；苔黄而干涩，中有裂纹如花瓣状，称黄瓣苔；黄黑相兼，如烧焦的锅巴，称焦黄苔。均主邪热伤津，燥结腑实之证。黄苔而质腻者，称黄腻苔，主湿热或痰热内蕴，或为食积化腐。

14. A。解析：薄、厚苔：主要反映邪正的盛衰和邪气之深浅。

润、燥苔：主要反映体内津液的盈亏和输布情况。

腻、腐苔：皆主痰浊、食积；脓腐苔主内痈。

剥（落）苔：一般主胃气不足，胃阴枯竭或气血两虚，亦是全身虚弱的一种征象。

真、假苔：对辨别疾病的轻重、预后有重要意义。

15. A。解析：咳声短促，呈阵发性、痉挛性，连续不断，咳后有鸡鸣样回声，并反复发作者，称为顿咳（百日咳），多因风邪与痰热搏结所致，常见于小儿。

16. B。解析：咳声重浊沉闷，多属实证，是寒痰湿浊停聚于肺，肺失肃降所致。

17. D。解析：喘即气喘。指呼吸困难、急迫，张口抬肩，甚至鼻翼煽动，难以平卧。喘有虚实之分。喉中痰鸣是哮证的临床表现，而非喘证的临床表现。

18. D。解析：发作急骤，呼吸深长，息粗声高，唯以呼出为快者，为实喘，多为风寒袭肺或痰热壅肺、痰饮停肺，肺失宣肃，或水气凌心所致。病势徐缓，呼吸短浅，急促难续，息微声低，唯以深吸为快，动则喘甚者，为虚喘，是肺肾亏虚，气失摄纳，或心阳气虚所致。

19. C。解析：呕吐呈喷射状者多为热扰神明，或因头颅外伤，颅内有瘀血、肿瘤所致。

20. A。解析：呕声壮厉，吐势较猛，呕吐出黏稠黄水，或酸或苦者多属实热证，常因热伤胃津，胃失濡养所致。

21. C。解析：口干欲饮，饮后则吐者

为水逆，多属饮邪停胃，胃气上逆所致。

22. B。解析：咳声不扬，痰稠色黄，不易咳出多属热证，多因热邪犯肺，灼伤肺津所致。

23. E。解析：咳声如犬吠，伴有声音嘶哑，吸气困难是肺肾阴虚，疫毒攻喉所致，多见于白喉。

24. A。解析：尿甜并散发烂苹果气味者多属消渴病。

25. C。解析：口气酸臭，并伴食欲不振，脘腹胀满者多属食积胃肠。

26. B。解析：口气腐臭，或兼咳吐脓血者，多是内有溃腐脓疡。

27. D。解析：嗳声低沉断续，无酸腐气味，兼见纳呆食少者，为胃虚气逆，属虚证。多见于老年人或体虚之人。

28. E。解析：带下臭秽而黄稠者，多属湿热；带下腥而清稀者，多属寒湿；带下奇臭，并见异常颜色，常见于癌病。

29. A。解析：大便酸臭难闻者，多为肠中郁热。大便溏泄而腥者，多为脾胃虚寒。大便泄泻臭如败卵，或夹未消化食物，矢气酸臭者，多为伤食。

30. C。解析：月经先期指连续2个月经周期出现月经提前7天以上的症状。多因脾气亏虚、肾气不足，冲任不固，或因阳盛血热、肝郁化热、阴虚火旺，热扰冲任所致。

31. C。解析：带下色白量多，质稀如涕，淋漓不绝，多属脾肾阳虚，寒湿下注所致。

32. B。解析：带下色黄，质黏，气味臭秽，多属湿热下注或湿毒蕴结所致。

33. E。解析：小儿于夏季气候炎热时长期发热，兼有烦渴、多尿、无汗等症，至秋凉自愈者，多属气阴两虚发热。

34. C。解析：午后和夜间有低热者，称为午后或夜间潮热。有热自骨内向外透发的感觉者，称为骨蒸潮热，多属阴虚火旺。

35. B。解析：寒热往来，发有定时指病人恶寒战栗与高热交替发作，发有定时，每日发作一次，或二三日发作一次的症状，兼见头痛剧烈、口渴、多汗等症。多见于疟疾病。

36. B。解析：久病畏寒指患者经常怕冷，四肢凉，得温可缓的症状。常兼面色㿠白、舌淡胖嫩、脉弱等症。主要见于里虚寒证。

37. E。解析：目痛指患者自觉单目或双目疼痛的症状。一般痛剧者，多属实证；痛微者，多属虚证。目剧痛难忍，面红目赤者，多因肝火上炎所致；目赤肿痛，羞明多眵者，多因风热上袭所致；目微痛微赤，时痛时止而干涩者，多因阴虚火旺所致。

38. B。解析：饥不欲食指患者虽有饥饿感，但不想进食，勉强进食，量亦很少的症状。饥不欲食，兼脘痞，干呕呃逆者，多属胃阴虚证。

39. D。解析：恐则气下指过度恐惧伤肾，致使肾气失司，气陷于下的病机变化。临床可见二便失禁，甚则遗精等症。

40. D。解析：痛经又称经行腹痛。指在行经时，或行经前后，周期性出现小腹疼痛，或痛引腰骶，甚至剧痛难忍的症状。若经前或经期小腹胀痛或刺痛拒按，多属气滞或血瘀；小腹灼痛拒按，平素带下黄稠臭秽，多属湿热蕴结；小腹冷痛，得温痛减者，多属寒凝或阳虚；月经后期或行经后小腹隐痛、空痛，多属气血两虚，或肾精不足，胞脉失养所致。

41. A。解析：根据恶寒发热的轻重不同和有关兼症，又可分为以下三种类型：①恶寒重发热轻是风寒表证的特征。②发热重恶寒轻是风热表证的特征。③发热轻而恶风自汗是伤风表证的特征。

42. C。解析：同上题。

43. E。解析：同上题。

44. D。解析：耳鸣指患者自觉耳内鸣响的症状。有虚实之分：耳鸣声大，按之更甚属实证，多因肝胆火盛所致；耳鸣声小，按之可减属虚证，多因肝肾阴亏所致。

45. B。解析：失眠又称不寐或不得眠。指患者经常不易入睡，或睡而易醒，难以复睡，或时时惊醒，睡不安宁，甚至彻夜不眠的症状。营血亏虚，或阴虚火旺，心神失养，或心胆气虚，心神不安所致者，为虚证；火邪、痰热内扰心神，心神不安，或食积胃脘所致者，为实证。

46. A。解析：困倦嗜睡，头目昏沉，胸闷脘痞，肢体困重者，多是痰湿困脾，清阳不升所致。饭后困倦嗜睡，纳呆腹胀，少气懒言者，多因脾失健运，清阳不升所致。精神极度疲惫，神识朦胧，困倦易睡，肢冷脉微者，多因心肾阳虚，神失温养所致。大病之后，神疲嗜睡，乃正气未复的表现。

47. A。解析：同上题。

48. A。解析：目眩指自觉视物旋转动荡，如在舟车之上，或眼前如有蚊蝇飞动的症状。由肝阳上亢、肝火上炎、肝阳化风及痰湿上蒙清窍所致者，多为实证，或本虚标实证。由气虚、血亏、阴精不足，目失所养引起者，多为虚证。

49. B。解析：隐痛是疼痛不剧烈，尚可忍耐，但绵绵不休的症状。多因阳气精血亏虚，脏腑经脉失养所致。常见于头、胸、脘、腹等部位。

50. A。解析：同上题。

51. A。解析：自汗指醒时经常汗出，活动尤甚的症状。多见于气虚证和阳虚证。

52. A。解析：手足心汗出量多，原因多为阴经郁热熏蒸；阳明燥热内结，热蒸迫津外泄；脾虚运化失常，津液旁达四肢。

53. E。解析：自汗多见于气虚证和阳虚证，盗汗多见于阴虚证。因此根据题干要求，自汗与盗汗并见的话最佳的选项只有E。

54. B。解析：头汗又称但头汗出，指汗出仅见于头部，或头颈部汗出量多的症状。常见原因有上焦热盛；中焦湿热蕴结；元气将脱，虚阳上越；进食辛辣、热汤、饮酒，热蒸于头等。

55. B。解析：小便频数：新病尿频，尿急，尿痛，小便短赤者，多为湿热蕴结膀胱；久病尿频，色清量多，夜间明显者，多为肾阳虚或肾气不固。

56. D。解析：大便溏结不调指大便时干时稀的症状。多因肝郁脾虚，肝脾不调所致；若大便先干后稀，多为脾虚。

57. B。解析：同上题。

58. B。解析：便秘又称大便难，指大便燥结，排便时间延长，便次减少，或时间虽不延长但排便困难的症状。多因胃肠积热，或阳虚寒凝，或气血阴津亏损，或腹内癥块阻结等，可导致肠道燥化太过，肠失濡润，或推动无力，传导迟缓，气机阻滞而成便秘。

59. B。解析：完谷不化指大便中含有较多未消化食物的症状。病久体弱者见之，多为脾肾阳虚；新起者多为食滞胃肠。

60. C。解析：余溺不尽指小便之后仍有余溺点滴不净的症状。多因病久体弱，肾阳亏虚，肾气不固，湿热邪气留著于尿路等所致。

61. D。解析：久病尿频，色清量多，夜间明显者，多为肾阳虚或肾气不固。

62. C。解析：尿道涩痛指排尿时自觉尿道灼热疼痛，小便涩滞不畅的症状。可因湿热内蕴、热灼津伤、结石或瘀血阻塞、肝郁气滞、阴虚火旺等所致。

63. E。解析：口干，但欲漱水不欲咽，兼面色黧黑，或肌肤甲错者，为有瘀血的表现。

64. B。解析：渴喜热饮而量不多，或水入即吐者，多由痰饮内停所致。因痰饮内阻，津液不能气化上承于口，故口渴，但体内有饮邪，故不多饮，或水入即吐。

65. A。解析：厌食指厌恶食物，甚至恶闻食臭的症状。厌食，兼脘腹胀痛，嗳腐食臭，舌苔厚腻者，为食滞胃脘。厌食油腻，脘闷呕恶，便溏不爽，肢体困重者，为湿热蕴脾。厌食油腻，胁肋灼热胀痛，口苦泛恶者，为肝胆湿热。孕妇厌食，伴有严重恶心呕吐者，谓之妊娠恶阻。

66. B。解析：刺痛指疼痛如针刺之状的症状，是瘀血致痛的特点。如胸、胁、脘、腹等部位刺痛，多是瘀血阻滞，血行不畅所致。

67. A。解析：头痛：阳明经与任脉行于头前，故前额连眉棱骨痛，病在阳明经；太阳经与督脉行于头后，故后头连项痛，病在太阳经；少阳经行于头两侧，故头两侧痛，病在少阳经；足厥阴经系目系达巅顶，故巅顶痛，病在厥阴经等。

68. D。解析：同上题。

69. D。解析：胁痛多与肝胆病变有关。肝郁气滞、肝胆湿热、肝胆火盛、肝阴亏虚及饮停胸胁，均可导致胁痛。寒滞肝脉是引起少腹冷痛牵及外阴的原因。

70. C。解析：酸痛指疼痛兼有酸软感的症状。多因湿邪侵袭肌肉关节，气血运行不畅所致。亦可因肾虚骨髓失养引起。

71. E。解析：悲则气消，指过度悲忧，导致肺气耗伤或宣降失常的病机变化。临床常见意志消沉、精神不振、气短胸闷、乏力懒言等症。《素问·举痛论》说："悲则心系急，肺布叶举，而上焦不通，荣卫不散，热气在中，故气消矣。"

72. C。解析：迟脉多见于寒证，迟而有力为实寒；迟而无力为虚寒。亦见于邪热结聚之实热证。

73. B。解析：滑脉多见于痰湿、食积和实热等病证。亦是青壮年的常脉，妇女的孕脉。

74. A。解析：弦脉多见于肝胆病、疼痛、痰饮等，或为胃气衰败者。亦见于老年健康者。

75. D。解析：同上题。

76. E。解析：同上题。

77. D。解析：沉脉：轻取不应，重按始得，举之不足，按之有余。

78. A。解析：数脉：脉来急促，一息五至以上而不满七至（每分钟脉搏在90～120次之间）。

79. B。解析：黑色主肾虚、水饮、血瘀、寒证，由此便可排除选项A及E。B多提示瘀血内停。C多为肾虚水饮或寒湿带下。D提示气滞血瘀。

80. B。解析：虚热证是由于体内阴液亏虚所致的一种证候。其临床表现为两颧潮红，形体消瘦，潮热盗汗，五心烦热，咽干口燥，舌红少苔，脉细数。

81. C。解析：面色为青色，主寒证、气滞、血瘀、疼痛、惊风。

82. A。解析：同上题。

83. B。解析：红色主热证，格阳证。

84. B。解析：面色淡黄，枯槁无华，称"萎黄"。常见于脾胃气虚，气血不足者。

面色淡黄而虚浮，称为"黄胖"。属脾气虚弱，湿邪内盛。

若面目一身俱黄，称为"黄疸"。黄而鲜明如橘子色者，属"阳黄"，乃湿热熏蒸为患；黄而晦暗如烟熏者，属"阴黄"，乃寒湿郁滞所致。

85. B。解析：戴阳指的是阴盛格阳，体内阴寒过盛将阳气阻隔于外而出现的真寒假热证，是阴阳离绝的一种危险症候。

86. C。解析：久病重病面色苍白，却颧颊部嫩红如妆，游移不定者，属戴阳证。

87. C。解析：黄色主脾虚、湿证。

88. C。解析：白色主虚证（血虚、气虚、阳虚）、寒证、失血证。

89. C。解析：眼眶周围发黑者，多属肾虚水饮或寒湿带下。

90. C。解析：面黄虚浮者，属脾虚湿蕴。

91. A。解析：满面通红者，属实热证。

92. D。解析：苔质有薄、厚苔，润、燥苔，腻、腐苔，剥（落）苔，偏、全苔，真、假苔。裂纹舌属于舌形的范围。

93. A。解析：舌体淡瘦多见于心脾两虚，气血不足。舌淡有齿痕多由气虚、阳虚、津液内停所致。舌尖芒刺多为心火亢盛。舌暗有瘀点为气血郁滞。舌红有裂纹为阴虚内热证。

94. A。解析：题中患者腹部痞胀，纳呆呕恶，肢体困重，身热起伏，汗出热不解，尿黄便溏，为湿热证。舌象为舌红苔黄腻。

95. D。解析：舌色淡白而舌体胖大者，多由气虚、阳虚、津液内停所致。

96. D。解析：正常舌象特征：舌色淡红鲜明，舌质滋润，舌体大小适中、柔软灵活；舌苔均匀薄白而润。简称"淡红舌，薄白苔"。

97. B。解析：舌红苔白厚而干，主痰浊湿热内蕴。舌淡嫩多见于虚证，气血亏虚，或阳虚不化，白滑苔为湿盛的舌象。舌边红多为肝胆热盛，苔黑润为痰饮内停。舌红瘦苔黑为热极伤津之证。舌绛苔黏腻为湿热内盛之证。

98. E。解析：望舌质内容：神、色、形、态。

99. E。解析：舌色淡红中泛现青紫，多因肺气壅滞，或肝郁血瘀，亦可见于先天性心脏病，或某些药物、食物中毒。

100. D。解析：胖大舌多主水湿内停、痰湿热毒上泛。①舌淡胖大：多为脾肾阳虚，水湿内停。②舌红胖大：多属脾胃湿热或痰热内蕴。③肿胀舌：舌红绛肿胀者，多见于心脾热盛，热毒上壅。④先天性舌血管瘤患者，可呈现青紫肿胀。

101. D。解析：苔质变化包括厚薄、润燥、腐腻、剥落、真假。

102. D。解析：腐苔表现为苔质颗粒疏松，粗大而厚，形如豆腐渣堆积舌面，揩之可去。

103. A。解析：腻苔指苔质颗粒细腻紧致，揩之不去，刮之不脱，如涂有油腻之状，中间厚边周薄者。

104. C。解析：腻苔见于食积、痰浊、湿热。

105. C。解析：脓腐苔主内痈。

106. C。解析：舌上黏厚一层，有如疮脓，称脓腐苔。

107. C。解析：苔白如积粉，扪之不燥，称"积粉苔"，常见于瘟疫或内痈，系秽浊时邪与热毒相结而成。

108. B。解析：苔灰黑而湿润主阳虚寒湿内盛，或痰饮内停。

109. C。解析：舌绛有苔，或有红点、芒刺，属实热证，多为温病热入营血，或脏腑内热炽盛。

110. E。解析：齿痕舌多主脾虚、水湿内停。齿痕舌多因舌体胖大而受齿缘压迫所致，故常与胖大舌同见。

111. D。解析：苔灰黑而干燥主热极津伤。

112. D。解析：刺舌是指舌乳头高突如刺，摸之棘手的红色或黄黑色点刺，又称芒刺舌。舌中生点刺，多为胃肠热盛。

113. E。解析：阴虚内热的典型舌象为红绛而少苔或无苔。

114. E。解析：苔白如积粉，扪之不燥，称"积粉苔"，常见于外感瘟疫和内痈等病，因外感秽浊不正之气与热毒相结而成。

115. E。解析：阴寒内盛或阳气虚衰所致寒凝血瘀，舌淡紫而湿润。

116. A。解析：舌体小，多主气血两虚、阴虚火旺。裂纹由阴液亏虚，血虚不润等所致。舌色红主实热、阴虚。

117. E。解析：舌色淡白主气血两虚、阳虚。裂纹多由阴液亏虚、血虚不润等所致。

118. B。解析：舌苔干燥，扪之无津，甚则舌苔干裂，称为燥苔。

119. C。解析：苔白如积粉，扪之不燥，称"积粉苔"。常见于瘟疫或内痈等病，系秽浊时邪与热毒相结而成。

120. A。解析：舌色白，几无血色者，称为枯白舌。

121. A。解析：脱血夺气，病情危重，舌无血气充养，则显枯白无华，故枯白舌主脱血夺气。

122. A。解析：舌体局部出现青紫色

斑点，大小不等，不高于舌面者，为斑点舌。

123. E。解析：黄而干涩，中有裂纹如花瓣状，称黄瓣苔；黄黑相兼，如烧焦的锅巴，称焦黄苔。

124. C。解析：病之初期、中期，舌见真苔且厚，为胃气壅实，病较深重；久病见真苔，说明胃气尚存。新病出现假苔，乃邪浊渐聚，病情较轻；久病出现假苔，是胃气匮乏，病情危重。

125. C。解析：口气酸臭为食积胃肠；臭秽为胃热；腐臭为内有溃腐肿疡。

126. B。解析：咳声短促，呈阵发性、痉挛性，连续不断，咳后有鸡鸣样回声，并反复发作者，为顿咳（百日咳）。

127. C。解析：呕吐是胃失和降，胃气上逆的表现。嗳气也是胃气上逆的一种表现。

128. A。解析：嗳气频作，无酸腐气味，兼见胃脘冷痛，为寒邪客胃。

129. B。解析：心火多表现为口舌生疮，无口臭。

130. D。解析：胸背彻痛多因实邪阻滞心脉所致；胸痛喘促多因热邪壅肺，肺络不利所致；胸痛咯血多因痰热阻肺，热壅血瘀所致；胸部刺痛多因瘀血所致；胸胁脘腹疼痛而走窜不定，称之窜痛，多因气滞所致，情志郁结常可导致气滞。

131. B。解析：头晕胀痛多为肝火上炎或肝阳上亢。头晕昏沉或头晕且重提示痰湿内阻。头晕眼花多为气血亏虚所致。头晕耳鸣多提示肝肾阴虚。头晕欲仆多提示风阳上扰。

132. C。解析：目眩是指病人自觉视物旋转动荡，如在舟车之上，或眼前如有蚊蝇飞动的症状。

133. D。解析：口淡是舌上味觉减退，口中乏味，甚至无味的症状。多见于脾胃虚弱证。

134. E。解析：大便中夹有不消化的食物，为完谷不化。兼酸腐臭秽常见于食滞胃肠。

135. D。解析：口干但欲漱水不欲咽提示内有瘀血。因瘀血内阻，气不化津，津不上承，故口干欲漱水；但水本不亏，乃气化不行，故又不欲咽。湿热、痰饮为患，都可见口渴喜饮但饮水不多。温病营分证多见渴喜冷饮。

136. D。解析：根据头痛的不同性质，可辨识病性的寒热虚实：①头痛连项，遇风加重者，属风寒头痛。②头痛怕热，面红目赤者，属风热头痛。③头痛如裹，肢体困重者，属风湿头痛。④头痛绵绵，过劳则盛者，属气虚头痛。⑤头痛眩晕，面色苍白者，属血虚头痛。⑥头脑空痛，腰膝酸软者，属肾虚头痛。

137. C。解析：病人自觉怕冷，多加衣被或近火取暖而能够缓解者，为畏寒。

138. B。解析：午后热甚，身热不扬，系湿郁热蒸之故，叫湿温潮热。

139. D。解析：午后或夜间潮热，有热自骨内向外透发的感觉者，称为骨蒸发热，多属阴虚火旺所致。

140. C。解析：病人自觉时冷时热，一日多次发作而无时间规律的症状，多见于少阳病。兼见口苦、咽干、目眩、胸胁苦满、不欲饮食、脉弦等。

141. A。解析：盗汗为入睡之后汗出，醒后则汗止。主阴虚。

142. E。解析：战汗为先全身恶寒、战栗，接着大汗出，提示邪正斗争激烈，为病情变化的转折点。

143. D。解析：战汗后若汗出热退、脉静身凉，是邪去正复之佳兆，主疾病向愈；若汗出而身热不减，仍烦躁不安，脉来急疾，为邪盛正衰之危候，主病情恶化。

144. C。解析：手足心汗是手足心出汗过多，其他部位无汗或少汗。阴经郁热熏蒸，或阳明燥热内结，或脾虚运化失常所致。故与脾有关。

145. A。解析：①头晕昏沉，兼见胸闷呕恶痰涎，为痰湿内阻所致；②头晕胀痛兼见面赤耳鸣，口苦咽干，为肝阳上亢所致；③头晕耳鸣、遗精健忘、腰膝酸软，为肾精亏虚所致；④头晕眼花，过劳或突然起立时加重，兼见面白舌淡、心悸失眠，为气血两虚所致。

146. A。解析：胸痹是指以胸部闷痛、甚则胸痛彻背，喘息不得卧为主要表现的一种疾病。

147. C。解析：酸痛指疼痛伴有酸软感的症状。多因风湿侵袭，气血运行不畅，或肾虚、气血不足，组织失养所致。常见于四肢、腰背的关节、肌肉处。

148. C。解析：耳聋逐渐加重且有腰酸目眩者，见于肾虚耳聋。

149. D。解析：目眩实证者，多因肝阳上亢、肝火上炎、肝阳化风及痰湿上蒙清窍所致；虚证者多因气虚、血亏、阴精不足，目失充养所致。

150. D。解析：口燥咽干而不多饮，兼颧红盗汗，舌红少津，属阴虚证。

151. A。解析：消谷善饥指病人食欲过于旺盛，进食量多，但食后不久即感饥饿的症状。亦称多食易饥，由胃火炽盛引起。

152. C。解析：消谷善饥，兼大便溏泄者，属胃强脾弱。

153. C。解析：孕妇厌食，多是妊娠反应，因妊娠后冲脉之气上逆，影响胃之和降，一般属生理现象。若厌食兼严重恶心呕吐者，为妊娠恶阻。

154. E。解析：口酸即口中常泛酸味。主肝胃郁热或饮食停滞。

155. E。解析：失眠，虚者多因阴血亏虚，心神失养，或心胆气虚，心神不安所致；实者多因心肝火旺，或痰火扰神，或食滞内停所致。

156. E。解析：完谷不化多见于脾肾阳虚或食滞胃肠的泄泻。

157. C。解析：阳虚小便的特点是尿清而长，夜尿频数，多尿遗尿，尿少浮肿。

158. A。解析：小便短赤，频数急迫者，为淋证，是湿热蕴结下焦，膀胱气化不利所致。

159. E。解析：因湿热蕴结，或瘀血、结石或湿热、败精阻滞，阴部手术者，多属实证；因老年气虚，肾阳不足，膀胱气化不利者多属虚证。

160. B。解析：恶寒与发热同时并见是外感表证的特征。

161. E。解析：阳明潮热，下午3～5时热势较高者，又称日晡潮热。

162. C。解析：湿温潮热，午后热甚，身热不扬，兼见头身困重，胸脘满闷，舌苔黄腻等。

163. E。解析：寒热往来，指自觉恶寒与发热交替发作的症状，为半表半里证寒热的特征。

164. A。解析：战汗，提示邪正斗争激烈，为病情变化的转折点。

165. D。解析：绞痛，痛势剧烈，如刀绞割的症状。多因有形实邪阻闭气机，或寒邪凝滞气机所致。

166. E。解析：空痛，多因气血亏虚，阴精不足，脏腑经脉失养所致。

167. B。解析：少阳经行于头两侧，故头两侧痛。

168. B。解析：嗜睡多因阳虚阴盛，或痰湿内盛所致。

169. E。解析：湿热内阻是因湿郁化热，可见口干不渴。

170. B。解析：自觉口中黏腻不爽，常见于痰热内盛、湿热中阻及寒湿困脾。

171. D。解析：自觉口中有苦味，多见于心火上炎或肝胆火热之证。

172. D。解析：月经先期多因脾气亏虚、肾气不足，冲任不固；或因阳盛血热、肝郁化热、阴虚火旺，热扰冲任，血海不宁所致。

173. B。解析：每因情志不舒而时有微热，兼胸闷，急躁易怒等症者，多属气郁发热。

174. A。解析：口渴而多饮，小便量多，形体消瘦者，属消渴病。

175. A。解析：数情交织，多伤心肝

脾。情志所伤，以心、肝、脾三脏和气血失调为多见。

176. A。解析：弦：端直以长，如按琴弦。

177. B。解析：滑：往来流利，应指圆滑，如珠走盘。

178. D。解析：细：脉细如线，应指明显。

179. B。解析：虚脉：举之无力，按之空虚。

180. B。解析：细脉多见于气血两虚、湿邪为病。虚脉见于虚证，多为气血两虚。

181. C。解析：实脉：三部脉充实有力，其势来去皆盛，应指幅幅。亦为有力脉象的总称。

二、A2 型题

1. B。解析：本题为阴虚内热证，阴虚的典型舌象为舌红（绛）少苔。

2. B。解析：本题为小儿脾胃功能虚弱的典型表现，且并没有饮食食滞和湿邪潴留的表现，故舌苔的变化不大，不会出现厚苔、腻苔或花剥苔。

3. B。解析：带下量多、色黄、质稠、有臭气为湿热下注所致，湿邪阻滞气机，运化失调，故口腻纳呆。舌红苔黄腻、脉弦数也为湿热舌脉。

三、B 型题

1. B。解析：黑色主肾虚、寒证、水饮、瘀血、剧痛。青色主寒证、气滞、血瘀、疼痛和惊风。

2. C。解析：黑色主肾虚、寒证、水饮、瘀血、剧痛。黄色主脾虚、湿证。

3. D。解析：喘即气喘，指呼吸困难、急迫，张口抬肩，甚至鼻翼煽动，难以平卧。

4. E。解析：哮是指呼吸急促似喘，声高断续，喉间有哮鸣音的症状。

5. D。解析：咳有痰声，痰多易咳，多属痰湿阻肺所致。

6. C。解析：干咳无痰或少痰，多属燥邪犯肺或阴虚肺燥所致。

7. C。解析：口气臭秽者，多属胃热。

8. D。解析：口气臭秽难闻，牙龈腐烂者，为牙疳。

9. D。解析：思则气结，指过度思虑，导致心脾气机郁滞，运化失职的病机变化。临床可见心悸、失眠、多梦、精神萎靡及倦怠乏力、食少、腹胀、便溏等症状。

10. B。解析：惊则气乱，指猝然受惊，导致心神不定气机逆乱的病机变化。临床可见惊悸不安，慌乱失措，甚则神志错乱。

11. B。解析：头晕且重，如物裹缠，痰多苔腻者，多因痰湿内阻，清阳不升所致。

12. C。解析：头晕面白，神疲乏力，舌淡脉弱者，多因气血亏虚，脑失充养所致。

13. A。解析：口苦多见于心火上炎或肝胆火热之证。

14. E。解析：口酸多见于伤食、肝胃郁热等。

15. E。解析：头汗多因上焦邪热或中焦湿热上蒸，逼津外泄；或病危虚阳浮越于上所致。

16. E。解析：同上题。

17. C。解析：口涩多与舌燥同时出现。为燥热伤津，或脏腑热盛，气火上逆所致。

18. B。解析：口苦多见于心火上炎或肝胆火热之证。

19. C。解析：绛舌为温病热入营血，或阴虚火旺，或为血瘀夹热证。

20. D。解析：舌质紫暗为气滞血瘀。

21. E。解析：舌苔的厚薄主要反映邪正的盛衰和邪气之深浅。

22. A。解析：舌苔的润燥主要反映体内津液的盈亏和输布情况。

23. C。解析：滑苔为水湿之邪内聚的表现，主痰饮、水湿。

24. A。解析：舌苔白厚而干，主痰浊湿热内蕴。

25. A。解析：舌尖红，多为心火上炎。

26. C。解析：舌两边红，多为肝经有热。

27. A。解析：舌质纹理粗糙或皱缩，坚敛而不柔软，舌质暗红，称为苍老舌。

28. E。解析：舌体肿大满嘴，甚至不能闭口，不能缩回，称为肿胀舌。

29. A。解析：舌肿胀色红绛，多见于心脾热盛，热毒上壅。

30. E。解析：舌体瘦薄而色红绛干燥者，多见于阴虚火旺，津液耗伤。

31. C。解析：舌苔全部剥脱，舌面光洁如镜者，称为镜面舌。

32. B。解析：舌苔不规则地剥脱，边缘凸起，界限清楚，形似地图，部位时有转移者，称为地图舌。

33. A。解析：嗳气酸腐，兼脘腹胀满者，多因宿食内停。

34. D。解析：嗳气频作而响亮，嗳气后脘腹胀减，嗳气发作因情志变化而增减者，多为肝气犯胃。

35. B。解析：百日咳的咳声短促，呈阵发性、痉挛性，连续不断，咳后有鸡鸣样回声，并反复发作。

36. C。解析：白喉咳声如犬吠，伴有声音嘶哑，吸气困难。

37. B。解析：口气酸臭，多属食积胃肠。

38. E。解析：尿中散发烂苹果气味，多属消渴病。

39. C。解析：咳声不扬，痰稠色黄，不易咳出，多属热证，因热邪犯肺，肺津被灼所致。

40. E。解析：干咳无痰或少痰，多属燥邪犯肺，或阴虚肺燥所致。

41. A。解析：大便溏泄而腥者，多为脾胃虚寒。

42. E。解析：大便泄泻臭如败卵，或夹未消化食物，矢气酸臭者，多为伤食。

43. B。解析：带下臭秽而黄稠者，多属湿热。

44. A。解析：带下腥而清稀者，多属寒湿。

45. A。解析：恶寒重发热轻，是风寒表证的特征。

46. C。解析：发热轻而恶风，是伤风表证的特征。

47. E。解析：战汗后而身热不减，仍烦躁不安，脉来急疾，为邪盛正衰之危候，主病情恶化。

48. D。解析：战汗后若汗出热退，脉静身凉，是邪去正复之佳兆，主疾病向愈。

49. A。解析：长期微热，劳累则甚，兼疲乏、少气、自汗等症者，多属气虚发热。

50. C。解析：时有低热，兼面白、头晕、舌淡、脉细等症者，多属血虚发热。

51. C。解析：腰部刺痛，或痛连下肢者，多因瘀血阻络或腰椎病变所致。

52. D。解析：腰部突然剧痛，向少腹部放射，尿血者，多因结石阻滞所致。

53. D。解析：口涩为燥热伤津，或脏腑热盛，气火上逆所致。

54. A。解析：口咸多认为是肾病及寒水上泛之故。

55. A。解析：泻下如黄糜而黏滞不爽者，多因湿热蕴结大肠。

56. E。解析：腹痛欲便而排出不爽，抑郁易怒者，多因肝郁脾虚。

57. D。解析：怒则气上，喜则气缓，悲（忧）则气消，恐则气下，惊则气乱，思则气结。

58. B。解析：同上题。

59. A。解析：非正常行经期间阴道出血，若来势迅猛，出血量多者，谓之崩（中）。

60. B。解析：非正常行经期间阴道出血，若势缓而量少，淋漓不断者，谓之漏（下）。

61. A。解析：浮脉：轻取即得，重按

稍减而不空，举之有余，按之不足。

62. B。解析：沉脉：轻取不应，重按始得，举之不足，按之有余。

第三单元　八纲辨证

一、A1型题

1. E。解析：表证多见于外感病初期，具有起病急、病位浅、病程短的特点。

2. A。解析：恶寒发热为表证的特点。

3. A。解析：表证和里证的辨别，主要审察寒热症状，内脏证候是否突出，舌象、脉象等变化。外感病中，恶寒发热同时并见者属于表证，但热不寒或但寒不热属里证。

4. E。解析：半表半里证临床表现为寒热往来，胸胁苦满，心烦喜呕，默默不欲饮食，口苦，咽干，目眩，脉弦。

5. E。解析：寒证与热证的鉴别，应对疾病的全部表现进行综合观察，尤其是恶寒发热、对寒热的喜恶、口渴与否、面色的赤白、四肢的温凉、二便、舌象、脉象等，是辨别寒证与热证的重要依据。

6. D。解析：热证临床表现为发热，恶热喜冷，口渴欲饮，面赤，烦躁不宁，痰、涕黄稠，小便短黄，大便干结，舌红，苔黄燥少津，脉数等。

7. D。解析：同上题。

8. E。解析：寒证临床表现为恶寒，畏寒，冷痛，喜暖，口淡不渴，肢冷蜷卧，痰、涎、涕清稀，小便清长，大便稀溏，面色白，舌淡，苔白而润，脉紧或迟等。

9. A。解析：临床一般是新起、暴病者多实证，病情急剧者多实证，体质壮实者多实证。五心烦热是虚证的发热表现。

10. C。解析：临床一般以久病、势缓者多虚证，耗损过多者多虚证，体质虚弱者多虚证。苔厚腻为实证的表现。

11. C。解析：虚证疼痛喜按，实证疼痛拒按。

12. C。解析：腹胀满不减属于实证的表现。

13. B。解析：阳证：凡见兴奋、躁动、亢进、明亮等表现的表证、热证、实证，以及症状表现于外的、向上的、容易发现的，或病邪性质为阳邪致病、病情变化较快等，均属阳证范畴。

14. B。解析：阴证：凡见抑制、沉静、衰退、晦暗等表现的里证、寒证、虚证，以及症状表现于内的、向下的、不易发现的，或病邪性质为阴邪致病、病情变化较慢等，均属阴证范畴。狂躁不安属于阳证。

15. D。解析：阴证脉沉、细、迟、无力；阳证脉浮、洪、数、大、滑、有力。

16. B。解析：八纲为表里、寒热、虚实、阴阳。根据病情资料，运用八纲进行分析综合，从而辨别疾病现阶段病变部位的浅深（表里）、病情性质的寒热（寒热）、邪正斗争的盛衰（虚实）和病证类别的阴阳（阴阳），以作为辨证纲领的方法，称为八纲辨证。

17. A。解析：表证和里证的辨别，主要审察寒热症状。

18. E。解析：表证临床表现为新起恶风寒，或恶寒发热，头身疼痛，喷嚏，鼻塞，流涕，咽喉痒痛，微有咳嗽，气喘，舌淡红，苔薄，脉浮。

19. C。解析：口中黏腻常见于痰热内盛、湿热蕴脾及寒湿困脾之证。

20. D。解析：虚证指人体阴阳、气血、津液、精髓等正气亏虚，而邪气不著，表现为不足、松弛、衰退特征的各种证候。

21. B。解析：实证指人体感受外邪，或疾病过程中阴阳气血失调，体内病理产物蓄积，以邪气盛、正气不虚为基本病理，表现为有余、亢盛、停聚特征的各种证候。

22. C。解析：同20题。

23. B。解析：疼痛喜按属于阴证。

24. A。解析：寒证临床表现为恶寒、畏寒，冷痛，喜暖，口淡不渴，肢冷蜷卧，痰、涎、涕清稀，小便清长，大便稀溏，面色白，舌淡，苔白而润，脉紧或迟等。

25. B。解析：表证和里证的辨别，主要审察寒热症状，内脏证候是否突出，舌象、脉象等变化。

26. C。解析：大便秘结，口臭咽干属于热证。

27. D。解析：寒证与热证的鉴别，应对疾病的全部表现进行综合观察，尤其是恶寒发热、对寒热的喜恶、口渴与否、面色的赤白、四肢的温凉、二便、舌象、脉象等，是辨别寒证与热证的重要依据。

28. B。解析：虚实证主要从病程、体质及症状、舌脉等方面加以鉴别。两证都可发热或恶寒。

29. D。解析：虚证疼痛喜按。

30. D。解析：凡符合"阳"的一般属性的证候称为阳证，如表证、热证、实证。

31. B。解析：同上题。

二、B型题

1. B。解析：阳证：凡见兴奋、躁动、亢进、明亮等表现的表证、热证、实证，以及症状表现于外的、向上的、容易发现的，或病邪性质为阳邪致病、病情变化较快等，均属阳证范畴。

2. A。解析：阴证：凡见抑制、沉静、衰退、晦暗等表现的里证、寒证、虚证，以及症状表现于内的、向下的、不易发现的，或病邪性质为阴邪致病、病情变化较慢等，均属阴证范畴。

第四单元 脏腑辨证

一、A1型题

1. E。解析：肝郁气滞证多见情志抑郁、胸胁或少腹胀痛等，不会出现眩晕。

2. D。解析：肝火炽盛证属于火热过盛的实证，以火热症为主，阴虚症候不突出。肝阳上亢属于上实下虚，虚实夹杂，系肝肾阴虚阳亢所致。其余选项皆为两者的共同表现。

3. B。解析：肝胆湿热证指湿热内蕴，肝胆疏泄失常，以身目发黄、胁肋胀痛等及湿热症状为主要表现的证候。以阴痒、带下黄臭等为主要表现者，称肝经湿热下注。

4. E。解析：肝血虚证以眩晕、视力减退、经少、肢麻手颤等与血虚症状共见为辨证依据。手足蠕动为阴虚风动的表现。

5. C。解析：心气虚证以心悸、神疲与气虚症状共见为辨证依据。

6. C。解析：痰火扰神证以神志狂躁、神昏谵语与痰热症状共见为辨证依据。

7. E。解析：痰阻心脉以闷痛为主，瘀阻心脉以刺痛为主，气滞心脉以胀痛为主，寒凝心脉以痛势剧烈、突然发作、遇寒加剧、得温痛减为特点。

8. C。解析：心热下移小肠，致小肠里热炽盛，为小肠实热证，表现以小便赤涩灼痛与心火炽盛为主。

9. D。解析：脾阳虚证以食少、腹胀腹痛、便溏与虚寒症状共见为辨证依据。

10. E。解析：脾虚气陷证以脘腹重坠、内脏下垂与气虚症状共见为辨证依据。

11. A。解析：寒湿困脾证以纳呆、腹胀、便溏、身重、苔白腻等为辨证依据。

12. C。解析：胃阳虚证为胃阳不足，胃失温煦；胃阴虚证为胃阴亏虚，胃失濡润。两者相同症状为胃痛痞胀。

13. A。解析：燥邪犯肺证为外感燥邪，肺失宣降；肺阴虚证为肺阴亏虚，虚热内扰。两者以有无外感症状鉴别。

14. C。解析：肾气不固证以腰膝酸软，小便、精液、经带、胎气不固与气虚症状共见为辨证依据。

15. D。解析：膀胱湿热证以小便频急、灼涩疼痛等与湿热症状共见为辨证依据。

16. A。解析：肾虚水泛证以水肿下肢为甚，尿少，畏寒肢冷等为辨证依据。

二、A2型题

1. C。解析：寒滞肝脉证以少腹、前阴、巅顶冷痛与实寒症状共见为辨证依据。

2. C。解析：胆郁痰扰证以胆怯、惊悸、烦躁、失眠、眩晕、呕恶等为辨证依据。

3. D。解析：心阴虚证以心烦、心悸、失眠与阴虚症状共见为辨证依据。

4. C。解析：风寒犯肺证多有外感风寒的病史，以咳嗽，咳稀白痰与风寒表证共见为辨证依据。

5. C。解析：肠热腑实证以发热（高热或日晡潮热）、大便秘结、腹满硬痛为辨证依据。

6. E。解析：脾不统血证以各种慢性出血与气血两虚证共见为辨证依据。

三、B型题

1. B。解析：肝阳化风证以眩晕、肢麻震颤、头胀痛、面赤，甚至突然昏仆、口眼㖞斜、半身不遂等为辨证依据。

2. A。解析：热极生风证以高热、神昏、抽搐为辨证依据。

3. A。解析：痰热壅肺证以发热、咳喘、痰多黄稠等为辨证依据。

4. D。解析：寒痰阻肺证以咳喘，痰多量多易咳等为辨证依据。

第五单元 经络腧穴总论

一、A1型题

1. C。解析：胸剑联合中点至脐中的骨度分寸是8直寸。

2. D。解析：肘横纹（平肘尖）至腕掌（背）侧横纹的骨度分寸是12直寸。

3. D。解析：耻骨联合上缘至股骨内上髁上缘的骨度分寸是18直寸。

4. B。解析：肩胛骨内缘（近脊柱侧点）至后正中线的骨度分寸是3横寸。

5. D。解析：耳后两乳突之间的骨度分寸是9横寸。

6. B。解析：腧穴的主治特点主要表现在三个方面，即近治作用、远治作用和特殊作用。

7. D。解析：足三阴经在内踝尖上8寸以上，太阴交出于厥阴之前，即太阴在前、厥阴在中、少阴在后。

8. A。解析：足三阴经在足内踝尖上8寸以下为厥阴在前、太阴在中、少阴在后。

9. E。解析：足三阳经在下肢的分布规律是阳明在前，少阳在中，太阳在后。

10. B。解析：足太阳膀胱经走行下肢外侧后缘。

11. C。解析：上肢内侧为太阴在前，厥阴在中，少阴在后。

12. E。解析：手少阳三焦经，阳经分布在外侧面。上肢外侧为阳明在前，少阳在中，太阳在后。

13. A。解析：足少阳胆经在下肢外侧中线。

14. A。解析：手太阴肺经在上肢内侧前缘。

15. A。解析：足三阳经在下肢外侧分布，次序为阳明在前，少阳在中，太阳在后。

16. C。解析：手三阴经在上肢内侧分布，次序为太阴在前，厥阴在中，少阴在后。

17. A。解析：十二经脉在四肢肘、膝关节以下的经穴具有尤为突出的远治作用。合谷穴不仅治疗手部的局部病证，还能治疗本经循行所过的颈部和头面部病证。

18. E。解析：股骨大转子至腘横纹的骨度分寸是：19直寸。

19. C。解析：眉间（印堂）至前发际正中为3直寸，前发际正中至后发际正中为12直寸，故印堂穴至后发际正中的距离是15直寸。

20. A。解析：脐中至耻骨联合上缘（曲骨）5直寸，髀枢至膝中19直寸，臀横纹至膝中14直寸，膝中至外踝高点16直寸。

21. D。解析：至阴穴矫正胎位属于腧穴的特殊作用。

二、B型题

1. C。解析：某些腧穴具有双向的良性调整作用和相对特异的治疗作用，即特殊作用。

2. D。解析：十二经脉在四肢肘、膝关节以下的经穴，不仅能治疗局部病症，而且还有远治作用，即"经脉所过，主治所及"。

3. D。解析：手少阳三焦经在上肢外侧中线。

4. E。解析：手少阴心经在上肢内侧后缘。

5. D。解析：合谷穴不仅治疗手部的局部病证，还能治疗本经循行所过的颈部和头面部病证，属腧穴的远治作用。

6. C。解析：内关能双向调节心率，属腧穴的特殊作用。

7. D。解析：胸骨上窝（天突）至胸剑联合中点（歧骨）的骨度分寸是9直寸。

8. B。解析：脐中至耻骨联合上缘（曲骨）的骨度分寸是5直寸。

9. B。解析：前发际正中至后发际正中是12直寸。

10. D。解析：肩胛骨内侧缘至后正中线为3横寸，故两肩胛骨内缘之间的骨度分寸是6横寸。

第六单元　常见病、多发病

一、A1型题

1. D。解析：风寒证和风热证都可见脉浮，因此不能作为辨证依据。

2. B。解析：风寒感冒常用中成药：感冒清热颗粒、正柴胡饮颗粒。

3. E。解析：风热感冒治法：辛凉解表，宣肺清热。

4. C。解析：风热咳嗽常用中成药：急支糖浆、连花清瘟颗粒。

5. E。解析：痰热咳嗽治法：清热肃肺，豁痰止咳。

6. A。解析：气滞胸痹治法：疏肝理气，活血通络。

7. A。解析：不寐之心脾两虚证常用中成药：归脾丸、柏子养心丸。

8. E。解析：不寐心胆气虚证主要症状：虚烦不寐，触事易惊，胆怯心悸，伴气短自汗，倦怠乏力。舌淡，脉弦细。

9. D。解析：中风以猝然昏仆，不省人事，半身不遂，口眼㖞斜，言语不利为主症。

10. D。解析：中风气虚血瘀证常用中成药：华佗再造丸、脑安胶囊。

11. C。解析：中风阴虚瘀阻证治法：滋养肝肾，化瘀通络。

12. D。解析：风寒头痛主要症状：头痛连及项背，常有拘急收紧感，或伴恶风畏寒，遇风尤甚。舌淡红，苔薄，脉浮紧。

13. D。解析：肝阳头痛常用中成药：天麻钩藤颗粒。

14. C。解析：风寒头痛常用中成药：川芎茶调散。

15. A。解析：按摩法治疗头痛，前头痛加揉印堂2分钟。后头痛加揉双侧风池2分钟。头顶痛加揉百会1分钟。

16. E。解析：眩晕肝阳上亢证主要症状：眩晕欲仆，耳鸣，头痛且胀，每因劳烦或恼怒头晕加剧，面红，急躁易怒。舌红苔薄，脉弦。

17. D。解析：眩是指眼花或眼前发黑，晕是指头晕甚或感觉自身或外界景物旋转。两者常同时并见，统称为"眩晕"。

18. D。解析：动则加剧，劳累则发属于气血亏虚。

19. A。解析：胁痛肝络失养证主要症状：胁肋隐痛，悠悠不休，遇劳加重，口干咽燥，心中烦热，头晕目眩，舌红少苔，脉细弦数。

20. B。解析：胁痛之瘀血阻络证主要症状：胁肋刺痛，痛有定处，痛处拒按，入夜痛甚，胁肋下或见有癥块，舌紫暗，脉沉涩。

21. C。解析：胁痛之肝郁气滞证主要症状：胁肋胀痛，走窜不定，疼痛每因情志变化而增减，苔薄白，脉弦。

22. A。解析：胁痛肝郁气滞证常用中成药：逍遥丸。

23. A。解析：胁痛肝络失养证常用中成药：六味地黄丸。

24. B。解析：胃痛肝气犯胃证治法：疏肝解郁，理气止痛。

25. E。解析：呕吐之肝气犯胃主要症状：呕吐吞酸，嗳气频作，胸胁胀满，烦闷不舒，每因情志不遂而呕吐吞酸加重。舌边红，苔薄腻，脉弦。

26. B。解析：泄泻之湿热伤中证主要症状：泄泻腹痛，泻下急迫，或泻而不爽，粪色黄褐，气味臭秽，肛门灼热，烦热口渴，小便短黄，舌质红，苔黄腻，脉滑数或濡数。

27. B。解析：泄泻食滞肠胃证常用中成药：保和丸。

28. C。解析：热秘常用中成药：麻仁丸。

29. D。解析：气虚秘常用中成药：补中益气丸。

30. A。解析：麻仁丸：润肠泄热，行气通便。主要治疗大便干结，小便短赤（热秘）。

31. A。解析：热秘主要症状：大便干结，小便短赤，身热面赤，口干口臭，腹胀而痛。舌红苔黄燥，脉滑数。

32. C。解析：内伤发热之阴虚发热证常用中成药：知柏地黄丸。

33. D。解析：湿热腰痛主要症状：腰部疼痛，重着而热，暑湿阴雨天气加重，活动后或可减轻，身体困重，小便短赤。苔黄腻，脉濡数或弦。

34. A。解析：瘀血腰痛常用中成药：舒筋活血片。

35. B。解析：寒湿腰痛主要症状：腰部冷痛重着，转侧不利，逐渐加重，静卧病痛不减，寒冷和阴雨天则加重。舌质淡，苔白腻，脉沉而迟缓。

36. D。解析：针灸治疗腰痛取阿是穴、大肠俞、委中。寒湿腰痛配腰阳关。

37. C。解析：行痹常用中成药：九味羌活丸、祖师麻片。

38. C。解析：着痹主要症状：肢体关节、肌肉酸楚、重着、疼痛，肿胀散漫，关节活动不利，肌肤麻木不仁。舌质淡，苔白腻，脉濡缓。

39. A。解析：疖之热毒蕴结证治法：清热解毒。

40. D。解析：疖病好发于项后发际、背部、臀部。

41. A。解析：内痔好发于截石位3、7、11点处，又称为母痔区，其余部位发生的内痔，均称为子痔。

42. E。解析：注射法治疗痔疮禁忌证包括：外痔、内痔伴肛门周围急慢性炎症或腹泻；内痔伴有严重肺结核或高血压、肝、肾疾病或血液病患者；因腹腔肿瘤引起的内痔和临产期孕妇。

43. E。解析：根据湿疮发病部位的不同，其名称也不同，如发于耳部者，称为旋耳疮；发于阴囊部者，称为肾囊风；发于脐部者，称为脐疮；发于肘、膝弯曲部者，称为四弯风；发于乳头者，称为乳头风。

44. A。解析：痛经气滞血瘀证主要症状：经前或经期小腹胀痛拒按，经血量少，行而不畅，色紫暗有块，块下痛减；乳房胀痛，胸闷不舒。舌质紫暗或有瘀点，脉弦。

45. C。解析：痛经寒凝血瘀证主要症状：经前或经期小腹冷痛拒按，得热痛减；月经或有推后，量少，经色暗而有瘀块；面色青白，肢冷畏寒。舌暗，苔白，脉沉紧。

46. C。解析：经行量少，色淡红，质稀薄属于虚证。

47. B。解析：痛经气滞血瘀证常用中成药：血府逐瘀胶囊/口服液。

48. B。解析：痛经气滞血瘀证治法：理气行滞，化瘀止痛。

49. E。解析：月经先后无定期肝郁证主要症状：经来先后无定期，经量或多或少，色暗红或紫红，或有血块，或经行不畅；胸胁、乳房、少腹胀痛，脘闷不舒，时叹息，嗳气食少。苔薄白或薄黄，脉弦。

50. A。解析：月经先后无定期肾虚证主要症状：经行或先或后，量少，色淡暗，质清；或腰骶酸痛，或头晕耳鸣。舌淡，苔白，脉细弱。

51. B。解析：月经先后无定期肾虚证常用中成药：左归丸。

52. D。解析：带下过多湿热下注证主要症状：带下量多，色黄或呈脓性，质黏稠，有臭气，或带下色白质黏，呈豆渣样，外阴瘙痒；小腹作痛，口苦口腻，胸闷纳呆，小便短赤。舌红，苔黄腻，脉滑数。

53. E。解析：带下过多肾阳虚证主要症状：带下量多，绵绵不断，质清稀如水；腰酸如折，畏寒肢冷，小腹冷感，面色晦暗，小便清长，或夜尿多，大便溏薄；舌质淡，苔白润，脉沉迟。

54. C。解析：小儿肺炎喘嗽痰热闭肺证主要症状：咳嗽痰多，色黄黏稠，难以咳出，甚则喉间痰鸣，或伴发热口渴，烦躁不安，小便黄少，大便干结。舌质红，苔黄腻，脉滑数或指纹青紫。

55. C。解析：小儿风寒泄泻常用中成药：藿香正气液。

56. C。解析：面瘫治疗以局部穴和手足阳明经穴为主。

57. B。解析：针灸治疗面瘫，风寒证配风池、列缺；风热证配外关、曲池；气血不足配足三里、气海；人中沟㖞斜配水沟；鼻唇沟浅配迎香。

58. C。解析：针灸治疗漏肩风，手阳明经证（以肩前区疼痛为主，肩内收时疼痛加剧）者，配合谷；手少阳经证（以肩外侧疼痛为主，外展时疼痛加剧）者，配外关；手太阳经证（以肩后侧疼痛为主，肩内收时疼痛加剧）者，配后溪；手太阴经证（以肩前近腋窝部疼痛为主且压痛明显）者，配列缺。

59. E。解析：漏肩风针灸治法：通经活络，祛风止痛。以局部阿是穴为主，配合循经远端取穴。

60. B。解析：风热感冒常用中成药：银翘解毒丸、双黄连合剂。

61. D。解析：刮痧法治疗感冒：首先采用轻刮法刮拭背部督脉循行区域，主要从大椎刮至至阳，10～15次，然后采用重刮法刮拭背部两侧足太阳膀胱经循行区域，从大杼、肺俞刮至膈俞，每侧刮拭20～30次。

62. B。解析：风寒咳嗽常用中成药：通宣理肺丸、桂龙咳喘宁胶囊。

63. C。解析：阴虚咳嗽常用中成药：养阴清肺丸、强力枇杷露。

64. B。解析：推拿法治疗咳嗽：按揉肺俞、风门、大椎、合谷各2分钟以酸胀为度，擦两侧膀胱经皮部2～3分钟以微痛为度。

65. A。解析：胸痹急性发作时，舌下含服麝香保心丸，每次1～2粒；或速效救心丸，每次10～15粒。

66. A。解析：推拿法治疗胸痹：按压膻中、内关、足三里，每穴按压3～5分钟，以比较强烈的酸胀为度。

67. C。解析：不寐肝火扰心证治法：疏肝泻火，镇心安神。

68. A。解析：不寐常由肝火扰心、心脾两虚、心肾不交、心胆气虚引起。

69. A。解析：耳针法治疗头痛：取额、枕、神门、皮质下、枕小神经。采用耳穴压丸法，以胶布固定王不留行籽贴压于耳穴，嘱自行每天按揉3～4次。

70. D。解析：眩晕肝阳上亢证主要症状：眩晕欲仆、耳鸣、头痛且胀，每因劳烦或恼怒头晕加剧，面红、急躁易怒。舌红苔薄，脉弦。

71. C。解析：胃痛食滞胃脘证常用中成药：保和丸。

72. A。解析：灸法治疗胃痛：取中脘、足三里、内关，急性胃痛加梁丘。用艾条温和灸，每穴15分钟。

73. B。解析：泄泻脾肾阳虚证治法：温肾健脾，固涩止泻。

74. C。解析：泄泻寒湿内盛证常用中成药：藿香正气水/胶囊。

75. E。解析：血虚发热常用中成药：归脾丸。

76. E。解析：血瘀发热常用中成药：血府逐瘀胶囊/口服液。

77. B。解析：湿热腰痛常用中成药：四妙丸。

78. A。解析：针灸治疗腰痛取阿是穴、大肠俞、委中。

79. B。解析：湿疮发于阴囊部者，称为肾囊风。

80. A。解析：外治法治疗亚急性湿疮：以消炎、止痒、干燥、收敛为原则，选用青黛膏、3%黑豆馏油、5%黑豆馏油软膏外搽。

81. D。解析：痛经寒凝血瘀证治法：温经散寒，化瘀止痛。

82. B。解析：痛经寒凝血瘀证常用中成药：少腹逐瘀颗粒、痛经丸。

83. E。解析：痛经气滞血瘀证主要症状：经前或经期小腹胀痛拒按，经血量少，经行不畅，色紫暗有块，块下痛减；乳房胀痛。舌紫暗或有瘀点，脉弦。

84. B。解析：带下病肾阳虚证常用中成药：艾附暖宫丸。

85. B。解析：小儿肺炎喘嗽风寒闭肺证常用中成药：通宣理肺丸。

86. B。解析：小儿肺炎喘嗽风热闭肺证治法：疏风解表，宣肺止咳。

87. A。解析：拔罐法治疗小儿肺炎喘嗽：取大椎、风门、肺俞，选择大小适宜的火罐，行留罐法操作，留罐10分钟；或沿上背部督脉、膀胱经行闪罐法操作至皮肤潮红，再于大椎、风门、肺俞留罐5分钟。

88. D。解析：小儿泄泻脾虚泄泻证常用中成药：健脾八珍糕。

89. E。解析：小儿脾虚泄泻粪便特点：大便稀溏，多于食后作泻，色淡不臭，时轻时重。

90. A。解析：小儿风寒泄泻常用中成药：藿香正气液。

91. B。解析：小儿脾虚泄泻主要症状：大便稀溏，多于食后作泻，色淡不臭，时轻时重，面色萎黄，形体消瘦，神疲倦怠。舌淡苔白，脉缓弱或指纹淡。

92. A。解析：小儿伤食泄泻证主要症

状：脘腹胀满，腹痛即泻，泻后痛减，粪便酸臭，或如败卵，嗳气腐浊，不思饮食，夜卧不安。舌苔厚腻或微黄。

93. A。解析：推拿疗法治疗小儿湿热泻：清补脾土，清大肠，清小肠，退六腑。

94. E。解析：针灸治疗面瘫，主穴取阳白、颧髎、颊车、地仓、翳风、合谷。

二、A2 型题

1. C。解析：暑湿感冒主要症状：发热，汗出不解，鼻塞流浊涕，头昏胀痛，身重倦怠，心烦口渴，胸闷欲呕。苔黄腻，脉濡数。

2. A。解析：风寒咳嗽主要症状：咳嗽痰稀薄色白，咽痒，常伴鼻塞，恶寒，发热。苔薄白，脉浮紧。

3. A。解析：气滞胸痹主要症状：心胸满闷，隐痛阵发，痛无定处，时欲太息，或兼有脘腹胀闷。苔薄或薄腻，脉弦细。

常用中成药：柴胡疏肝丸、复方丹参滴丸。

4. D。解析：血瘀胸痹主要症状：胸痛部位固定不移，入夜尤甚，伴胸闷心悸、面色晦暗。舌紫暗，或有瘀斑，舌下络脉青紫，脉沉涩结代。

5. C。解析：不寐肝火扰心证主要症状：不寐多梦，甚则彻夜难眠，急躁易怒，伴头晕头胀，目赤耳鸣，便秘溲赤。舌红苔黄，脉弦数。

治法：疏肝泻火，镇心安神。

6. D。解析：眩晕之肝阳上亢证主要症状：眩晕欲仆，耳鸣，头痛且胀，每因烦劳或恼怒头晕加剧，面红，急躁易怒。舌红苔薄，脉弦。

7. E。解析：胃痛之寒邪客胃证主要症状：胃痛暴作，恶寒喜暖，得温痛减，遇寒加重，口淡不渴。苔薄白，脉弦紧。

常用中成药：良附丸、附子理中丸。

8. C。解析：胃痛肝气犯胃证主要症状：胃脘胀痛，攻撑作痛，脘痛连胁，胸闷嗳气，喜叹息，大便不畅，得嗳气、矢气则舒，遇烦恼则痛作或痛甚。苔薄白，脉弦。

常用中成药：胃苏颗粒、气滞胃痛颗粒。

9. E。解析：呕吐外邪犯胃证主要症状：突然呕吐，起病较急，常伴有发热恶寒，头身疼痛，胸脘满闷，不思饮食。舌苔白，脉濡缓。

常用中成药：藿香正气丸/软胶囊/水。

10. C。解析：呕吐肝气犯胃主要症状：呕吐吞酸，嗳气频作，胸胁胀满，烦闷不舒，每因情志不遂而呕吐吞酸加重。舌边红，苔薄腻，脉弦。

治法：疏肝理气，和胃降逆。

11. E。解析：呕吐食滞胃脘主要症状：呕吐酸腐，脘腹胀满，嗳气厌食，得食愈甚，吐后反快，大便或溏或结，气味臭秽。苔厚腻，脉滑实。

12. E。解析：泄泻之寒湿内盛主要症状：泄泻清稀，甚如水样，脘闷食少，腹痛肠鸣，苔白腻，脉濡缓。

13. A。解析：热秘主要症状：大便干结，小便短赤，身热面赤，口干口臭，腹胀而痛。舌红苔黄燥，脉滑数。

常用中成药：麻仁丸。

14. C。解析：气虚秘主要症状：大便并不干硬，虽有便意，但排便困难，用力努挣则汗出短气，便后乏力，面白神疲，肢倦懒言。舌淡苔白，脉弱。

治法：益气润肠。

15. D。解析：气虚发热证主要症状：发热，热势或低或高，常在劳累后发作或加剧，倦怠乏力，气短懒言，自汗，易于感冒，食少便溏。舌质淡，苔白薄，脉细弱。

治法：益气健脾，甘温除热。

16. B。解析：同上题。

17. C。解析：血虚发热证主要症状：发热，热势多为低热，头晕眼花，身倦乏力，心悸不宁，面白少华，唇甲色淡。舌质淡，脉细弱。

18. D。解析：血瘀发热证主要症状：午后或夜晚发热，或自觉身体某些部位发热，口燥咽干，但不多饮，肢体或躯干有固定痛处或肿块，面色萎黄或晦暗。舌质青紫或有瘀点、瘀斑，脉弦或涩。

19. E。解析：气郁发热证主要症状：发热多为低热或潮热，热势常随情绪波动而起伏，精神抑郁，胁肋胀满，烦躁易怒，口干而苦，纳食减少。舌红，苔黄，脉弦数。

20. A。解析：阴虚发热证主要症状：午后潮热，或夜间发热，不欲近衣，手足心热，烦躁，少寐多梦，盗汗，口干咽燥。舌质红，或有裂纹，苔少甚至无苔，脉细数。

21. B。解析：湿热腰痛主要症状：腰部疼痛，重着而热，暑湿阴雨天气症状加重，活动后或可减轻，身体困重，小便短赤。苔黄腻，脉濡数或弦。

治法：清热利湿，舒筋止痛。

22. A。解析：寒湿腰痛主要症状：腰部冷痛重着，转侧不利，逐渐加重，静卧病痛不减，寒冷和阴雨天则加重，舌质淡，苔白腻，脉沉而迟缓。

23. C。解析：着痹主要症状：肢体关节、肌肉酸楚、重着、疼痛，肿胀散漫，关节活动不利，肌肤麻木不仁。舌质淡，苔白腻，脉濡缓。

常用中成药：木瓜丸、正清风痛宁片。

24. D。解析：痛痹主要症状：肢体关节疼痛，痛势较剧，部位固定，遇寒则痛甚，得热则痛缓，关节屈伸不利，局部皮肤或有寒冷感。舌质淡，苔薄白，脉弦紧。

常用中成药：小活络丸。

25. C。解析：疖暑热浸淫证主要症状：发于夏秋季节，以小儿及产妇多见。局部皮肤红肿结块，灼热疼痛，根脚很浅，范围局限。可伴发热，口干，便秘，溲赤等。舌苔薄腻，脉滑数。

常用中成药：六神丸。

26. D。解析：痔疮风热肠燥证主要症状：大便带血，滴血或喷射状出血，血色鲜红，大便秘结或有肛门瘙痒。舌质红，苔薄黄，脉数。

27. B。解析：湿疮湿热蕴肤证主要症状：发病快，病程短，皮损有潮红、丘疱疹，灼热瘙痒无休，抓破渗液流脂水；伴心烦口渴，身热不扬，大便干，小便短赤；舌红，苔薄白或黄，脉滑或数。

治法：清热利湿止痒。

28. E。解析：痛经气滞血瘀证主要症状：经前或经期小腹胀痛拒按，经血量少，行而不畅，色紫暗有块，块下痛减；乳房胀痛，胸闷不舒；舌质紫暗或有瘀点，脉弦。

29. D。解析：痛经寒凝血瘀证主要症状：经前或经期小腹冷痛拒按，得热痛减；月经或有推后，量少，经色暗而有瘀块；面色青白，肢冷畏寒；舌暗，苔白，脉沉紧。

治法：温经散寒，化瘀止痛。

30. A。解析：小儿肺炎喘嗽风寒闭肺证主要症状：咳嗽频作，咽痒声重，痰白清稀，鼻流清涕，或恶寒无汗，发热头痛。舌淡红，苔薄白，脉浮紧或指纹浮红。

31. B。解析：证属小儿肺炎喘嗽风寒闭肺证，常用中成药：通宣理肺丸。

32. B。解析：小儿肺炎喘嗽风热闭肺证主要症状：咳嗽不爽，痰黄黏稠，不易咳出，咽痛，鼻流浊涕，伴有发热恶风，头痛。舌红，苔薄黄，脉浮数或指纹浮紫。

治法：疏风解表，宣肺止咳。

33. A。解析：伤食泄泻主要症状：脘腹胀满，腹痛即泻，泻后痛减，粪便酸臭，或如败卵，嗳气腐浊，不思饮食，夜卧不安。舌苔厚腻或微黄。

治法：消食化滞，运脾和胃。

34. E。解析：湿热泄泻主要症状：大便泻下急迫，量多次频，呈黄褐稀水或蛋花汤样，或夹少许黏液，气味臭秽，腹痛阵作，发热烦躁，口渴，肢倦乏力，小便短黄，肛门红赤。舌质红，苔黄腻，脉滑数或指纹紫。

常用中成药：葛根芩连微丸。

35. C。解析：在急性期，面部穴位手法不宜过重，针刺宜浅，取穴宜少。

36. D。解析：风寒感冒主要症状：恶寒发热，无汗，头痛身痛，舌淡，苔薄白，脉浮紧。

治法：辛温解表，宣肺散寒。

37. B。解析：风热感冒主要症状：发热，恶风，头胀痛，鼻塞流浊涕，咽红肿痛，咳嗽。舌边尖红，苔白或微黄，脉浮数。

治法：辛凉解表，宣肺清热。

38. A。解析：暑湿感冒主要症状：发热，汗出不解，鼻塞流浊涕，头昏胀痛，身重倦怠，心烦口渴，胸闷欲呕。苔黄腻，脉濡数。

治法：清暑祛湿解表。

39. A。解析：痰湿咳嗽主要症状：反复咳嗽，痰多色白，胸脘作闷，食少便溏。苔白腻，脉滑。

常用中成药：橘红痰咳液、半夏糖浆。

40. D。解析：痰热咳嗽主要症状：咳嗽气粗，痰黄黏稠，胸闷口干，大便秘结。苔黄腻，脉滑数。

常用中成药：橘红丸、金荞麦片。

41. B。解析：风热咳嗽主要症状：咳嗽痰黏稠色白或黄，常伴有咽痛，涕黄，发热。苔薄白或薄黄，脉浮数。

常用中成药：急支糖浆、连花清瘟颗粒。

42. C。解析：痰浊胸痹主要症状：心胸窒闷，气短喘促，多形体肥胖，肢体沉重，脘痞，痰多口黏。苔浊腻，脉滑。

治法：通阳泄浊，豁痰宣痹。

43. B。解析：同上题。

44. A。解析：痰浊胸痹常用中成药：丹蒌片、苏合香丸。

45. B。解析：不寐心肾不交证主要症状：心烦不寐，头晕目眩，耳鸣，腰酸梦遗，五心烦热。舌红，少苔，脉细数。

常用中成药：天王补心丹、乌灵胶囊。

46. B。解析：不寐肝火扰心主要症状：不寐多梦，甚则彻夜不眠，急躁易怒，伴头晕头胀，目赤耳鸣，便秘溲赤。舌红苔黄，脉弦数。

常用中成药：龙胆泻肝丸。

47. D。解析：不寐心脾两虚主要症状：多梦易醒，心悸健忘，头晕目眩，神疲食少，面色少华。舌淡红，苔薄白，脉细。

治法：补益心脾，养血安神。

48. D。解析：不寐心肾不交主要症状：心烦不寐，头晕目眩，耳鸣，腰酸梦遗，五心烦热。舌红，少苔，脉细数。

治法：滋阴降火，交通心肾。

49. C。解析：不寐心胆气虚主要症状：虚烦不寐，触事易惊，胆怯心悸，伴气短自汗，倦怠乏力。舌淡，脉弦细。

治法：益气镇惊，安神定志。

50. B。解析：风寒头痛主要症状：头痛连及项背，常有拘急收紧感，或伴恶风畏寒，遇风尤甚。舌淡红，苔薄，脉浮紧。

常用中成药：川芎茶调散。

51. C。解析：眩晕肝阳上亢主要症状：眩晕欲仆，耳鸣，头痛且胀，每因劳烦或恼怒而头晕加剧，面红，急躁易怒。舌红苔薄，脉弦。

常用中成药：天麻钩藤颗粒、养血清脑颗粒。

52. E。解析：眩晕气血亏虚主要症状：眩晕绵绵，动则加剧，劳累则发，面色少华，神疲懒言。

治法：补益气血，调养心脾。

53. A。解析：胁痛瘀血阻络主要症状：胁肋刺痛，痛有定处，痛处拒按，入夜尤甚，胁肋下或见有癥块。舌紫暗，脉沉涩。

常用中成药：血府逐瘀胶囊。

54. D。解析：胁痛肝络失养主要症状：胁肋隐痛，悠悠不休，遇劳加重，口干咽燥，心中烦热，头晕目眩。舌红少苔，脉细弦数。

常用中成药：六味地黄丸。

55. E。解析：胃痛寒邪客胃主要症状：胃痛暴作，恶寒喜暖，得温痛减，遇寒加剧，口淡不渴。苔薄白，脉弦紧。

常用中成药：良附丸、附子理中丸。

56. B。解析：胃痛肝气犯胃主要症状：胃脘胀痛，攻撑作痛，脘痛连胁，胸闷嗳气，喜叹息，大便不畅，得嗳气、矢气则舒，遇烦恼则痛作或痛甚。苔薄白，脉弦。

常用中成药：胃苏颗粒、气滞胃痛颗粒。

57. B。解析：呕吐食滞胃脘主要症状：呕吐酸腐，脘腹胀满，嗳气厌食，得食愈甚，吐后反快，大便或溏或结，气味臭秽。苔厚腻，脉滑实。

58. D。解析：呕吐外邪犯胃主要症状：突然呕吐，起病较急，常伴有发热恶寒，头身疼痛，胸脘满闷，不思饮食。舌苔白，脉濡缓。

常用中成药：藿香正气丸/软胶囊/水。

59. E。解析：泄泻寒湿内盛主要症状：泄泻清稀，甚如水样，脘闷食少，腹痛肠鸣，苔白腻，脉濡缓。若兼外感风寒，则泄泻暴起，恶寒发热，头痛，肢体酸痛，苔薄白，脉浮。

常用中成药：藿香正气丸/水/胶囊。

60. C。解析：泄泻湿热伤中主要症状：泄泻腹痛，泻下急迫，或泻而不爽，粪色黄褐，气味臭秽，肛门灼热，烦热口渴，舌质红，苔黄腻，脉滑数或濡数。

常用中成药：香连丸。

61. C。解析：证属泄泻湿热伤中。

治法：清热燥湿，分利止泻。

62. A。解析：泄泻食滞肠胃主要症状：腹痛肠鸣，泻下粪便臭如败卵，并夹有完谷，泻后痛减，脘腹胀满，嗳腐酸臭，不思饮食。舌苔垢浊或厚腻，脉滑。

常用中成药：保和丸。

63. B。解析：泄泻脾肾阳虚主要症状：黎明前脐腹作痛，肠鸣即泻，完谷不化，腹部喜暖，泻后则安，形寒怕冷，腰膝酸软。舌淡苔白，脉沉细。

64. D。解析：气虚秘主要症状：大便并不干硬，虽有便意，但排便困难，用力努挣则汗出短气，便后乏力，面白神疲，肢倦懒言。舌淡苔白，脉弱。

治法：益气润肠。

65. A。解析：热秘主要症状：大便干结，小便短赤，身热面赤，口干口臭，腹胀而痛。舌红苔黄燥，脉滑数。

常用中成药：麻仁丸。

66. D。解析：阴虚发热证主要症状：午后潮热，或夜间发热，不欲近衣，手足心热，烦躁，少寐多梦，盗汗，口干咽燥。舌质红，或有裂纹，苔少甚至无苔，脉细数。

治法：滋阴清热。

67. B。解析：血虚发热证主要症状：发热，热势多为低热，头晕眼花，身倦乏力，心悸不宁，面白少华，唇甲色淡。舌质淡，脉细弱。

治法：益气养血。

68. D。解析：气虚发热证主要症状：发热，热势或低或高，常在劳累后发作或加剧，倦怠乏力，气短懒言，自汗，易于感冒，食少便溏。舌质淡，苔白薄，脉细弱。

常用中成药：补中益气丸。

69. C。解析：气郁发热证主要症状：发热多为低热或潮热，热势常随情绪波动而起伏，精神抑郁，胁肋胀满，烦躁易怒，口干而苦，纳食减少。舌红，苔黄，脉弦数。

常用中成药：丹栀逍遥丸。

70. C。解析：寒湿腰痛主要症状：腰部冷痛重着，转侧不利，逐渐加重，静卧病痛不减，寒冷和阴雨天则加重。舌质淡，苔白腻，脉沉而迟缓。

71. A。解析：瘀血腰痛主要症状：腰痛如刺，痛有定处，痛处拒按，日轻夜重，轻者俯仰不便，重则不能转侧。舌质暗紫，或有瘀斑，脉涩。

治法：活血化瘀，通络止痛。

72. D。解析：痛痹主要症状：肢体关节疼痛，痛势较剧，部位固定，遇寒则痛甚，得热则痛缓，关节屈伸不利，局部皮肤或有寒冷感。舌质淡，苔薄白，脉弦紧。

常用中成药：小活络丸。

73. C。解析：着痹主要症状：肢体关节、肌肉酸楚、重着、疼痛、肿胀散漫，关节活动不利，肌肤麻木不仁。舌质淡，苔白腻，脉濡缓。

常用中成药：木瓜丸、正清风痛宁片。

74. B。解析：疖热毒蕴结证主要症状：常见于气实火盛患者。好发于项后发际、背部、臀部。轻者疖肿只有一两个，多则可散发全身，或簇集一处，或此愈彼起。伴发热，口渴，溲赤，便秘。苔黄，脉数。

常用中成药：连翘败毒丸。

75. B。解析：疖暑热浸淫证主要症状：发于夏秋季节，以小儿及产妇多见。局部皮肤红肿结块，灼热疼痛，根脚很浅，范围局限。可伴发热，口干，便秘，溲赤等。舌苔薄腻，脉滑数。

76. C。解析：痔疮风热肠燥证主要症状：大便带血，滴血或喷射状出血，血色鲜红，大便秘结或有肛门瘙痒。舌质红，苔薄黄，脉数。

治法：清热凉血祛风。

77. E。解析：痔疮湿热下注证主要症状：便血色鲜，量较多，肛内肿物外脱，可自行回纳，肛门灼热，重坠不适，苔黄腻，脉弦数。

常用中成药：痔康片。

78. E。解析：痔疮风热肠燥证主要症状：大便带血，滴血或喷射状出血，血色鲜红，大便秘结或有肛门瘙痒。舌质红，苔薄黄，脉数。

常用中成药：地榆槐角丸。

79. B。解析：月经先后无定期肝郁证主要症状：经来先后无定期，经量或

多或少，色暗红或紫红，或有血块，或经行不畅；胸胁、乳房、少腹胀痛，脘闷不舒，时叹息，嗳气食少。苔薄白或薄黄，脉弦。

80. D。解析：月经先后无定期肾虚证主要症状：经行或先或后，量少，色淡暗，质清；或腰骶酸痛，或头晕耳鸣。舌淡，苔白，脉细弱。

81. A。解析：带下过多湿热下注证主要症状：带下量多，色黄或呈脓性，质黏稠，有臭气，或带下色白质黏，呈豆渣样，外阴瘙痒；小腹作痛，口苦口腻，胸闷纳呆，小便短赤。舌红，苔黄腻，脉滑数。

常用中成药：妇科千金片、花红颗粒/片。

82. C。解析：证属带下过多湿热下注证。

治法：清热利湿，佐以解毒杀虫。

83. D。解析：带下过多肾阳虚证主要症状：带下量多，绵绵不断，质清稀如水；腰酸如折，畏寒肢冷，小腹冷感，面色晦暗，小便清长，或夜尿多，大便溏薄；舌质淡，苔白润，脉沉迟。

治法：温肾培元，固涩止带。

84. C。解析：小儿肺炎喘嗽痰热闭肺证主要症状：咳嗽痰多，色黄黏稠，难以咳出，甚则喉间痰鸣，或伴发热口渴，烦躁不安，小便黄少，大便干结。舌质红，苔黄腻，脉滑数或指纹青紫。

85. A。解析：小儿肺炎喘嗽风寒闭肺证主要症状：咳嗽频作，咽痒声重，痰白清稀，鼻流清涕，或恶寒无汗，发热头痛。舌淡红，苔薄白，脉浮紧或指纹浮红。

86. B。解析：小儿湿热泄泻主要症状：大便泻下急迫，量多次频，呈黄褐稀水或蛋花汤样，或夹少许黏液，气味臭秽，腹痛阵作，发热烦躁，口渴，肢倦乏力，小便短黄，肛门红赤。舌质红，苔黄腻，脉滑数或指纹紫。

87. D。解析：同上题。

88. D。解析：小儿脾虚泄泻主要症状：大便稀溏，多于食后作泻，色淡不臭，时轻时重，面色萎黄，形体消瘦，神疲倦怠。舌淡苔白，脉缓弱或指纹淡。

89. C。解析：小儿风寒泄泻主要症状：大便清稀，夹有泡沫，臭气不甚，肠鸣腹痛，或伴恶寒发热，鼻流清涕，咳嗽咽痒。舌质淡，苔薄白，脉浮紧或指纹淡红。
治法：疏风散寒，燥湿止泻。

90. B。解析：小儿伤食泄泻主要症状：脘腹胀满，腹痛即泻，泻后痛减，粪便酸臭，或如败卵，嗳气腐浊，不思饮食，夜卧不安。舌苔厚腻或微黄。

91. C。解析：属湿热泄泻。常用中成药：葛根芩连微丸。

92. B。解析：属脾虚泄泻。常用中成药：健脾八珍糕。

三、A3/A4 型题

1. A。解析：月经先后不定期肝郁证特点：胸胁、乳房、少腹胀痛，脘闷不舒，时叹息，嗳气食少。

2. C。解析：月经先后不定期肝郁证常用中成药：逍遥丸。

3. A。解析：带下过多肾阳虚证特点：腰酸如折，畏寒肢冷，小便清长，大便溏薄。

4. C。解析：带下过多肾阳虚证治法：温肾培元，固涩止带。

5. A。解析：带下过多肾阳虚证常用中成药：艾附暖宫丸。

6. C。解析：小儿肺炎喘嗽痰热闭肺证特点：咳嗽痰多，色黄黏稠，难以咳出，甚则喉间痰鸣，舌苔黄腻，脉滑数。

7. D。解析：小儿肺炎喘嗽痰热闭肺证治法：清热化痰，宣肺止咳。

8. C。解析：小儿肺炎喘嗽痰热闭肺证常用中成药：清金化痰丸。

四、B 型题

1. C。解析：暑湿感冒：藿香正气水/丸/胶囊、保济丸。

2. B。解析：风热感冒：银翘解毒丸、双黄连合剂。

3. A。解析：风寒感冒：感冒清热颗粒、正柴胡饮颗粒。

4. A。解析：阴虚咳嗽：干咳，咳声短促，痰少黏白，或痰中带血丝，或声音逐渐嘶哑，口干咽燥，或午后潮热，颧红，盗汗，日渐消瘦，神疲，舌质红少苔，脉细数。

5. D。解析：风热咳嗽：咳嗽痰黏稠色白或黄，常伴咽痛，涕黄，发热。苔薄白或薄黄，脉浮数。

6. B。解析：血瘀胸痹：通心络胶囊、血府逐瘀丸/胶囊/口服液。

7. C。解析：痰浊胸痹：丹蒌片、苏合香丸。

8. D。解析：不寐心胆气虚证：复方枣仁胶囊。

9. C。解析：不寐心肾不交证：天王补心丹、乌灵胶囊。

10. E。解析：拔罐法治疗中风恢复期，取肩髃、曲池、合谷、环跳、伏兔、阳陵泉、足三里。口眼㖞斜配地仓、颊车。

11. B。解析：拔罐法治疗中风恢复期，腕部拘挛配大陵。

12. E。解析：眩晕肝阳上亢：天麻钩藤颗粒、养血清脑颗粒。

13. B。解析：眩晕气血亏虚：归脾丸。

14. C。解析：针灸治疗呕吐，取中脘、胃俞、内关、足三里。食滞配梁门、天枢。

15. B。解析：针灸治疗呕吐，肝气犯胃配肝俞、太冲。

16. A。解析：气郁发热证：丹栀逍遥丸。

17. D。解析：血瘀发热证：血府逐瘀胶囊/口服液。

18. B。解析：阳虚发热证：金匮肾气丸。

19. C。解析：气虚发热证：补中益气丸。

20. E。解析：血虚发热证：归脾丸。

21. C。解析：寒湿腰痛：腰部冷痛重着，转侧不利，逐渐加重，静卧病痛不减，寒冷和阴雨天则加重。

22. A。解析：湿热腰痛：腰部疼痛，重着而热，暑湿阴雨天气症状加重，活动后或可减轻。

23. B。解析：瘀血腰痛：腰痛如刺，痛有定处，痛处拒按，日轻夜重。

24. E。解析：肾虚腰痛：益肾蠲痹丸。

25. C。解析：湿热腰痛：四妙丸。

26. C。解析：行痹：关节屈身不利，疼痛呈游走性，初起可见有表证。

27. B。解析：着痹：重着、疼痛，肿胀散漫，关节活动不利，肌肤麻木不仁。

28. B。解析：痛痹：小活络丸。

29. A。解析：行痹：九味羌活丸、祖师麻片。

30. B。解析：疖之体虚毒恋，阴虚内热证——疖肿常此愈彼起，不断发生。常伴口干唇燥。常用中成药：防风通圣丸。

31. C。解析：疖之体虚毒恋，脾胃虚弱证——疖肿泛发全身各处，成脓、收口时间均较长，脓水稀薄。常伴面色萎黄，神疲乏力，纳少便溏。常用中成药：参苓白术丸。

32. D。解析：痔疮风热肠燥证：地榆槐角丸。

33. B。解析：痔疮气滞血瘀证：痔速宁片。

34. B。解析：湿疮血虚风燥证：皮肤病血毒丸。

35. C。解析：湿疮湿热蕴肤证：二妙丸、龙胆泻肝丸。

36. B。解析：咳嗽咽痛，咳痰不爽，痰黄或黏稠，伴表证——风热咳嗽。治法：疏风清热，肃肺化痰。

37. D。解析：咳嗽，痰多，胸闷脘痞，脉滑——痰湿咳嗽。治法：燥湿化痰，理气止咳。

38. C。解析：痰热咳嗽：清热肃肺，豁痰止咳。

39. E。解析：阴虚咳嗽：滋阴润肺，化痰止咳。

40. B。解析：气滞胸痹：疏肝理气，活血通络。

41. A。解析：血瘀胸痹：活血化瘀，通脉止痛。

42. C。解析：不寐心脾两虚证：归脾丸、柏子养心丸。

43. E。解析：不寐心胆气虚证：复方枣仁胶囊。

44. E。解析：中风气虚血瘀证：益气养血，化瘀通络。

45. C。解析：中风阴虚瘀阻证：滋养肝肾，化瘀通络。

46. A。解析：胃痛寒邪客胃证：温胃散寒，行气止痛。

47. B。解析：胃痛肝气犯胃证：疏肝解郁，理气止痛。

48. A。解析：一般以有物有声谓之呕，有物无声谓之吐，无物有声谓之干呕，临床呕与吐常同时发生，故合称为呕吐。

49. B。解析：同上题。

50. B。解析：呕吐食滞胃脘证：保和丸。

51. A。解析：呕吐肝气犯胃证：左金丸。

52. A。解析：针灸治疗呕吐，取中脘、胃俞、内关、足三里。食滞配梁门、天枢；肝气犯胃配肝俞、太冲。

53. B。解析：同上题。

54. C。解析：同上题。

55. A。解析：古有将大便溏薄而势缓者称为泄，大便清稀如水而势急者称为泻，现临床一般统称为泄泻。

56. B。解析：同上题。

57. A。解析：针灸治疗便秘，热秘配合谷、内庭。

58. B。解析：针灸治疗便秘，气虚配

脾俞、气海。

59．D。解析：阳虚发热：金匮肾气丸。

60．C。解析：阴虚发热：知柏地黄丸。

61．E。解析：气郁发热：丹栀逍遥丸。

62．C。解析：气虚发热：补中益气丸。

63．A。解析：针灸治疗气虚发热，取大椎、内关、间使，或灸气海、关元、百会、神阙、足三里。

64．B。解析：针灸治疗气郁发热，取期门、行间、三阴交。

65．A。解析：寒湿腰痛：小活络丸。

66．D。解析：肾虚腰痛：益肾蠲痹丸。

67．A。解析：针灸治疗腰痛，寒湿腰痛配腰阳关。

68．B。解析：针灸治疗腰痛，瘀血腰痛配膈俞。

69．B。解析：针灸治疗腰痛，腰脊两侧痛配志室、昆仑。

70．C。解析：针灸治疗腰痛，腰骶部痛配次髎、腰俞。

71．B。解析：行痹：疼痛呈游走性，不受冷热影响。

72．E。解析：着痹：疼痛、重着。

73．A。解析：痛痹：疼痛部位固定。

74．A。解析：腰痛又称"腰脊痛"，是指因外感、内伤或挫闪导致腰部气血运行不畅，或失于濡养，引起腰脊或脊旁部位疼痛为主要症状的一种病证。

75．B。解析：痹证是由于风、寒、湿、热等邪气闭阻经络，影响气血运行，导致肢体筋骨、关节、肌肉等处发生疼痛、重着、酸楚、麻木，或关节屈伸不利、僵硬、肿大、变形等症状的一种疾病。轻者病在四肢关节肌肉，重者可内舍于脏。

76．A。解析：行痹：祛风通络，散寒除湿。

77．B。解析：痛痹：散寒通络，祛风除湿。

78．C。解析：着痹：除湿通络，祛风散寒。

79．C。解析：体虚毒恋，阴虚内热证：防风通圣丸。

80．D。解析：体虚毒恋，脾胃虚弱证：参苓白术丸。

81．B。解析：内痔是指肛门齿状线以上，直肠末端黏膜下的痔内静脉丛扩大曲张和充血所形成的柔软静脉团。是肛门直肠病中最常见的疾病。好发于截石位的3、7、11点处，又称为母痔区，其余部位发生的内痔，均称为子痔。其特点是便血，痔核脱出，肛门不适感。

82．A。解析：外痔发生于齿状线以下，是由痔外静脉丛扩大曲张或痔外静脉丛破裂或反复发炎纤维增生而成的疾病。其表面被皮肤覆盖，不易出血。其特点是自觉肛门坠胀、疼痛，有异物感。

83．D。解析：内痔气滞血瘀证：痔速宁片。

84．B。解析：内痔脾虚气陷证：补中益气丸。

85．E。解析：对于保守治疗无效的痔可考虑手术治疗。内痔可采用结扎疗法，包括贯穿结扎和胶圈套扎法；结缔组织外痔采用外痔切除术；静脉曲张性外痔采用静脉丛剥离术；血栓外痔采用血栓外痔剥离术；混合痔采用外痔剥离内痔结扎术。

86．C。解析：同上题。

87．A。解析：湿疮湿热蕴肤证：清热利湿止痒。

88．B。解析：湿疮血虚风燥证：养血润肤，祛风止痒。

89．C。解析：大便清稀，夹有泡沫，臭气不甚，伴恶寒发热，鼻流清涕——风寒泄泻证，常用中成药：藿香正气液。

90．A。解析：大便稀溏，臭气不甚，面色萎黄，神疲倦怠——脾虚泄泻证，常用中成药：健脾八珍糕。

91．B。解析：针灸治疗面瘫，风热证配外关、曲池。

92．A。解析：针灸治疗面瘫，风寒证配风池、列缺。

93．C。解析：针灸治疗面瘫，气血不

足配足三里、气海。

94. A。解析：针灸治疗漏肩风，手太阳经证（以肩后侧疼痛为主，肩内收时疼痛加剧）配后溪；手阳明经证（以肩前区疼痛为主，肩内收时疼痛加剧）配合谷；手少阳经证（以肩外侧疼痛为主，外展时疼痛加剧）配外关。手太阴经证（以肩前近腋窝部疼痛为主且压痛明显）者配列缺。

95. E。解析：同上题。

96. C。解析：同上题。

第七单元　中医的基本技能

一、A1 型题

1. C。解析：灸法的治疗作用包括：温经散寒、扶阳固脱、消瘀散结、防病保健。

2. C。解析：蒜泥灸属于其他灸法中的天灸。

3. A。解析：直接灸包括：瘢痕灸和无瘢痕灸。

4. B。解析：间接灸包括：隔姜灸、隔蒜灸、隔盐灸、隔附子饼灸。

5. D。解析：无瘢痕灸属于艾炷灸中的直接灸。

6. B。解析：隔盐灸属于艾炷灸中的间接灸。

7. E。解析：妇女怀孕3个月以内者，不宜针刺小腹部的腧穴；若怀孕3个月以上者，腹部、腰骶部腧穴也不宜针刺。三阴交、合谷、昆仑、至阴等腧穴，在怀孕期亦应予禁刺，此外，怀孕期需要针刺治疗者，应注意精简针刺穴位，不宜使用强刺激手法。有习惯性流产史的孕妇，则应慎用针刺。

8. D。解析：雀啄灸属于艾条灸中的悬起灸。

9. A。解析：直接灸包括：瘢痕灸和无瘢痕灸。

10. B。解析：间接灸包括：隔姜灸、隔蒜灸、隔盐灸、隔附子饼灸。

11. D。解析：温和灸属于艾条灸中的悬起灸。

12. B。解析：隔盐灸属于艾炷灸中的间接灸。

二、A2 型题

1. B。解析：排尿困难，点滴而下，面色㿠白，少气懒言，属癃闭肾阳衰惫证，以灸法来达到温补肾阳的作用。

三、B 型题

1. A。解析：无瘢痕灸属于艾炷灸中的直接灸。

2. C。解析：回旋灸属于艾条灸中的悬起灸。

第八单元　中成药应用

一、A1 型题

1. E。解析：感冒清热颗粒的功效：疏风散寒，解表清热。

2. A。解析：风寒束表、肺气不宣所致的感冒咳嗽，症见发热、恶寒、咳嗽、鼻塞流涕、头痛、无汗、肢体酸痛，可用通宣理肺丸。

3. B。解析：通宣理肺丸的功效：解表散寒，宣肺止嗽。

4. C。解析：银翘解毒丸用芦根汤送服。

5. A。解析：银翘解毒丸用于风热感冒，症见发热头痛、咳嗽口干、咽喉疼痛。

6. C。解析：银翘解毒丸的功效：疏风解表，清热解毒。

7. E。解析：通宣理肺丸用于风寒束表、肺气不宣所致的感冒咳嗽。

8. A。解析：玉屏风颗粒用开水冲服。

9. B。解析：玉屏风颗粒的功效：益气，固表，止汗。

10. E。解析：橘红丸的功效：清肺，化痰，止咳。

11. C。解析：速效救心丸的功效：行气活血，祛瘀止痛，增加冠脉血流量，缓解心绞痛。

12. B。解析：速效救心丸用于气滞血瘀型冠心病，心绞痛。

13. D。解析：清开灵口服液的组成：胆酸、猪去氧胆酸、黄芩苷、水牛角、金银花、栀子、板蓝根、珍珠母。

14. B。解析：安宫牛黄丸的功效：清热解毒，镇惊开窍。

15. E。解析：苏合香丸的功效：芳香开窍，行气止痛。

16. E。解析：苏合香丸用于痰迷心窍所致的痰厥昏迷、中风偏瘫、肢体不利，以及中暑、心胃气痛。

17. B。解析：麝香保心丸的功效：芳香温通，益气强心。

18. E。解析：苏合香丸的组成：苏合香、冰片、人工麝香、沉香、香附、乳香、白术、朱砂、安息香、水牛角浓缩粉、檀香、丁香、木香、荜茇、诃子肉。其中苏合香、安息香、麝香、冰片芳香走窜，开窍醒脑，共为君药。

19. C。解析：地奥心血康胶囊的功效：活血化瘀，行气止痛，扩张冠脉血管，改善心肌缺血。

20. B。解析：丹参注射液的功效：活血化瘀，通脉养心。

21. C。解析：补中益气丸用于脾胃虚弱、中气下陷所致的泄泻、脱肛、阴挺，症见体倦乏力，食少腹胀、便溏久泻、肛门下坠或脱肛、子宫脱垂。

22. C。解析：附子理中丸的组成：附子（制）、干姜、党参、炒白术、甘草。

23. C。解析：消炎利胆片所含苦木有一定毒性，故不宜久服。

24. B。解析：六味地黄丸中熟地黄、酒萸肉、山药，三药配合，肾肝脾三阴并补，以补肾阴为主，是为"三补"。泽泻、茯苓、丹皮三药合用，一者渗湿浊，清虚热；二者使全方补而不滞，滋而不腻，是为"三泻"。

25. A。解析：五苓散的组成：茯苓、泽泻、猪苓、肉桂、炒白术。其中泽泻甘淡渗湿，入肾、膀胱经，功善利水渗湿消肿，重用为君药。

26. D。解析：五苓散的功效：温阳化气，利湿行水。

27. D。解析：尪痹颗粒的功效：补肝肾，强筋骨，祛风湿，通经络。

28. D。解析：乌鸡白凤丸的功效：补气养血，调经止带。

29. D。解析：艾附暖宫丸的功效：理气养血，暖宫调经。

30. A。解析：益母草颗粒的功效：活血调经。

31. E。解析：七厘散的功效：化瘀消肿，止痛止血。

32. D。解析：六味地黄丸含有酸性药物，与碱性的西药氢氧化铝凝胶、氨茶碱、碳酸氢钠、复方氢氧化铝片（胃舒平）同时服用会发生酸碱中和，使中药、西药均失去治疗作用，故不宜同时服用。

33. A。解析：含雄黄的中成药（如牛黄解毒丸、六神丸等）不宜与酶制剂合用，因为雄黄的主要成分为硫化砷，砷可与酶蛋白、氨基酸分子结构上的酸性基团形成不溶性沉淀，从而抑制酶的活性，降低疗效。

34. C。解析：六神丸、麝香保心丸、益心丹等中成药与普罗帕酮（心律平）、奎尼丁同服，可导致心搏骤停而出现危险。

35. A。解析：妊娠禁用药多是大毒的药物、引产堕胎药、破血消癥药、峻下逐水药，如砒霜、雄黄、轻粉、斑蝥、蟾酥、麝香、马钱子、乌头、附子、土鳖虫、水蛭、虻虫、三棱、莪术、商陆、甘遂、大戟、芫花、牵牛子、巴豆等。

36. D。解析：妊娠慎用药包括有通经祛瘀类的桃仁、红花、牛膝、蒲黄、五灵脂、穿山甲、王不留行、凌霄花、虎杖、卷柏、三七等；行气破滞类的枳实、大黄、芒硝、番泻叶、郁李仁等；辛热燥烈类的干姜、肉桂等；滑利通窍类的冬葵子、瞿麦、木通、漏芦等。

37. E。解析：在古代文献中曾记载有"甘草忌猪肉、菘菜、海菜；薄荷忌鳖肉；麦冬忌鲫鱼；常山忌生葱、生菜；鳖甲忌苋菜；牡丹忌蒜、胡荽；丹参、茯苓、茯神忌醋及一切酸；威灵仙、土茯苓忌面汤茶"等。

38. A。解析：同上题。

39. D。解析：中成药中的露剂、合剂、乳剂、酒剂、酊剂、糖浆剂、流浸膏剂等液体制剂，均可采用直接吞服的服用方法。

40. A。解析：茶剂中的午时茶等还须用水煎煮去滓取汁服用，实际上可视为固定处方的汤剂。

41. C。解析：中成药中温胃止痛的散剂适用舔服法，如胃活散，即不需用水送服，而直接舔服法服用，以使药物在胃部多停留一些时间发挥治疗作用，一般服后1小时再饮水为宜。

42. B。解析：儿童常用的服药法为调服法，即用乳汁或糖水将散剂调成稀糊状喂服的一种服法，这样即可矫味又不致呛喉，此法也可用于吞咽困难者。

43. E。解析：中成药中的胶剂适用炖服法，如鹿角胶、龟板胶、鳖甲胶、阿胶等单服时均可加黄酒或糖、水，隔水加热使之溶化（又称烊化）后服下。

44. D。解析：外用散剂多采用撒敷法，即将药粉直接均匀地撒布患处，可用消毒敷料或外贴朱砂膏固定，以奏消肿解毒、提腐拔脓、生肌敛疮之效，如生肌散、提毒散、珍珠散等。

45. E。解析：用茶水调服如意金黄散，取茶叶解毒消肿之效。

46. A。解析：感冒清热颗粒的组成：荆芥穗、薄荷、防风、柴胡、紫苏叶、葛根、桔梗、苦杏仁、白芷、苦地丁、芦根；通宣理肺丸的组成：紫苏叶、前胡、桔梗、苦杏仁、麻黄、甘草、茯苓、枳壳（炒）、黄芩、陈皮、半夏（制）。

47. A。解析：通宣理肺丸中黄芩可防肺气郁久化热。

48. A。解析：银翘解毒丸的组成：金银花、薄荷、淡豆豉、桔梗、甘草、连翘、荆芥、牛蒡子（炒）、淡竹叶。其中重用金银花、连翘为君药，既有辛凉解表，清热解毒之功，又具有芳香辟秽之效，既可透解卫分表邪的同时，又兼顾了温热病邪多夹秽浊之气的特点。

49. C。解析：连花清瘟胶囊用于治疗流行性感冒属热毒袭肺证，症见：发热或高热，恶寒，肌肉酸痛，鼻塞流涕，咳嗽，头痛，咽干咽痛，舌偏红，苔黄或黄腻等。

50. A。解析：双黄连合剂的组成：金银花、黄芩、连翘。

51. A。解析：双黄连合剂的功效：疏风解表，清热解毒。

52. A。解析：藿香正气水的功效：解表化湿，理气和中。

53. A。解析：藿香正气水的组成：苍术、陈皮、厚朴（姜制）、白芷、茯苓、大腹皮、生半夏、甘草浸膏、广藿香油、紫苏叶油。其中紫苏、白芷辛温发散，助君药藿香外散风寒，芳化湿浊，为臣药。

54. A。解析：玉屏风颗粒的组成：防风、黄芪、白术。

55. A。解析：养阴清肺丸的组成：地黄、麦冬、玄参、川贝母、白芍、牡丹皮、薄荷、甘草。其中地黄养阴清热，为君药。

56. D。解析：血府逐瘀丸的功效：活血祛瘀，行气止痛。

57. A。解析：复方丹参滴丸的功效：活血化瘀，理气止痛。

58. A。解析：血府逐瘀丸的组成：柴胡、地黄、红花、麸炒枳壳、川芎、桔梗、当归、赤芍、桃仁、甘草、牛膝。其中牛膝活血通经，祛瘀止痛，引血下行，为臣药。

59. B。解析：麝香保心丸的功效：芳香温通，益气强心。

60. C。解析：清开灵口服液的功效：清热解毒，镇静安神。

61. D。解析：安宫牛黄丸的注意事项：①孕妇慎用。②本品含朱砂、雄黄，不宜过量久服，神志清醒后当停用。③本品含有雄黄，不宜与硝酸盐、硫酸盐类同服。④肝肾功能不全者慎用。⑤服药期间饮食宜清淡，忌食辛辣油腻之品。⑥在治疗过程中如出现肢寒畏冷，面色苍白，冷汗不止，脉微欲绝，由闭证变为脱证时，应立即停药。⑦高热神昏，中风昏迷等口服本品困难者，当鼻饲给药。⑧中风脱证神昏，舌苔白腻，寒痰阻窍者不宜用。

62. A。解析：川芎茶调丸的组成：川芎、白芷、羌活、细辛、防风、荆芥、薄荷、甘草。其中川芎辛温走散，行气活血，祛风止痛，为诸经头痛之要药，尤擅治少阳、厥阴经头痛，为君药。

63. A。解析：华佗再造丸的功效：活血化瘀，化痰通络，行气止痛。

64. B。解析：参苓白术丸的组成：人参、茯苓、麸炒白术、山药、炒白扁豆、莲子、麸炒薏苡仁、砂仁、桔梗、甘草。其中砂仁芳香醒脾，促中州运化，通上下气机，吐泻可止，为佐药。

65. D。解析：补中益气丸的组成：炙黄芪、炙甘草、党参、当归、陈皮、升麻、柴胡、炒白术。

66. C。解析：补中益气丸中重用炙黄芪，性味甘温，能健脾益气，升阳举陷，

67. A。解析：同上题。

68. C。解析：参苓白术丸中茯苓为君药；归脾丸、保和丸和香砂养胃丸中茯苓为佐药。

69. A。解析：生脉饮的功效：益气复脉，养阴生津。

70. C。解析：生脉饮的组成：红参、麦冬、五味子。三药合用，一补、一清、一敛，共奏益气复脉，养阴生津之功。

71. A。解析：桔梗为太阴肺经的引经药，入参苓白术丸中，如舟车载药上行，达上焦以益肺气。

72. B。解析：四君子汤的组成：人参、白术、茯苓、甘草。参苓白术丸的组成：人参、麸炒白术、茯苓、甘草、山药、炒白扁豆、莲子、麸炒薏苡仁、砂仁、桔梗。

73. A。解析：生脉饮中五味子敛肺宁心，止汗生津，为佐药。

74. C。解析：归脾丸用于心脾两虚，气短心悸，失眠多梦，头昏头晕，肢倦乏力；食欲不振，崩漏便血。

75. C。解析：同上题。

76. A。解析：气滞胃痛颗粒的功效：疏肝理气，和胃止痛。

77. A。解析：保和丸的组成：焦山楂、半夏（制）、陈皮、炒莱菔子、六神曲（制）、茯苓、连翘、炒麦芽。诸药合用，共奏消食、导滞、和胃之功，故"消补"配伍关系是但消不补。

78. D。解析：保和丸中连翘清热，为佐药。

79. D。解析：四神丸的功效：温肾散寒，涩肠止泻。

80. B。解析：逍遥丸中薄荷辛凉清轻，助柴胡疏肝散热，为佐使药。

81. E。解析：逍遥丸的组成：柴胡、当归、白芍、炒白术、茯苓、炙甘草、薄荷。

82. D。解析：逍遥丸所治病证因肝郁不疏，营血不足，脾气虚弱所致。

83. D。解析：丹参注射液单用丹参，其味苦，微寒。归心、肝经。有活血祛瘀、通经止痛、清心除烦、凉血消痈之效。

84. D。解析：逍遥丸的功效：疏肝健脾，养血调经。

85. D。解析：护肝片的功效：疏肝理气，健脾消食。具有降低转氨酶的作用。用于慢性肝炎及早期肝硬化。

86. C。解析：六味地黄丸用于肾阴亏虚，症见头晕耳鸣，腰膝酸软，骨蒸潮热，盗汗遗精，消渴。

87. C。解析：六味地黄丸中熟地黄滋补肾阴，填精益髓生血；泽泻利湿泄热而降肾浊，并能减熟地黄之滋腻。两药为针对肾阴虚的补泻药对。

88. D。解析：金匮肾气丸的功效：温补肾阳，化气行水。小便涩痛属淋证，不适用。

89. A。解析：金匮肾气丸的组成：附子（炙）、桂枝、牛膝（去头）、地黄、山茱萸（酒炙）、山药、茯苓、泽泻、车前子（盐炙）、牡丹皮。其中附子、桂枝温补肾阳，益火之源，两药相须，互增药力；牛膝苦、酸、平，补肝肾，利尿通淋。三药配伍温阳化气利水，为君药。

90. D。解析：五苓散中肉桂味辛性热，补火助阳，温阳化气，以助膀胱气化，为佐药。

91. C。解析：杞菊地黄丸的组成：枸杞子、菊花、熟地黄、酒萸肉、牡丹皮、山药、茯苓、泽泻。其中臣药山药味甘，归脾、肺、肾经，性平不燥，作用缓和，补脾益肾涩精，为平补气阴之要药。

92. A。解析：五苓散的功效：温阳化气，利湿行水。

93. B。解析：排石颗粒的功效：清热利水，通淋排石。

94. B。解析：消渴丸的功效：滋肾养阴，益气生津。

95. C。解析：艾附暖宫丸的组成：艾叶、醋香附、制吴茱萸、肉桂、当归、川芎、白芍（酒炒）、地黄、炙黄芪、续断。其中当归养血活血，调经止痛，为妇科调经之要药，为君药。

96. D。解析：更年安片的功效：滋阴清热，除烦安神。

97. A。解析：妇科千金片的功效：清热除湿，益气化瘀。

98. E。解析：花红颗粒的功效：清热解毒，燥湿止带，祛瘀止痛。

99. A。解析：小儿肺咳颗粒的功效：健脾益肺，止咳平喘。

100. C。解析：小儿泻速停颗粒治疗小儿泄泻、腹痛、纳差（尤适用秋季腹泻及迁延性、慢性腹泻）。

101. E。解析：小儿泻速停颗粒的功效：清热利湿，健脾止泻，缓急止痛。

102. A。解析：连翘败毒丸用于热毒蕴结肌肤所致的疮疡，症见局部红肿热痛、未溃破者。

103. D。解析：防风通圣丸的功效：解表通里，清热解毒。

104. D。解析：马应龙麝香痔疮膏用于湿热瘀阻所致的各类痔疮、肛裂，症见大便出血，或疼痛、有下坠感；亦用于肛周湿疹。

105. A。解析：七厘散的组成：血竭、乳香（制）、没药（制）、红花、儿茶、冰片、人工麝香、朱砂。

跌打丸的药物组成：三七、当归、白芍、赤芍、桃仁、红花、血竭、北刘寄奴、骨碎补（烫）、续断、苏木、牡丹皮、乳香（制）、没药（制）、姜黄、三棱（醋制）、防风、甜瓜子、枳实（炒）、桔梗、甘草、关木通、自然铜（煅）、土鳖虫。

106. A。解析：云南白药的功效：化瘀止血，活血止痛，解毒消肿。

107. B。解析：鼻炎康片的功效：清热解毒，宣肺通窍，消肿止痛。

108. C。解析：黄氏响声丸的功效：疏风清热，化痰散结，利咽开音。

109. B。解析：口腔溃疡散用于火热内蕴所致的口舌生疮、黏膜破溃、红肿灼痛；复发性口疮、急性口炎见上述证候者。

二、A2型题

1. A。解析：板蓝根颗粒的功效：清热解毒，凉血利咽。用于肺胃热盛所致的咽喉肿痛、口咽干燥、腮部肿胀；急性扁桃体炎、腮腺炎见上述证候者。

2. B。解析：防风通圣丸用于外寒内热，表里俱实，恶寒壮热，头痛咽干，小便短赤，大便秘结，瘰疬初起，风疹湿疮。

3. C。解析：橘红丸用于痰热咳嗽，痰多，色黄黏稠，胸闷口干。

4. B。解析：血府逐瘀汤具有活血祛瘀、行气止痛的功效，适用于胁痛瘀血阻络证。

5. A。解析：天王补心丸用于心阴不足，心悸健忘，失眠多梦，大便干燥。

6. B。解析：血栓通注射液的功效：活血祛瘀；扩张血管，改善血液循环。用于视网膜中央静脉阻塞、脑血管病后遗症、内眼病、眼前房出血等。

7. B。解析：患者久泻脱肛，气虚气陷，治当补中益气，升阳举陷，方用补中益气丸。

8. B。解析：保和丸可消食和胃，适用于食滞胃脘证。

9. C。解析：麻仁润肠丸的功效：润肠通便。用于肠胃积热，胸腹胀满，大便秘结。

10. E。解析：逍遥丸用于肝郁脾虚所致的郁闷不舒、胸胁胀痛，头晕目眩，食欲减退，月经不调，乳房作胀，脉弦而虚。

11. A。解析：患者属眩晕肾阴不足证，治当滋阴补肾，方用六味地黄丸。

12. E。解析：患者属消渴肾阳不足证，治当补肾助阳，方用金匮肾气丸。

13. B。解析：五苓散用于阳不化气、水湿内停所致的水肿，症见小便不利、水肿腹胀、呕逆泄泻、渴不思饮。

14. A。解析：知柏地黄丸的功效：滋阴降火。用于阴虚火旺，潮热盗汗，口干咽痛，耳鸣遗精，小便短赤。

15. B。解析：杞菊地黄丸的功效：滋肾养肝。用于肝肾阴亏，眩晕耳鸣，羞明畏光，迎风流泪，视物昏花。

16. A。解析：明目地黄丸的功效：滋肾，养肝，明目。用于肝肾阴虚，目涩畏光，视物模糊，迎风流泪。

三、A3/A4型题

1. D。解析：通宣理肺丸的功效：解表散寒，宣肺止嗽。

2. E。解析：通宣理肺丸用于风寒束表、肺气不宣所致的感冒咳嗽。

3. D。解析：连翘败毒丸的组成：金银花、连翘、蒲公英、紫花地丁、大黄、栀子、黄芩、黄连、黄柏、苦参、白鲜皮、木通、防风、白芷、蝉蜕、荆芥穗、羌活、麻黄、薄荷、柴胡、天花粉、玄参、浙贝母、桔梗、赤芍、当归、甘草。

4. C。解析：连翘败毒丸中桔梗性平宣散，专入肺经，既宣肺排脓，又引诸药直达肌肤。

四、B型题

1. C。解析：中成药中温胃止痛的散剂宜用舔服法。

2. D。解析：儿童常用的服药法是调服法。

3. C。解析：线剂为结扎痔核瘘管时用的剂型，条剂用于痈疽化脓引流，钉剂插入痔核枯痔，属肛肠科外用法的给药形式。

4. D。解析：同上题。

5. B。解析：急支糖浆的功效：清热化痰，宣肺止咳。

6. D。解析：养阴清肺丸的功效：养阴润燥，清肺利咽。

7. A。解析：速效救心丸的组成：川芎、冰片。

8. B。解析：复方丹参滴丸的组成：

丹参、三七、冰片。

9. D。解析：安宫牛黄丸的功效：清热解毒，镇惊开窍。

10. E。解析：苏合香丸的功效：芳香开窍，行气止痛。

11. C。解析：安宫牛黄丸用于热病，邪入心包，高热惊厥，神昏谵语；中风昏迷及脑炎、脑膜炎、中毒性脑病、脑出血、败血症见上述证候者。

12. D。解析：苏合香丸用于痰迷心窍所致的痰厥昏迷、中风偏瘫、肢体不利，以及中暑、心胃气痛。

13. C。解析：川芎茶调丸中羌活辛苦温，散风邪，除寒湿，治太阳经头项强痛；白芷辛香上行，祛风止痛、芳香通窍，主治阳明经头痛，二者共为臣药。

14. B。解析：同上题。

15. A。解析：补中益气丸用于脾胃虚弱、中气下陷所致的泄泻、脱肛、阴挺，症见体倦乏力、食少腹胀、便溏久泻、肛门下坠或脱肛、子宫脱垂。

16. B。解析：参苓白术丸用于脾胃虚弱，食少便溏，气短咳嗽，肢倦乏力。

17. B。解析：附子理中丸用于脾胃虚寒，脘腹冷痛，呕吐泄泻，手足不温。

18. C。解析：香砂养胃丸治疗胃阳不足、湿阻气滞所致的胃痛、痞满，症见胃痛隐隐、脘闷不舒、呕吐酸水、嘈杂不适、不思饮食、四肢倦怠。

19. C。解析：复方黄连素片用于大肠湿热，赤白下痢，里急后重或暴注下泻，肛门灼热；肠炎、痢疾见上述证候者。

20. D。解析：四神丸用于肾阳不足所致的泄泻，症见肠鸣腹胀、五更溏泄、食少不化、久泻不止、面黄肢冷。

21. B。解析：茵栀黄颗粒的功效：清热解毒，利湿退黄。

22. C。解析：消炎利胆片的功效：清热，祛湿，利胆。

23. A。解析：复方小活络丸用于风寒湿邪引起的风寒湿痹，肢节疼痛，麻木拘挛，半身不遂，行步艰难。

24. B。解析：尪痹颗粒用于肝肾不足、风湿阻络所致的尪痹，症见肌肉、关节疼痛，局部肿大，僵硬畸形，屈伸不利，腰膝酸软，畏寒乏力；类风湿关节炎见上述证候者。

25. A。解析：乌鸡白凤丸用于气血两虚，身体瘦弱，腰膝酸软，月经不调，崩漏带下。

26. B。解析：艾附暖宫丸用于血虚气滞、下焦虚寒所致的月经不调、痛经，症见行经后错、经量少、有血块、小腹疼痛、经行小腹冷痛喜热、腰膝酸痛。

27. C。解析：益母草膏的功效：活血调经。

28. E。解析：桂枝茯苓丸的功效：活血，化瘀，消癥。

29. A。解析：小儿化食丸的功效：消食化滞，泻火通便。

30. B。解析：健儿消食口服液的功效：健脾益胃，理气消食。

31. A。解析：小儿化食丸用于食滞化热所致的积滞。症见厌食、烦躁、恶心呕吐、口渴、脘腹胀满、大便干燥。

32. B。解析：健儿消食口服液用于小儿饮食不节损伤脾胃引起的纳呆食少，脘胀腹满，手足心热，自汗乏力，大便不调，甚至厌食、恶食。

33. A。解析：京万红软膏的功效：活血解毒，消肿止痛，去腐生肌。

34. B。解析：马应龙麝香痔疮膏的功效：清热燥湿，活血消肿，去腐生肌。